U0287211

脊柱感染诊断治疗学

Diagnosis and Therapies of Spinal Infection

主 编 石仕元 费 骏 郑 琦

科学出版社

北 京

内 容 简 介

本书共11章，涵盖了脊柱感染的诊断和鉴别诊断、药物治疗和手术治疗原则与方法，以及脊柱结核、化脓性脊柱炎、布鲁氏菌性脊柱炎、真菌性脊柱炎、包虫性脊柱炎、脊柱术后感染、非结核分枝杆菌性脊柱炎、AIDS患者的脊柱感染诊治等内容。有40余例病案穿插其中，涉及病原体20余种，并针对各病原体感染的特性和临床诊疗的经验教训进行了深入总结，内容丰富，可读性强，在临床脊柱感染诊疗工作中具有很好的参考意义。

本书可以作为骨科医生的工具书，也可以作为感染科医生、结核科医生、医学生的参考资料。

图书在版编目（CIP）数据

脊柱感染诊断治疗学／石仕元，费骏，郑琦主编.—北京：科学出版社，2023.12

ISBN 978-7-03-076594-9

Ⅰ.①脊…　Ⅱ.①石…②费…③郑…　Ⅲ.①脊柱病－诊疗　Ⅳ.① R681.5

中国国家版本馆 CIP 数据核字（2023）第 191455 号

责任编辑：马晓伟／责任校对：张小霞
责任印制：肖　兴／封面设计：吴朝洪

科 学 出 版 社 出版

北京东黄城根北街 16 号
邮政编码：100717
http://www.sciencep.com

北京汇瑞嘉合文化发展有限公司 印刷

科学出版社发行　各地新华书店经销

2023 年 12 月第 一 版　开本：787×1092　1/16
2023 年 12 月第一次印刷　印张：32 1/4
字数：748 000

定价：298.00 元

（如有印装质量问题，我社负责调换）

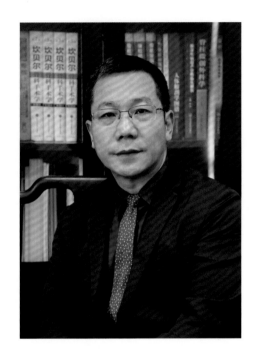

石仕元　骨科主任医师、浙江中医药大学硕导，现任杭州市第九人民医院院长，杭州市第十四届人大常委会委员。中国防痨协会骨结核专业分会副主任委员，浙江省结核病临床质量控制中心主任，中华医学会结核病学分会骨科专业委员会副主任委员，中国康复医学会脊柱脊髓专业委员会脊柱感染学组副主任委员，浙江省医学会运动医学分会副主任委员，浙江省中西医结合学会骨伤专业委员会副主任委员，浙江省中西医结合学会骨质疏松专业委员会副主任委员，浙江省医学会骨科学分会委员。

致力于骨关节创伤和感染诊治，以及关节镜手术、人工关节置换手术30余年。在国内较早开展关节镜手术；有丰富的髋关节、膝关节置换和翻修经验；在国内率先开展关节结核早期人工关节置换手术；创新发展了脊柱结核的手术入路、方式方法。主编专著《脊柱结核外科治疗学》等，主译专著《个体化髋关节和膝关节置换术》《肩部手术精要》等，在国内外期刊发表论文120余篇。

《脊柱感染诊断治疗学》编写人员

主　编　石仕元　费　骏　郑　琦

副主编　张　桦　秦世炳　王自立　买尔旦·买买提　胡胜平

编　者　（按姓氏汉语拼音排序）

陈园园　浙江省中西医结合医院（杭州市红十字会医院）

地里下提·阿不力孜　新疆医科大学第八附属医院

费　骏　浙江省中西医结合医院（杭州市红十字会医院）

胡金平　浙江省中西医结合医院（杭州市红十字会医院）

胡胜平　浙江省中西医结合医院（杭州市红十字会医院）

姜朱琪　浙江中医药大学

金阳辉　浙江省中西医结合医院（杭州市红十字会医院）

赖　震　浙江省中西医结合医院（杭州市红十字会医院）

刘　飞　浙江省中西医结合医院（杭州市红十字会医院）

刘列华　重庆医科大学附属第三医院

马　睿　首都医科大学附属北京地坛医院

马鹏飞　浙江省中西医结合医院（杭州市红十字会医院）

买尔旦·买买提　新疆医科大学第一附属医院

秦世炳　首都医科大学附属北京胸科医院

石仕元　杭州市第九人民医院

唐　恺　首都医科大学附属北京胸科医院

汪翼凡　浙江省中西医结合医院（杭州市红十字会医院）

王　敏　浙江省中西医结合医院（杭州市红十字会医院）

王自立　西安国际医学中心医院

魏　建　浙江省中西医结合医院（杭州市红十字会医院）

吴青峰　杭州市第九人民医院

谢鸿炜　浙江大学医学院附属邵逸夫医院

闫军法　厦门弘爱医院

叶捷凯　浙江中医药大学

应小樟　浙江省中西医结合医院（杭州市红十字会医院）

张　桦　浙江大学医学院附属第二医院

张　强　首都医科大学附属北京地坛医院

张　耀　首都医科大学附属北京地坛医院

张丹丹　浙江省中西医结合医院（杭州市红十字会医院）

张丽娟　浙江省中西医结合医院（杭州市红十字会医院）

章　鹏　浙江省中西医结合医院（杭州市红十字会医院）

章　权　浙江省中西医结合医院（杭州市红十字会医院）

郑　琦　浙江省中西医结合医院（杭州市红十字会医院）

朱　博　浙江省中西医结合医院（杭州市红十字会医院）

朱建龙　杭州市第九人民医院

秘　书　魏　建

　　随着分子生物学诊断技术的进步、新抗菌药物的不断出现及外科手术方法的不断创新改良，脊柱感染的治愈率在明显上升，致残率明显下降。病原学确诊率目前可达80%～85%，但脊柱感染依然是骨科医生所面临的棘手难题之一，在临床工作中主要表现为确定致病菌种难、抗菌药物选择难、手术时机及方法选择难、疗效预后评估难、可参考的诊疗书籍少等。随着时间的推移和临床资料的不断增加，我编写一部脊柱感染方面的书籍以供同道们参考的想法越来越强烈。三年前，在王自立教授等同道的鼓励支持下，我邀请全国各医院的专家教授一起参与《脊柱感染诊断治疗学》的编写，几易其稿，最终成文付印。

　　本书共11章，涵盖了脊柱感染性疾病的诊断和鉴别诊断、治疗原则与方法，以及脊柱结核、化脓性脊柱炎、布鲁氏菌性脊柱炎、真菌性脊柱炎、包虫性脊柱炎、脊柱术后感染、非结核分枝杆菌性脊柱炎、AIDS患者的脊柱感染诊治等内容。本书注重临床病案分析，共有40余例病案穿插其中，涉及病原菌20余种（有些属于罕见病原菌），并针对各病原菌感染的特性和临床诊疗的经验教训进行了深入总结，插图千余幅，内容丰富，对脊柱感染诊疗具有很好的参考意义。

　　三年来和志同道合者一起编撰本书，是一件非常有意义且快乐的事。本书即将与读者见面，在此我由衷感谢各位编者的辛勤付出。

　　在脊柱感染领域，由于我们掌握的知识有限，编写水平不足，书中难免存在不足和疏漏，恳请各位临床医生、专家学者予以批评指正。

石仕元

2023年9月9日

目 录

第一章

概　论

脊柱感染是全球性重要公共卫生问题之一，受到世界卫生组织和各国政府的高度重视。它不仅给人们的健康和生命带来巨大危害，还给社会和经济带来严重影响。

脊柱感染病原菌的确诊难、内科治疗难，外科手术难度大、并发症多，在大多数情况下需要采取多学科方法进行诊治，如脊柱外科、感染科、外科、临床药学、放射科等。尽管有多种微生物可以引起脊柱感染，但大多数情况下感染是由单一微生物而不是多种病原体引起的。通常有三大类微生物可引起脊柱感染，即细菌、真菌和极少数寄生虫。其中结核分枝杆菌感染是脊柱感染最常见的原因。在血源性脊柱感染中，既往认为有大约50%的病例感染的微生物不可被确定，近五年来随着宏基因组二代测序等分子生物学技术的进步，病原学诊断率有了大幅度提高。发达国家的脊柱感染发病率为1/250 000～1/100 000，死亡率为2%～4%。因此如何有效减少脊柱感染的发生及提高脊柱感染的治愈率是终极目标。

第一节　脊柱感染的基本概念

一、感　染

感染是全球第二大死因。尽管过去20年来与感染相关的死亡率大幅下降，但死亡人数的绝对值仍保持相对恒定，2010年的总数为1200多万。全世界23%的死亡与感染有关，其中超过60%的病例发生在非洲的绝大多数国家。

脊柱感染是指脊柱的骨性结构、椎间盘、硬膜外间隙和邻近的肌筋膜组织所发生的感染。文献及专著中常见的诊断名称"椎间隙感染""化脓性椎间盘炎""椎体骨髓炎""化脓性脊柱椎间盘炎"等，反映了感染导致邻近椎体及椎间盘受累的感染过程。抗生素出现之前，脊柱感染的死亡率很高。应用抗生素能明显改善脊柱感染的预后，但是如果治疗不彻底，感染迁延不愈，将导致残疾的结局，因此需要脊柱外科医生认识并充分重视脊柱感染，以保证患者获得彻底的治疗和良好的预后。在儿童，脊柱感染被认为是从椎间盘开始的，因为儿童的椎间盘仍然有血供。与此相反，在成人，疾病似乎从椎体终板开始。但是，这严格的区别最近已经受到Ring等的质疑，他认为更多的是椎间盘和椎体感染同时作用的结果。在脊柱感染中，椎体的血供和椎间盘仍然是一个关键的问题。最常见的发病机制是微生物的血源性播散，通过血液播散源于泌尿系、肺部或者糖尿病足的感染。Batson认为无静脉瓣的静脉丛和椎体内低流速的血流易导致脊柱感染等。Wiley和Trueta1的研究报道，感染与动脉内注射显著相关。随着频繁增加的脊柱外科干预，微生物的直接接种已经成为另一种相关的发病机制。

二、脊柱感染性疾病的发展史

感染的发现源于19世纪末路易斯·巴斯德（Louis Pasteur）和罗伯特·科赫（Robert Koch）的工作。他们提供了可靠的证据支持疾病的微生物理论，即微生物是感染的直接原因。随之而来的是20世纪感染领域取得的显著进展，许多感染的病原体被确定。与此同时，针对一些最致命和最能引起人体衰竭的感染的抗生素的发现，极大地改善了人类的健康状况。即使20世纪取得巨大进步，感染也仍是患者和医生面临的一个巨大挑战。感染对公众健康构成潜在的巨大威胁。而且，临床相关微生物（如结核分枝杆菌、金黄色葡萄球菌、肺炎链球菌等）对抗微生物药物的耐药性不断增加，意味着对曾经被认为敏感的抗生素，需要合理管理。由于所有这些原因，感染继续对患者个体及国际公共卫生产生严重影响，医生仍必须对感染予以全面关注。

最早记载的脊柱感染是脊柱结核。脊柱结核的历史比文字记载更悠久，因为第一例脊柱结核发现于大约公元前5000年的人体骨骼中。早先的脊柱感染最可能是由结核导致的，确切证据存在于古埃及的木乃伊上，可以追溯至公元前3000年古埃及王朝统治以前的时代或更早。Ruffer于1910年报道了一个非常好的脊柱结核的例子，即公元前1100年，埃及第二十一王朝时期木乃伊的例子。这具木乃伊表现出典型的脊柱结核的特点，即由压缩的胸椎椎体和腰肌脓肿导致脊柱成角畸形。

希波克拉底（公元前460～前377）关于关节的著作中对脊柱畸形的详细描述里，脊柱畸形与波特病（Pott's disease）特别相似。希波克拉底和他的学生们建议采用牵引床拉伸治疗，这种方法在很长一段时间里成为一种非常流行的治疗方法。1896年，法国的骨科医生Jean Francois Calet（1861～1944）试图在希波克拉底方法的基础上，采用他的"爆发力矫正术"（redressment force）来治疗结核相关的脊柱畸形。但是在短暂的流行之后，这种治疗由于会产生各种严重的并发症而被放弃。

1779年，头部损伤和骨折相关经典专著的作者、英国外科医生Percivall Pott（1714～1788）确认了这种疾病的结核性本质。他发表了对结核性截瘫的论著——*Remarks on that kind in palsy of the lower limbs，which is frequently found to accompany a curvature of the spine，and is supposed to be caused by it*，描述了那种经常伴有脊柱弯曲的下肢瘫痪，而且认为这是由结核引起的。法国外科医生Jacques Dalechamps（1513～1577）在1573年首次提出了脊柱截瘫与后凸畸形的关系。Dalechamps仍然相信实行拉伸及同时坐在患者的驼背上对"脊柱滑移"施行物理治疗这种方法，而且当时这种方法被意大利著名医生Guido Guidi（1500～1569）推广。尽管脊柱畸形的结核性本质已经被希波克拉底所猜测且被Galen证实，但最终还是Pott的经典描述为医生带来了最清楚的认识。

1897年，Lanne longue首先详述了化脓性脊柱感染。脊柱化脓性感染以腰椎多见，其次是胸椎，颈椎最少；以前认为各个年龄组均可发病，其中老人和儿童居多，目前儿童发病率在降低。在男女比例中，男性居多。一般它的发生是血行传播或者医源性感染所致，多为细菌感染经过Batson静脉系统逆行感染。医源性感染多由椎管造影、椎间盘造影、脊柱及腹部手术所致。化脓性脊柱炎一般很少导致瘫痪，但在因糖尿病或者肝脏疾病等而容易感染的患者中，重症患者也可发生瘫痪。近年来，由于诊断技术的提高，包括人类免疫缺陷病毒（HIV）等引起的免疫缺陷性疾病的流行，特别是脊柱外科手术量的增加与内固定物的广泛使用，化脓性脊柱炎的发病率呈明显上升趋势。由于其临床表现多样，与其他感染性和一些非感染性脊柱疾病表现相似，给临床医生在诊断和治疗上带来诸多挑战。快速而准确地诊断并确定病原体及确定感染的程度是治疗脊柱感染的基础。

在探索脊柱化脓性感染的道路上，人们一直坚持不懈。直到2000年脊柱化脓性感染才有相关的研究数据，丹麦的一项研究发现，2000～2014年化脓性椎间盘炎的发病率从2.2/10 000上升至5.8/10 000。Akiyama等也报道了日本的化脓性椎间盘炎发病率从2007年至2010年增长了140%。Lora Tomayo等报道西班牙的脊柱化脓性感染发病率也逐步上升。

三、脊柱感染的分类

脊柱感染的分类方法较多，经典的分类为特异性感染和所谓的非特异性感染。临床上可以根据机体病原体类型和机体免疫反应、解剖部位、感染途径、发病时间或症状持续时间分为不同类型，以更好地指导治疗。

（一）根据病原体类型和机体免疫反应分类

1. 化脓性感染（也称为非特异性感染）　最常见的病原体是金黄色葡萄球菌，约占55%。其他还包括表皮葡萄球菌、链球菌、大肠埃希菌等。其发生一般源于原发病灶（如皮肤或黏膜疖、痈、扁桃体炎和中耳炎等）处理不当或机体抵抗力下降，细菌进入血液循环后发生的脊柱化脓性感染。

2. 肉芽肿感染（也称为特异性感染）　病原体有结核/非结核分枝杆菌、布鲁氏菌、真菌（如黄曲霉菌、隐球菌）、寄生虫（如棘球绦虫）等。除此之外，仍有约1/3的患者无法确定其病原体。特异性感染有其独特的病理变化，和一般的化脓性感染有较大区别。

（二）根据发生的解剖部位分类

1. 椎体骨髓炎　指椎体的感染和炎症。最常累及腰椎，其次为颈椎和胸椎。病变多数局限于椎体，向椎间盘与上下椎体扩散，偶有向椎弓扩散侵入椎管内的，形成硬膜外脓肿，引起压迫、血栓或梗死，可造成病理性骨折，压迫脊髓，形成后凸和脊柱不稳，神经损伤风险在颈椎至脊髓圆锥范围最大。大多数病例形成椎旁脓肿。部分患者病变发展迅速，硬化骨形成，彼此融合形成骨桥，甚至出现椎体间融合。

2. 椎间盘炎/椎间隙感染 椎间盘炎是指椎间隙的感染和炎症。其发病率低,主要通过血源性途径感染,葡萄球菌是最常见的病原体。超过半数的椎间盘炎病例有基础疾病,糖尿病为最显著的危险因素。它一般可分为三类:成人自发性血源性感染、儿童椎间盘炎、术后感染。手术所致椎间盘炎相对少见。

3. 椎管感染 包括硬膜外感染、硬膜下感染和髓内感染。硬膜外感染是一种罕见的脊柱感染,发生在硬膜周围,具有高死亡率和致残率,其造成脊髓损伤的机制包括直接机械压迫或由化脓性血栓性静脉炎引起血管阻塞。硬膜外感染或为血源性(45%),或源于创伤或手术(55%)。免疫力低下病例风险高,包括静脉注射毒品、嗜酒、肿瘤、全身炎症、感染病例。血液透析亦为高危因素。硬膜下感染罕见,发生在硬脊膜和蛛网膜之间的潜在间隙内感染,均为椎体和(或)椎间盘感染的同时出现硬膜下感染,单纯硬膜下感染少见。髓内感染发生在脊髓实质,罕见。

4. 邻近组织的感染 包括脊柱椎旁感染,最常见的是椎体和(或)椎间盘感染引起的颈前脓肿、椎旁脓肿、腰大肌脓肿、骶前脓肿等。上颈椎的咽后壁脓肿容易引起吞咽困难。其余部分的椎旁组织感染病变发展迅速,患者多出现颈背部及腰部疼痛不适,卧床不起,不能翻身或转颈。椎旁肌肉疼挛明显,并有叩击痛。单纯椎旁筋膜组织感染少见,原发性腰大肌脓肿是否与此有关,需进一步研究。

（三）根据感染途径分类

1. 血源性感染 最常见的起始部位为椎体软骨终板下区域。先有皮肤或黏膜化脓性感染病灶或者泌尿道感染,经血源性途径播散到椎体、椎间隙从而引起脊柱感染。

2. 直接接种感染 发生率并不高,主要是脊柱部位的侵袭性操作所致,可能由于手术器械的污染被直接带入椎间隙发生脊柱感染。首发感染通常为椎间隙感染,继而蔓延至邻近终板及椎体,导致椎体炎。脊柱术后手术部位感染发病率随着脊柱手术内置物的大量使用及操作的复杂化呈上升趋势。因此,临床医师对于脊柱术后手术部位感染应该保持高度警惕和重视。

（四）根据发病时间或症状持续时间分类

1. 急性感染 指症状持续时间在3周以内,急性脊柱感染的病原谱在世界不同地区均有相似之处,近一半病例由金黄色葡萄球菌引起,链球菌和革兰氏阴性杆菌引起的分别占12%和20%左右。

2. 亚急性感染 指症状持续时间在3周至3个月内。通常由结核分枝杆菌或布鲁氏菌引起,也可为草绿色链球菌引发心内膜炎后继发脊柱感染,部分病例由念珠菌属引起。

3. 慢性感染 指症状持续时间在3个月以上。通常由凝固酶阴性的葡萄球菌和痤疮丙酸杆菌引起。凝固酶阴性的葡萄球菌导致的慢性脊柱感染可能与手术过程中感染的起搏电极或置入血管导致导管相关性感染有关。

除此之外,脊柱结核作为发病率最高的脊柱特异性感染,通常表现为相对长而隐匿的病程。从发生到出现临床表现平均需11.2个月,化脓性脊柱炎则为30~90天。

第二节　脊柱感染流行病学

鉴于感染仍然是全球死亡的主要原因，了解当地疾病流行病学对于患者评估至关重要。耐药结核病在苏联地区、印度、中国和南非十分猖獗。布鲁氏菌的感染率在地中海和中东国家要高得多。棘球绦虫感染所致脊柱炎罕见，主要发生在一些气候温暖的国家或地区，如南美、中亚、中国、澳大利亚和非洲。这些现成可用的信息，使医生为患者制订合适的鉴别诊断和治疗方案提供重要的依据。"全球疾病负担"之类的项目需要根据年龄、性别和国家随时间来量化疾病造成的人身损失（如死亡、伤残调整生命年），这些数据不仅有助于形成地方、国家和国际卫生政策，而且有助于指导当地的医疗决策。由于全球旅行的盛行，脊柱感染性疾病突破地域限制，引起了全球的传播。随着世界各地联系的日益紧密，其不仅对全球经济，而且对医学的发展和感染的传播，都有着深远的影响。

脊柱感染既棘手又复杂。脊柱感染病例在骨骼肌肉系统患者中可能会占到2%～7%。发病高峰既可以在20岁以下，也可发生于50～70岁，男女发病比例为2：1或者5：1。脊柱手术史、远处感染灶、糖尿病、高龄、静脉用药、HIV感染、免疫抑制、肿瘤史、肾衰竭、风湿病和肝硬化已经被确定为脊柱感染的主要诱发因素。最近报道脊柱感染发病率增加，可能是易感人群（既往脊柱手术史特别是内固定的患者）增加和诊断准确性提高所致。术后椎间盘炎占所有化脓性脊柱炎病例的30%，并且几乎均与脊柱手术技术有关。

一、脊柱感染基本流行病学情况

尽管可以在一本公元前2000年的古埃及医疗文书——*The Edwin Smith Surgical Papyrus*中找到导致人类脊柱感染的依据，但在1779年，Percival Pott成为第一个描述脊柱结核的人。1897年，Lanne longue第一次描述了脊柱的化脓性感染。有学者一度将脊柱结核作为脊柱感染的代名词。19世纪末，Makins和Abbct报道称，其死亡率在儿童和年轻人中高达70%。虽然在工业化的西方社会，脊柱结核已经变得罕见，但因为入境移民、居民广泛到第三世界国家旅游和HIV感染等原因，其发生率可能会再次增高。根据对瑞典人和丹麦人的研究结果，脊柱骨髓炎在常住人口中每年的发生率为0.5/10 000～2.2/10 000，尤其是存在硬膜外脓肿者中，其发病率和死亡率居高不下。现今脊柱感染主要发生在老年人。因为免疫缺陷综合征和滥用静脉注射药物，最近10年，在年轻人中其发病率继续升高。尽管化疗和先进手术技术极大地改善了脊柱感染的治疗，但它仍然是一种可危及生命的疾病。目前，由于抗生素疗效很好，这一事实常被人们所忽略，因此早期诊断和积极的保守或手术治疗是获得满意治疗效果所必需的。

目前，全球共约3000万人感染结核分枝杆菌。随着社会经济的发展和抗结核药物的广泛应用，结核病有从地球根除的可能。但是，随着耐药菌及获得性免疫缺陷综合征（AIDS，艾滋病）等其他疾病的流行，这种希望越来越小，在世界上某些地方，结核又开始重新流行。

在我国，结核发病率较高。根据1979年全国第一次结核病流行病学调查结果，活动性肺结核发病率为717/10万，全国范围内约有活动性肺结核患者700万人。其中，骨关节结核病者占3%～5%，为21万～35万人。2000年全国第四次结核病流行病学调查时，活动性肺结核患者降至500万人，骨关节结核患者为20万人左右。2020年《中国矫形外科杂志》发表的《活动性关节结核一期关节置换专家共识》也报道了骨关节结核占肺外结核的5%～15%，但无脊柱结核相关研究数据。有资料表明脊柱结核约占全部结核病患者的1%，全球估计脊柱结核人数超过200万。在经济发达地区，脊柱结核发病率随年龄增长而增加，在不发达地区，则多见于儿童。脊柱结核多发于身体负重较大的腰椎、下胸椎。

化脓性脊柱炎的真实流行率在文献中有不同的报道，不同地区报道的发病率差异很大。Zarghooni和Guerado等报道称其发病率为每年1/100万～24/100万。Fantoni等报道称在欧洲化脓性脊柱炎的发病率为每年0.4/100万～2.4/100万。因地域不同，Gok等研究发现脊柱感染患者中，化脓性脊柱炎占比为26%，布鲁氏菌性脊柱炎占比为45%，而脊柱结核则为29%。Cervan报道称脊柱结核的相对发病率似乎在下降，而化脓性脊柱炎的发病率在增加。也有学者发现在结核流行的地区，脊柱结核的发病率仍较高，甚至可以达到每年718/100万。Venugopal Menon等报道在中东化脓性脊柱炎的发病率约为脊柱结核的6倍。

二、脊柱感染流行病学重要特征

脊柱感染的流行病学特征主要包含以下几个方面：确定脊柱感染、描述脊柱感染在人群中感染的模式和动态，以及确定可限制或减轻疾病负担的干预措施。微生物学和基因组学的进展扩大了流行病学的范围：不仅要考虑疾病，还要考虑病原体及其毒力因素以及病原体和宿主之间的复杂关系。通过全新的分子生物学检测方法如高通量测序，现在人们可以借助于前所未有的分辨率快速描述脊柱感染微生物种群多样性。通过将脊柱感染流行病学和人口学数据联系起来，基因组流行病学为跟踪脊柱感染在人群的感染模式提供了依据。

（一）确定脊柱感染

传统的脊柱感染流行病学有赖于根据药敏结果进行微生物分型，全基因组测序扩展了这种传统的感染控制分析，对临床分离出的菌株进行测序，可对脊柱感染的基因层面进行深入分析。在对基因组和流行病学数据进行网络分析的基础上，发现脊柱感染与人类的相互关系。

基因组流行病学研究可以发现地域性的脊柱感染，过去的感染控制指南忽略了在卫生保健环境中获得非结核分枝杆菌的可能性，因为没有强有力的证据表明这种传播是有可能的。有研究采用全基因组测序的方法试图找到结核分枝杆菌在非洲等不发达国家流行的相关数据，他们结合基因组测序、流行病学和贝叶斯建模（Bayes model）的分析方法，最终确定结核感染来源于单一菌株。由于没有明确的流行病学联系提示这些感染患者同时处于同一地点，这一发现表明有必要探讨现有的传播所需环境的概念，并需要重新修订结核分枝杆菌感染控制指南。对其他病原体的类似研究，特别是那些针对人类、其他动物宿主和环境共有病原体的研究，有助于进一步确立循证预防和干预。

（二）确定脊柱感染病原体的模式和动态

基于基因组学的流行病学方法，可以在地理和时间上洞察病原体感染。对许多病原体（包括金黄色葡萄球菌、肺炎链球菌、大肠埃希菌）的传播进行越来越多的调查，有助于绘制越来越多的图谱，以描述微生物多样化和传播的途径、模式及规律。脊柱感染性疾病的探索，如脊柱结核基因组评价的前瞻性研究，还有布鲁氏菌性脊柱炎的基因组高通量测序都使得脊柱感染病原体的模式和动态情况及区域情况研究成为可能。随着卫生保健和公共卫生机构越来越广泛地采用基因组测序，可利用的基因组序列目录和相关的流行病学数据将迅速增长。通过对微生物多样性及其随时间动态变化的更高分辨率的描述，跨越流行病学和人口学边界及生物进化生态位，我们对于脊柱感染的历史传播途径和模式能够有更深入的了解。采用病原体基因组学还可以深入了解病原体的进化及选择性压力、宿主和病原体种群之间的相互作用，这可能对治疗效果产生影响。从临床角度看，这一过程是获得抗菌药物耐药性、产生增强的致病性或新的毒力特征、逃避宿主免疫和清除（导致慢性感染）的关键。

（三）脊柱感染的干预措施

虽然先进的基因组技术在很大程度上是在发达国家实施的，但在感染负担最大的较不发达地区，这些技术在感染方面的应用可能产生最大的潜在影响。基因组技术的全球化及推广已经开始，先进技术将应用于发展中国家收集的标本。重要的全球疾病如结核、布鲁氏菌病等病原体的基因组检测为其诊断、治疗和感染控制提供了深刻见解。例如，半巢式全自动实时荧光定量聚合酶链反应（polymerase chain reaction，PCR）检测（Xpert MTB/RIF，可快速诊断结核分枝杆菌感染和检测利福平耐药性）正在普及，以便在结核病最流行的非洲和亚洲地区应用。在数小时内而不是在数周或几个月内诊断出多药耐药结核病的能力，可能真正改变对这一常见毁灭性疾病的治疗和控制。总体来说，基因测序将变得越来越便宜。随着这些技术与全球化信息技术资源相互配合，在全球实施基因组方法，有望将最先进的感染诊断、治疗和流行病跟踪方法推广到最需要的地区。

三、脊柱感染流行病学主要因素

（一）脊柱感染流行病学表现

脊柱感染的表现各式各样，从急性危及生命的疾病（如化脓性脊柱炎导致的菌血症），到严重程度不同的慢性疾病（骨病静止型脊柱结核），再到完全没有症状（如隐性结核杆菌感染）。虽然不可能概括所有脊柱感染的表现，但病史、体格检查和基本的实验室检查、影像学检查综合分析能提示患者存在脊柱感染。病史对鉴别诊断及指导体格检查和初步诊断试验非常关键。一般来说，脊柱感染的特点主要集中在两个方面：①患者可能接触到导致脊柱感染的微生物群或有相关微生物感染史；②可能易患脊柱感染的宿主因素。

（二）接触微生物群

了解患者以前的感染及相关的微生物敏感性特征，对于确定可能的病原菌非常有帮助。具体来说，了解患者是否有耐药菌（如耐甲氧西林金黄色葡萄球菌、耐万古霉素肠球菌、产超广谱β-内酰胺酶或碳青霉烯酶的肠道细菌）感染史或是否可能接触过耐药菌（如近期有医院、护理院或长期急症护理机构住院史），可影响经验性抗生素的选择。例如，一名脓毒症患者，已知其有多重耐药菌感染史，经验性抗感染治疗应包括抗真菌治疗。

（三）个人史

脊柱感染流行病学的个人史询问不仅仅局限于患者的经济状况、地域情况，还包括其他一些完整的个人史：患者是否有高风险行为（如不安全的性行为、静脉注射毒品）；与爱好相关的可能感染（如热衷园艺者可能有真菌感染可能）；手术史（如介入治疗史、脊柱手术史、胸腰部药剂注射史）；职业因素（如丧葬服务人员结核分枝杆菌感染的可能性较大，经常替羊接生的人员感染布鲁氏菌的风险增加）。这些对于感染链条的掌握和控制非常重要。

（四）饮食习惯

由于某些病原体与特定的饮食习惯有关，询问患者的饮食有助于对可能的急性感染做出判断。例如，牛型结核分枝杆菌感染脊柱与摄入结核病患畜污染的食物、水有关；布鲁氏菌感染脊柱与进食未完全烹熟的布鲁氏菌感染羊肉有关。

（五）接触动物感染

动物经常是感染的重要媒介，因此应询问患者的动物接触情况，包括与自己的宠物接触、参观宠物动物园或偶尔接触（如家鼠的侵扰）。例如，布鲁氏菌性脊柱炎就是接触布鲁氏菌感染的羊导致的感染；人体进食生鲜或未彻底煮熟的含有寄生虫卵或幼虫的食物，或者与猫、犬等密切接触，可能感染寄生虫性脊柱炎。

（六）旅游史

国际旅行和国内旅行均应关注。对最近从国外回来的脊柱感染患者，鉴别诊断的范围需要明显拓宽；即使是远期的国际旅行史，也可能反映患者曾有诸如结核分枝杆菌或布鲁氏菌等其他细菌感染的暴露史。同样，国内旅行可能使患者接触当地环境中不可见的病原体，这些病原体在鉴别诊断中可能不会常规予以考虑。除了简单地确定患者可能到过的地方外，医生还需要更深入了解患者在旅行期间从事的活动和行为（如食物种类和饮用水来源、淡水游泳、动物接触），以及患者是否进行了必要的免疫和（或）在旅行前服用必要的预防性药物。

四、脊柱术后感染流行病学

脊柱感染源于直接接种（如手术、创伤）、邻近椎体的接触传播或血源性播散。脊柱的静脉和动脉系统，已分别由Batson于1967年、Wiley和Trueta于1959年深入报道。Batson椎旁静脉丛为无瓣膜静脉系统，在胸腔或腹内压力升高时，可致血液反流。静脉丛涉及传播至椎体中央的感染、非接触椎体病变和远位播种感染（如细菌性心内膜炎）。每个椎体的软骨下区域由源于椎动脉前支和后支的动脉网供养，与椎间盘旁区域的血源性感染有关。

脊柱化脓性感染的易感因素包括高龄、营养不良、低免疫力状态、糖尿病、静脉注射毒品、HIV感染/艾滋病、肿瘤、长期使用激素、肾衰竭、败血症、脊柱手术史和注射史、血管内装置、异物。近30%的血源性脊柱感染与伴发的细菌性内膜炎有关，必须予以排除。脊柱术后感染可能还与吸烟、肥胖、多节段固定手术、翻修手术、手术时间、出血量等有关。

脊柱术后感染主要是指脊柱手术后发生的感染。任何有创的脊柱手术或操作都有发生感染的风险，其发生率与医疗操作的类型及手术方式有关，多随着操作复杂程度的增加而增加。近几十年来，脊柱外科发展迅速，各种医疗操作越来越复杂，手术方式不断进步，内固定物应用越来越广泛，与之相关的感染也越来越多。

腰椎髓核摘除术后感染的发生率为0.6%～5.0%。由于无菌术的进步及抗生素的预防性应用，大多数机构报道的髓核摘除术后感染的发生率为1.0%～2.8%。椎间盘造影、化学溶核术、脊髓造影术、椎旁注射、腰椎穿刺术和硬膜外注射等操作都可导致椎间隙感染。单针穿刺的椎间盘造影，其椎间隙感染的发生率为1%，而双针穿刺技术所致感染发生率为0～5%。颈椎间盘造影感染的发生率为0.5%～6%。Rosen等报道了1005例椎间盘造影患者，2例发生椎间盘炎。Pullter Gunne等报道了髓核摘除术后感染率为2%，无内固定的脊柱融合术后感染率为1.2%。脊柱内固定术后的感染率更高，可达12%。颈椎后路手术不发生椎间盘炎，因手术操作不进入椎间隙；而前路手术完全去除椎间盘且植入骨块，也不发生椎间盘炎。脊柱术后引起的硬膜外脓肿约占所有硬膜外脓肿的16%。

Pullter Gunne等回顾分析了3174例接受脊柱手术患者的病例资料，132例（4.2%）发生手术部位感染，其中前路手术感染发生率为1.7%，后路手术感染发生率为4.4%；一期行前后路联合手术感染发生率为5.2%；分期行前后路联合手术感染发生率为8.9%；手术时间2h，感染发生率为2%；手术时间超过5h，感染发生率为5.9%；术中失血＞1L，感染发生率为5.6%；术中失血＜1L，感染发生率为2.5%。内固定的使用显著增加了术后感染的风险，Brown等报道称使用内固定的术后感染率约为6%，而不使用内固定者为3%。

颈椎前路手术感染发生率为0～2.5%，颈椎后路手术感染发生率为1.2%～2.9%。颈椎后路融合手术感染发生率为0～15%；颈椎后路固定融合术后感染发生率为0～18%。

脊柱术后感染的后果严重，特别是脊柱术后深部感染仍是非常严重和常见的并发症。

尽管抗生素的预防性应用在不断改进，手术方式、术后护理等都在逐步完善，但是术后感染仍旧在影响着脊柱术后患者的康复。潜在的感染并发症包括椎间盘炎、硬膜外脓肿、硬脊膜炎、骨髓炎、浅部或深部伤口感染等，其中深部伤口感染是脊柱内固定手术常见的并发症。数篇文章回顾性统计分析发现脊柱内固定术后发生感染的可能性较高，其风险范围为2.1%～5%，但脊柱内固定术后感染的最佳治疗方案目前仍存在争议。

第三节　脊柱感染发生要素

脊柱术后感染致病菌中最常见的是金黄色葡萄球菌，还有大肠埃希菌、变形杆菌、铜绿假单胞菌、链球菌等。静脉吸毒者革兰氏阴性杆菌感染比较多见。结核分枝杆菌、真菌和寄生虫感染虽然不常见，但是多发于免疫缺陷性疾病患者。低毒性的病原体，如凝固酶阴性的葡萄球菌和链球菌可能导致无痛性感染。沙门菌所致的骨髓炎则最可能出现于免疫缺陷者和镰状细胞贫血的儿童。尽管金黄色葡萄球菌仍然是脊柱感染患者中最常见的微生物，但是在有植入物的患者中，表皮葡萄球菌脊柱感染的风险较高。其他凝固酶阴性葡萄球菌，如绿色葡萄球菌其低毒力可引起低度感染。真菌感染罕见，最常影响免疫功能低下的患者。另一个已经被证实与脊柱外科感染有关的是皮肤痤疮丙酸杆菌，以前称为丙酸杆菌。痤疮丙酸杆菌是革兰氏阳性厌氧杆菌，属于人体的正常菌群，常驻留在皮肤毛囊、眼黏膜、口腔或胃肠道等部位，其发病机制尚不完全清楚。

一、感染脊柱的病原体

脊椎化脓性骨髓炎病原体以金黄色葡萄球菌为主，约占全部病例的55%；其次为链球菌、肺炎球菌，少数为革兰氏阴性菌，如大肠埃希菌（大多源自盆腔、泌尿系统及肠道）、沙门菌、克雷伯菌及铜绿假单胞菌。链球菌和肠球菌引起的脊柱感染占5%～20%，而厌氧菌引起的脊柱感染则＜4%。婴幼儿最常见的是金黄色葡萄球菌、无乳链球菌和大肠埃希菌。而对于1岁以上的儿童，金黄色葡萄球菌、链球菌和流感嗜血杆菌是最常见的病原体。一般来说，金黄色葡萄球菌是血源性骨髓炎最常见的病原体，也是各个年龄段骨髓炎最常见的病原体。伴发压疮和免疫功能不全的患者更容易发生革兰氏阴性杆菌和厌氧菌感染。其中最重要的是大肠埃希菌，主要见于伴有尿道感染的中老年男性；另外，假单胞菌属与硬膜外感染关系密切。最常见的耐药菌是耐甲氧西林金黄色葡萄球菌（MRSA）。肉芽肿性脊椎骨髓炎（脊柱非化脓性骨髓炎）病原体有结核分枝杆菌、布鲁氏菌、真菌及寄生虫（棘球绦虫），以结核分枝杆菌最多。

有研究表明，耐药菌感染可导致发病率、死亡率和治疗成本的提高。有住院史、重症监护室（ICU）治疗史、留置导尿管、长时间的抗生素治疗、老年患者及与携带或感染MRSA者接触史，是感染MRSA的高危因素。

在无植入物的脊柱术后感染中，金黄色葡萄球菌扮演着最重要的角色。人类是金黄色葡萄球菌的天然宿主，金黄色葡萄球菌"寄居"在许多人的鼻孔、腋窝、咽和皮肤。其产生并累及黏附分子，使之更容易黏附在骨质上，其中最主要的是纤维连接蛋白。另外，葡萄球菌可以分泌毒素，促进骨的溶解吸收，这些毒素还可以整合到成骨细胞和骨细胞中。

脊柱植入物术后感染的发生是致病菌、植入物材料和人体三者相互作用的结果。植入物相关感染中，细菌黏附素和生物膜的形成很大程度上取决于植入物表面的特性和感染微生物的种类。植入物的细菌依附性从大到小依次是聚醚醚酮（PEEK）、钢和钛等制成物。而植入物是不能被粒细胞完全吞噬的大型异物，从而诱导产生了粒细胞的功能缺陷，集聚在内置物周围的粒细胞部分去粒化，过氧化物生成减少，杀灭细菌的能力受损。植入物周围的粒细胞甚至无法清除极少量的细菌。

引起植入物周围感染最常见的致病菌是葡萄球菌属，表皮葡萄球菌是最重要的病原体之一。表皮葡萄球菌存在于人体的体表，与其他正常菌群一起构成人体皮肤黏膜等的微生态共同抵御外来微生物的侵袭。表皮葡萄球菌引起感染的主要机制是其常伴随内置物的植入进入体内，并通过黏附形成生物膜。细菌生物膜是细菌克隆产生的一层多糖-蛋白质复合物，使细菌免受宿主的防御反应和化学治疗药物的攻击，从而导致持续的生物材料周围感染，是引起慢性感染性疾病反复发作和难以控制的主要原因。位于第二位的常见致病菌是肠球菌。其他怀疑致病菌包括痤疮丙酸杆菌、革兰氏阳性厌氧菌、大部分共生菌和部分人类皮肤正常菌群。

肉芽肿性脊柱炎常见于结核分枝杆菌和布鲁氏菌感染，且常发生在疫区。Pott骨结核由结核分枝杆菌引起，占所有肺外结核的10%～20%。在脊柱感染中，人们发现这些致病菌与HIV感染存在联系。鸟分枝杆菌、脓肿分枝杆菌及其他非结核分枝杆菌（蟾蜍分枝杆菌、偶发分枝杆菌、堪萨斯分枝杆菌）很少引起脊柱感染。布鲁氏菌感染常发生在疫区，近年来国内发病率呈明显增长趋势。宁夏地区收治的脊柱原发感染患者中，布鲁氏菌感染占近1/4。

（一）结核分枝杆菌

我国古代将结核病称为痨病，古罗马将其称为消耗性肺病。直到1781年，法国医生John Laennec应用显微镜发现了其基本病理特点：结核结节，并由此将其命名为结核病。1882年，Robert Koch发现了结核分枝杆菌，并验证了其是导致结核病的病原菌。1921年卡介苗也由此产生。Mitchson根据结核分枝杆菌所处的代谢状态，将其分为四种菌群：A菌群是正处于生长发育旺盛期的菌群，也包括持续缓慢生长的细菌。此菌群存在于浸润性病灶、液化空洞、血行播散的病变中；B菌群大多数处于休眠状态，代谢活动缓慢，基本上处于静止状态；C菌群是一群代谢活动极为缓慢的细菌，如由吞噬细胞释放的菌群、干酪病灶内、空洞壁酸性环境中和淋巴结内的菌群；D菌群完全处于休眠状态，基本无代谢活性。抗结核药物的作用同结核分枝杆菌菌群的分布有相关性。异烟肼、利福平和链霉素对A菌群有很强的杀菌作用，而对于B菌群，利福平杀菌作用更强；酸性环境中，吡嗪酰胺对C菌群有更好的杀菌作用；而对于D菌群，主要依靠机体的免疫作用。同其他细菌一样，结核分枝杆菌也会产生耐药性。这主要由基因突变导致。在一个菌群中，耐药个体以一定的概率出现，经过抗结核药物的选择，耐药菌比例逐渐增加，成为优势菌群。结核分枝杆菌产生耐药性后，也会发生形态学和生物化学上的改变。比如，在产生链霉素耐药性后，菌体伸长，一端膨大，菌体颗粒数增多，呈串珠状，抗酸性减弱；而在产生异烟肼耐药后，菌体缩短，颗粒数增多，过氧化氢酶、耐热酶活性丧失，硝酸还原酶消失。而且，耐药菌株的毒力明显下降。

结核分枝杆菌的病原学诊断是确定脊柱结核诊断和治疗方案的金标准。但是，结核分枝杆菌的特殊性决定了常规细菌学检查方法不适用，敏感度低。在20世纪70年代以前人们使用罗氏（Lowenstein-Jensen，L-J）培养法来诊断结核，这种方法培养细菌时间长、敏感性低、特异性差，需要结合药敏试验和分枝杆菌菌种鉴定，才可确定是否为结核分枝杆菌。20世纪70年代以后，放射性BACTEC 460TB系统可以明显缩短分枝杆菌培养时间，从常规培养8周缩短到3~14天，但是由于其放射性及花费高，目前已经被逐渐淘汰。自动化BACTEC分枝杆菌生长诱导试管960TB系统是目前从临床标本中分离、鉴别结核分枝杆菌相对先进且常用的方法。在发达国家和地区，结核分枝杆菌的分子生物学检查方法包括DNA探针、实时定量PCR和DNA微列阵。PCR技术对于早期诊断具有重要意义，其包括结核分枝杆菌抗原、重复序列及rRNA编码基因的扩增。Rocher Diagnostics和AMTD Gen Probe是最常用的PCR系统。结核分枝杆菌可以应用对硝基苯甲酸（PNBA）经MGIT实验来鉴别。其他鉴别方法包括分子探针等。PCR扩增结核分枝杆菌阳性同涂片染色阳性的诊断价值相当，或者更高，其可以证实、鉴别涂片的阳性结果，对阴性结果有警示作用。据报道，外周血结核分枝杆菌PCR实验阳性率为43.75%~95%。但是定性PCR不能判定结核分枝杆菌的生存状态，而定量PCR技术能对靶细胞基因的数量进行检测，尤其对mRNA的水平定量，可以在体内对细胞活性进行评估。因此，特异性强的DNA探针同敏感性高的实时定量PCR结合成为结核分枝杆菌分离和鉴别的最佳途径。

（二）布鲁氏菌

布鲁氏菌属是一组微小的球状、球杆状、短杆状细菌，没有鞭毛，不形成芽孢和荚膜，镜检时多呈单个排列，少见成对、短链状或成串排列。布鲁氏菌可被碱性染料着色，革兰氏染色阴性，吉姆萨染色呈紫红色。根据布鲁氏菌对宿主的倾向性和危害性进行分类，具有重要公共卫生意义的种类有羊型布鲁氏菌（*B. melitensis*）、牛型布鲁氏菌（*B. abortus*）、猪型布鲁氏菌（*B. suis*）、绵羊型布鲁氏菌（*B. ovis*）、沙林鼠型布鲁氏菌（*B. neotomae*）和犬型布鲁氏菌（*B. canis*）。不同种类的布鲁氏菌大多具有不同宿主间交叉感染的能力，并具有极为明显的宿主危害倾向性。人和羊对羊型布鲁氏菌高度易感，后者引起的危害也最为严重。该菌在环境中生存力较强，对低温和干燥都有很强的抵抗力，在土壤、水、粪、尿、畜舍、皮毛中可生存数天至5个月，在水中可生存5天至4个月，在鲜牛乳中甚至可生存长达18个月；对各种抗生素和化学药物有不同程度的敏感性，对热、各种常用消毒剂、紫外线和各种射线都很敏感，日光照射10~20min、湿热10~20min、3%漂白粉澄清液等数分钟即可将其杀灭。

布鲁氏菌的致病力强，主要与各种酶类及菌体崩解后释放出来的内毒素有关。它们作用于宿主后，可引起感染-变态反应性炎症。布鲁氏菌胞蛋白、外周蛋白及一些膜蛋白具有免疫原性，它们除能够引起宿主体液反应外，更多的是与布鲁氏菌能在巨噬细胞内存活和抗巨噬细胞杀伤能力有关。布鲁氏菌的主要致病物质有内毒素、荚膜与侵袭性酶（透明质酸酶、尿素酶、过氧化氢酶等）。荚膜与侵袭性酶增强了该菌的侵袭力，使细菌能透过完整的皮肤、黏膜进入宿主体内，并在机体脏器内大量繁殖，快速扩散进入血液。

（三）金黄色葡萄球菌

金黄色葡萄球菌是人类的一种重要病原菌，可引起许多严重感染。典型的金黄色葡萄球菌为球形，直径0.8μm左右，显微镜下排列成葡萄串状。金黄色葡萄球菌无芽孢、鞭毛，大多数无荚膜，革兰氏染色阳性，是一种对人体有害的细菌。金黄色葡萄球菌的致病力强弱主要取决于其产生的毒素和侵袭性酶：溶血毒素、杀白细胞素、血浆凝固酶、脱氧核糖核酸酶、肠毒素、表皮溶解毒素、明胶酶、蛋白酶、脂肪酶、肽酶等。细菌引起炎症反应，细胞免疫中的中性粒细胞、单核巨噬细胞、成纤维细胞参与控制细菌感染。金黄色葡萄球菌是一种机会致病菌。为实现侵袭性感染，首先在宿主组织表面定植，然后经破损的皮肤、伤口或血流入侵机体。这可能与擦伤、注射、静脉导管等侵入性操作有关。接着细菌大量扩增，定植在宿主的组织表面。一些金黄色葡萄球菌表面蛋白在介导细菌黏附的过程中起到了关键作用，这些蛋白质易化了金黄色葡萄球菌对暴露的纤维蛋白原或胶原的黏附，从而促进了侵袭性感染如感染性心内膜炎、化脓性脊柱炎的发病。

既往认为凝固酶阴性葡萄球菌容易产生生物膜，造成植入假体感染，但其实金黄色葡萄球菌也可导致生物膜形成。它黏附于植入物表面逐渐形成生物膜。这也是脊柱植入物感染的重要病因。定植后，金黄色葡萄球菌在感染灶局部增殖，产生各种酶（如血清蛋白酶、透明质酸酶、耐热核酸酶、磷脂酶等）。这些酶促进细菌存活、扩散进入邻近组织，但其具体机制不清。金黄色葡萄球菌产生的Panton Valentine杀白细胞素（Panton-Valentine leucocidin）可以溶解和杀伤中性粒细胞、单核细胞、巨噬细胞，从流行病学角度来看，能产生这种毒素的金黄色葡萄球菌菌株往往和社区获得性MRSA的皮肤感染、严重深部感染相关。MSCRAMM蛋白在金黄色葡萄球菌扩散、引起其他部位感染（如骨关节部位）的过程中也起了重要作用。

（四）链球菌

肺炎链球菌是一种革兰氏阳性球菌，为链球菌属。链球菌属的微生物学特征为细胞沿着一条单轴分裂，细菌呈链状或成对生长，故称为链球菌。肺炎链球菌属于α溶血性链球菌，因为其可以还原血红蛋白中的铁，所以在血平板上呈绿色。这种细菌生长条件严格，在5%二氧化碳环境中生长最佳，在琼脂平板上生长需要过氧化氢酶，细菌生长为黏液状、平滑、光亮的菌落。肺炎链球菌没有荚膜，在粗糙表面直接生长为菌落。和其他的溶血性链球菌不同，肺炎链球菌的生长可被奥普托欣抑制，且其可溶于胆汁。与其他阳性菌一样，肺炎链球菌在细胞壁下有一层细胞膜，覆盖有荚膜多糖。肺炎链球菌感染可在脊柱旁形成感染灶，由肺炎链球菌导致脊柱感染的病例报道较少。

（五）大肠埃希菌

大肠埃希菌通常被称为大肠杆菌，为革兰氏阴性短杆菌，大小 $0.5\mu m \times (1 \sim 3)\mu m$。周身鞭毛，能运动，无芽孢，是人和动物肠道中的正常栖居菌。正常情况下，大多数大肠埃希菌不会给机体带来危害，而且还能帮助机体合成维生素 K_2，与人体是互利共生的关系。只有在机体免疫力降低、肠道长期缺乏刺激等特殊情况下，它才会易位到肠道以外的地方，造成相应部位的感染或全身播散性感染，如易位到脊柱，就可发生脊柱感染。因此，大部分大肠埃希菌通常被看作机会致病菌。

（六）真菌

真菌常为丝状和多细胞的有机体，其营养体除大型菌外，分化很小。高等大型菌有定型的子实体。除少数外，真菌几乎都有明显的细胞壁，通常不能运动，以孢子的方式进行繁殖。常见的真菌感染多为白念珠菌、阴道纤毛菌、放线菌等感染。真菌可引起动植物和人类的多种疾病，在人类主要有三种类型：真菌感染、变态反应性疾病和中毒性疾病。关于真菌性脊柱炎的报道均为个案，尚无相关的统计学数据，但随着分子生物学检查的普及，确诊的病例数在增加。

（七）痤疮丙酸杆菌

痤疮丙酸杆菌是和皮肤疾病痤疮有关的一种细菌，是一种生长相对缓慢的典型革兰氏阳性厌氧菌。细菌的基因组中序列化工作研究显示一些基因会控制产生分解皮肤组织和免疫原性蛋白的酶。痤疮丙酸杆菌引起的脊柱感染占全部脊柱感染的 $2\% \sim 18\%$。

（八）衣原体

衣原体是一类与人类关系密切的微生物，感染宿主广泛，可以在多种真核生物宿主（包括人、动物、原虫等）中繁殖，能引起人与动物多种急慢性感染性疾病。共同特点：革兰氏染色阴性；有独特的发育周期，有感染能力的始体（EB）首先在胞质囊泡内分化成有繁殖能力的网状体（RB），RB 以二分裂方式繁殖，在发育周期的中后期 RB 重新分化为 EB；有核糖体和细胞壁；含有 DNA 和 RNA 两类核酸。第2版《伯杰氏系统细菌学手册》将衣原体归为独立的衣原体门（Chlamydiae）。衣原体门包括一个衣原体纲（Chlamydiae），一个衣原体目（Chlamydiales），衣原体目下设8个科、11个属。其中与人或动物衣原体病相关的衣原体主要归类到衣原体科（Chlamydiaceae），该科有一个衣原体属（Chlamydia），包含12个衣原体种：沙眼衣原体（C. trachomatis）、鼠衣原体（C. muridarum）、猪衣原体（C. suis）、肺炎衣原体（C. pneumoniae）、鹦鹉热衣原体（C. psittaci）、流产衣原体（C. abortus）、家畜衣原体（C. pecorum）、豚鼠衣原体（C. caviae）、猫衣原体（C. felis）、朱鹭衣原体（C. ibidis）、鸟衣原体（C. avium）和家禽衣原体（C. gallinacea）。致人类疾病的衣原体又以肺炎衣原体、沙眼衣原体和鹦鹉热衣原体最多，主要引起沙眼、肺炎、泌尿系统感染，骨关节感染鲜有报道。

（九）支原体

支原体广泛存在于自然界中，有80余种，是一种类似细菌但不具有胞壁的原核微生物，曾称为类胸膜肺炎微生物（pleuropneumonia-like organism，PPLO），1967年正式命名为支原体，又称霉形体，为目前发现的最小、最简单的原核生物。支原体细胞中唯一可见的细胞器是核糖体（支原体是原核微生物，原核细胞的细胞器只有核糖体）。结构也比较简单，多数呈球形，没有细胞壁，只有三层结构的细胞膜，故具有较大的可变性。支原体的基因组多为双链DNA，散布于整个细胞内没有形成的核区或拟核。支原体可以在特殊的培养基上接种生长，用此法配合临床进行诊断。与人类疾病有关的支原体有肺炎支原体（*M. pneumoniea*，Mp）、人型支原体（*M. hominis*，MH）和生殖器支原体（*M. genitalium*，MG）等。主要引起肺部炎症及泌尿道感染，在泌尿道感染中，解脲支原体（*Ureaplasma urealyticum*，UU）的感染率要比人型支原体的感染率高。在骨关节感染中，支原体感染病例较少，有文献报道在所有骨关节感染病原体中占5%左右，无相关统计学数据。

（十）立克次体

立克次体（rickettsia）为革兰氏阴性菌，细胞内寄生，是介于细菌与病毒之间而接近于细菌的一类原核生物，没有核仁及核膜。一般呈球状或杆状，主要寄生于节肢动物，有的会通过蚤、虱、蜱、螨传入人体，引起斑疹伤寒、战壕热等疾病。

立克次体目分为立克次体科、无形体科及全孢菌科。立克次体科分为立克次体属和东方体属，前者主要有普氏立克次体和立氏立克次体，后者主要有恙虫病立克次体、贝纳柯克斯体。无形体科包括无形体属、埃立克体属、埃及小体属、考德里体属、新立克次体属、沃尔巴克体属。无形体科主要有边缘无形体、中央无形体、鼠埃立克体等。全孢菌科含有全孢螺菌属。其致病物质主要为内毒素和磷酸酶。侵入机体后，先在局部小血管内皮细胞中增殖，导致局部炎症反应。繁殖的细菌再次进入血流后形成第一次菌血症，随后进入机体其余部位血管内皮进行繁殖，再次释放入血形成第二次菌血症，导致出现典型的临床症状。立克次体是细胞内寄生细菌，因此机体免疫反应主要以细胞免疫为主。感染痊愈后患者可对其产生长久的特异性免疫力。有少量报道脊柱贝纳柯克斯体感染的病例。

（十一）放线菌

放线菌是一类主要呈菌丝状生长、以孢子繁殖的陆生性较强的原核生物，是革兰氏阳性菌。因在固体培养基上呈辐射状生长而得名。放线菌细胞的结构与细菌相似，都具备细胞壁、细胞膜、细胞质、拟核等基本结构。具有代表性的属：链霉菌属、诺卡菌属、放线菌属、小单孢菌属、链孢囊菌属、游动放线菌属等。

放线菌病是一种少见的由感染放线菌所致的慢性感染性疾病，人兽共患，可产生局部化脓或肉芽肿性炎症，以多发脓肿和窦道瘘管为特征。放线菌可以在空气、土壤及江河湖泊等自然环境中广泛分布，也可存在于高原环境中，其中的某些种群可以存在于健康人群的上消化道和女性的生殖道中，传播途径主要为消化道或呼吸道传播，少数通过血行播散。该病多见于颜面部、口腔及胸腹部，在骨关节感染中，四肢及髋关节感染均有少量报道，发生在脊柱的更为少见。

根据文献检索，放线菌病多发生于农村，城市发病率仅为农村的1/10，男性多于女性，男女比例为3∶1，其发病年龄较为广泛，12～87岁均有病例报道，临床以头颈型最多，约占60%，其余尚有胸型、腹型、盆腔型和其他类型。该细菌与其他细菌所致感染对比，常呈隐匿性，缺乏较为典型的临床表现，容易造成临床诊断与治疗困难，产生漏诊误诊。硫结节的发现是放线菌病相对特异的诊断指标，但该方法阳性率不高。脓液、组织等送细菌培养或病理切片检查找到放线菌，为主要确诊依据。由于放线菌培养、分离、鉴定困难，假阴性率较高，给疾病的治疗带来了较大的困扰。有研究报道使用SEPTIC技术进行放线菌的快速检测，能在较短时间内检测且鉴定活菌的存在。同时，目前普通细菌培养一般为5～7天，时间较短，适当延长细菌培养时间可能会提高细菌培养的阳性率，但目前尚无文献支持，仍需进一步研究。

二、宿主状态

由于许多机会性感染（如耶氏肺孢子菌、曲霉菌或JC病毒感染）只影响免疫功能低下患者，因此确定患者的免疫状态至关重要。免疫系统缺陷可能是由于基础疾病（如恶性肿瘤、HIV感染、营养不良）、药物（如化疗药物、糖皮质激素、针对免疫系统组分的单克隆抗体）、治疗方式（如全身照射、脾切除术）或原发性免疫缺陷。不同类型的免疫缺陷导致不同类型的感染风险增加。多篇文献报道脊柱感染在机体免疫力低下患者中发病率较高。机体被病原体感染后一般分为五种状态，即一过性感染、隐性感染、显性感染、潜伏感染和病原携带状态。一过性感染患者感染后一般均治愈。隐性感染是指病原体侵入人体后，仅引起机体的特异性免疫应答，不引起或只引起轻微的组织损伤，因而在临床上不显出任何症状、体征甚至生化改变，只有通过免疫学检查才能发现。显性感染是指病原体感染人体后产生严重的免疫反应，从而引起严重的组织损伤，导致患者出现不良后果，如脊柱感染导致的截瘫等。病原携带状态是指病原体与人体的免疫状态保持相互的平衡。人体携带病原体时，它所引起的机体组织损害和功能障碍轻微，一般无明显的临床表现；但人体的免疫功能又无法完全清除病原体，因此病原体长期留存于人体内，是感染性疾病重要的传染源。对于脊柱感染来说，宿主的状态对于疾病的治疗效果至关重要。

三、环境、生态与感染

在过去40年间，对病原体发病机制的分子研究已产生了大量有关各种病原体和宿主之间作用的信息，这有助于感染和疾病的进程研究。这些进程可分为几个阶段：病原体黏附与进入宿主，病原体进入后的复制；宿主的免疫应答；组织损伤，传播至新的宿主。毒力是衡量一种病原体致病能力的指标，也是阐明病原体致病机制的关键因素。此外，宿主对感染的炎症应答也影响着疾病及其伴随的临床症状和体征。近年来，人们致力于病原体基因组的生理学、易感性、免疫应答和免疫系统的发展，对我们了解宿主-病原体的相互作用有着巨大的影响。

（一）微生物群

与几乎所有动物密切相关的固有微生物是由复杂的菌落群组成的，其具有调节病原微生物在宿主表面或体内形成的强大能力。在脊柱感染中，固有微生物种群的明显改变或破坏对疾病进展具有强大而根本性的影响。这些改变可能与抗生素和免疫抑制药物的使用对正常菌群的影响、环境的改变及微生物毒力因子的影响有关，这促使病原菌大量繁殖而取代固有菌群。随着现有微生物基因组学检测技术的发展，毫无疑问，所获取的数据将显著影响微生物发病机制与感染治疗的概念和方法。

病原微生物可以进入宿主的任何部位。一般而言，由特定微生物引起的疾病通常是其进入人体的直接后果。最常见的进入部位是黏膜表面（呼吸、消化和泌尿生殖道）和皮肤。微生物进入的主要方式包括摄入、吸入和接触，还有手术，其他进入途径还包括皮肤损伤（伤口、咬伤、烧伤、外伤）部位及通过自然（如载体传播）或人工（如针刺伤）途径的注射。

微生物的进入通常依赖于在组织中持续存在和生长所需的特定因素。通过消化道而进行粪-口传播的细菌需要有能在胃肠道环境（包括胃的低pH和肠道的高胆汁含量）中存活的生物学特性及受污染的食物或水。通过呼吸道进入的微生物可在打喷嚏和咳嗽产生的小水滴中很好地生存。

通过皮肤进入的微生物的生物学特性是高度多样的。其中一些微生物可广泛存在于环境中，如节肢动物的唾液腺或消化道、大型动物的口腔、土壤和水。在皮肤或毛囊中存活的微生物需要对脂肪酸、低pH和皮肤上其他抗菌因子有抵抗力。一旦皮肤表面发生破坏（尤其是发生坏死时），就可以成为病原体进入和生长的主要入口，且它们可以制造有毒产物。

大多数微生物可产生多种对多数宿主受体有特异性的黏附素。这些黏附素通常足量，依赖血清变化并与其他微生物因子共同作用或协同作用，促使微生物黏附在宿主组织上。

（二）宿主受体

宿主受体既存在于靶细胞（如黏膜表面的上皮细胞）上，也存在于覆盖这些细胞的黏液层内。微生物病原体可与多种宿主受体结合以引起感染。对病原体宿主受体的选择性丧失可能会对其他易感人群产生自然抵抗力。

一旦定植在黏膜或皮肤部位，致病微生物必须通过复制才能引起全面感染和疾病。为了生长，细菌必须获取特定的营养物质或从宿主组织的前体合成它们。许多感染过程通常局限于特定的上皮表面。虽然导致这种特异性的原因有多种，但最主要的一个因素是这些病原体可从这些特定环境中获得生长和生存所需的营养物质。

目前研究较为热门的是许多细菌、真菌和原生动物可通过生物膜形成多细胞团。这些细胞团在生物化学和形态学上与非寄生的单个浮游细胞截然不同。生物膜的形成导致微生物代谢改变，产生细胞外毒力因子，并降低对杀菌剂、抗菌剂和宿主防御分子/细胞的易感性。葡萄球菌和其他病原体可在植入的医疗器械上生长。许多其他病原体在体外生长过程中也会形成生物膜。人们越来越认识到，生物膜的形成可能是宿主外微生物存活的一个重要因素，它有利于微生物的毒力和疾病的诱导，可促进微生物向其他易感个体传播。

1. 宿主表面防御 宿主与细菌相互作用过程中，皮肤和黏膜组织发挥了巨大的作用。皮肤表面的脂肪酸不利于细菌定植。黏膜组织表面的厚黏液层通过纤毛运动阻止细菌进入体内。除此之外，宿主体内的正常微生物群还影响着免疫系统。

2. 宿主细胞防御 宿主的巨噬细胞等可吞噬细菌，直接限制病原体的生长、传播。中性粒细胞可产生炎症反应，阻止细菌的进一步扩散。嗜酸性粒细胞多见于原生动物或多细胞寄生虫引起的感染。

3. 宿主免疫抑制 在宿主免疫抑制的情况下，寄生在胃肠道的微生物通常会通过黏膜转移到血液中引起机体的菌血症。部分艾滋病患者由于免疫缺陷发生真菌感染。真菌可产生菌丝深入松质骨内，从而感染脊柱。

（三）宿主应答

宿主的炎症反应对于感染进程的中断和发展至关重要，而且与疾病的症状和体征密切相关。感染促进一系列复杂的宿主反应，包括补体、激肽和凝血途径。细胞因子如白细胞介素（IL-1、IL-18）、肿瘤坏死因子（TNF-α）和部分受核转录因子（NF-κB）转录调节的因子的产生，可导致发热、肌肉蛋白水解和其他效应。若人体无法有效杀死病原体，通常会因炎症的进展病变迁延不愈。例如，在许多慢性感染中，宿主炎症细胞的脱颗粒可导致宿主蛋白酶、弹性蛋白酶、组胺和其他可降解宿主组织的有毒物质释放。任何组织中的慢性炎症都可能导致该组织的损伤，并导致与器官功能障碍相关的疾病发生，如化脓性脊柱炎导致的截瘫。

由病原体引起的宿主反应通常决定感染的病理特点。局部炎症会造成局部组织损伤，而全身炎症，如败血症时出现的炎症，则会导致感染性休克的症状和体征。感染性休克的严重程度与宿主应答程度有关。胞内寄生虫可导致肉芽肿性病变，其中宿主将寄生虫隔离在由融合上皮细胞包围的纤维化病变内。特别是厌氧菌、葡萄球菌和链球菌等病原体会引起脓肿的形成，这很可能与其存在两性表面多糖有关。感染的结局取决于消除病原体的宿主有效反应和与无法消除病原体时过度炎症反应之间的平衡，以及导致疾病的组织损伤之间的平衡。

作为致病过程的一部分，大多数病原体可从宿主脱落出来，并对易感人群具有感染性。然而，即使感染者病情很严重，其传播率也可能并不高，因为这两者并不相关。病原体变异以抵抗周围恶劣环境因素是与传播相关的另一种致病机制。

总之，病原体黏附、进入、感染的过程是多样的。感染过程的每个阶段都涉及病原体和宿主的多种因素，我们应认识到病原体从自然环境进入哺乳动物宿主时遗传表达及调控的复杂性。这些情况对于脊柱感染来说也是比较棘手的问题。换句话说，我们可以根据疾病和机体相互作用的不同阶段及不同过程制订各种治疗策略来阻断病原体感染向恶化的方向发展，从而预防和治疗脊柱感染。

四、人体的正常菌群

正常健康人体中有超过100万亿的细菌，以及无数的病毒、真菌和古菌定植。这些微生物的数量合起来超过人类细胞的10～100倍。这些微生物的主要储集库是胃肠道，也有相当数量的微生物生活在女性生殖道及口腔和鼻咽部。人们越来越感兴趣的是皮肤甚至肺部作为微生物定植部位，可能与宿主的生物学和疾病易感性高度相关。这些微生物为宿主提供了极大的便利，不仅帮助机体进行新陈代谢，还可以增强免疫系统。在感染方面，绝大多数感染是由属于正常菌群的微生物（如表皮葡萄球菌、肺炎链球菌、铜绿假单胞菌）引起的，少数感染是由特定病原体（如结核分枝杆菌、布鲁氏菌）引起的。全面了解微生物群，对于评估感染至关重要。体内微生物群可在一定程度上影响个体对感染的易感性，脊柱感染也不例外。

许多感染是由人体固有菌群引起的，这些感染通常在菌群离开正常定植部位进入新的部位时发生。因此，维持皮肤屏障完整是预防感染最重要的机制之一。然而，住院患者这些屏障常遭破坏。例如，留置静脉导管、外科引流管或插管（如气管内导管和Foley导尿管）使微生物能够定植在正常情况下无法到达的地方。因此，了解静脉导管、插管和引流管留置情况，有助于确定身体哪些部位可能受到感染。

人类基因组检测技术颠覆了我们对体内定植微生物群落组成及功能的理解。人体皮肤、鼻腔、口腔、呼吸道、胃肠道、阴道，都定植着具有相对特异性的微生物群落。了解微生物群落及基因组信息，会改变我们对自我的认识，加深我们对生理、代谢、免疫功能及个体差异性的理解。另外，此领域的研究能为一些微生物"触发"的疾病提供前所未有的见解，并且能提示新的治疗及预防措施。

人体是人类细胞及微生物细胞的集合，它们在人体内通过复杂的共生机制共同发挥功能，微生物群落细胞的总和超过人类自身细胞的10倍，一个健康的成年人包含10^5～10^6个微生物基因，而人类基因数量则在2万～2.5万个。人体的菌群成员们有时与人体互惠共生（如宿主及微生物双方获益），有时共生（一方获益，另一方无影响），有时如同潜在病原体。很多临床工作者认为病原体是导致宿主疾病的单一菌株或菌种。目前的生态学观点认为，病原体的黏附、进入、致病并不是独自完成的，而是与其他菌群共同作用的结果。一个更为流行的观点认为，菌群中的多种微生物共同作用，对宿主或环境产生致病性。在与人类健康相关的各种情况中，菌群如何发生变化，宏基因组学能给出相应的结果。

对人类微生物组的分析也提出了基因学领域最基本的问题之一：环境是如何选择人类的基因并直接影响其功能的？每个人在一生中都会遇到一个特定的环境，部分环境被整合进人类微生物组及基因，因此，这些微生物组扩展了关于"人类"基因的概念，"人类"基因不只是出生时的一套特定的基因，受到家庭及生活经历的影响后，还形成了拥有额外基因的微生物组，赋予人类更多的能力，包括对饮食等可调节的生活选择。对人类微生物组的研究也提出了关于个人界定的重要问题：如何确定健康状况不一致及个体差异的根本原因。并且，针对疾病的预防及治疗可能会出现全新的方法，包括新药的出现，如为菌群发育不足及功能不全的个体提供益生菌，或者为菌群受到外界影响而变化的个体提供缺失的成分以帮助其重建功能。

（闫军法　王自立　刘列华　朱　博）

第四节　脊柱感染途径

细菌感染脊柱主要有三种途径,包括血源性感染、直接接种感染、邻近感染扩散,其中以血源性感染最常见。

一、血源性感染

脊柱感染致病菌多通过血液途径播散,主要是金黄色葡萄球菌和白色葡萄球菌,其他革兰氏阳性球菌仅占10%左右,革兰氏阴性需氧杆菌占30%。铜绿假单胞菌在静脉吸毒者中常见。脊柱感染多发于青壮年,男性多于女性,儿童与老年人也可发病。发病前多有感染史或引起感染的危险因素,如疖、痈、扁桃体炎、吸毒、静脉注射等。脊柱血源性感染的致病菌通过动脉或静脉途径导致感染通常来自血源性感染,动脉比静脉途径更常见,脊柱丰富的血供使其极易受感染。多为全身某处病灶,如皮肤、呼吸系统、泌尿系统、胃肠道或口腔等部位的感染引起菌血症,病菌通过血液循环而抵达脊柱。血源性感染的两个主要理论是静脉理论和小动脉理论。

脊柱全长均有致密的静脉丛,均无静脉瓣,脊椎静脉系统是位于硬脊膜及脊椎周围的静脉丛,椎体静脉大致呈"Y"形分布,它们引流各椎体静脉血,并通过每个椎体后壁的滋养孔流入椎管内静脉。在每个椎体层面相连形成硬膜外静脉丛,硬膜外静脉丛与椎体前方及侧方静脉网广泛交通。这些静脉无瓣膜,属腔静脉、门静脉、奇静脉外的独立系统,但又与上、下腔静脉有许多交通支相连,又称Baston静脉系统。脊椎静脉系统内血流缓慢,可以停滞甚至逆流。Baston通过研究活体动物和人尸体标本发现血液可从盆腔静脉经过无瓣膜的脊膜静脉逆行流至椎旁静脉丛,尤其在腹腔压力增高时。因此任一静脉系统内有细菌栓子均可到达脊椎及其附近。在颈椎,椎前咽静脉丛可以是头部和颈部感染细菌传播到脊柱的潜在途径。在腰椎,阴茎背静脉和前列腺静脉丛与脊椎静脉相通,所以泌尿系统感染可合并脊椎感染。

脊椎动脉供应主要来自椎动脉、肋间后动脉及腰动脉分支。这些分支进入毗邻椎骨内,分布到椎弓、横突、关节突、棘突,并彼此吻合成动脉网。肋间后动脉后支发出的脊髓支经椎间孔进入椎管内,并发出升支及降支与相邻椎骨同名支吻合,最后发出3～4条滋养动脉,由椎骨背侧面穿入骨内。Wiley和Trueta提出了小动脉理论,指出细菌可以存在于终末端小动脉的毛细血管襻,从而导致感染。由于脊柱血管结构的解剖学差异,脊柱感染的发病机制在儿童和成人之间有所不同。在儿童,血管穿过软骨终板并终止于髓核内。这些血管通道可将病菌带到儿童脊柱的椎间盘髓核中。儿童全身败血症继发椎间隙感染,以腰椎最多,约占80%,菌种多系革兰氏阴性细菌。因此小儿血源性感染以椎间隙感染为首发表现。在成人,椎间盘血管已基本退化,其营养主要靠组织液渗透供应,软骨下终末动脉终止于软骨下,营养动脉最丰富区域为椎体软骨下区域,因此是血源性感染最常见的起始部位。故成人血源性感染起初表现为椎体炎,之后感染经局部蔓延并透过终板发展至椎间隙,且破坏相邻终板及椎体,最终穿透纤维环及椎体表面到达椎旁组织及硬膜外，导致椎旁及硬膜外感染。

　　Fujita 等认为当脊柱退行性变、机械性损伤或相关酶抑制剂减少时，终板被破坏，即椎体与椎间盘之间的屏障被破坏，原本正常情况下无血液供应的椎间盘，会因骨髓组织伴着血管经由椎体而遭到侵入。Wiley 等认为虽然随年龄增长由椎体通过终板进入椎间盘的血管数量减少，但其周边仍保持着充分的血液供应，在椎间盘纤维环周边也有着丰富的吻合支，可由纤维环和髓核的连接部进入来供应椎间盘。

二、直接接种感染

　　直接接种感染主要包括脊柱外伤或脊柱的侵袭性医疗操作导致的脊柱感染。脊柱穿刺伤直接导致的脊柱感染并不多见。火器性外伤，交通、工矿意外事故等亦可导致脊柱感染。直接接种感染主要是脊柱侵袭性医疗操作，如脊柱穿刺活检、脊柱手术、椎管麻醉及镇痛、注射激素类药物、椎间盘造影等所致（图 1-1）。多为术前消毒、备皮不严格，术中将细菌带入术区。随着医疗水平的不断提高，脊柱侵入性手术日益增多，手术导致的医源性脊柱感染也不断增多。

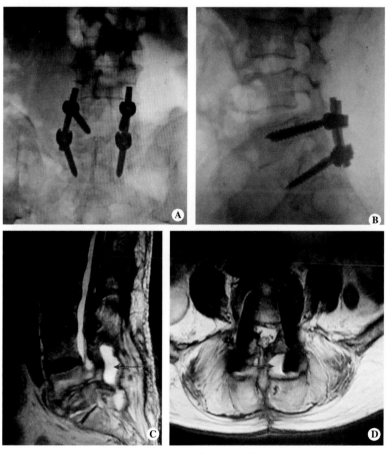

图 1-1　L₅～S₁ 椎间融合内固定术后 1 个月
A、B. 腰椎正侧位 X 线片；C、D. 腰椎磁共振见内固定周围积脓

文献报道医源性脊柱感染占所有脊柱感染的14%～26%。脊柱后路术后感染率为0.7%～20%，平均发病率约为5%。美国国家医院感染监控系统报告显示，脊柱手术感染发生率为0.7%～11.9%。脊柱内固定术后感染是指脊柱内固定手术后发生的与手术相关的感染，按解剖部位分为浅表切口感染、深部感染（包括椎间盘、椎管内及椎体感染），深部感染属于脊柱感染的范畴。脊柱术后感染的危险因素主要包括肥胖、合并糖尿病、较长手术时间、手术开始时段为夜间、高龄、输血、内固定置入、年龄、体重指数、美国麻醉医师协会（American Society of Anesthesiologists，ASA）评分、翻修性手术、使用非甾体抗炎药，以及植骨等。

三、邻近感染扩散

邻近感染扩散主要见于脊柱周围的其他感染直接扩散导致的脊柱感染。头部和颈部感染细菌可通过扩散直接侵犯靠近口、咽的高位颈椎。鼻咽癌放疗使咽壁变薄甚至缺陷，导致菌群直接入侵。在胸椎，脓胸可直接侵犯胸椎结构造成感染。腹腔内和腹膜后脓肿可导致细菌或真菌局部播散到腰椎。脊柱感染也可以通过多种方式在局部播散。邻近一个椎体的终板感染可以通过终板裂隙进入邻接的椎间盘并感染下一个椎体。在颈椎，感染可以延伸到纵隔或锁骨上窝，如果它穿透椎前筋膜，则显著增加了感染范围和严重程度。来自腰椎的脓肿可以沿着腰大肌进入臀部（梨状窝）、肛周区域、腹股沟甚至腘窝。从椎体或椎间盘进入椎管的感染可能导致硬膜外脓肿甚至细菌性脑膜炎。椎体和椎间盘的破坏可能导致脊柱不稳定和塌陷。随着椎体的塌陷，受感染的骨或肉芽组织可能向后进入椎管，造成神经压迫或血管闭塞。

第五节　脊柱感染发生学

一、病原菌的致病过程

脊柱感染的致病过程主要分为以下几个阶段：微生物的进入与黏附；逃避宿主的固有免疫；组织的定向侵袭、损伤。

（一）微生物的进入与黏附

微生物一旦进入机体或附着在体表，大多数首先必须将自己锚定在组织或组织因子上。大多数微生物可产生多种对多数宿主受体有特异亲和力的黏附素。黏附素含有大量的表面结构，它不仅将微生物锚定在组织上并促进细菌在适当的情况下进入，而且对致病过程中引起的宿主免疫至关重要。一些微生物将宿主蛋白吸附到其表面，利用天然宿主蛋白受体进行微生物结合进入靶细胞。

黏附素是细菌表面的一些特殊结构或蛋白质，可使细菌黏附到宿主靶细胞，是细菌能否在机体内定植和繁殖后代的首要条件。目前研究较多的生物黏附素是细菌菌毛和鞭毛。革兰氏阴性细菌主要通过菌毛黏附在宿主细胞或组织上，研究证实革兰氏阳性菌如B组链球菌，也可产生类似的因子。在电子显微照片中，每个细胞可有几百个毛状凸起的菌毛，它们可能局限于生物体的一端（称为极性菌毛），也可以均匀地分布在其表面。菌毛与细菌的运动无关，但有着很强的黏附能力，能够帮助细菌黏附到其他物体的表面。大多数菌毛由一个菌毛蛋白亚单位（分子量17 000～30 000Da）聚合形成。鞭毛是黏附在细菌细胞一端或两端或分布在整个细胞表面的长的附属物。鞭毛和菌毛一样，由聚合或聚集的碱性蛋白质组成。与宿主组织黏附相关的其他细菌结构，包括特异性葡萄球菌和链球菌蛋白，结合到人类细胞外基质蛋白，如纤维蛋白、纤维连接蛋白（Fn）、纤维蛋白原、层粘连蛋白和胶原蛋白。金黄色葡萄球菌表面有两种高度保守的表面蛋白，即聚集因子A（clumping factor A，ClfA）和纤维连接蛋白结合蛋白A（fibronectin binding protein A，FnBPA），这两种黏附素被认为是金黄色葡萄球菌最重要的毒力因子。微生物病原体可与多种宿主受体结合而引起感染。

ClfA与其他的锚定在革兰氏阳性菌细胞壁上的Sdr家族蛋白结构相似，均有一个独特的由Asp-Ser二肽重复组成的R区。ClfA由933个氨基酸组成，N端为信号肽序列（S），其后为一非重复序列组成的独特伸展区（A），然后是Ser-Asp二肽重复序列区（R），随后是与细胞壁相连的富含脯氨酸的细胞壁延展区域（W）。ClfA的结构研究主要集中在具有纤维蛋白原结合的A区，A区由N1、N2、N3组成，N2和N3每个结构域都是类似IgG的折叠方式。ClfA是金黄色葡萄球菌重要的毒力因子之一，几乎所有的金黄色葡萄球菌都有ClfA。Stutzmann等发现，把ClfA引入一株没有毒力的链球菌中，能够显著增强链球菌对小鼠的感染力。ClfA与组织中的纤维蛋白结合后使金黄色葡萄球菌黏着在感染部位，进而在感染的局部增殖而致病，同时它与纤维蛋白结合后使其自身被纤维蛋白包裹而抑制调理素接近和沉着在其表面，进而抵抗吞噬。

FnBPA能够介导金黄色葡萄球菌与细胞的纤维蛋白原及Fn的结合。FnBPA含A、B、C和D四个功能区，目前最受关注的功能区有两个：A区具有纤维蛋白原结合活性，D区具有Fn结合活性。金黄色葡萄球菌感染的关键一步为纤维连接蛋白结合蛋白（fibronectin binding protein，FnBP）和宿主蛋白（如Fn）之间形成结合体，金黄色葡萄球菌FnBP与Fn形成吻合的结构，FnBP在金黄色葡萄球菌的感染中发挥重要作用。Herman-Bausier等通过MRSA感染人的内置设备证实，FnBPA在引起细菌黏附和形成细菌生物膜方面发挥着重要作用。

（二）逃避宿主的先天免疫

许多细菌可通过生物膜形成多细胞团。这些细胞团在生物化学和形态学上与非寄生的单个浮游细胞不同。生物膜的形成导致微生物代谢改变，产生细胞外毒力因子，并降低对杀菌剂、抗菌剂和宿主防御分子/细胞的易感性。慢性感染葡萄球菌可在植入的医疗器械上生长。生物膜的形成可能是宿主外微生物存活的一个重要因素，它有利于微生物的毒力和疾病的诱导，促进微生物向其他易感个体传播。由于微生物与黏膜/上皮表面不断相互作用，多细胞宿主自出现以来有多种先天性表面防御机制，能够感知病原体的存在并消灭它们。皮肤呈酸性，可产生脂肪酸，对许多微生物具有毒性。在过去的20年里，许多病原体已被证实可进入上皮细胞，它们主要通过特殊表面结构与受体结合，并随之内化。然而，对于大多数病原体而言，这个过程在感染和疾病中的确切作用和重要性还没有得到很好的确定。

病原微生物避免被吞噬细胞破坏的其他方法包括产生对这些细胞有毒或干扰其趋化和摄取功能的细胞因子。溶血素、杀白细胞素等是能杀死吞噬细胞的微生物蛋白。目前已证实金黄色葡萄球菌可产生如下几种双组分杀白细胞素：Panton-Valentine杀白细胞素（PVL，LukSF-PV）、杀白细胞素ED（LukED）、γ溶血素（包括HlgAB、HlgCB）、杀白细胞素AB（LukAB，LukGH）及杀白细胞素MF′（LukMF′）。这些杀白细胞素均由两个独立的水溶性S类亚基和F类亚基组成，其中S类亚基包括HlgA、HlgC、LukA、LukE、LukM、LukS-PV等，F类亚基包括HlgB、LukB、LukD、LukF′、LukF-PV等。其中，LukED在金黄色葡萄球菌所导致的感染中起重要作用，由共转录于一条mRNA的 *lukE* 和 *lukD* 两个基因编码。LukED可与趋化因子受体CCR5结合以杀伤巨噬细胞、T细胞和树突状细胞，或与中性粒细胞、单核细胞和自然杀伤细胞（NK细胞）上的表面受体CXCR1/2结合，促进金黄色葡萄球菌的致病及宿主的感染。此外，LukED还可结合Duffy抗原趋化因子受体，使红细胞裂解，血红蛋白释放的铁被细菌吸收，从而促进细菌生长繁殖。Francis等发现LukED对多种细胞有毒性作用。LukED可刺激中性粒细胞发生Ca^{2+}内流，使细胞膜破坏、染料进入细胞；高浓度（2500～5000ng/ml）LukED可显著抑制淋巴细胞的增殖，而低浓度（0.32～1.6ng/ml）LukED则促进淋巴细胞的增殖。

溶血素可以根据抗原的不同分为α溶血素、β溶血素、γ溶血素及δ溶血素四种类型。α溶血素可损伤机体的红细胞、血小板，促使小血管收缩、痉挛，局部微循环障碍和组织缺血坏死。溶血素主要依靠胆固醇和鞘磷脂、解整合素金属蛋白酶（ADAM）10、小窝蛋白1发挥溶血作用。溶血素可与吞噬细胞膜上的胆固醇结合，并启动一个内部去颗粒过程，随着正常颗粒分离，有毒成分释放至吞噬细胞的细胞质中。β溶血素溶血活性最差，具有细胞和物种特异性，主要与红细胞中神经鞘磷脂的含量有直接关系，神经鞘磷脂含量越大，其溶解力越强。β溶血素可以拮抗α溶血素。β溶血素还可以寡聚化和沉淀DNA，参与细胞膜的形成。γ溶血素通过折叠成β-桶状孔道而发挥溶血作用，它还可以激发炎症小体，促进细菌增殖。δ溶血素的溶血机制可分为三个方面：结合到细胞表面聚集形成跨膜孔；结合到细胞表面影响细胞膜的曲率；高温环境下溶解细胞膜。

（三）组织的定向侵袭、损伤

细菌可通过上皮细胞的细胞内摄取、穿过上皮细胞连接处或穿透裸露的上皮表面，侵入至更深的黏膜组织层。上皮或内皮细胞之间的紧密连接蛋白形成了屏障结构，能够有效限制大多数细菌等微生物的入侵，但一些病原体已经展示出更多的策略来改变或破坏这些结构，从而侵入宿主组织细胞。葡萄球菌和链球菌可产生多种细胞外酶，如透明质酸酶、脂肪酶、核酸酶和溶血素等。这些酶可以分解细胞和基质结构，以及允许细胞进入深部组织和血液。透明质酸酶是一种侵袭性酶，在感染过程中破坏结缔组织间质中的透明质酸，分解结缔组织的蛋白多糖，使细菌易于在组织中穿过而帮助病原菌扩散。1969年，Choudhuri等发现91.2%的金黄色葡萄球菌能产生透明质酸酶。

1990年，Devriese等证实猪葡萄球菌产生的透明质酸酶是猪呼吸道感染的致病因子。1993年，Pritchard等证实透明质酸酶是无乳链球菌的毒力因子，同时也是金黄色葡萄球菌的毒力因子。葡萄球菌α溶血素与ADAM10受体结合，导致内皮细胞损伤和血管屏障功能破坏，这对金黄色葡萄球菌从最初感染部位播散到全身至关重要。

金黄色葡萄球菌侵袭血管内皮的分子机制仍未完全明确。近年来研究发现部分细菌、病毒感染过程中病原体通过特异性蛋白与其受体结合介导了血管内皮细胞紧密连接结构的破坏，从而导致血管内皮完整性的破坏。研究表明FnBP，尤其是FnBPA在金黄色葡萄球菌侵袭细胞的过程中起重要作用。冯洒然等发现金黄色葡萄球菌能通过下调紧密连接蛋白破坏微血管内皮细胞的紧密连接屏障，其表面蛋白FnBPA发挥了重要作用。绝大多数金黄色葡萄球菌均有2种FnBP，即FnBPA和FnBPB，分别由2个相近的 fnbA 和 fnbB 基因所编码。虽然FnBPA和FnBPB共同作用可增强金黄色葡萄球菌的侵袭作用，但FnBPA的介导作用更强。

二、脊柱感染慢性化及复发机制

脊柱感染大多起病隐匿，临床表现通常缺乏特定的症状或体征，往往平均延迟2~6个月才能明确诊断。故脊柱感染在表现上并无明显的急性感染和慢性感染之分。大约75%的化脓性脊柱炎经非手术治疗可愈合，在6~24个月自发椎体融合，但其复发率约14%。McHenry等报道非手术治疗后脊柱感染的复发率为0~25%，而手术结合抗生素治疗后复发率为2%~18%。脊柱术后感染一般分为早期感染和迟发感染。多数学者将发生在术后1年以上的感染定义为迟发感染，Gruskay等以20周为界限，将术后发生在20周以内的感染称为早期感染，20周以后的称为迟发感染。国内学者将3个月以后的感染定为迟发感染。田耘等将术后3天以内的感染称早期感染，30天以后的感染称迟发感染。2011年美国传染病学会（IDSA）制定的相关指南中提出更倾向于将术后30天作为划分感染时间的界限。

金黄色葡萄球菌可在成骨细胞内长期存活，与囊泡逃逸和小菌落变异体有关，可能导致感染慢性化或复发。①囊泡逃逸：金黄色葡萄球菌在成骨细胞中的存活比例高于其在巨噬细胞中的存活，而成骨细胞不像巨噬细胞那样具有清除囊泡内细菌的能力。因此，成骨细胞内的金黄色葡萄球菌可以躲在囊泡中，避免了溶酶体的杀灭，从而存活很久。②小菌落变异体（small colony variant，SCV）：是一种缓慢生长的细菌亚群，细胞壁厚，对抗生素的敏感性低。金黄色葡萄球菌进入细胞后，为了躲避攻击，会从野生侵袭型转变为毒性较小的SCV型。SCV离开原来的细胞并感染新的细胞时会恢复为野生侵袭型，这可以解释脊柱的反复感染。

关于脊柱内固定术后迟发性感染的发病机制，有学者认为是金属内植物的排斥反应产生的无菌性炎症。目前多认为是细菌传播所致。其主要机制是金属内植物周围的细菌生物膜对潜入机体的细菌进行庇护，使之逃避宿主免疫力和抗菌药物的杀灭，从而长期生存、繁殖，伺机发病。细菌生物膜包裹在内植物表面形成膜状结构，其主要由微生物、内植物和菌体复合物组成。1978年，Costerton等首先提出生物膜并展开研究。Gristina等提出"表面竞争学说",宿主功能细胞与细菌谁先定植在植入物表面,谁就会优先拥有植入物。Chang等报道不同的内植物黏附的细菌及其菌量有差异,纯钛材料优于钢性材料。

细菌生物膜的形成是脊柱感染慢性化的原因之一。生物膜的构成通常是10%～25%的细菌被75%～90%自身分泌的胞外物质所包裹,这些胞外物质的主要成分是水(97%)、多糖(2%)、蛋白质(<1%～2%)、环境DNA(eDNA)(<1%～2%)和阳离子。大多数菌膜中,微生物仅约占干重的10%,胞外物质高达90%左右。不同细菌的生物膜成分比例是有差别的,对于葡萄球菌生物膜,多糖成分是细胞间脂多糖黏附素。生物膜除了内部细菌和胞外物质,还存在一些信号分子,充当细菌间通信联络的信使。环二鸟苷酸(cyclic diguanylate,c-di-GMP)是广泛存在于细菌中的第二信使,高浓度的c-di-GMP能增加细菌的表面黏附与聚集,加速胞外物质的分泌,促进生物膜的形成。生物膜一旦形成,即为细菌的庇护所,可显著增强细菌对抗菌药物的抵抗能力和对宿主免疫系统的逃避能力,引发顽固性和复发性的感染。

任何细菌都可以形成生物膜。大部分生物膜由微生物黏附于活体组织或固体表面而形成,称为经典附着型生物膜。细菌生物膜的形成主要有四个阶段(图1-2)。①可逆性黏附的定植:体内的组织液、血液包裹在内植物表面,形成蛋白质基质层,游离细菌在范德瓦耳斯力、静电和黏附分子等多种因素作用下黏附在内植物表面并呈指数级增殖、聚集,这一时期细菌的黏附是可逆的;②不可逆性黏附的聚集:细菌通过分泌多糖类物质形成稳定结构,生物膜开始形成,和内植物表面黏附紧密、不易脱落;③生物膜成熟:细菌进一步聚集,生物膜厚约100μm,形成相对稳定的结构;④细菌的脱落与再定植:随着生物膜的积累,生物膜内会累积大量的代谢废物,营养物质也会耗竭,这时生物膜便会启动自我降解,生物膜中细胞外多糖、细胞外蛋白质和eDNA等成分被降解,细胞膜破裂,细菌再次浮游扩散造成反复的感染。生物膜的四个阶段形成了游离细菌—细菌生物膜—游离细菌—细菌生物膜的不断循环过程。

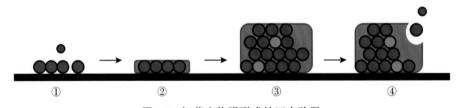

图1-2 细菌生物膜形成的四个阶段

①可逆性黏附的定植;②不可逆性黏附的聚集;③生物膜成熟;④细菌的脱落与再定植

细菌生物膜耐药机制复杂,对抗菌药物的耐药性是游离菌的10～1000倍。①渗透屏障:生物膜为一个复杂的、高度组织化的三维网状结构,内部通道迂曲,抗菌药物进入膜内受阻;细菌分泌的胞外物质致密并富含负电荷,阻碍抗菌药物尤其是带正电荷的抗生素向膜内渗透;菌膜中的灭活酶可水解抗生素,使其在渗透前即在表层失活;混合菌的生物膜结构致密,抗菌药物渗透难度更大,如金黄葡萄球菌与白念珠菌所形成的生物膜耐药性较金黄葡萄球菌形成的生物膜显著增强。②微环境改变:生物膜中氧气浓度和营养物质含量自外向内逐步递减,深层的细菌代谢速率减慢甚至进入休眠状态,深层致病菌很难获得营养物质和氧气，酸性代谢产物积聚，代谢活性降低甚至处于休眠状态，对各种理化刺激、应激反应及药物均不敏感。有研究发现，生物膜具有周期性生长特点，即外部细菌通过周期性的生长停止，促使内部细菌获得营养物质从而保持其活性。③表型改变：细菌为了适应环境，通过特定基因表达改变其生物学行为。④基因平行转移：生物膜内细菌通过质粒的接合完成基因的水平转移和吸收。

三、脊柱感染与免疫

1962年，Naylor第一次提出椎间盘炎症的自身免疫学说。椎间盘发育成熟后血管退化、无血供。椎间盘组织的胶原、糖蛋白和软骨终板基质是潜在的自身抗原，淋巴细胞对其十分敏感，可引起椎间盘的细胞免疫反应。椎间盘突出中的破裂髓核组织能够吸引活性的T、B细胞，引起自身免疫反应。Geiss等通过在皮下植入猪的自体髓核，也找到了CD4$^+$和CD8$^+$T细胞，证实了椎间盘的细胞免疫反应。椎间盘组织的胶原释放与血液接触，形成抗原-抗体免疫复合物，吸引大量炎症细胞，从而引起自身免疫反应。Takenaka等通过椎间盘炎动物模型研究发现椎间盘有IgG沉积，证实了体液免疫这一学说。

艾滋病的病因主要为HIV感染人体，引起人体T细胞（CD4$^+$T细胞）的损伤和减少，同时导致其他免疫功能损伤，从而引起各种机会性感染甚至肿瘤，最终导致患者死亡。蛋白质营养不良可引起T细胞数量减少，进而影响细胞因子分泌。类固醇介导免疫抑制体液、细胞免疫对传染性病原体的应答，这些均使人体容易发生脊柱感染。

金黄色葡萄球菌感染成骨细胞后，成骨细胞便会分泌细胞因子、趋化因子和生长因子等炎症因子来参与免疫反应，虽然这些炎症因子一定程度上有对抗细菌入侵的作用，但过多的分泌可能会破坏免疫系统的平衡，从而导致骨破坏。成骨细胞还可以释放α防御素、β防御素和相关分子的抗菌肽（antimicrobial peptide，AP）来抵御金黄色葡萄球菌的入侵。因此，外源性AP可被添加到钛合金中，减小植入物导致骨感染的概率。

脊柱感染患者机体存在明显的炎症反应，表现为多个炎症因子水平的增高。IL-6水平增高，IL-6为白细胞介素的一种，是活化的T细胞和成纤维细胞产生的淋巴因子，能使B细胞前体成为产生抗体的细胞；它和集落刺激因子协同，能促进原始骨髓源性细胞的生长和分化，增强NK细胞的裂解功能；IL-6是多功能炎性细胞因子，是炎性介质网络的关键成分，它作为抗炎性细胞因子或远期细胞因子，可平衡前炎性细胞因子或早期细胞因子的损伤效应。IL-2是具有多种生物学活性的淋巴因子，主要由辅助性T细胞（Th细胞）和巨噬细胞分泌，与T细胞、B细胞、单核细胞表面的IL-2受体结合引起T细胞活化、增殖，促进细胞毒性T细胞的杀伤作用，增强NK细胞的活性，促进B细胞分泌免疫球蛋白（IgG），从而介导细胞免疫反应。γ干扰素（IFN-γ）主要由活化的Th细胞和NK细胞分泌，诱导多种抗原提呈细胞表达主要组织相容性复合体，活化单核细胞、巨噬细胞并促进其分泌多种白细胞介素和肿瘤坏死因子。

（刘列华　王自立　闫军法）

参 考 文 献

范国明，贾少华，周红梅，等，2017. 中性粒细胞碱性磷酸酶对骨科患者感染的诊断研究. 中华医院感染学杂志，27（14）：3244-3247.

李明远，徐志凯，2015. 医学微生物学. 3版. 北京：人民卫生出版社，244-252.

李秀丽，李祥翠，廖万清，2008. 放线菌病的研究进展. 中国真菌学杂志，3（3）：189-192.

刘金石，闫慧博，杨昌盛，等，2019. 后路腰椎内固定术后手术部位感染的危险因素分析. 中国脊柱脊髓杂志，29（11）：995-1000.

马文鑫，王骞，王自立，等，2016. 脊柱内固定术后感染的治疗. 中国矫形外科杂志，24（15）：1357-1362.

石磊，李海峰，阮狄克，等，2017. 脊柱术后手术部位感染的危险因素分析. 中国脊柱脊髓杂志，27（10）：908-912.

王澎，黄慧，徐亚兰，等，2012. 播散性放线菌病合并结核分枝杆菌感染一例. 中华检验医学杂志，35（3）：277-279.

王自立，2010. 进一步规范脊柱结核的治疗. 中国脊柱脊髓杂志，20（10）：793-794.

王自立，王骞，2010. 脊柱结核的手术策略. 中华骨科杂志，30（7）：717-723.

吴移谋，2012. 衣原体. 北京：人民卫生出版社.

Babic M，Simpfendorfer C S，2017. Infections of the spine. Infect Dis Clin North Am，31（2）：279-297

Baston O V，1967. The vertebral system of veins as a means for cancer dissemination. Prog Clin Cancer，3：1-18.

Camillo F X，2008. Infections of spine//Canale ST，Beaty JH. Campbell's operative orthopaedics，11th ed. Philadelphia：Mosby Elsevier.

Chen S H，Lee C H，Huang K C，et al.，2015. Postoperative wound infection after posterior spinal instrumentation：analysis of long-term treateament outcomes. Eur Spine J，24（3）：561-570.

Fantoni M，Trecarichi E M，Rossi B，et al.，2012. Epidemiological and clinical features of pyogenic spondylodiscitis. Eur Rev Med Pharmacol Sci，16（Suppl 2）：2-7.

Fath L，Cebula H，Santin M N，et al.，2018. The Grisel's syndrome：a non-traumatic subluxation of the atlantoaxial joint. Neurochirurgie，64（4）：327-330.

Fujita K，Nakagawa T，Hirabayshi T K，et al.，1993. Neutral proteinases in human intervertebral disc. Spine，18（13）：1766-1769.

Gerometta A，Rodriguez Olaverri J C，Bitan F，2012. Infections in spinal instrumentation. Int Orthop，36（2）：457-464.

Ghanayem A J，Zdeblick T A，1996. Cervical spine infections. Orthop Clin North Am，27（1）：53-67.

Gouliouris T，Aliyu S H，Brown N M，2010. Spondylodiscitis：update on diagnosis and management. J Antimicrob Chemother，65（Suppl 3）：iii11-iii24.

Govender S，2005. Spinal infections. J Bone Joint Surg Br，87（11）：1454.

Janssen D M C，van Kuijk S M J，d'Aumerie B，et al.，2019. A prediction model of surgical site infection after instrumented thoracolumbar spine surgery in adults. Eur Spine J，28（4）：775-782.

Kalfas F，Severi P，Scudieri C，2019. Infection with spinal instrumentation：a 20-year，single-institution experience with review of pathogenesis，diagnosis，prevention，and management. Asian J Neurosurg，14（4）：1181-1189.

Kasper Dennis L，2019. 哈里森感染病学. 胡必杰，潘珏，高晓东，译. 上海：上海科学技术出版社.

Kim Y S，Kim j G，Yi J，et al.，2020. Changes in the medical burden of pyogenic and tuberculous spondylitis between 2007 and 2016：a nationwide cohort study. J Clin Neurosci，78：347-352.

Lanne longue OM, 1897. On acute osteomyelitis. Miscellaneous, pathological and practical medicine tracts. Paris.

Matt E K, Erin D, Laurel K, et al., 2019. Risk factors for postoperative spinal infection: a retrospective analysis of 5065 cases. Surg Neurol Int, 10: 121.

Noel R T S, Daniel R B, Brian P, 2010. Bergey's manual of systematic bacteriology. New York: Springer, 843-878.

Omar R, Joshua N S, Olumide D, 2020. Lumbar discitis and osteomyelitis after a spinal stem cell injection: a case report and literature review. JBJS Case Connect, 10(3): e1900636.

Pott P, 1779. Remarks on that kind of palsy of the lower limbs which is frequently found to accompany a curvature of the spine. London: Printed for J. Johnson.

Pull ter Gunne A F, Cohen D B, 2009. Incidence, prevalence, and analysis of risk factors for surgical site infection following adult spinal surgery. Spine, 34(13): 1422-1428.

Pull ter Gunne A F, van Laarhoven C J, Cohen D B, 2010. Incidence of surgical site infection following adult spinal deformity surgery: an analysis of patient risk. Eur Spine J, 19(6): 982-988.

Raviglipone M C, O'Brien R J, 2008. Tuberculosis//Fauci AS, Braunwald E, Kasper DL, et al. Harrison's Principles of Internal Medicine. New York: McGraw-Hill, 1006-1020.

Rawlings C E, Wilkins R H, Gallis H A, et al., 1983. Postoperative intervertebral disc space infection. Neurosurgery, 13(4): 371-376.

Roosen K, Bettag W, Fiebach O, 1975. Complications of cervical discography. Rofo, 122(6): 520-527.

Sandler A L, Thompson D, Goodrich J T, et al., 2013. Infections of the spinal subdural space in children: a series of 11 contemporary cases and review of all published reports. A multinational collaborative effort. Childs Nerv Syst, 29(1): 105-117.

Santha D T, 2000. Chemotherapy of tuberculosis: challenges and solutions. NTI Bull, 36: 13-18.

Schimmel J J, Horsting P P, de Kleuver M, et al., 2010. Risk factors for deep surgical site infections after spinal fusion. Eur Spine J, 19(10): 1711-1719.

Tay B K B, Deckey J, Hu S S, 2002. Spinal infections. J Am Acad Orthop Surg, 10(3): 188-197.

Wang Z, Shi J, Geng G, et al., 2013. Ultra-short-course chemotherapy for spinal tuberculosis: five years of observation. Eur Spine J, 22(2): 274-281.

Watts H G, Lifeso R M, 1996. Current concepts review. Tuberculosis of bones and joints. J Bone Joint Surg Am, 78(A): 288-298.

Wiley A M, Trueta J, 1959. The vascular anatomy of the spine and its relationship to pyogenic vertebral osteomyelitis. J Bone Joint Surg Br, 41-B: 796-809.

World Health Organization, 2003. Treatment of tuberculosis: guidelines for national programmes, 3rd ed. Geneva: World Health Organization.

World Health Organization, 2008. Guidelines for the programmatic management of drug-resistant tuberculosis: emergency update 2008. Geneva: World Health Organization.

Yeager B A, Hoxie J, Weisiman R A, et al., 1986. Actinomycosis in the acquired immunodeficiency syndrome-related complex. Arch Otolaryngol Head Neck Surg, 112(12): 1293-1295.

Zhang Y, Wade M M, Scorpio A, et al., 2003. Mode of action of pyrazinamide: disruption of *Mycobacterium tuberculosis* membrane transport and energetics by pyrazinoic acid. J Antiniicrob Chemother, 52(5): 790-795.

第二章

脊柱感染性疾病的诊断和鉴别诊断

感染性疾病是由病原微生物和寄生虫感染所致的疾病。人体受感染后，机体组织细胞受到不同程度的损害并出现一系列的临床症状和体征。脊柱感染是指脊柱的椎体、椎间盘、筋膜韧带、椎管所发生的感染性疾病。

脊柱感染性疾病发病隐匿，早期症状不明显，或虽有症状却不典型，易与多种骨科常见脊柱疾病相混淆。待患者出现较为典型的临床症状，病情往往已经发展到中后期，甚至出现了严重的、难以挽回的并发症。总结和归纳完善的诊断流程，对于临床早期诊断、早期治疗、早期康复十分重要。

由于脊柱感染性疾病缺乏特异性症状，临床诊断不但要善于捕捉有意义的流行病史、阳性症状和体征，还需要结合实验室检测、影像学检查、病灶组织活检等进行综合判断。鉴别诊断既要与强直性脊柱炎、腰椎退行性变、腰椎间盘突出症、腰椎间盘终板炎、脊柱肿瘤等非感染性脊柱疾病相鉴别，感染性脊柱炎之间也要相互鉴别。通过外科学技术、微生物学、基因组学等多种检测手段明确致病的病原体，选择针对性的抗生素，在诊断和治疗该病的过程中具有决定性的意义。

第一节　诊断流程

一、脊柱感染性疾病诊断的难点

近年来，由于人口流动性增大、人口老龄化、HIV感染和肿瘤疾病的高发、抗生素的滥用和免疫抑制剂的广泛使用等诸多因素影响，脊柱感染性疾病的发病率有较大幅度上升，但是脊柱感染的明确诊断并不容易，临床上常常出现误诊。由于脊柱感染临床并不多见，除了专科医生，多数骨科医生对脊柱感染性疾病认识不足，诊治思路不清晰，习惯性地把脊柱感染所致的颈部、胸背部、腰背部、尾骶部疼痛，简单地归结为颈椎病、腰肌劳损、棘突间韧带炎、腰椎间盘突出症、骨质疏松症、强直性脊柱炎、胸腰椎压缩性骨折等骨科常见疾病，导致误诊的发生。

脊柱感染性疾病诊断困难，主要表现在以下几个方面。

（一）早期症状和影像学表现缺乏特异性

脊柱感染早期的主要症状是疼痛，包括颈部、背部、腰部、骶部疼痛，病情初期患者尚能行走、活动，脊髓压迫症状不明显。影像学检查无明显的骨质破坏，X线及计算机断层成像（CT）只表现为骨质增生或轻微的压缩性改变，磁共振成像（MRI）椎体信号无明显改变或仅在 T_2 加权像（T_2WI）呈少许高信号，表现为类似椎体终板炎改变。

（二）明确感染源比较困难

脊柱感染性疾病的感染源通常只能根据患者的现病史、既往史、流行病史及查明的病原体进行大致判断，但仍有文献报道37%的病例无确切感染源。脊柱感染性疾病的主要感染途径：①直接侵袭。致病菌多因脊柱手术、椎体穿刺、针灸治疗等医源性操作从体外带入，如表皮葡萄球菌、痤疮丙酸杆菌等；直接开放性损伤的污染，较为少见，如金黄色葡萄球菌、溶血性链球菌、铜绿假单胞杆菌、侵蚀艾肯菌。②邻近软组织感染。致病菌多由局部压疮、疖肿痈疽等软组织感染灶扩散而来，如铜绿假单胞杆菌、鲍曼不动杆菌等。③血行传播。致病菌从盆腔静脉丛经 Batson 椎旁静脉丛逆行至椎体松质骨静脉窦或椎体终板小动脉网而引发感染。来自泌尿道感染的致病菌有肺炎克雷伯菌、阴沟肠杆菌，来自肝胆及胃肠消化系统感染的致病菌有大肠埃希菌、空肠弯曲菌，来自口腔、肺部感染的致病菌有烟曲霉菌、溶血性链球菌、金黄色葡萄球菌、咽峡链球菌、微小小单胞菌、人型支原体，来自肺结核的致病菌为结核分枝杆菌，来自上呼吸道感染的致病菌为流感嗜血杆菌，来自口腔感染或操作的致病菌为厌氧菌等。

（三）致病病原体难以确定

脊柱感染性疾病的病原体包括细菌（如结核分枝杆菌、非结核分枝杆菌）、真菌、寄生虫等，种类繁多，数量巨大。单纯依靠临床症状、影像学检查或实验室检验结果来鉴别各病原体比较困难。不同的病原体在病程的同一阶段，临床表现和影像学表现可能变化不大；同一病原体在病程的不同阶段，影像学表现可能多种多样；同一病原体在病程的同一阶段，影像学表现也可能不尽相同。例如，腰椎结核和腰椎骨髓炎，在病情发展过程中可能有不同程度的脓肿形成，也有可能无明显脓肿形成。同时，血常规、红细胞沉降率（ESR、血沉）、C反应蛋白（CRP）等常规检测项目虽然可以用来判断感染控制的程度，但是缺乏特异性，不能用于筛查病原体的种类；血清抗原抗体检测、免疫学检测，虽然具有一定特异性，但敏感性不高，且多只能针对某一种病原体；病原体培养试验，虽然检测范围广，但阳性率不高，受标本取材质量和抗生素使用的影响较大。

二、脊柱感染性疾病诊断的"金标准"

脊柱感染性疾病的病原体种类多，感染源难以探寻，无统一的诊断标准。在早期经验医学占主导地位的年代，脊柱感染多是医者根据患者的症状、体征、流行病史及有限的影像学检查、实验室检测等结果，凭借自身的经验来诊断，依靠广谱覆盖的抗生素来治疗。因此，诊断治疗的过程存在一定盲目性，明确诊断时多是疾病的中后期。

近年来，CT、MRI等影像技术的广泛应用，为早期发现脊柱感染创造了条件；分子生物学的发展，特别是宏基因组测序等技术的推广为病灶活检标本的进一步检测，提高阳性检出率提供了支持；医务人员对感染学、微生物学的认识逐渐深入，为合理诊治脊柱感染性疾病提供了理论基础。

但是，脊柱感染性疾病的诊断"金标准"还是病灶组织、脓液、血液、分泌物、坏死物的培养结果。通过培养获得成活病原体，并进行药敏试验，从而为临床治疗选择合适、有效的抗生素。分子生物学的改进发展有望成为"金标准"，目前需注意假阳性的存在。

三、诊治流程

脊柱感染的诊断和治疗在国际上尚未达成共识。脊柱感染性疾病的临床诊疗中普遍存在诊断程序混乱、治疗方法多样、用药和疗程不规范等问题，而这些问题都深刻地影响着疾病的预后。

近十几年来，随着对脊柱感染领域的不断深入研究，特别是分子生物学检测的临床应用和新型有效抗生素的不断出现，骨关节感染专科医生在反复临床实践和学术交流过程中，逐渐总结出一系列诊治的经验。目前，较为一致的观点认为，临床表现、病史及常规炎症指标是基础，影像学检查及其引导下的穿刺取活检样本行病理学、细菌学检查及基因检测为脊柱感染性疾病早期诊断提供重要依据，只有全面检查，才能及早做出明确诊断，减少误诊或漏诊。

（一）临床资料

调查患者的流行病史，分析脊柱感染的诱发因素，可以为疾病的诊断提供重要的线索。根据患者不同程度发热、脊柱疼痛、畸形、活动受限、肢体神经症状等，结合检验指标（血常规、ESR、CRP、免疫学检测指标等）、影像学检查（X线、CT、MRI、超声、放射性核素检查等）即可做出脊柱感染的初步判断。

（二）确定病原体

相当一部分患者在院外即已接受了不规范的抗生素治疗，使临床症状和检验指标都表现为不典型性，给诊断和治疗造成了很大的干扰；而对于疑似脊柱感染的患者，要根据不同的病原体选择不同的抗生素。因此通过各种诊断方法找到病原体，是诊治流程中的关键。

应用X线、CT、超声等影像学技术进行定位，行脊柱病灶穿刺活检是获取病灶标本最常用的方法。标本可以是病灶组织、脓液、血液、坏死物。所获标本可以进行微生物学、病理学、基因组学检测。血培养操作简便、创伤性较小，但由于不少患者提前使用了抗生素，往往会影响血培养的结果。一般认为，采集血培养的最佳时机应该是在应用抗生素前的体温高峰或寒战前1～2h，但事实上无法提前预测体温高峰或寒战的发生，因此临床实际多会选择在患者体温上升时采集血培养以提高阳性率。以上任一检测结果阳性被确认，即可明确病原体，配合药敏结果选择有效抗生素抗感染治疗。如果检测结果均为阴性，可以择期再次取标本培养。

培养的阳性率取决于样本取材的方法、种类、数量、范围和时机。抗感染治疗后，培养阳性率会比较低。对于有脊柱病灶清除手术适应证的患者，可以在实施手术时一并留取病灶标本。手术时可以充分暴露病灶，直视下获取病灶标本，因此获得标本量大，标本送检阳性率高。获取的标本应同时行需氧菌、厌氧菌、结核分枝杆菌、非结核分枝杆菌、真菌等培养，若条件允许，建议送宏基因组测序。

（三）抗感染治疗

根据培养的结果和药敏结果可以选择合适的抗生素进行抗感染治疗。若未能确定病原体，可先行诊断性抗感染治疗。

诊断性抗感染治疗的适应证：①无法通过穿刺活检术获取病灶标本；②多次穿刺活检，相关检测结果均为阴性；③患者躯体其他感染部位已明确致病微生物，疑似脊柱感染病灶为同种病原体所致。如已经确诊肺结核的椎体感染性疾病，伴有局部脓肿形成，则椎体病灶多考虑为结核病灶。

诊断性抗感染治疗时，根据推断感染病灶为不同种类的病原体所引发，可以选择不同种类抗生素进行抗感染治疗。通过评判选用的抗生素对患者是否有效，也可以倒推患者大致所感染的病原体种类。常规诊断性抗感染治疗3～7天，如果患者的ESR、CRP、降钙素原（PCT）等炎症指标出现明显下降（1周后下降50%以上），即可认为抗感染有效。若抗感染效果不佳，需要进一步调整抗感染治疗的方案。一般革兰氏阳性菌感染，首选第一、二代头孢菌素及青霉素、克林霉素等；革兰氏阴性菌感染首选第三代及以上头孢菌素、氨基糖苷类、喹诺酮类抗生素；若考虑为耐药菌或产酶菌，可以分别选用带酶抑制剂的抗生素或三线抗生素，如为革兰氏阳性菌可选用万古霉素、利奈唑胺、达托霉素等，革兰氏阴性菌可选用头孢哌酮/舒巴坦、哌拉西林/他唑巴坦、亚胺培南/西司他丁、美罗培南等；若考虑为真菌感染，按照不同的菌种，选择不同抗生素，如白念珠菌首选氟康唑，烟曲霉菌首选伏立康唑；若考虑为结核分枝杆菌感染，首选一线抗结核药利福平、异烟肼、乙胺丁醇、链霉素、吡嗪酰胺等，如果出现过敏或耐药迹象，选用环丝氨酸、丙硫异烟胺、帕司烟肼、贝达喹啉等；若考虑为非结核分枝杆菌，则需选用克拉霉素、利福布汀、阿奇霉素、莫西沙星等。以下诊疗流程图供参考（图2-1）。

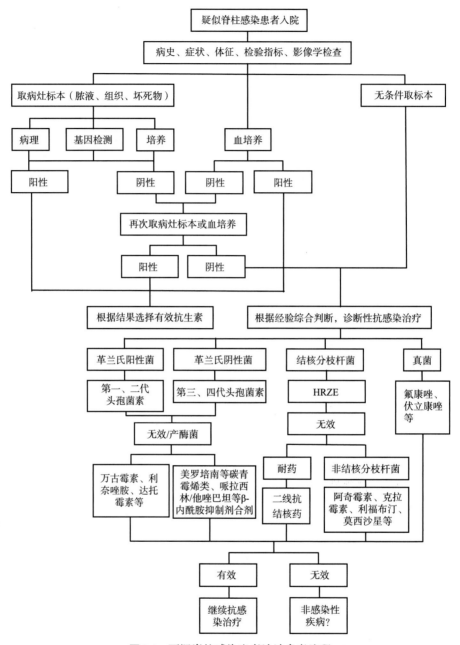

图2-1　可疑脊柱感染患者诊治参考流程
HRZE，指抗结核四联用药，分别是利福平（H）、异烟肼（R）、吡嗪酰胺（Z）、乙胺丁醇（E）

第二节　临床表现

一、诱发因素

脊柱感染多有一定的诱发因素，找到这些蛛丝马迹，可以为疾病的明确诊断提供依据。

（一）全身性因素

脊柱感染患者存在一定程度的免疫功能减退或免疫缺陷。例如，老年人及肿瘤、肝硬化、糖尿病、HIV感染、免疫性疾病长期服用免疫抑制剂的患者，本身体质虚弱，免疫功能不全，遭受病原体侵袭后，容易发病。

（二）局部性因素

感染性心内膜炎可能引起脊柱链球菌感染，泌尿系统、胆道系统感染可能引起脊柱革兰氏阴性菌感染，反复的牙龈炎可能引起脊柱厌氧菌感染；肾结核、肺结核的结核分枝杆菌容易经血液循环引发脊柱结核；皮肤被丛林树枝刺伤或伤口被污水污染引发感染可能会导致脊柱非结核分枝杆菌感染。

（三）医源性因素

脊柱手术、局部封闭、静脉置管、针灸治疗等医疗行为由于操作不规范、消毒不彻底、操作者无菌观念欠缺等因素，将外源性病原体带入体内，容易引发脊柱感染。

（四）接触性因素

脊柱布鲁氏菌感染患者常有牛羊接触史或布鲁氏菌病疫区居住、接触史；脊柱结核患者可能会有肺结核患者的接触史，脊柱真菌感染或非结核分枝杆菌感染患者可能会有树丛、干柴的接触史等。

二、症　　状

（一）全身炎性表现

脊柱化脓性细菌感染，急性期可以出现恶寒发热或持续性高热，体温多在38℃以上，伴有四肢乏力、关节酸痛等全身症状。但在实际临床中，由于抗生素的使用，致病微生物多呈现低毒性，患者的体温多低于38℃，或一过性升高，典型的寒战高热并不多见。脊柱结核的发热多为低热，体温低于38℃，午后多见，称为午后低热。由于结核是一种全身消耗性疾病，脊柱结核患者多伴有体形消瘦、胃纳不佳、夜寐不安、盗汗乏力等症状，实验室检查患者呈贫血、低蛋白状态。脊柱布鲁氏菌感染，发病较缓，发热表现为波状热、弛张热，最高可达39℃，伴有多汗、乏力等（图2-2）。

（二）局部疼痛

疼痛是脊柱感染最常见的症状，也是首发症状，患者多因疼痛就诊。约85%的患者可以出现颈、背、腰部不同程度的疼痛。疼痛多为持续性，夜间明显；可以是隐痛、酸痛、钝痛、牵涉痛，甚至剧痛；疼痛可以随体位改变，但经休息不能缓解。如果病变部位只有一处，则疼痛部位较为固定；如果脊柱多个部位发生病变，则出现多个部位的疼痛，或者广泛的疼痛。多数情况下，疼痛的部位即为病变部位。

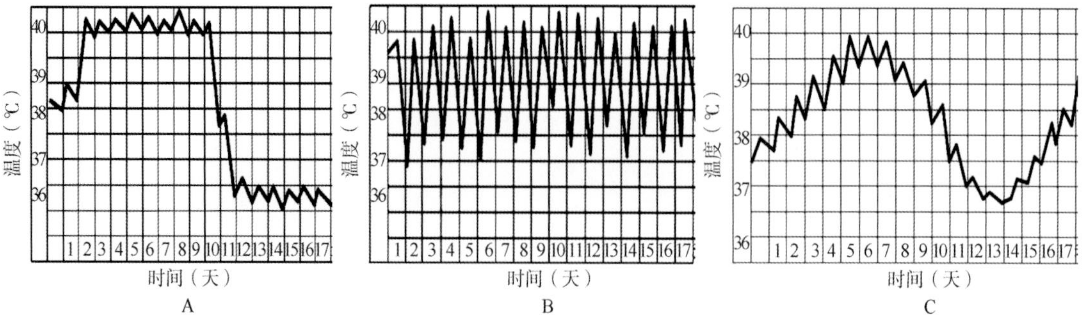

图2-2 不同热型

A.稽留热；B.弛张热；C.波状热

脊柱结核所致疼痛初起轻微，随着病情加重、椎体破坏失稳，疼痛逐渐加重；脊柱化脓性细菌感染初起疼痛即较剧烈，略有震动或移位即痛不可忍；脊柱真菌性感染或布鲁氏菌感染，全病程疼痛相对较轻，部分病例因功能障碍或局部不适感就诊，甚至只是偶然体检发现。

由于疼痛缺乏特异性，因此常常被误诊为颈椎病、腰肌劳损、腰椎间盘突出症、骶髂关节炎、强直性脊柱炎等疾病而延误诊治。

（三）活动受限

脊柱感染患者的病变部位总是存在不同程度活动受限，表现为颈、背、腰部的僵硬，屈伸、旋转活动幅度减小。疾病初发时，多因疼痛发生肌肉痉挛性活动受限；随着病情发展，脓肿形成、骨质破坏，病变椎体间因脓肿压迫或力学失稳而活动受限；至疾病晚期，脊柱活动度可因病灶椎体融合而减弱。若椎体病灶压迫神经脊髓，还会出现相应肢体功能障碍，表现为肢体无力，甚至肢体瘫痪。

（四）放射痛

因为脓肿流注蔓延，胸椎病变，疼痛可向腰背部放射；腰椎病变，疼痛可向臀部放射；腰骶椎病变，疼痛向双髋关节、腹股沟、下腹部放射。一旦脓肿进入椎管压迫脊髓或刺激神经根，还会出现相应神经节段的放射痛，颈椎病变可能出现上肢放射痛，胸椎病变可能出现肋间神经痛，腰椎病变可能出现下肢放射痛。

三、体　征

（一）压痛和叩击痛

病变脊椎的棘突、棘间或脊柱两旁有压痛和叩击痛。脊柱化脓性细菌感染在急性期的压痛和叩击痛明显重于其他脊柱感染性疾病，甚至在病变部位轻微的震动都会引起患者剧烈的疼痛。

（二）椎旁肌肉痉挛

病变部位局部肌肉紧张、僵硬，旋转、屈伸、转侧幅度减小。肌紧张其实是肌肉对于病变部位的疼痛和椎体骨质破坏失稳的一种限制性保护措施。

（三）脊柱畸形

早期主要表现为脊柱生理曲度变直，多为疼痛、肌紧张所导致的功能性畸形，在颈椎也可以表现为斜颈畸形。中晚期，由于椎间盘、骨质破坏，椎体呈塌陷性、楔形改变，表现为脊柱不同程度骨性后凸畸形。一般脊柱结核患者后凸畸形最为严重（图2-3）。

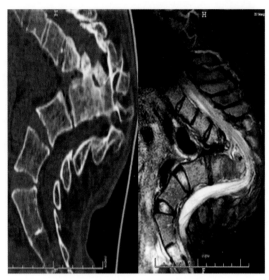

图2-3　陈旧性脊柱结核后凸畸形

（四）肿块形成

若病灶脓液形成较多，可在局部积聚成脓肿，上颈椎的脓肿能在咽后壁触及波动性肿块，下颈椎在颈后三角区域扪及包块；胸椎的椎旁脓肿流注可在腰背部形成肿胀包块；腰椎脓肿可在腰部、臀部触及包块，腰大肌的巨大脓肿甚至可以在腹部触及膨隆的肿块。

（五）窦道形成

结核脓肿可向远处流注，若脓肿突破浅表皮肤，向外破溃，即形成窦道。窦道形成通常是结核病的特有表现，但亦有失于治疗的化脓性感染者会形成脓肿，从低位皮肤破溃，形成窦道。由于胸、腰背部肌肉丰厚，结核脓肿直接向外破溃比较少见，一般多发生在感染经久不愈的患者；颈椎脓肿易从咽后壁、颈部破溃，涌出脓液，腰骶部脓肿易于在臀部、腹股沟、大腿中上段形成窦道（图2-4），时有蛋花样脓液（图2-5）或破碎死骨溢出。

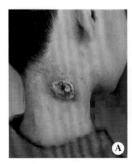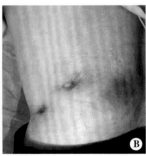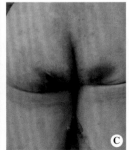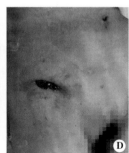

图2-4　窦道形成

A.颈部窦道形成；B.腰背部窦道形成；C.臀部窦道形成；D.腹股沟窦道形成

（六）神经症状

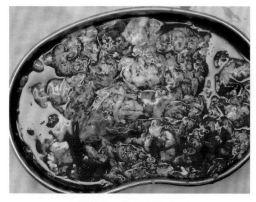

图2-5 蛋花样脓液

椎体楔形变导致脊柱形成后凸畸形或脓肿、坏死物质、增生组织向后挤压脊髓神经，从而引发相应节段神经功能障碍，甚至造成截瘫。神经损伤初起症状不重，多表现为痛觉过敏、触电样、网套样神经激惹症状，随着神经受损时间延长，症状逐渐加重，出现相应神经节段的感觉减退，肌力减弱，浅反射、深反射迟钝甚至消失。若损伤进一步加重压迫脊髓，则出现相应节段平面以下不同程度瘫痪，引发病理征。若骶神经损伤，还会出现大小便失禁、性功能障碍等。

第三节　实验室检查

一、病原微生物学检查

（一）形态学检查

形态学检查需要借助光学显微镜、荧光显微镜、电子显微镜等仪器（图2-6），对微生物进行观察，从而初步判断病原微生物的种类。观察的内容包括细菌的结构、外观、排列、染色、运动，真菌的芽生孢子、菌丝等。

不同的标本需要采用不同的处理方法制作成涂片。对于较为黏稠的脓液，可用灭菌接种环取脓液1～2环，直接在玻片上作直径约1cm的涂面。涂面均匀，切忌太厚，以免影响染色和观察。涂片可在室温下自然干燥，也可以在火焰高处微烤加热干燥。如果是清晰或稀薄的脓液，可以取3ml置入离心管，于离心机中2000～3000r/min离心10min，弃除上清液，取灭菌接种环将沉渣平铺于玻片。

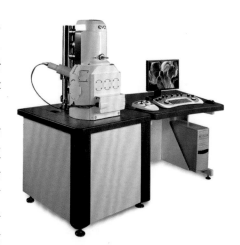

图2-6 电子显微镜

血性标本可以直接作涂片观察，但由于其存在大量红细胞，HE染色后背景被渲染成大片红色，不利于观察。因此，可将标本经2000～3000r/min离心10min后，弃除上清液，取沉渣均匀涂片，最后用95%乙醇固定10min，加入10%盐酸10min裂解红细胞，洗除蛋白质成分，使视野清晰无干扰。

单纯使用显微镜无法观察，或者为了深入鉴别微生物，可以采用染色法进一步获取微生物的性状信息。

最常用的染色法是细菌革兰氏染色法，主要用来区分厚肽聚糖细胞壁（革兰氏阳性）和薄肽聚糖细胞壁（革兰氏阴性）（表2-1）。其原理是通过结晶紫初染和碘液媒染后，在细胞壁内形成了不溶于水的结晶紫与碘的复合物，革兰氏阳性菌（图2-7）遇乙醇或丙酮脱色处理时，能把结晶紫和碘的复合物牢牢固定在细胞壁内，呈现紫色；革兰氏阴性菌（图2-8）经脱色处理后则无色，经复染后呈红色。

表2-1　革兰氏阳性菌和革兰氏阴性菌的比较

革兰氏染色	形态	菌属	常见菌
革兰氏阳性菌	球菌	葡萄球菌	金黄色葡萄球菌、表皮葡萄球菌
		链球菌	乙型溶血性链球菌、肺炎链球菌
	杆菌	棒状杆菌	白喉棒状杆菌
		分枝杆菌	结核分枝杆菌、麻风分枝杆菌、非结核分枝杆菌
		梭状芽孢杆菌	破伤风梭菌、产气荚膜梭菌、艰难梭菌、肉毒梭菌
革兰氏阴性菌	球菌	奈瑟菌	脑膜炎奈瑟球菌、淋病奈瑟球菌
	杆菌	埃希菌	大肠埃希菌
		沙门菌	伤寒沙门菌、副伤寒沙门菌
		志贺菌	痢疾志贺菌、宋内志贺菌
		克雷伯菌	肺炎克雷伯菌
		假单胞菌	铜绿假单胞菌
	弧菌	弧菌	霍乱弧菌、副溶血性弧菌

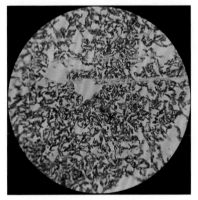

图2-7　革兰氏阳性杆菌

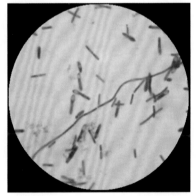

图2-8　革兰氏阴性杆菌

分枝杆菌属细菌细胞壁富含脂质，一般染料难以进入菌体，所以多采用齐-内（Ziehl-Neelsen）染色或intensified Kinyoun抗酸染色法找抗酸杆菌。通过染色，抗酸杆菌被酸或有机溶液破坏后保留石炭酸复红染料。如果在镜下找到红色杆状细菌，即为抗酸杆菌阳性（图2-9），表示找到分枝杆菌。抗酸杆菌阳性尚需鉴别结核分枝杆菌、非结核分枝杆菌、麻风分枝杆菌等。为了提高镜检的敏感性，常规涂片可以在集菌后用金胺O

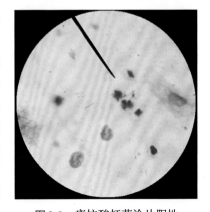

图2-9　痰抗酸杆菌涂片阳性

荧光染色法处理，在荧光显微镜下观察，此时结核分枝杆菌呈现金黄色荧光（图2-10）。

另外，对于真菌也可以通过染色来提高检出率，如对隐球菌进行墨汁复染色（图2-11），可以观察到肥厚荚膜的酵母菌体；马拉色菌采用乳酸酚棉蓝染色，可以观察其形态及流动。

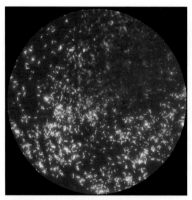 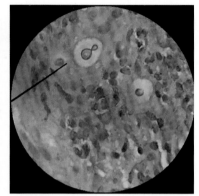

图2-10　结核分枝杆菌金胺O荧光　　　图2-11　隐球菌墨汁复染色
　　　　　染色

（二）分离培养检查

分离获取病原微生物是诊断脊柱感染的"金标准"，在脊柱感染性疾病诊断和治疗过程中占有不可替代的位置。但在临床诊疗过程中，要从病灶中找到病原体并不容易。人工培养是临床找寻病原微生物最常用、最重要的方法。真菌、结核分枝杆菌、非结核分枝杆菌及其他细菌都可以通过病灶、窦道的组织、脓液、分泌物、坏死物培养而获得结果。

不同的取材部位、取材方法、检测样本、检测试剂、检测方法、检测人员及致病菌，最后获得阳性概率各不相同。虽然有较多的相关研究，但结论并不统一。制定质量控制标准，执行检验操作规范，是提高不同种类标本阳性率的重要保证。

研究认为，骨关节感染的标本培养结果，有40%假阴性，尤其是使用了抗生素的病例，其概率可能更高。为了提高培养的阳性率，不少学者都进行了深入研究。有研究认为，在采集标本前2周应停止使用抗感染药物，然而在手术前的麻醉诱导期经验性使用抗生素，不会影响术中病灶取样培养结果的阳性率。也有研究建议用肉汤培养基直接接种，使用常规培养方法检测，可以增加培养结果的敏感性，又不提高假阳性率。由于窦道内存在皮肤定植菌，故不建议使用拭子采集窦道内的分泌物，以免导致假阳性的发生。某些生长缓慢的菌种，如痤疮丙酸杆菌、结核分枝杆菌，可以延长培养时间至2周以上。对于血培养，可以选择2个不同的外周部位抽取检测；对于组织标本的培养，要求至少选择3个不同部位检测。骨科内植物表面具有生物膜保护的病原体，可以通过低频超声震动使生物膜裂解，病原体释放入水并且能保持生物活性，从而确保培养的阳性率。

1. 普通细菌（除外结核分枝杆菌）**培养**　普通细菌人工培养除了需要提供合理的培养基，尚需适宜的环境条件，包括酸碱度、渗透压、温度、气体等。基础培养基含有多数细菌（图2-12）生长繁殖所需的基本营养成分，如营养肉汤、营养琼脂，可作为一般培养基用；营养培养基是根据某种细菌的特殊营养要求，专门配制的培养基；厌氧培养基专用于厌氧菌的分离和培养，如庖肉培养基、硫乙醇酸盐肉汤等。另外，根据培养基的物理状态可将其分为液体培养基、固体培养基、半固体培养基。

2. 结核分枝杆菌培养　结核分枝杆菌常规培养，多采用罗氏培养基、小川辰次（Tatsujiogawa）鸡蛋培养基和 Middle-brook 7H10、7H11、7H12 等琼脂培养基。将带菌样本接种于培养基，于 37℃ 培养，每周观察 1 次，一般 2～4 周即可见菌落生长（图 2-13）。由于结核分枝杆菌生长缓慢，通常鸡蛋培养基在第 8 周、琼脂培养基在第 5 周仍无菌落生长，方可报告培养阴性。该法培养阳性率低，一般只有 30%～40%。

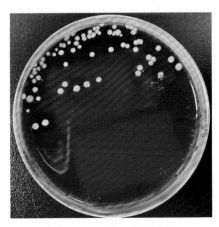

图 2-12　金黄色葡萄球菌

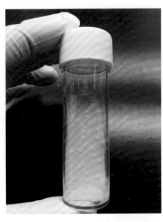

图 2-13　结核分枝杆菌

目前国际上最新的快速分枝杆菌培养、鉴定、药敏系统是 BACTECTM MGITTM960 系统（图 2-14）。该技术利用液体培养基培养结核分枝杆菌，将连续荧光探测技术用于测定分枝杆菌生长所引起的氧气浓度变化，从而监测培养管内分枝杆菌生长状态。将预处理后的标本接种在 MGIT 培养管内，并置于 BACTECTM MGITTM960 全自动快速培养鉴定药敏仪中。当培养管内有结核分枝杆菌生长时，氧气消耗，荧光显示剂发光，被 MGITTM960 系统中的荧光强度探测器连续感应并探测到荧光强度，即显示阳性。BACTECTM MGITTM960 系统在培养出分枝杆菌后，还能实现对分枝杆菌的鉴定，完成异烟肼、利福平、乙胺丁醇、链霉素、吡嗪酰胺等药物的药敏试验。该系统对阳性标本平均检出时间为 9 天，最长观察时间为 45 天，鉴定、药敏

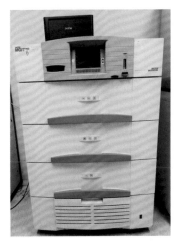

图 2-14　BACTECTM MGITT M960 系统

试验时间平均为 4 天。采用硝基苯甲酸（PNB）和噻吩 -2- 羧酸肼（TCH）鉴别培养基初步鉴定结核分枝杆菌和非结核分枝杆菌，非结核分枝杆菌再根据其生长速度、色素产生及光反应等性状分为不同菌群。

3. 真菌培养　真菌以腐生或寄生方式摄取养料，其对营养要求不高，在各种培养基中都能生长，但菌落及菌体的形态却有很大不同。为了统一标准，实验室多以沙氏琼脂

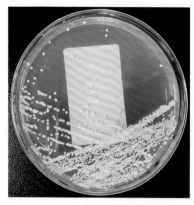

图2-15　白念珠菌

培养基（Sabouraud's agar medium）上菌体自然位置状态下的菌丝和孢子的形态结构作为鉴定依据。真菌培养的适宜温度是22～28℃，为促进真菌的生长，往往在培养基中加入抗生素，从而抑制细菌的生长。真菌培养时间长短不一，念珠菌（图2-15）、隐球菌等1～2天即可；其他一些真菌则需要3～4周。

（三）药敏试验

通过培养分离获得的病原微生物可以进一步进行药敏试验。药敏试验是测定抗生素在体外抑制或杀灭病原微生物能力的方法，对于指导临床选择最合适的抗生素、规避耐药性有重要意义。

1. K-B纸片琼脂扩散法（Kirby-Bauer disc agar diffusion method）　由Kirby和Bauer提出，是世界卫生组织推荐的标准纸片扩散法（图2-16）。将含有定量抗生素的纸片贴在接种有检测菌的M-H琼脂平板上，于35℃孵育16～18h，用游标卡尺测量纸片周围透明抑菌圈的直径。该法是一种定性评估方法。抑菌圈越大反映检测菌对药物越敏感，检测结果按照敏感（susceptible，S）、中介（intermediate，I）、耐药（resistant，R）报告。S代表检测菌能被测定药物常规剂量给药后在体内达到的血药浓度所抑制或杀灭；I代表检测菌能被测定药物大剂量给药后在体内达到的血药浓度所抑制；R代表检测菌不能被在体内感染部位可能达到的抗菌药物浓度所抑制。

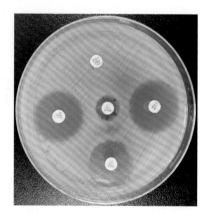

图2-16　K-B纸片琼脂扩散法

2. 稀释法　以水解酪蛋白液体培养基或琼脂培养基将抗生素作不同浓度稀释，再接种入检测菌，经35℃孵育24h后，以不出现肉眼可见细菌生长的最低药物浓度为该菌的抗生素最低抑菌浓度（minimal inhibitory concentration，MIC），按照敏感（S）、耐药（R）和中介（I）报告。该检测方法包括宏量肉汤稀释法、微量肉汤稀释法和琼脂稀释法三种。其中宏量肉汤稀释法是临床上常用的一种定量检测方法，被认为是药敏试验的"金标准"方法，结果准确可靠。宏量肉汤稀释法适用于以下几种情况：①临床用药剂量必须严格监控时；②需要对慢生长菌和扩散慢的抗生素进行药敏试验时；③K-B纸片琼脂扩散法结果不肯定，需要进一步检测时；④检测菌对毒性较低的药物耐药或中介，需要大剂量治疗时。微量肉汤稀释法是自动化仪器常用的检测方法。

3. 浓度梯度纸条扩散法（gradient diffusion method）　又称E试验，该法结合稀释法和扩散法的原理及特点，操作简便，能精确测定MIC。在涂有检测菌的琼脂培养板上放置一条浓度由高到低连续梯度分布的抗菌药物的塑料试条，于35℃孵育16～18h，抑菌圈和试条横向交叉处的刻度，即为MIC值。

对于临床一些重要细菌，往往需要进行细菌耐药性筛选监测。常见的耐药细菌包括耐甲氧西林金黄色葡萄球菌（MRSA）、耐甲氧西林凝固酶阴性葡萄球菌（MRCNS）、高浓度氨基糖苷类耐药肠球菌、耐青霉素肺炎链球菌（PRSP）、产超广谱β-内酰胺酶菌。

二、血清学与免疫学检查

（一）血清炎症指标

常见的血清炎症指标包括血白细胞计数和ESR、CRP等。血白细胞包括中性粒细胞、淋巴细胞、嗜酸性粒细胞、嗜碱性粒细胞、单核细胞5种，其中中性粒细胞占白细胞总数的50%～70%，淋巴细胞占白细胞总数的20%～40%。因此，白细胞计数的增减受中性粒细胞、淋巴细胞的影响较大。在感染性疾病中，细菌（尤其是金黄色葡萄球菌、化脓性链球菌等化脓性球菌）引发的急性感染，会导致中性粒细胞和白细胞计数增多；但是，当发生极重度感染时，白细胞计数反而会减少；中性粒细胞和白细胞计数减少多见于病毒性感染或伤寒、副伤寒沙门菌感染。淋巴细胞增多可见于结核分枝杆菌、梅毒螺旋体、布鲁氏菌等感染或病毒性感染。

ESR反映的是红细胞沉降速率，各种感染性炎症发生后2～3天即会引起ESR加快。CRP是指机体受到感染或损伤时，存在于血液中的某种急剧上升的蛋白质（急性蛋白），其能激活补体、加强吞噬细胞的吞噬功能，清除入侵机体的病原微生物和损伤、坏死、凋亡的组织细胞。在感染发生数小时内CRP水平即可升高，24～72h达到峰值，而感染控制和缓解后，CRP的值又可以快速下降。与ESR相比，CRP有更加灵敏的反应速度和更加明显的反应幅度。

上述炎症指标在脊柱感染性疾病的发生发展过程中，有不同程度的异常，但由于缺乏特异性，这些指标在诊断疾病时只起到提示存在感染的作用，无法用于脊柱感染的确诊。临床治疗中，这些指标更多地用于评估抗感染治疗效果，跟踪疾病的进展阶段，判断脊柱感染的预后转归。

（二）特异性抗原检测

病原体特异性抗原检测是指用已知病原体的抗体检测患者血清中相应抗原的方法，一般运用酶联免疫吸附试验、化学发光法、乳胶凝集试验、对流免疫电泳等技术来实现。该检测方法适用于感染性疾病的早期诊断，如半乳甘露聚糖抗原试验（简称GM试验）即是检测曲霉菌表面的半乳甘露聚糖抗原。

（三）特异性抗体检测

病原体特异性抗体检测是指用已知病原体的抗原检测患者血清中相应抗体及其含量的方法，可用于病原体感染的辅助诊断、调查人群对病原体的免疫应答水平和反映疫苗接种后的预防效果。该法通常借助凝集试验、补体结合试验、酶联免疫吸附试验、沉淀试验、放射免疫测定等技术来检测，适用于免疫原性和抗原性较强的病原体所引起的病程较长的感染性疾病。人体在感染病原体一段时间后往往会产生特异性抗体，这种抗体在体内可以维持数月到数年，甚至终身存在。对于某些难以培养的病原体，特异性抗体检测在临床上可以为感染性疾病的诊断提供依据。抗体的检测存在滞后性，一般在感染后2周其效价才逐渐升高，多在3～4周才会从血清中检出，因而不适宜用于疾病早期诊断。抗体检测用于诊断单份标本的意义不大，只有在病程早期和晚期的多份标本抗体效价呈4倍以上增长才有临床价值。血清中检出IgM，多代表病情处于急性期；检出IgG的意义不大，多代表病情处于恢复期。

三、基因组学检查

基因诊断是以DNA、RNA等遗传物质作为检查对象，利用现代分子生物学技术，通过检查遗传物质的结构和表达的变化来诊断疾病的方法。

常规的血清免疫法诊断感染性疾病，往往需要在病原体侵入人体一段时间，待机体产生特异性抗体或发生免疫反应后才会做出诊断，存在一定的滞后性，且特异性低，多存在假阳性病例；培养法诊断感染性疾病，需要从血液、体液、分泌物中分离培养出病原体，虽然特异性高，但花费时间长，敏感度低，经常因标本取材不合理或取样量不够不能培养出病原体，而出现假阴性病例。基因诊断用于感染性疾病灵敏度高、特异性强，克服了传统方法的缺点。病原体侵入人体初期即能被检测到，还可以通过定量分析，判断病原体的繁殖状态，评价抗生素的疗效，可用于病毒、真菌、结核分枝杆菌及其他细菌、寄生虫等病原体的检测。

常用的基因诊断技术包括核酸分子杂交技术、PCR技术、实时荧光定量PCR、16S rRNA基因序列分析、基因芯片技术、宏基因组二代测序等。

（一）核酸分子杂交技术

核酸分子杂交技术是指利用已知序列的核酸单链作为探针并作标记，在一定条件下按碱基互补原则退火，与标本中靶序列结合，形成双链，通过检测标志物来证明病原体的存在。病原体核酸检测适用于目前无法分离培养或分离培养阳性率较低的病原微生物，也可用于检测核酸变异的病原微生物。常用的核酸分子杂交技术包括检测DNA片段的Southern印迹法、检测RNA片段的Northern印迹法、既可检测DNA又可检测RNA的斑点杂交法和原位杂交法等。核酸杂交技术具有很高的敏感度，影响因素多，不恰当的操作均可能产生假阳性和假阴性。因此，必须制定严格的工作程序，防止污染，并设立阴性对照。随着分子生物学技术的不断发展，病原体核酸检测无疑将会成为感染性疾病快速诊断的重要手段之一。

（二）PCR技术

PCR技术是利用DNA聚合酶介导一系列循环反应，对来自病原微生物的基因组DNA，按照高温（94～96℃）变性、低温（50～65℃）退火、适温（72℃）延伸三个步骤组成的循环周期，进行体外扩增放大，然后将扩增的DNA片段进行电泳、杂交等特异性鉴定，检出目的基因。PCR技术是一种基因体外扩增技术，利用这种技术可在短时间内将标本中的微量病原微生物扩增至几百万倍，具有高度敏感性和特异性。进行PCR扩增，为了防止出现假阳性和假阴性，需要设立阴性对照和阳性对照（表2-2）。

表2-2　阴性对照和阳性对照的意义

阴性对照	阳性对照	意义
−	+	扩增过程无污染，结果可靠
+	+ / −	扩增过程有污染，需要重新扩增
+ / −	−	反应无产物形成，扩增失败

（三）实时荧光定量PCR

实时荧光定量PCR（real-time quantitative PCR，real-time Q-PCR）是通过始点定量，在PCR扩增的每一个循环产物引入荧光化学物质，荧光检测系统实时监测累积荧光强度而实现核酸定量的一种技术，具有灵敏度高、特异性强、线性关系好、操作简单等优点。一般将监测到的荧光信号变化绘成一条曲线，并由此推断目的基因的含量。实时荧光定量PCR实现了PCR从定性测定到定量测定的跨越。与常规PCR相比，其检测标本具有更高的灵敏度和特异性。

实时荧光定量PCR有荧光染料掺入（SYBR Green）法和探针（TaqMan Probe）法两种检测方法。

1. SYBR Green法　在PCR反应体系中，加入过量SYBR荧光染料。这些SYBR荧光染料能特异性地掺入DNA双链中，发射荧光信号；而不掺入DNA链中的SYBR染料则不会发射任何荧光信号，从而保证荧光信号的增加与PCR产物的增加完全同步。这种方法可用于大规模的定量PCR检测。

2. TaqMan Probe法　TaqMan探针是一种标记有报告荧光基团和淬灭荧光基团的寡核苷酸。探针完整时，报告基团发射的荧光信号被淬灭基团吸收。将探针与模板DNA混合后，完成高温变性、低温退火、适温延伸的热循环，TaqMan探针即被Taq酶的5′-3′外切酶活性切断降解，使报告荧光基团和淬灭荧光基团分离。荧光基团游离于反应体系中，在特定光激发下发出荧光，并且被荧光监测系统接收。随着循环次数的增加，被扩增的目的基因片段呈指数规律增长，通过实时监测与之对应的随扩增而变化的荧光信号强度，可得出待测标本目的基因的拷贝数。这种方法实现了荧光信号的累积与PCR产物的形成完全同步，实验结果稳定性好、特异性高，可用于临床感染性疾病的病原体的定量检测。

（四）16S rRNA基因序列分析

在细菌、衣原体、立克次体、支原体、螺旋体等原核生物的染色体基因中存在编码核糖体RNA（rRNA）相对应的染色体DNA序列，包括16S rRNA基因、5S rRNA基因、23S rRNA基因，而病毒、真菌等非原核生物体内缺乏该序列。其中16S rRNA基因具有多拷贝、多信息、长度适中的特点。16S rRNA基因由保守区和可变区组成。保守区为所有细菌共有，细菌之间无差别；可变区则有属或种的特异性。据此可以通过检测样本中的16S rRNA基因片段，来获取16S rRNA基因序列信息，然后与数据库中的序列进行比对，从而鉴定病原体的种类。该测序方法较其他常规检测方法时间长、费用高，在临床上多用于检测培养困难、培养周期长的细菌或常规检测方法难以区别的病原体，如分枝杆菌的菌种鉴定。

（五）基因芯片技术

基因芯片（gene chip）技术，又称为DNA微阵列（DNA microarray），是将大量已知序列探针，如寡核苷酸片段、PCR产物等以预先设计的方式固定在载玻片、尼龙膜和纤维素膜等载体上组成密集分子阵列，利用分子特异性反应（如核酸杂交反应、抗原-抗体反应等）产生的结果，用化学荧光法、放射性核素法或其他标记方法进行显示，通过特定仪器（如共聚焦扫描仪、电荷耦合器件相机等）检测信号、收集数据，经计算机分析，判断样品中靶分子的有无和数量。该技术是探针固相原位合成技术、照相平版印刷技术、高分子合成技术、精密控制技术、激光共聚焦显微技术的综合应用，具有微小化、高通量、自动化程度高、样品用量少、灵敏度高、特异性强等特点。其中病原微生物的16S rDNA及23S rDNA序列被认为是较理想的靶基因分类序列，而被用于实现多样本多病原微生物的同时检测。此外，基因芯片技术不仅能用于病原体基因分型，还能检测病原体可能的耐药基因区域，预测发生耐药的可能性和耐药程度。基因芯片技术在病原微生物检测中应用的前景，取决于能否构建完整可靠的微生物基因组信息数据库。

病原微生物耐药基因检测是指通过检测耐药基因来推测被检病原体是否耐药，是检测耐药病原体的金标准。病原体的耐药性通常由耐药基因所决定，部分耐药基因都会有表达。耐药基因的产生主要有两方面原因：①获得外源性基因耐药。基因可以通过细菌间的传递，使无耐药基因的病原体获得耐药基因。②病原体自身基因的突变。包括抗菌药物作用靶点改变、外排机制增强、外膜蛋白的改变而限制药物的进入等。常用的耐药基因检测有金黄色葡萄球菌的 *mecA* 基因；大肠埃希菌的 *blaTEM*、*blaSHV*、*blaOXA* 基因；肠球菌的 *vanA*、*vanB*、*vanC*、*vanD* 基因；结核分枝杆菌耐利福平的 *rpoB* 基因，耐异烟肼的 *katG*、*inhA*、*ahpC*、*kasA* 基因，耐乙胺丁醇的 *embB* 基因，耐链霉素的 *rpsL*、*rrs* 基因，耐吡嗪酰胺的 *pncA* 基因等。

采用分子生物学的基因技术检测病原微生物的耐药基因，其优点在于：①可早于培养法检测出病原微生物的耐药性，一般只需1～1.5天，甚至几小时就能出具报告，尤其适用于生长缓慢的病原微生物，如结核分枝杆菌。②耐药基因的检出，对感染性疾病的确诊有重要意义。③细菌耐药性及其扩散的流行病学监测中，耐药基因的检测比普通培养法更为精确。

（六）宏基因组二代测序

宏基因组二代测序（metagenomic next-generation sequencing，mNGS）是新近发展

起来的，基于二代测序技术的一种快速、高通量地获得样本中所有微生物核酸序列信息的技术。所谓二代测序（next-generation sequencing，NGS）技术，是相对于一代DNA测序技术而言的新型测序方法，可以同时测定几百万甚至上亿条DNA或RNA序列。一代DNA测序技术是由Sanger等发明的双脱氧链终止法核酸测序技术。该法测序精确，在当时保证了人类基因组计划顺利实施，为分子生物学发展做出了重要贡献。但Sanger法应用成本高、测序通量低，无法适应新时代基因组的研究要求。

mNGS通过检测样本微生物中的核酸序列，明确病原微生物的种类甚至部分耐药基因信息，具有灵敏度高、检测周期短、不依赖培养且不受人源性基因组DNA干扰等优点，已作为一种新兴和强大的技术用于医学微生物学，并且有潜力成为一种快速的、普适的感染性疾病病原微生物的诊断方法，在明确感染患者病原微生物、个性化使用抗生素方面发挥重要作用。研究认为，mNGS敏感性和特异性高于传统培养，能无偏倚地检测细菌、真菌、病毒、寄生虫等多种病原体，在结核分枝杆菌、真菌、病毒和厌氧菌诊断方面优势更明显，并且更少受抗生素使用的影响，在感染性疾病诊断中显示出巨大的临床价值。应用mNGS技术的主要有Illumina公司的Solexa聚合酶合成测序、ABI公司的PGM半导体芯片测序和BGISEQ/MGISEQ探针锚定聚合芯片测序。目前病原微生物宏基因组测序公司还不多，国外代表公司有IDbyDNA、Karius，国内代表公司有杰毅生物、华大基因、微远基因、金匙基因、赛哲生物、微码生物、博奥生物等。其中杰毅生物、微远基因、金匙基因、赛哲生物、微码生物等应用Illumina测序平台（图2-17），博奥生物应用ABI测序平台，华大基因应用DNBSEQ/MGISEQ测序平台（图2-18）。

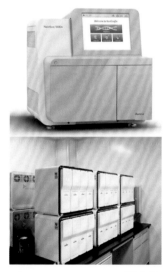

图2-17 Illumina 550dx测序仪
及NGSmaster™自动提取建库仪

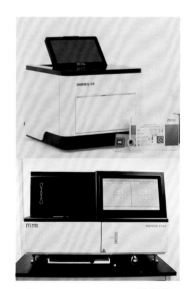

图2-18 DNBSEQ-E5测序仪
及MGISEQ-2000测序仪

随着测序技术的发展，被称为三代测序技术的单分子实时合成测序、并行单分子合成测序、纳米孔单分子测序、基于荧光共振能量传递测序等测序方法正向着更高通量、更长读长和更低成本方向发展。但目前与二代测序技术相比，其错误率偏高，生物信息分析软件不够丰富，数据积累较少，尚没有广泛应用于临床病原学诊断。

杭州市红十字会医院分析了2019年1月至2020年9月间临床确诊脊柱感染性疾病的261例病例，经穿刺病原学检查，明确病原微生物215例，占82.38%。其中临床确诊结核相关感染150例，明确病原微生物122例，包括结核分枝杆菌117例，非结核分枝杆菌5例（表2-3）。除结核、非结核分枝杆菌感染以外的脊柱感染性疾病患者最终临床确诊111例，18例mNGS及常规细菌培养均为阴性，明确病原微生物93例，占83.78%。93例中82例为非特异性感染（化脓性脊柱炎）；11例为结核、非结核分枝杆菌感染以外的其他特异性感染（表2-4）。细菌培养报告时间62～140h，平均时间（81.67±15.52）h；BACTECTM MGITTM960培养报告时间8～41天，平均时间（16.38±12.34）天；mNGS报告时间22～75h，平均时间（36.33±11.92）h。研究结果显示，mNGS与Gene-Xpert、结核DNA/RNA等分子生物学技术相比，mNGS在结核分枝杆菌检出中优势不明显，而相较于传统病原微生物培养技术，mNGS在敏感性及报告时效性上有显著优势，但临床实践提示该技术存在较高的假阳性率，需进一步结合临床经验对mNGS报告进行有效判读。

表2-3　脊柱结核各检测方法与mNGS检测结果

结果	mNGS	960培养	Gene-Xpert	结核DNA	结核RNA
阳性（n）	86	64	79	81	51
阳性率（%）	70.49	52.46	64.75	66.39	41.8

表2-4　除结核、非结核分枝杆菌感染病例以外的脊柱感染病例病原学检测结果

确诊病原菌（n=93）	病原菌培养阳性（n=43）	mNGS测序阳性（n=76）
金黄色葡萄球菌（15）	12	10
其他葡萄球菌属（20）	8	12
铜绿假单胞菌（5）	4	4
大肠埃希菌（12）	7	11
链球菌属（12）	6	10
肺炎克雷伯菌（1）	1	1
曲霉菌（2）	0	2
念珠菌（2）	1	2
布鲁氏菌（6）	1	6
支原体（1）	0	1
其他单胞菌属（2）	0	2
杆菌属（4）	0	4
其他少见菌（11）	3	11

当前认为，影响mNGS结果敏感性与特异性的因素主要有以下两个方面。①病原微生物基因组序列大小与核酸浓度：mNGS检测的是标本细胞外游离DNA，病原菌基因组序列越大、核酸浓度越高，检测敏感性越高。布鲁氏菌、沙门菌等容易在标本离心时被人为分离去除；结核分枝杆菌、隐球菌等细胞壁较厚的病原菌，因破壁困难，影响核酸提取效率，以上因素均会导致mNGS检测假阴性率增加。②致病菌占比：致病菌占比受标本中人源细胞、背景微生物及污染微生物数量影响，致病菌占比越高，mNGS检测敏感性越高。一般临床标本中，人源细胞占比由低到高的顺序为脑脊液、肺泡灌洗液、血浆、痰液、胸腔积液和腹水。但骨关节相关感染标本，如关节液、脊柱感染病灶灌洗液、脓液的人源细胞占比尚无临床研究报道。背景微生物是在标本的采集、转移及实验室检测过程中污染的环境微生物。对背景微生物的认定，不同实验室仍有不同的标准，因此可能导致假阳性结果。

mNGS技术在实际应用中虽然具有缺陷，存在一定概率的结果误报，但作为一种新生技术，在提高脊柱感染性疾病病原菌检出率方面仍然发挥了积极作用。脊柱感染性疾病病灶标本采集困难、采集成本高、可重复性差，所以在选择检测项目时，建议送检包括mNGS在内的多种检测方法。需要结合患者临床症状、体征、病史及多种检测结果综合判断，不盲从，不疏漏。

第四节　影像学检查

一、X线检查

X线检查在脊柱感染性疾病诊断过程中的应用并不占优势。虽然数字X线摄影（DR）技术的发展使X线片的清晰度有了很大的提高，但由于其分辨率不高，并且平面成像，常有软组织与内脏器官的重叠影和伪影的干扰，对椎体骨质细微改变的发现不如CT，对脊柱周围含水组织变化的显示不如MRI。一般认为，在骨组织感染发生2周后或更长的时间，X线检查才会显示异常。但是作为一项常规检查，X线操作简单，检查费用低，能显示脊柱整体形态结构，提供给临床医生较多的信息。因此，X线检查仍然是脊柱感染性疾病临床筛查、术前准备、术后对比、疗效评价的首选常规检查项目。

通过X线检查可以大体了解脊柱的整体情况，包括椎体序列排布、病变椎体的节段和形态、病变椎体与邻近节段的关系、椎间隙变窄的程度、是否有骨质硬化或骨质破坏、是否有脊柱后凸畸形或强直畸形、是否有椎体上下缘骨赘形成。若有大量脓肿形成，在颈椎可以看到颈椎前缘软组织脓肿影，在腰椎可以看到双侧或单侧腰大肌脓肿影。

二、CT 检 查

CT的分辨率明显高于X线，能清楚显示脊椎骨质的改变，亦可显示脊柱周围软组织。通过CT能较清晰地显示椎体、附件、椎管等骨性结构；能有效区分病变椎体节段内的正常骨、亚健康骨、死骨、增生骨、硬化骨及空洞、塌陷等变化，对于评价早期骨质破坏程度、细微结构改变和软组织肿胀情况具有明显优势；能清楚显示上颈椎、骶尾椎、胸肋关节、骶髂关节等X线检查不能分辨清楚的复杂结构。另外，CT检查还可以通过三维重建（图2-19），形成脊柱的冠状面、矢状面图像，能更加直观地进行观察，对椎管内占位和脊髓受压迫程度做出准确的评估。

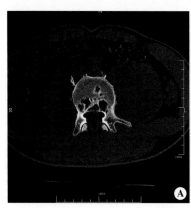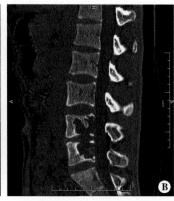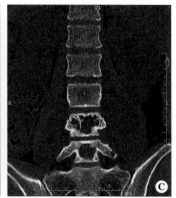

图2-19 $L_{4\sim5}$结核伴腰大肌脓肿CT三维重建

A. 横断面；B. 矢状面；C. 冠状面

通过CT检查可以为脊柱感染性疾病的诊断和鉴别诊断提供临床依据，为术前制订手术方案提供参考，为术后评估手术效果提供有效信息。

三、MRI 检 查

MRI能显示椎体、椎间盘、硬膜囊、脊髓、神经等组织，对软组织及液性组织显示尤为清晰。通过T_1加权像（T_1WI）和T_2WI等序列不同信号强度，可以清晰地分辨出病变椎体的形态、脓肿的大小和流注窦道、病灶对脊髓神经压迫的程度。MRI擅长显示软组织结构，对椎体周围软组织分辨率高于CT。但是MRI对于正常骨质的扫描，在T_1WI和T_2WI上均为低信号，对脊柱骨性结构性质（如死骨、硬化骨、软组织钙化）的分辨和骨性结构形态的改变（如骨质破坏、缺损、塌陷、增生），MRI效果不如CT直观。所以，对于脊柱感染性疾病的诊断和预后，临床上需要将MRI、CT、X线等影像信息有机整合，相互补充验证，综合研判。

由于MRI可以敏锐地捕捉感染病灶氢原子的数量差异，在病变发生3～5天后，椎体骨性结构的CT和X线影像变化尚未显现时，病椎和椎旁受累软组织即可在MRI上显示T_2WI高信号，这提示局部组织病变水肿。因此MRI能早期发现脊柱感染性疾病，并且可以根据T_2WI信号的衰减程度对疾病的疗效和预后做出大致评判。若经过抗生素针对性治疗，椎体T_2WI高信号逐渐降低，甚至恢复至正常信号，椎体周围脓肿逐渐吸收，则说明椎体炎症逐渐吸收，抗感染治疗有效。

使用钆类造影剂（Gd-DPTA、Gd-DOTA等），能进一步提高MRI的分辨率，更加清楚地显示病灶坏死区域，并且在脓肿壁形成环形增强。研究认为，脊柱结核椎体破坏程度更大，呈蜂窝样、溶骨性破坏；由于椎体病灶内有死骨、肉芽、干酪样物质等存在，增强后T$_2$WI多显示病灶内呈信号高低不同的不均匀强化；脓肿量多、范围大，常流注至咽后壁、腰大肌、臀部，增强可见脓肿壁薄而光滑。化脓性脊柱炎在椎体骨质破坏的同时发生成骨反应，因此椎体破坏程度相对较轻，椎体形态多无明显改变或只有轻微压缩性改变，椎体前缘可见"鸟嘴样"骨质增生；脓肿量少，多积聚于椎体病灶周围，少有流注，增强后可见脓肿壁厚而粗糙（图2-20）。

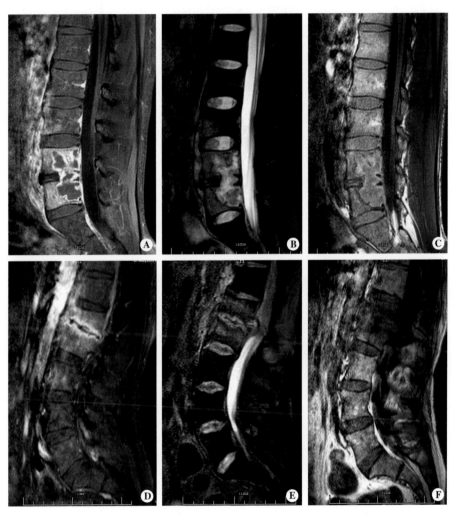

图2-20　腰椎结核和腰椎化脓性脊柱炎增强MRI的鉴别

A～C. L$_{4\sim5}$结核骨质破坏严重，脓肿范围较大，脓肿壁薄而光滑（A. 增强；B. T$_2$WI；C. T$_1$WI）；D～F. L$_{1\sim2}$金黄色葡萄球菌感染所致化脓性脊柱炎骨质破坏轻，脓肿范围较小，脓肿壁厚而粗糙（D. 增强；E. T$_2$WI；F. T$_1$WI）

MRI检查在脊柱感染性疾病诊断中的优势如下：①MRI能通过冠状面、矢状面、水平面等多个平面对脊柱、椎间盘、脊髓等组织进行扫描，多维度观察病灶结构、病变范围，尤其有利于观察椎管内占位、脊髓受累的情况；②MRI对组织含水量多少的变化敏感，可清晰显示早期的椎体炎症和椎旁软组织水肿，可用于脊柱感染性疾病的早期诊断；③MRI能根据不同组织氢原子数量的多少，辨别出不同的组织和病变性质，并显示不同的信号强度，辅以增强扫描，可以更好地区分脓液、肉芽组织、干酪样组织、死骨、炎症水肿组织、正常软组织等，对疾病的诊断和鉴别诊断大有裨益；④MRI能清楚地显示病灶中脓腔的范围、窦道的走向和脓液流注方向，为制订手术计划提供详细的信息。

四、超声检查

在脊柱感染性疾病方面，超声主要用于探查脊柱感染并发腰大肌脓肿或椎旁软组织水肿，对于骨性结构的观察意义不大。超声扫描可以评估脓肿的大小、数量、位置和大致性质。对于一些较大的脓肿或者无开放手术指征者，则可以在超声定位下进行脓肿穿刺抽液和采集组织做病理检查（图2-21），甚至可以在脓肿病灶内置管、冲洗引流、局部注射给药治疗。因此，超声检查可以为临床脊柱感染性疾病明确诊断、制订治疗方案、选择手术方式、评估疗效和预后提供参考信息。而且超声检查操作简便快捷，对身体安全无损害，费用低。但是超声检查观察较局限，图像显示不如前述其他影像学检查直观，且结果阳性率受操作者技术水平、受检者体形和肠道气体等多种因素影响。

超声扫描中脓肿成像显示为边界清晰的无回声区，脓肿壁回声增强；若脓肿内存在肉芽或坏死组织，则显示无回声区内存在不规则的低或中等回声反射；若兼杂有死骨，则可以探查到强回声（图2-22）。

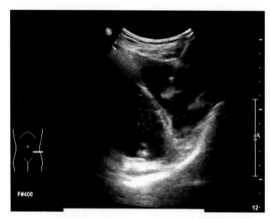

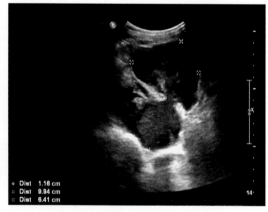

图2-21　超声定位下脓肿穿刺抽液　　　　图2-22　结核脓肿灰阶超声图像

对比增强超声造影（contrast-enhanced ultrasonography，CEUS）是一种通过注射微泡造影剂，使病灶局部产生直径小于10μm的气体微气泡，采用实时灰阶谐波成像使正常及病灶组织对比增强的新型超声诊断技术，能有效地评价组织内灌注及微循环情况。CEUS最早用于肿瘤性疾病的诊断，注射造影剂后，血管网丰富的肿瘤组织即获得明显的增强（图2-23）。脊柱感染性疾病伴发的脓肿存在炎性血管增生，通过CEUS技术，可以较常规超声更加清楚地显示脓肿病灶内肉芽、干酪样组织、坏死物、脓肿壁、窦道、炎性渗出等结构，能用于鉴别结核性、炎症性、肿瘤性疾病，提高疾病诊断率。CEUS还能为病灶穿刺活检采集更加合适的标本，从而提高标本病理学和微生物学的检出率。

按照微气泡内包裹气体的种类，造影剂分为以德国利声显（Levovist）为代表的第一代造影剂和以意大利声诺维（Sonovue）为代表的第二代造影剂，其微泡内分别含空气和惰性气体（六氟化硫微泡）。第二代微气泡造影剂稳定性好，有薄而柔软的

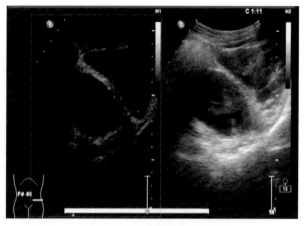

图2-23　结核脓肿超声造影

外膜，在低声压的作用下，微气泡也具有较好的谐振特性，振而不破，能产生较强的谐波信号，可以获取较低噪声的实时谐波图像，有利于在较长时间内扫描各个切面，实现实时灌注成像。

五、放射性核素骨扫描

放射性核素骨扫描又称为同位素骨扫描，是通过放射性核素检测骨组织的形态或代谢是否异常的一种核医学检查项目。在检查前，需要首先注射放射性同位素显像剂［常用锝-99m标记的亚甲基二膦酸盐（^{99m}Tc-MDP）］，2～3h后^{99m}Tc-MDP与骨骼中的羟基磷灰石结晶发生离子交换，与骨骼中的有机成分充分结合，使^{99m}Tc-MDP沉积于骨组织，再用放射性核素显像仪器［如单光子发射计算机断层成像（single photo emission computed tomograph，SPECT）］探测全身骨^{99m}Tc-MDP分布情况。骨扫描检查具有高敏感度（70%～89%），能比普通X线检查更早地发现感染病灶。但是骨扫描分辨率差、特异度低（16%～36%），不能有效显示骨骼结构改变。因此，该检查在脊柱感染性疾病的诊断应用，还需结合患者的症状体征及X线、CT、MRI等其他影像学资料，进行综合判断。

一般血供丰富、骨生长活跃、新骨生长等处，局部核素浓聚，称为"热区"；反之，某处骨骼对放射性核素的吸收异常减退、血运减少、骨破坏增加，核素稀疏，称为"冷区"。正常情况下，中轴骨和四肢骨骺端有较多均匀分布的浓聚现象；多余的核素均从肾和膀胱排出，故肾和膀胱亦有显像。

骨放射性吸收异常是骨代谢异常的反映。脊柱化脓性感染或脊柱结核核素骨扫描检查，病灶均显示为"热区"，可表现为单个椎体、连续2个或多个椎体的核素浓聚（图2-24）。但如果出现跳跃性椎体核素浓聚，或伴有四肢骨、扁骨同时受累，则需要考虑肿瘤性疾病（图2-25）。所以，骨扫描也可用于脊柱肿瘤与感染性疾病的鉴别诊断。

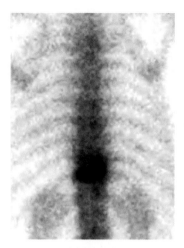

图2-24 胸椎结核伴脓肿形成

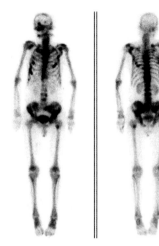

图2-25 脊柱、肋骨、肩胛骨多处转移性肿瘤

第五节 穿刺活检

通过患者的流行病史、症状、体征及影像学等检查，可以对脊柱感染性疾病的诊断方向做出大致的预判，但尚不能凭借这些临床资料得出确切的结论。只有获取病灶致病微生物才是明确诊断脊柱感染性疾病的"金标准"。通过各种途径获取病灶组织（如病椎、肉芽组织、脓苔、脓液等）进行病理学、微生物学及基因学检测，对于鉴别脊柱感染性、肿瘤性、免疫性疾病，明确致病微生物，指导治疗，具有极其重要的意义。

脊柱感染病变部位较深，直接取得病灶标本较为困难。临床上可以借助C形臂X线透视机、CT仪、超声诊断仪等影像检查设备，引导经皮穿刺活检。选择合理的穿刺点，有利于穿刺针顺利到达病灶，获取病理组织。

上颈椎（$C_{1\sim3}$椎体）病灶，脓肿多积聚于咽后壁，可以通过口腔，于咽后壁直接穿刺（图2-26）；下颈椎（$C_{4\sim7}$）病灶，可从颈椎侧前方，胸锁乳突肌前缘，气管食管鞘和颈部血管鞘的间隙刺入椎体前缘到达病灶，一般舌骨平$C_{3\sim4}$、甲状软骨平$C_{4\sim5}$、环状软骨平C_6（图2-27）；胸椎、腰椎、骶椎多经椎体后方椎弓根入路或椎间孔入路到达病灶。

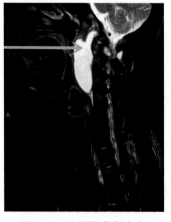

图2-26 上颈椎穿刺方向

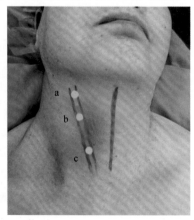

图2-27 下颈椎穿刺定位
a. 平舌骨；b. 平甲状软骨；c. 平环状软骨

一、C形臂X线透视机引导下的穿刺术

C形臂X线透视机（简称C臂机）引导定位下的穿刺活检术，操作简单，安全性高。穿刺前需完善X线、CT、MRI等影像学检查，明确穿刺的节段、病灶的位置。

（一）经椎弓根穿刺术

【适应证】 胸椎、腰椎、骶椎的穿刺活检。颈椎因C臂机透视显示不清，体位摆放困难，较少使用。

【操作步骤】

（1）俯卧位，胸腹部垫弓形软垫，双上肢上举，放于头的两边。

（2）C臂机透视，定位穿刺椎体，左右摇摆手术床或C臂机，确保正位透视见棘突在双侧椎弓根的中间，穿刺侧椎弓根的外侧缘即为穿刺点。体表做网格样标记（图2-28）。

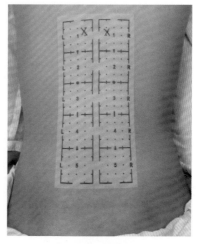

图2-28　体表做标记

（3）用利多卡因进行皮肤、深部软组织、骨膜浸润麻醉。

（4）皮肤表面作约0.5cm切口，取直径3mm的穿刺针刺入软组织（图2-29），直至椎弓根外侧缘。若病灶位于椎体上缘，穿刺针可从椎弓根外侧偏下方置入；若病灶位于椎体中下缘，穿刺针可从椎弓根外侧偏上方置入（图2-30）。

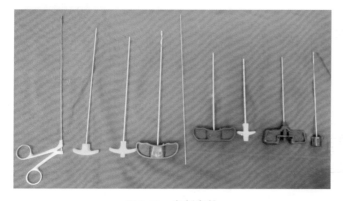

图2-29　穿刺套件

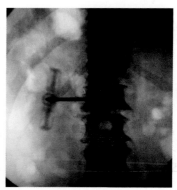

图2-30　确定穿刺点

（5）穿刺针突破椎弓根骨皮质后，可根据病灶在椎体的立体分布，调整穿刺针在水平面上的外展角，在矢状面上的前倾、后倾角及进针的深度。注意在穿刺针进入椎体前，避免刺透椎弓根内侧缘；穿刺针进入深度以到达病灶为准（图2-31）；若病灶位于椎间隙，可以向上或向下突破终板，直达椎间隙（图2-32）；若想取椎体前缘脓肿，可在C臂机监控下，用穿刺针小心刺破椎体前缘，待有突破感即停止进一步深入（图2-33）。

（6）穿刺针到达病灶部位后即可退出，插入导针探查病灶深度，并顺导针更换置入工作套管（图2-34）。

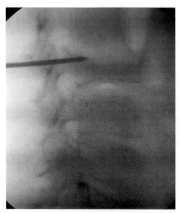

图 2-31　穿刺针进入病灶

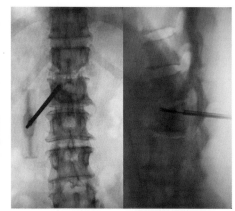

图 2-32　穿刺针经上终板进入椎间隙

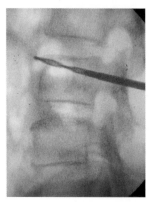

图 2-33　穿刺针到达椎体前
　　　　缘病灶

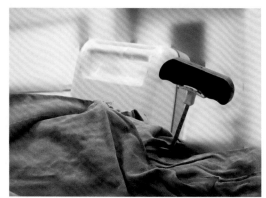

图 2-34　更换工作套管

（7）从工作套管置入环锯，切割取出病灶组织（图 2-35），也可以用活检钳取出病灶组织（图 2-36）。环锯、活检钳置入椎体时需控制深度，切忌用力过猛捅破椎体前缘而损伤椎体前方的血管和脏器。

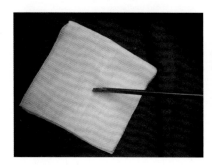

图 2-35　环锯取出病灶组织

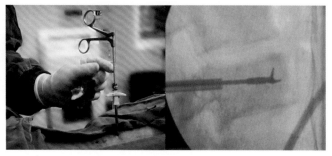

图 2-36　活检钳取出病灶组织

（8）用针筒从工作套管抽取病灶内的脓性、血性液体。若病灶脓肿压力较大，置入工作套管后即可有大量脓液涌出（图 2-37）。

（9）留取足量标本后，拔除工作套管，切口加压包扎。

（二）经椎间孔穿刺术

【适应证】 感染病灶主要位于腰椎间隙内，估计从椎弓根经椎体无法到达椎间隙病灶部位者。

【操作步骤】

（1）俯卧位，胸腹部垫弓形软垫，双上肢上举，放于头的两边。

（2）在C臂机正位透视下，沿腰椎棘突在体表作一纵线，再沿病灶椎间隙作一横线，两线的交点即为椎间盘的中点。一般$L_{2\sim3}$和$L_{3\sim4}$的穿刺点位于棘突中线旁开

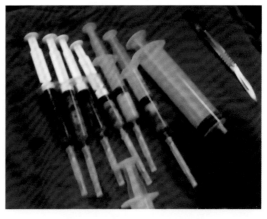

图2-37 留取病灶脓血性液

$6\sim10cm$，$L_{4\sim5}$和$L_5\sim S_1$的穿刺点位于棘突中线旁开$10\sim14cm$（图2-38）。根据患者椎间孔的大小和体形调整穿刺点的位置，椎间孔越小、病灶越靠后、体形越胖，穿刺点越偏外侧。$L_5\sim S_1$椎间隙由于髂嵴遮挡，进针点上移至髂嵴上缘。

（3）用利多卡因进行皮肤、深部软组织浸润麻醉。

（4）取18号穿刺针，针体与椎间隙上下终板呈$0\sim10°$方向，经关节突关节腹侧、Kambin三角（图2-39）向椎间孔进针。

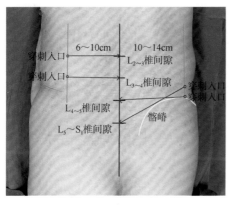

图2-38 体表标记

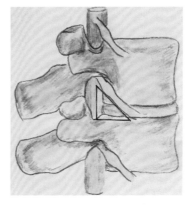

图2-39 Kambin三角

（5）当穿刺针突破椎间孔纤维环时，会有明显的落空感。此时C臂机透视，可见正位像针尖位于上、下椎弓根中心点的连线上；侧位像针尖位于上、下椎体后缘连线上。

（6）继续进针直至刺入椎间盘时，会有质韧的阻挡感。此时C臂机透视，可见正位像针尖位于棘突连线上；侧位像针尖位于椎间盘中1/3内（图2-40）。

（7）若局部有脓液，穿刺针可接针筒抽吸（图2-41）；若无脓液，则顺穿刺针置入导丝。

（8）退出穿刺针，顺导丝置入扩张器，沿扩张器置入7mm工作套管，然后退出扩张器，C臂机再次透视明确套管位置安全且位于椎间隙病灶内，置入活检钳（图2-42）。

（9）用活检钳在病灶区取坏死组织及死骨（图2-43），送病理学、微生物学及基因学检查。

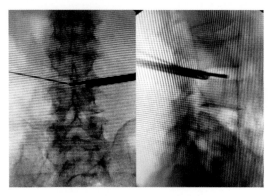

图2-40　穿刺针到达椎间隙病灶

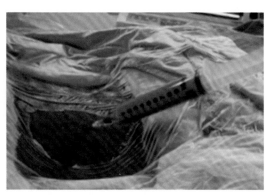

图2-41　抽吸脓液

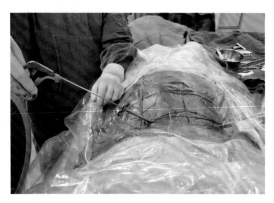

图2-42　置入活检钳

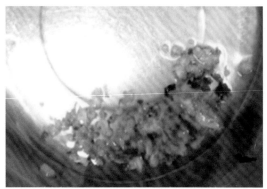

图2-43　取出病灶组织

二、CT引导下的穿刺术

由于CT具有良好的分辨率，不但能清楚地扫描椎体病灶，还能在水平面上360º显示病灶周围的血管、脊髓、肌肉、脓肿、坏死骨等组织，以及各组织间相互关系。在CT引导下不但可以行椎体病灶穿刺活检，也可以对病椎周围的脓肿进行穿刺活检（图2-44）。由于CT可以对病变椎体逐层扫描，并且进行三维重建，因此在穿刺过程中能精确把握进针的角度和深度，随时调整方向和深浅，避免损伤血管神经，最大限度地确保穿刺的精准性和安全性。

但是CT引导下行穿刺术，相较于C臂机，需要更高的成本。同时，患者和术者会接受更多剂量的射线。所以，只有当C臂机显示不清楚或穿刺部位风险较大时，才会考虑采用CT引导下穿刺活检。例如，下颈椎和上胸椎病变，椎体横径和竖径小，又有肩关节和肩胛骨的阻挡，C臂机透视多有重叠影，往往显示不清，即可在CT引导下行病灶穿刺活检（图2-45）。

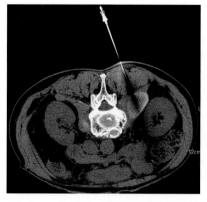
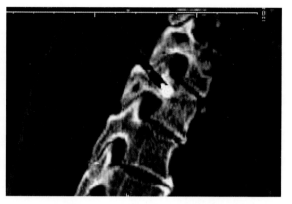

图2-44 CT引导下腰椎周围脓肿穿刺　　　　图2-45 CT引导下上胸椎穿刺

三、超声引导下的椎体脓肿穿刺术

　　超声能准确分辨出椎体病灶周围的脓肿、神经、血管、肌肉等组织，但对骨性细微结构显示和骨质破坏程度评估不如X线和CT清楚。超声引导下可以对椎体周围的团块组织或脓肿行经皮细针抽吸细胞学检查（fine needle aspiration biopsy cytology，FNAC）或经皮细针抽吸活检（fine needle aspiration biopsy，FNAB）。通过超声穿刺抽吸，可以判断病灶为实性团块还是脓性液体，抽吸物可以行细胞学、病理学、宏基因组、病原体等检测。

　　超声引导下的穿刺活检，其优点在于能对穿刺全程提供实时监控，随时调整进针的方向，直至到达病灶，避免对重要血管、神经和脏器的损伤，其精度可以达到96%以上（图2-46）。相较于X线和CT，超声操作简便、安全可靠，显示组织层次感强，费用低廉，无辐射，为脓肿穿刺活检的首选。

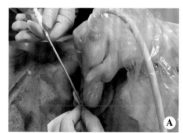
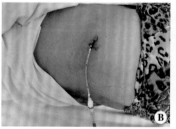
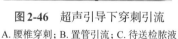
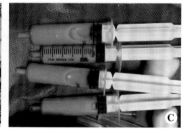

图2-46 超声引导下穿刺引流
A.腰椎穿刺；B.置管引流；C.待送检脓液

（章　权　石仕元）

第六节　组织病理学改变

一、化脓性脊柱炎的组织病理学改变

化脓性脊柱炎发病部位以腰椎最多，其次是胸椎和颈椎。化脓性脊柱炎病变较为弥漫，骨质破坏较重，骨质破坏速度大于骨质修复速度，容易出现骨质缺损，导致椎体塌陷，甚至出现后凸畸形。病变通常侵犯椎间隙，很少一开始就先侵犯椎弓，由于椎骨血运丰富，故早期很少形成大块死骨。典型病变，最初为骨质破坏、骨质吸收，使骨质呈斑点状或蛀状骨质疏松。软骨板或皮质破坏后形成椎旁脓肿，顺软组织间隙蔓延破溃至皮肤，形成窦道。由于化脓性脊椎炎是骨破坏和新骨形成同时进行，随着病变的进展，骨质逐渐增生，骨密度增高，骨质硬化，故化脓性脊椎炎很少发生椎体塌陷、楔形变或后凸畸形。到晚期可出现大量新骨、骨桥形成或椎间融合。病理检查，化脓性脊柱炎病灶细胞浸润以中性粒细胞为主，化脓性炎症是由非特异性细菌感染导致，在炎症反应过程中，中性粒细胞分泌蛋白水解酶，直接溶解破坏椎间盘。化脓性脊柱炎早期病理以中性粒细胞浸润为主，无明显死骨；椎间盘易破坏，病变信号多弥漫整个椎体，椎体形态较易出现明显变化；椎旁软组织异常信号范围较大而边界不清，椎旁脓肿壁厚而不规则，可形成多个脓肿灶（图 2-47～图 2-49）。

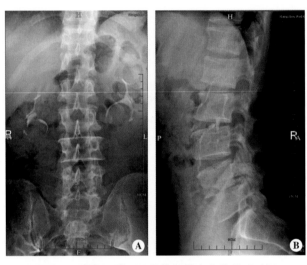

图 2-47　腰椎 X 线可见椎体间隙变窄伴骨质破坏

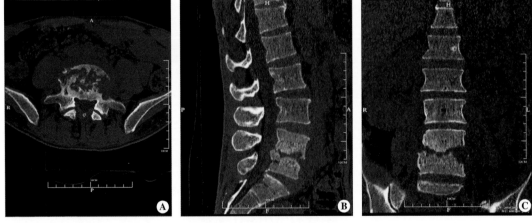

图 2-48　$L_{4\sim5}$ 脊柱金黄色葡萄球菌感染，椎体 CT 横断位、矢状位、冠状位片
可见椎体间隙破坏，死骨形成

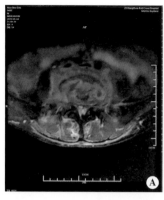
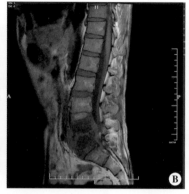
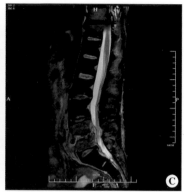

图 2-49 L$_{4\sim5}$ 脊柱金黄色葡萄球菌感染，椎体 MRI 横断位 T$_2$WI 及矢状位 T$_1$WI、T$_2$WI 可见病椎椎体骨髓水肿，椎管内、椎旁脓肿形成

二、脊柱结核的组织病理学改变

脊柱结核为骨结核中最常见的类型，以干酪样坏死为特点，病变进展过程可产生椎间隙邻近椎体的破坏。病变椎体无法继续负重，遂产生塌陷而呈现为楔形，脊柱随之表现后凸畸形（驼背）（图 2-50）。

如病变蚀破骨皮质，可累及周围软组织，引起干酪样坏死物液化，于局部形成结核性脓肿，或沿筋膜间隙下行蔓延，于远隔部位引起"脓肿流注"，若突破皮肤，则可以造成经久不愈的窦道。而脊椎后凸与椎旁结核性肉芽组织或"脓肿"又可能产生脊髓压迫而致截瘫（图 2-51）。

脊柱结核的基本病理变化可分为三期：渗出期、增生期、变性坏死期。但是这三个病变期在骨关节结核的

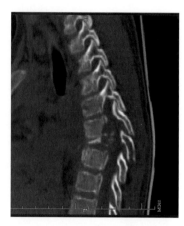

图 2-50 T$_9$ 椎体结核，椎体 CT 矢状位片可见椎体骨质破坏、发生压缩性改变，脊柱后凸畸形

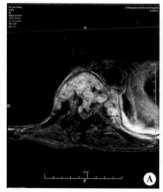
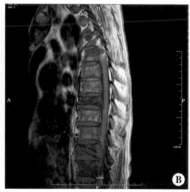
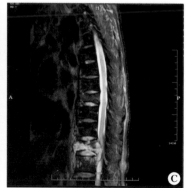

图 2-51 T$_9$ 椎体结核，胸椎 MRI 横断位及矢状位 T$_1$WI、T$_2$WI 可见椎体骨质破坏伴大量脓肿形成，脓液压迫脊髓

整个过程中又是不能完全区分的，有时三种病理变化可以同时发生于同一病灶中，主要因为结核分枝杆菌与机体状态发生的相互作用不同，但是就整个病变性质来说可以一种病理变化为主（图2-52～图2-54）。

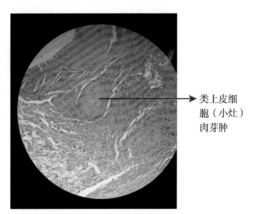

图2-52 脊柱结核渗出期病理改变
HE染色，低倍（4×10倍）光镜下的肉芽肿和内皮细胞

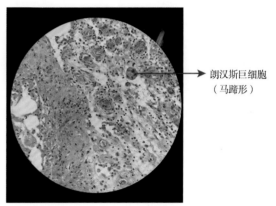

图2-53 脊柱结核增生期病理改变
HE染色，高倍（20×10倍）光镜下的朗汉斯巨细胞

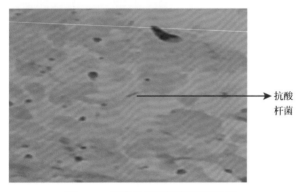

图2-54 脊柱结核坏死期病理改变
HE染色，高倍（40×10倍）光镜下可找到抗酸杆菌

（一）渗出为主的病变

骨关节渗出性病变出现在结核性炎症早期或患者免疫力低下，结核分枝杆菌数量大、毒性强，或在病灶区发生变态反应较强时，临床病理表现以浆液性或浆液纤维素性渗出为主。早期在病变组织中可见各种淋巴细胞、中性粒细胞、巨噬细胞及多核巨细胞，在部分患者的渗出液内、巨噬细胞及多核巨细胞内可以找到结核分枝杆菌。观察多见结核分枝杆菌出现于渗出液与巨噬细胞内。

此种类型多发部位为肺、浆膜、滑膜与脑膜等，提示组织结构特性可能和病变存在某种联系。渗出物可被机体完全吸收，不留痕迹，也可转变成以增生为主或坏死为主的病变。当机体抵抗力强或结核分枝杆菌毒性降低时，渗出性病变可逐渐被吸收，转化为增生性病变。若结核分枝杆菌毒性增强，机体抵抗力低下亦可发展为以坏死为主的病变，使病变加重、恶化。

（二）增生为主的病变

病灶内发生以增生为主的变化，形成结核性肉芽肿。这种结核结节中央常见干酪样坏死。结核结节是在细胞免疫基础上形成的。若感染的菌量不多，或菌毒力较弱，而人体免疫反应较强，发生的病理变化则以增生为主，形成结核性肉芽肿，为具备诊断特征的结核结节。通常单个结核结节肉眼不易观察，当三四个结节融合成较大的结节时可见。

观察发现结节呈现清晰边界的灰白色半透明状，约粟粒大小，伴干酪样坏死时则略显黄色，能稍微隆起于器官表面。结核结节（tubercle）含有类上皮细胞（epithelioid cell）、朗汉斯巨细胞、外围局部聚集的淋巴细胞、部分反应性增生的成纤维细胞。当机体产生的变态反应较强时，结核结节中会表现出干酪样坏死。巨噬细胞的体积增大，并逐渐向类上皮细胞转化而表现为梭形、多角形，含有丰富的胞质，染淡伊红色，边界不清晰。核为圆或卵圆形，染色质较少，偶尔可呈空泡状，核内有 1～2 个核仁。多数类上皮细胞互相融合至形成多核巨细胞即朗汉斯巨细胞，其体积大，直径可达 30μm，含丰富的胞质，核与类上皮细胞核的形态相似，数目为十几至几十个，也有超过百个者。细胞核呈花环状、马蹄状排列于胞质的周围或于胞体的一端聚集。

（三）坏死为主的病变

病变初始期呈现干酪样坏死者罕见。当感染的结核分枝杆菌数量过多且细菌毒力强，而机体抵抗力低，或变态反应表现强烈时，以上所述的渗出性及增生性病变都有可能继发干酪样坏死。干酪样坏死组织内含脂质较多（来自被破坏的结核分枝杆菌及发生脂肪变性的单核细胞），呈现淡黄色，均匀细腻，质地较实，形似奶酪，故又称干酪样坏死，在一定条件下可发生软化和液化，表现为半流体样。液化的发生与结核分枝杆菌大量繁殖互为促进，虽然液化有助于排出干酪样坏死物，但也可促进结核分枝杆菌在体内蔓延扩散，使结核病恶化。镜下观察可见坏死为红染无结构的均质颗粒状物样干酪样坏死，它的形态特点对帮助诊断结核具有一定意义。

干酪样坏死组织内一般都含有一定量的结核分枝杆菌，在坏死不完全的周边较中心区常更易查到结核分枝杆菌，这与坏死中心区在缺氧条件下不利于细菌繁殖和坏死物中释放出的脂肪酸、乳酸等能抑制和杀灭细菌等因素有关。由于干酪样坏死灶内存在大量抑制酶活性的朗汉斯巨细胞和淋巴细胞等，结节中央即为干酪样坏死，周围聚集类上皮细胞，导致坏死物不易发生自溶、排出或被吸收。

上述渗出、增生和坏死三种基本病变常常同时存在，并以某一种变化为主，而且可相互转化。转化的条件取决于治疗和机体免疫力的情况。渗出性病变经过正规治疗或机体免疫力增强时可转化为增生性病变，反之，未经正规治疗或机体免疫力低下或处于较强的变态反应状态时，增生性病变亦可转化为渗出或坏死性病变，或原来的渗出性病变转化为坏死性病变。因此，在结核病的发展和治疗过程中，结核的病理变化是复杂多变的。

三、布鲁氏菌性脊柱炎的组织病理学改变

布鲁氏菌病急性期的病理变化为多脏器的炎性变化及弥漫性增生现象，慢性期主要表现为局限性感染性肉芽肿组织的增生。该肉芽肿可位于椎体内或邻近椎间盘的软骨下椎体骨质内。病变可继续扩大，侵及周围骨质、软骨板及椎间盘。最常见受累的是腰椎。

布鲁氏菌性脊柱炎病灶多以淋巴细胞浸润为主，特征性病理改变为肉芽肿性炎。感染性肉芽肿显微镜下可见上皮样细胞和类似朗汉斯巨细胞，周围有淋巴细胞及单核细胞，肉芽肿直径约 1mm。有少数发生坏死及干酪样病变，偶见死骨。

布鲁氏菌性脊柱炎病变过程中以细胞免疫为主，且主要为淋巴细胞浸润，因此其早期不易出现椎间盘破坏。病变较为局限，在骨质破坏的同时出现不规则新生骨组织，骨质增生修复速度大于骨质破坏速度，因此椎体一般形态较为完整或仅出现轻度楔形变。也可出现椎体间骨性融合。病变信号多位于椎体前方，椎体形态多无明显变化；椎旁软组织异常信号范围较小，椎旁脓肿壁较薄而不规则，多为单个脓肿灶（图2-55，图2-56）。

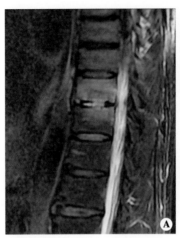
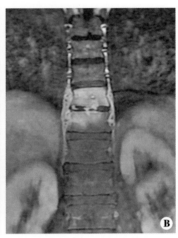

图2-55　$T_{7\sim8}$椎体布鲁氏菌感染，脊柱MRI矢状位、冠状位T_2WI可见椎间隙信号改变伴脓肿形成

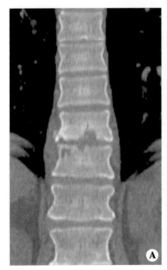
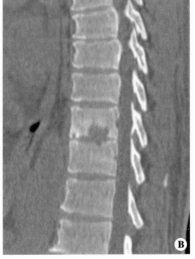

图2-56　$T_{7\sim8}$椎体布鲁氏菌感染，脊柱CT冠状位、矢状位可见椎间隙及椎体破坏，骨质硬化

四、包虫性脊柱炎的组织病理学改变

骨包虫病，即骨棘球蚴病，指细粒棘球绦虫或多房棘球绦虫的幼虫寄生于骨骼中所产生的一系列临床症状和体征，占所有棘球蚴病的0.5%～4%，其中以脊柱和骨盆棘球蚴病最常见（占60%以上），其次可见于肩胛骨、肋骨、四肢长骨等部位。临床上骨囊型棘球蚴病最常见，而骨泡型棘球蚴病则罕见。棘球蚴在骨内生长缓慢，需要数年甚至更长

时间才产生症状。由于其起病隐匿及骨棘球蚴的特殊生长方式，早期临床诊断和治疗困难，患者往往就诊时已属中晚期，通常造成极其严重的功能障碍，甚至死亡。

骨棘球蚴病主要通过血液循环引起原发途径感染，继发性骨棘球蚴病罕见。棘球蚴进入体循环在骨内的分布取决于局部血供和生长的活跃程度。病变通常自血供丰富、生长旺盛的松质骨、长骨干骺端或骨髓腔开始逐步发育成棘球蚴囊。因此，骨棘球蚴病以骨盆和脊柱发病率最高，其次为四肢长骨干骺端、肩胛骨、肋骨等部位。滞留于松质骨内的棘球蚴沿骨小梁间隙向阻力小的方向生长，棘球蚴不同，骨质破坏的机制也不同。细粒棘球蚴主要通过侵袭膨胀性生长方式引起骨质吸收、压迫和破坏，使位于松质骨内的幼囊逐渐扩大延伸，而多房棘球蚴主要通过侵蚀溶骨性生长方式引起骨质破坏，与骨结核和肿瘤类似，二者分别发展成囊型和泡型棘球蚴病。

骨囊型棘球蚴膨胀性生长和泡型棘球蚴侵蚀性生长的方式分别决定了其呈囊性和多房性导致的不同溶骨性骨质破坏的特点。两型骨棘球蚴病通常外围均无附加的纤维包膜，内面也无典型的生发层，但囊肿逐渐增大可突破骨壁侵及周围组织，形成类似肝、肺等软组织棘球蚴病周围的纤维包膜，即外膜。由于骨组织致密坚硬，骨小梁间隙狭小，限制了棘球蚴向周围均匀扩张生长。因此，骨棘球蚴的生长方式与肝、肺等软组织器官的棘球蚴迥然不同，多是沿髓腔或骨质薄弱部位侵袭膨胀性或溶骨性生长。滞留于骨组织的棘球蚴逐渐发育成棘球蚴幼囊后，在骨小梁间隙沿着阻力小的方向生长并在骨髓腔内扩展。当幼囊增殖扩大时，海绵状的松质骨被压迫、吸收和破坏，最终完成棘球蚴的扩张和生长。

棘球蚴的囊壁分为内、外两层。内囊为虫体本身，由角质层和生发层组成。生发层分泌清亮囊液，同时不断长出含头节的生发囊和子囊。子囊的存在使棘球蚴具有多房性的特点，其沿髓腔或骨质疏松部位缓慢生长，发展蔓延形成膨胀性、蜂房样或皂泡样溶骨性骨质破坏，边缘光滑整齐，通常无炎症或骨膜反应。棘球蚴所寄生的骨床，由于周围无软组织存在并与骨组织直接相邻，不能形成反应性纤维组织外囊，这是与其他部位软组织棘球蚴病所不同的重要特征。骨棘球蚴虽然受到致密骨质的约束，但棘球蚴在骨髓腔或松质骨内不断增殖，逐渐蔓延侵犯周围骨皮质，长期压迫使骨皮质萎缩变薄、膨胀变形并可突破骨皮质而侵及周围软组织。这一阶段患者通常临床症状加重，活动后尤明显，主要表现为局部肿胀、疼痛或活动受限，此时可能发生病理性骨折或出现神经功能损害症状。病变进一步发展到晚期，形成广泛的骨质破坏和缺损，同时棘球蚴在软组织内继续生长，形成骨和软组织内棘球蚴共存的混合性棘球蚴。主要临床表现为局部疼痛、肿块及病理性骨折，累及脊柱者则表现为不同程度的神经功能损害。侵入组织器官的六钩蚴，大多数被浸润的巨噬细胞和嗜酸性粒细胞包围、吞噬或变性死亡，仅少数能够存活而发育成棘球蚴囊。其直径可达十至数十厘米不等。棘球蚴囊周围有单核细胞、巨噬细胞、嗜酸性粒细胞浸润及成纤维细胞增生，最终形成纤维性包膜（外囊）。棘球蚴囊内含有大量无色或微黄色液体，为具有抗原性的蛋白质物质，其量可达数百至数千毫升。囊液内含有原头蚴、子囊和孙囊。囊液和这些成分统称为棘球蚴砂（或包虫砂）。如果囊壁破裂，其内含物溢出，轻者可造成局部组织发生过敏性反应，重者导致过敏性休克。继发感染或其他原因可造成虫体退化、死亡和钙化。病理切片上可见位于鞘状头节内的口钩，呈嗜酸性和微折光。骨小梁间为棘球蚴囊泡，其周围有淋巴细胞、嗜酸性粒细胞和少量纤维细胞组成的结节样结构。

五、脊柱转移肿瘤的组织病理学改变

转移瘤的大体改变与骨原发性肿瘤相比缺乏特异性而变化多样，取决于肿瘤所致的反应性新生骨的多少。溶骨性转移一般境界清楚，成骨性转移边界不清，质地硬。乳腺癌常常为成骨性转移灶，为灰白色、坚实质韧；甲状腺癌、肾细胞癌常常富于血管而形成质软的出血性转移病灶。在未知原发癌的情况下，可根据部分有特征的转移癌形态判断原发部位，如肾脏的透明细胞癌、肝细胞癌、甲状腺滤泡癌等。但大多数骨转移性肿瘤单从形态学来判断其肿瘤来源是困难的。最常见的骨转移癌是乳腺癌、肺癌、肾癌、甲状腺癌和前列腺癌，被称为嗜骨性肿瘤。而软组织肉瘤很少转移到骨，但儿童的胚胎性横纹肌肉瘤可能例外。免疫组织化学标记可以辅助判断原发癌的部位，器官特异性标志物，联合应用CK7、CK20和绒毛蛋白（villin）标记套餐可以辅助判断转移癌的来源。

六、脊柱淋巴瘤的组织病理学改变

脊柱淋巴瘤属于结外淋巴瘤的一种，多为非霍奇金淋巴瘤，大部分为B细胞型，少部分为T细胞型。临床上有原发和继发之分，原发性脊柱淋巴瘤多侵犯硬脊膜外软组织和椎体而无其他部位淋巴瘤，而继发性脊柱淋巴瘤常合并其他部分的淋巴瘤。脊柱淋巴瘤组织来源有3种可能：①椎骨髓内淋巴细胞；②硬脊膜外隙的正常淋巴细胞；③椎骨及椎旁淋巴结瘤变生长至椎管内。根据瘤细胞分为非霍奇金淋巴瘤（NHL）和霍奇金淋巴瘤（HL）两类。霍奇金淋巴瘤的病理学特征为瘤组织内含有淋巴细胞、嗜酸性粒细胞、浆细胞和特异性的里-施（Reed-Sternberg，R-S）细胞，霍奇金淋巴瘤按照病理类型分为结节性富含淋巴细胞型和经典型，后者包括淋巴细胞为主型、结节硬化型、混合细胞型和淋巴细胞消减型。非霍奇金淋巴瘤是具有很强异质性的一组独立疾病的总和，病理上主要是分化程度不同的淋巴细胞、组织细胞或网状细胞，根据非霍奇金淋巴瘤的自然病程，可以归为三大临床类型，即高度侵袭性、侵袭性和惰性淋巴瘤。根据不同的淋巴细胞起源，可以分为B细胞、T细胞和NK细胞淋巴瘤。

七、强直性脊柱炎的组织病理学改变

强直性脊柱炎患者滑膜肥厚和关节软骨面的腐蚀破坏较轻，很少发生骨质吸收和关节脱位，但关节囊和韧带的骨化却较突出，加上关节软骨面的钙化和骨化，极易发生软骨性强直。结合部的炎性肉芽组织既能腐蚀结合部的骨松质，又可向韧带、肌腱、关节囊内蔓延，在组织修复过程中，新生的骨质生成过多，不但足以填补骨松质的缺损，还向附近的韧带、肌腱、关节囊过渡，形成韧带骨赘，这种增生和发展的结局是导致关节骨性强直的重要原因，此种变化多见于髋关节，也可见于椎间盘、关节突间关节、骶髂关节、坐骨结节、耻骨结节等处。强直性脊柱炎的关节变化是以肉芽肿为特征的滑膜炎，伴以纤维化和骨化、滑膜增厚，巨噬细胞、淋巴细胞和浆细胞浸润。病变原发部位是韧带和关节囊的附着部。病理改变是韧带附着病变，导致韧带骨化形成、椎体形变、椎体终板破坏及其他改变。随着病变进展和演变，关节和关节附件出现骨化倾向。早期韧带、纤维环、椎间盘、骨膜和骨小梁为血管性和纤维性组织侵犯，被肉芽肿组织取代，致关节破坏和骨质硬化。修复后，最终发生关节纤维性和骨性强直、椎骨骨质疏松、肌肉萎缩胸腰椎后凸畸形。椎体的软骨终板和椎间盘边缘的炎症，最终引起局部骨化。韧带、关节囊附着部的炎症使骨质破坏、缺损，被含有淋巴和浆细胞的结缔组织取代，填充与修补的网状骨在侵蚀的骨表面形成韧带骨化。随后，网状骨再塑形，形成板状骨，髂嵴、大转子、坐骨结节、髌骨表面等韧带附着处均可发生同样病变，椎间盘纤维环前外侧纤维中形成的韧带骨化不断纵向延伸，最后成为相邻两个椎体的骨桥。

第七节 脊柱感染性疾病的鉴别诊断

一、临床表现鉴别诊断

（一）脊柱感染性疾病的鉴别诊断

化脓性脊柱炎大部分可出现急性腰痛、神经根性痛、髋关节痛，或严重败血症等症状。在一些病例中，炎症细胞浸润椎旁软组织可形成椎旁脓肿，表现为受累椎体、椎间盘及相邻椎体的椎旁软组织增厚，横断面病变呈环绕椎体的软组织肿块影，脓肿范围累及硬膜外间隙可致使硬膜囊腹侧受压呈弧形改变，严重时累及脊髓，甚至导致脊髓严重受压变形，引起截瘫。急性发作的典型症状包括畏寒、高热、神志不清、昏迷、呕吐、腹胀等急性全身中毒症状或亚急性表现和脊柱活动障碍等，也可以出现椎管内神经根刺激征象如节段性放射痛、肌痉挛等。亚急性发病者可有发热、中等程度疼痛和轻微的不适。少数患者以上症状均不明显。

布鲁氏菌性脊柱炎大多侵犯单个椎间隙及相应椎体，很少累及多个椎间隙。其临床表现包括全身中毒症状和感染性脊柱炎的症状及体征，急性期表现为寒战、发热、多汗。平均发热2～3周，退热数日至2周后再次发热，呈波浪起伏。热型多为弛张热，也可呈不规则热。常因大汗浸湿衣被，且与热退相伴，此为本病另一突出特征。慢性期可由急性期发展而来，也可无急性病史。常见症状有疲乏、出汗、头痛、低热、抑郁、烦躁、肌肉及关节酸痛。可伴有多发性、游走性全身肌肉和大关节痛局部症状。布鲁氏菌性脊柱炎大多起病缓慢，患者会逐渐出现体温上升，多为不规则热或低热，仅5%～20%的患者会出现典型的弛张热。脊柱局部症状表现为持续性腰痛及下背痛、局部压痛与叩击痛伴肌肉痉挛、脊柱活动受限，常处于固定姿势，有时局部淋巴结破溃后，出现腰大肌脓肿，甚至可形成硬膜外脓肿而致截瘫。病变在脊柱不同部位表现为相应神经根放射痛或脊髓受压症状，易误诊为脊柱结核。

椎体真菌感染患者常出现亚急性或者慢性腰背部疼痛但没有发热症状，可伴乏力、盗汗、食欲缺乏等症状。局部症状表现为持续性腰痛及下背痛、局部压痛与叩击痛伴肌肉痉挛、脊柱活动受限，常处于固定姿势，有时出现少量的腰大肌脓肿，很少出现硬膜外脓肿而致截瘫。病变在脊柱不同部位表现为相应神经根放射痛或脊髓受压症状。脊柱真菌感染的诊断往往缺乏特异性指标，容易与其他脊柱疾病混淆，导致误诊和漏诊。患者有静脉置管、免疫抑制或者静脉毒品注射等真菌感染的高危因素时，需要高度怀疑椎体真菌感染的可能性。

脊柱结核患者大多起病缓慢，病程从数月至数年不等，可有慢性病容、倦怠、乏力、食欲缺乏、夜间盗汗，久之则呈现苍白、贫血、消瘦等全身中毒症状。局部症状包括功能障碍、肿胀、窦道、疼痛和畸形，但早期出现的症状和体征均无特异性，多为轻微的持续性腰背部钝痛，劳累时加重，休息后可减轻，咳嗽、打喷嚏、弯腰活动或持重物时疼痛可加重，所以难以及时诊断和治疗。在病情恶化时形成椎体破坏，脓肿增大可扩展至新的肌肉间隙，累及滑膜组织、关节腔，或穿入胸腹腔或内脏。

脊柱骨棘球蚴病感染具有较长潜伏期，一般可达10~20年或更长。根据感染棘球绦虫的类型不同，以及病变波及脊柱部位不同，患者可出现多种不同症状。早期一般无明显症状，随着囊肿的增大对脊柱脊髓产生挤压，可出现腰背部不适、局部胀痛。当囊肿增大到一定程度时，可对脊髓产生挤压，引发相应症状，如压迫神经根可出现相应的神经压迫症状，如果有脊髓受压可出现相应节段的脊髓压迫症状。棘球蚴开始位于骨髓腔内，生长缓慢，继而沿骨松质与骨孔蔓延，使骨质破坏，引起病理性骨折。囊肿穿破骨皮质，侵入周围软组织，出现巨大包块。若再向皮肤破溃，则形成长期不愈的瘘管，流出脓液和棘球蚴碎屑，并可继发慢性化脓性骨髓炎。若累及关节，可引起病理性脱位。病变初期无明显症状，随着病情的发展，可出现疼痛、麻木、肢体肌肉萎缩。脊柱早期一般无明显症状，随着囊肿的增大，对脊柱脊髓产生挤压，可出现腰背部不适、局部胀痛。当囊肿增大到一定程度时，可对脊髓产生挤压，引发相应症状，甚至瘫痪。

（二）脊柱感染性疾病与其他类型疾病的鉴别诊断

强直性脊柱炎患者典型的临床表现就是炎性下腰部疼痛，同时患者可能会伴有晨僵，晨僵的时间比较短，一般少于0.5h。这些症状休息后可能会更加严重，而活动后可以减轻，同时脊柱，包括腰椎、颈椎等可能会出现各个方向活动受限的情况，还可以出现下肢的单关节炎发作。强直性脊柱炎一般起病比较隐匿，早期可无任何临床症状，有些患者在早期可表现出轻度的全身症状，如乏力、消瘦、长期或间断低热、厌食、轻度贫血等。强直性脊柱炎患者多有关节病变，且绝大多数首先侵犯骶髂关节，以后上行发展至颈椎。少数患者先为颈椎或几个脊柱节段同时受侵犯，周围关节也可受侵犯，早期病变处关节有炎性疼痛，伴有关节周围肌肉痉挛，有僵硬感，晨起明显，也可表现为夜间痛，经活动或服镇痛药缓解。随着病情发展，关节疼痛减轻，而各脊柱节段及关节活动受限和畸形，晚期整个脊柱和下肢变成僵硬的弓形，向前屈曲。如肋椎关节、胸骨柄体关节、胸锁关节及肋软骨间关节受累，则呈束带状胸痛，胸廓扩张受限，吸气咳嗽或打喷嚏时胸痛加重。严重者胸廓保持在呼气状态，胸廓扩张度较正常人降低50%以上，因此只能靠腹式呼吸辅助。由于胸腹腔容量缩小，心肺功能和消化功能发生障碍。少数患者首先表现为颈椎炎，先有颈椎部疼痛，沿颈部向头部、臂部放射。颈部肌肉开始时痉挛，以后萎缩，病变进展可发展至颈胸椎后凸畸形。头部活动明显受限，常固定于前屈位，不能上仰、侧弯或转动。严重者仅能看到自己足尖前方的小块地面，不能抬头平视。约半数强直性脊柱炎患者有短暂的急性周围关节炎，约25%有永久性周围关节损害。一般多发生于大关节，下肢多于上肢。肩关节受累时，关节活动受限，疼痛更为明显，梳头、抬手等活动均受限。侵犯膝关节时则关节呈代偿性弯曲，使行走、坐立等日常生活更为困难。极少侵犯肘、腕和足部关节。此外，耻骨联合亦可受累，骨盆上缘、坐骨结节、股骨大粗隆及足跟部可有骨炎症状，早期表现为局部软组织肿、痛，晚期有骨性粗大。一般周围关节炎可发生在脊柱炎之前或以后，局部症状与类风湿关节炎不易区别，但遗留畸形者较少。

　　脊柱转移瘤临床表现有三种典型的疼痛类型，包括局部疼痛、机械性疼痛和神经根性疼痛。患者经受的疼痛可能是其中一种类型，也可能是多种类型的联合影响。区分个别患者疼痛的类型是诊断评估过程的关键部分。①局部疼痛：是由于肿瘤生长引起骨膜拉伸和炎症，被描述为深部"咬噬性"或"酸痛性"疼痛，常发生在夜间，活动后缓解，应用抗炎药或皮质激素类药物可迅速缓解。对此型疼痛患者进行棘突叩诊或触诊可引起叩、压痛。②机械性疼痛：不同于局部疼痛，机械性背痛应用抗炎药和镇痛药通常无效，随姿势和活动而变化。此种类型的疼痛归咎于将要形成或已经形成的不稳。肿瘤引起的畸形或受累椎体压缩常导致脊柱不稳，增加了脊柱支撑和稳定结构的张力，这些结构包括肌肉、肌腱、韧带和关节囊。这种张力引起脊柱运动或轴向负荷的特征性疼痛，该疼痛可在俯卧位或仰卧位诱发，但是侧卧位时通常可缓解。佩戴支具或行手术固定可以稳定脊柱，较好地缓解机械性疼痛。③神经根性疼痛：当肿瘤压迫脊柱神经根出口处的神经根时，或者压缩性骨折闭塞了神经根管，侵犯神经根时，可发生脊柱转移瘤神经根性疼痛，类似于椎间盘突出相关的根性疼痛，常被描述为剧烈、穿透样刺痛。位于颈椎者，如压迫上部颈神经根，可引起枕区疼痛。压迫C_4神经根可引起颈系带样疼痛。压迫下部颈神经可引起臂痛和指痛，咳嗽及用力时疼痛加重。髓外-硬膜内转移瘤可引起刺激或侵犯神经根，引起钝性或神经根性痛。与典型的神经根痛不同，此种疼痛被描述为剧烈的烧灼感。脊柱转移瘤患者另一个最常见症状是运动功能障碍。60%～85%的转移性硬膜外脊髓压迫症（MESCC）患者存在一组或多组肌群肌无力。这种肌无力可能和脊髓病、神经根病有关，可以由肿瘤直接压迫神经结构，或病理性骨折导致骨折块突入椎管或神经根管所致。患者可能有不同程度的自主性功能障碍表现，如肠、膀胱或性功能异常，除非医生直接问诊，否则这些表现常不被发现。这类患者最常见的症状为膀胱功能障碍（通常为尿潴留），这与运动功能障碍程度明显相关。运动功能障碍患者如不治疗，可发展为完全瘫痪。感觉障碍包括麻痹、感觉过敏，感觉异常通常与运动功能障碍和皮区相应的疼痛同步发生，脊髓病患者可能存在胸腹部带状分布的感觉异常。胸髓MESCC患者可能描述为一种胸部不适感，类似于衬衫或胸衣过紧的感觉，本质上与胸髓横贯性脊髓炎患者描述的感觉不适类似。当脊髓压迫诊断明确时，患者神经功能与其预后密切相关。

大多数患者在神经功能障碍发生前即可有疼痛症状，但由于背痛在普通人群中非常普遍，诊断延误常发生在最初主诉为新发背痛或颈痛的脊柱转移瘤患者中。

嗜酸性肉芽肿性脊柱炎缺乏典型的临床表现，主要表现为疼痛、肿胀，可有压痛、叩击痛、发热等。颈部主要表现为活动障碍或斜颈，胸腰椎主要表现为局部疼痛和神经症状。病情发展严重者出现病理性骨折、脊柱畸形，压迫脊髓时出现神经症状如下肢肌力减退、大小便失禁甚至截瘫。疼痛是有症状的患者最常见的主诉，83%～95%的患者均可发生，较其他神经症状早发数周或数月。它最早出现的症状是病变平面的胸背或腰背痛，一般较轻微，呈间歇性，常不引起注意，给予对症治疗，逐渐变为持续性剧痛。10%的癌症患者首发症状即为脊柱转移瘤相关性疼痛。

骨质疏松性脊柱压缩性骨折多为大小不等的创伤所致，老年骨质疏松骨折也多为压缩性骨折。骨质疏松性脊柱压缩性骨折多发于下胸段和上腰段。患者主诉背痛，不敢活动，站立行走受限。如果压缩程度较重，后柱的棘突或韧带有损伤，产生局部后凸畸形，或出现肿胀瘀斑。压痛、叩击痛常见，胸腰椎活动受限。骨质疏松性脊柱压缩性骨折大部分为稳定骨折，少有脊髓损伤瘫痪者。

脊柱多发性骨髓瘤（multiple myeloma，MM）是血液系统肿瘤，特点是单克隆性浆细胞异常增生，脊柱是常见的受累部位。脊柱多发性骨髓瘤异质性较大，全身症状多不典型，因此早期往往无典型贫血、肾功能不全等临床表现，脊柱多发性骨髓瘤患者往往因骨痛或自发性骨折而就诊于骨科。骨髓瘤细胞导致破骨细胞激活，造成骨质疏松及骨质破坏。病变累及脊柱时常常因溶骨性破坏出现脊柱不稳、骨折、畸形，或因瘤体压迫脊髓或神经根出现相应症状，但大多数临床表现并无特异性。

脊椎淋巴瘤患者最常见、最主要的症状是疼痛，疼痛的可能机制包括骨的浸润和破坏（尤其是骨膜的膨胀）、骨病变组织的压迫、病理性骨折、脊柱椎节不稳、脊髓、神经根或神经丛的压迫和侵蚀等。因脊柱骨肿瘤多发生在椎体，而椎体的位置较深，难以在体表发现，故以肿块为首发表现的患者并不常见，主要见于颈椎或脊柱后部附件结构的肿瘤。脊柱恶性肿瘤的包块增长较快，对周围组织常形成压迫等，故常有局部疼痛、不适等表现。转移性脊柱肿瘤由于有原发病灶的存在，以及转移肿瘤一般恶性程度较高，生长比较迅速，易诱发脊柱疼痛和神经症状等，常在形成较大包块前即已被发现。脊柱肿瘤导致的脊柱畸形并不少见，其主要机制包括肿瘤对椎体和（或）附件的破坏、脊柱周围组织的痉挛性反应及肿瘤体积较大对周围结构形成挤压等。例如，骨样骨瘤常可出现凹向病灶侧的侧凸畸形，其侧弯顶点多为病灶所在部位。脊髓神经受压可由肿瘤本身直接侵袭引起，也可由肿瘤破坏骨性结构导致的畸形引起。由于脊柱肿瘤主要位于椎体，往往从前方压迫锥体束或前角细胞，故常首先表现为运动功能损害，其临床症状因脊髓神经受压程度和部位的不同而有所差异，如脊髓前角综合征、脊髓后角综合征及脊髓半切综合征等。早期患者的全身症状并不明显，出现全身症状通常是原发性恶性肿瘤和转移性肿瘤患者的晚期表现，包括以贫血、消瘦、低热、乏力等为特点的恶病质临床表现。

二、实验室检查鉴别诊断

（一）脊柱感染性疾病的鉴别诊断

化脓性脊柱炎化验检查早期白细胞计数升高，有明显核左移现象，血沉不断增快，CRP水平可持续明显增高，血培养可能为阳性，在CT引导下行局部穿刺及活检，抽出脓液做涂片及细菌培养，取出的组织做病理检查，可做出直接诊断。同位素扫描：急性化脓性脊椎炎早期，可出现患椎同位素浓聚现象，同位素扫描虽为非特异性检查，但对寻找病灶、确定病变部位有一定帮助。

布鲁氏菌性脊柱炎，实验室检查白细胞计数正常或偏低，淋巴细胞相对或绝对增高，血沉增快，CRP水平增高。血清凝集试验应用广，病程2周后呈阳性，急性期80%为阳性，慢性期30%呈阳性。故血清凝集试验可以帮助确诊及鉴别诊断，但阴性不能排除布鲁氏菌病可能。血培养阳性率较低。布鲁氏菌病诊断的血清学试验，主要检测血清的抗布鲁氏菌抗体。血清学检测方法包括常规的凝集试验、补体结合反应及高灵敏度的酶联免疫吸附试验（ELISA）、聚合酶链反应（PCR）技术等。目前的诊断方法有16种之多。但每一种诊断方法均存在特异性、敏感性或操作方法方面的不足。有学者报道应用试管凝集试验（SAT）、二巯基乙醇试管凝集试验、虎红平板凝集试验（RBPT）、致敏红细胞凝集试验4种常用方法检测32份牛型布鲁氏菌病血清抗体，比较4种疗法的检出率、符合率及优缺点，认为虎红平板凝集试验检出率最高，其余3种方法基本相似，4种检测方法的阳、阴性符合率仅为50%。PCR技术应用于布鲁氏菌病的检测，检测结果证明其具有良好的特异性和敏感性。

真菌直接镜检阳性率较低，阴性结果亦不能排除真菌感染的可能性。真菌涂片辅以染色检查可提高真菌镜检阳性率。取临床标本对真菌进行培养，是实验室检查中的重要环节，培养出致病真菌是进一步鉴定菌种的前提条件。血清学技术目前已普遍应用于真菌病，特别是深部真菌病的诊断和致病菌种的分型鉴定。真菌血清学检查包括抗体检测和抗原检测。真菌抗原检测具有早期、快速、高敏感性和特异性的优点。对于真菌抗体的检测，目前有念珠菌抗体检测及荚膜组织胞浆菌、粗球孢子菌、副球孢子菌和皮炎芽生菌的抗体检测。检测方法包括免疫扩散检测特异度抗体、酶联免疫检测特异性抗体及滴度等。随着分子生物学技术的发展，分子生物学检测被用于真菌病的诊断和菌种鉴定。分子生物学检测技术是近年来研究的热点，具有特异性、敏感性高，能快速、便捷鉴定到种属的优点，为真菌感染的临床诊疗提供了有力支持。该技术主要基于病原微生物DNA或RNA的检测技术，分子生物学检测的通用引物根据真菌rDNA高度保守区段设计，DNA可来自线粒体或核糖体。靶基因可选择单拷贝基因和多拷贝基因，检测多拷贝基因的敏感性更高。通过分子生物学技术检测真菌特异性核酸，提高了真菌感染诊断的敏感性和特异性，并显著缩短了实验时间。分子生物学技术具有快速有效、特异性强、敏感性高的优点，但也存在局限性，如成本较高、操作技术复杂、干扰因素多等。

脊柱结核的主要实验室检查项目包括血常规、血沉、结核菌素试验、结核分枝杆菌培养、病理检查、免疫学诊断等。脊柱结核患者经常有轻度贫血，若合并感染，白细胞计数会增高；在结核活动期血沉一般都加快。结核菌素试验（PPD试验）是一种诊断结核的工具，试验阳性反应仅表示曾经感染结核分枝杆菌，并不一定患病，结核菌素试验阴性反应除提示没有结核分枝杆菌感染外，还见于以下情况：结核分枝杆菌感染后需4～8周才有变态反应充分建立，在这种变态反应前期，结核菌素试验可为阴性。在应用糖皮质激素等免疫抑制剂者，或营养不良及麻疹、百日咳等患者，结核菌素反应也可暂时消失。严重结核病和各种危重患者对结核菌素无反应，或仅为弱阳性，这都是由于人体免疫力连同变态反应暂时受到抑制的结果；待病情好转，又会转为阳性反应。其他如淋巴细胞免疫系统缺陷（如淋巴瘤、白血病、艾滋病等）患者和老年人的结核菌素反应也常为阴性。脊柱结核细菌学检查主要包括抗酸杆菌涂片镜检法、结核分枝杆菌培养法及药敏法。抗酸杆菌涂片镜检法，通过涂片染色可直接观察抗酸杆菌，是临床上诊断骨关节结核的重要依据和必不可少的检查项目。结核分枝杆菌培养是目前诊断脊柱结核的标准，是鉴定是否为活菌的可靠方法，也是目前活菌检测不可替代的方法。药敏检测结果在临床用药指导及耐药性检测等方面具有重要的作用。结核分枝杆菌是一种细胞内寄生菌，侵入机体后可诱导机体产生一系列细胞免疫和体液免疫反应。传统观点认为这两种免疫方式在结核分枝杆菌感染时会呈现出分离现象，即细胞免疫反应随病情加重而减弱，体液免疫反应随病情加重而增强。因此，在分类上可将免疫学诊断分为体液免疫诊断和细胞免疫诊断。免疫学检查法是用结核分枝杆菌的菌体成分制成抗原或抗体，通过检查患者血清中的结核抗体或抗原来鉴定是否患有结核或潜伏性结核，具有标本来源方便、检查速度快、操作简单、敏感性和特异性均较高等特点，是诊断骨与关节结核的重要辅助检查之一，对骨与关节结核的诊断有着较高的参考价值。T细胞斑点检测结核试验（T-SPOT.TB，T-SPOT）：检测外周全血中单个反应细胞分泌的干扰素含量，利用酶联免疫斑点技术检测抗原刺激分泌IFN-γ的淋巴细胞数量，从而诊断结核感染，是目前检测抗原特异性T细胞最敏感的方法之一。对于检查结果，研究认为阴性结果理论上不能完全排除结核分枝杆菌感染的可能，临床意义较大，但需注意排除检验过程中出现误差导致的结果不准确；阳性结果则提示存在结核分枝杆菌感染史，但是否为活动性结核病，需结合临床进行判定。结核分子生物学诊断是基于对结核分枝杆菌基因进行检测的一种技术，可以直接对结核分枝杆菌的种系进行分类鉴定和药敏检测，具有简便、快速、试剂稳定、高敏感性和特异性等优点，Xpert MTB/RIF技术整合了基于定量PCR分子遗传检测的3个步骤（样品准备、扩增、检测），将待检样品放入Xpert MTB/RIF反应盒中，系统就会自动按照相应的程序运行，实时检测PCR运行情况，一旦PCR完成，Xpert MTB/RIF检测系统全自动化软件就会判断出患者是否患有结核病，以及是否对利福平耐药。该技术检测快速，检测方法安全，全程在密闭的仪器中完成，无生物安全需求，同时具有高敏感性和特异性。脓液中结核分枝杆菌培养的阳性率可为70%左右。与传统的结核病检测方法（结核菌素皮肤试验、血清抗结核抗体检测）相比，Xpert MTB/RIF、结核和非结核分枝杆菌DNA测定及宏基因组测序技术有较高的敏感性，可作为脊柱结核较可靠的诊断依据。

脊柱骨棘球蚴病实验室检查中血常规嗜酸性粒细胞增多，但无特异性。嗜酸性粒细胞增多一般不超过10%，偶可达70%，见于半数病例。棘球蚴囊肿破裂或手术后，血中嗜酸性粒细胞无显著增多现象。皮内试验，以囊液抗原0.1ml注射前臂内侧，15～20min后观察反应，阳性者局部出现红色丘疹，可有伪足。即刻反应红色丘疹在2～12h开始消退，延迟反应红色丘疹在12～24h开始消退，继以红肿和硬结。当患者血液内有足量抗体存在时，延迟反应常不出现。在单纯性病例中，即刻反应和延迟反应均呈阳性。在穿刺、手术或感染后即刻反应仍为阳性，但延迟反应被抑制。皮内试验阳性率在80%～90%，但可出现假阳性，其他寄生虫病，特别是带绦虫病等有较高的非特异性反应，交叉反应还可见于恶性肿瘤、腹腔结核。间接血凝试验（IHA）特异性较高，阳性率可达80%，多用于标本的普查、筛选。血清免疫学试验用于检测患者血清抗体，试验方法多种，但以间接血凝试验和酶联免疫吸附试验最为常用，阳性率约90%，亦可出现假阴性或假阳性反应。肺囊型棘球蚴病血清免疫学试验阳性率低于肝囊型棘球蚴病。补体结合试验阳性率为80%，约5%呈假阳性反应。本病与吸虫病和囊虫病之间有交叉免疫现象。斑点酶联免疫吸附试验为确诊性检查手段。免疫诊断学检查对于诊断棘球绦虫非常有用，联合多项检查结果是目前最有价值的血清学诊断，可在有创检查前采用。上述免疫试验主要用于检测抗体，阳性率80%～90%，假阳性率5%～10%，影响免疫反应的因素主要有抗原的特异性及敏感性不够理想。假阳性反应可见于感染其他肠道寄生虫病、癌症和慢性免疫性疾病患者，阴性结果也不能除外棘球绦虫病，因为一些包囊携带者不能检测到抗体。

（二）脊柱感染性疾病与其他类型疾病的鉴别诊断

强直性脊柱炎患者白细胞计数正常或升高，淋巴细胞比例稍增加，少数患者有轻度贫血（正细胞低色素性），血沉可增快，但与疾病活动的相关性不大，而CRP则较有意义。血清白蛋白减少，α_1球蛋白和γ球蛋白增加，血清免疫球蛋白IgG、IgA和IgM可增加，血清补体C3和C4常增加。约50%患者碱性磷酸酶升高，血清肌酸激酶也常升高。血清类风湿因子阴性。虽然90%～95%以上强直性脊柱炎患者HLA-B27阳性，但一般不依靠HLA-B27来诊断强直性脊柱炎。

对脊柱转移瘤患者进行实验室检查时，会发现血沉增快、贫血、血清碱性磷酸酶升高等非特异性表现。这类患者血常规等常规检验可出现血红蛋白水平降低、血红细胞减少、血白细胞计数增高、血沉增快、血浆蛋白下降、A/G值倒置等表现，还应进行碱性磷酸酶（ALP）、酸性磷酸酶（ACP）、乳酸脱氢酶（LDH）、血钙、血磷等检查。约1/10的乳腺癌、肺癌、肝癌和肾癌脊柱转移患者血钙升高，血磷降低。前列腺癌骨转移时酸性磷酸酶增高。在成骨性转移瘤时碱性磷酸酶可升高。骨髓检查有脊柱转移时，骨髓涂片可找到肿瘤细胞。尿液检查显示儿茶酚胺增高。儿茶酚胺的代谢产物3-甲氧基-4-羟基-苦杏仁酸（VMA）和同型香草酸（HVA）也增多。肿瘤标志物检测、肿瘤放射免疫显像和PCR在脊柱转移瘤中应用增多，对于诊断原发癌及肿瘤的微转移也有较大帮助。目前国内外常用的如下：甲胎蛋白（AFP）对于诊断原发肝癌及脊柱转移有益；癌胚抗原（CEA）用于诊断结肠癌、小细胞肺癌、乳腺癌、胰腺癌、甲状腺髓样癌及其转移；CA19-9作为胰腺癌的标志物，如与CEA联合应用检测胰腺癌的阳性率可>90%；CA125为卵巢癌的相关抗原；前列腺特异性抗原（PSA）用于诊断前列腺癌，鉴别转移性腺癌的性质；CA72-4与CEA及CA19-9联合监测有利于胃癌及骨转移的检出。

嗜酸性肉芽肿性脊柱炎实验室检查的特征性改变是嗜酸性粒细胞比例升高和血清免疫球蛋白水平明显增高。两者一般在发病时或不久后即可出现升高，尤其是活跃期可达很高水平。骨髓象中嗜酸性粒细胞比例同样也增高，但是细胞已基本发育成熟。并发肾脏损害患者可出现蛋白尿。

脊柱多发性骨髓瘤的血常规可见正细胞性贫血，红细胞呈缗钱状排列，白细胞总数正常或减少，晚期可见到大量浆细胞。化验血磷正常，血钙升高，血清碱性磷酸酶多数正常，血清中β₂微球蛋白明显增多。CRP和血清IL-6呈正相关，当病情活动时CRP水平可明显升高。尿常规检查90%的患者有尿蛋白，血清尿素氮和肌酐可升高，尿中可出现本周蛋白。患者还可行血清免疫固定电泳检查，可见到浓而密集的染色带，可根据免疫球蛋白的种类对骨髓瘤进行分型。骨髓检查可见骨髓中浆细胞异常增生，并伴有骨质的改变，骨髓瘤细胞大小形态不一，成堆出现，核内可见1～4个核仁，并可见双核或多核浆细胞。

脊柱淋巴瘤的实验室检查主要包括血常规检查、血涂片检查、骨髓涂片检查及活检，还有血生化检查、脑脊液检查及组织病理学检查。血常规检查结果一般比较正常，早期一般无特别。贫血见于晚期或合并溶血性贫血者。白细胞除骨髓受累之外一般正常，嗜酸性粒细胞增多，以霍奇金淋巴瘤常见。约1/3患者淋巴细胞绝对值减少。浆细胞和R-S细胞偶可见于外周血。血小板计数下降提示有骨髓受累，或继发于脾功能亢进。可以合并慢性贫血表现，血生化检查为乳酸脱氢酶增高，它与肿瘤负荷有关，是提示预后不良的指标。活动期有血沉增快，血清乳酸脱氢酶活性增高。如血清碱性磷酸酶活力或血钙增加，提示骨骼受累。B细胞非霍奇金淋巴瘤可并发抗人球蛋白试验阳性或阴性的溶血性贫血，少数可出现单克隆IgG或IgM。骨髓涂片检查中，可以见到大量的淋巴瘤细胞，细胞体积比较大，染色质丰富，灰蓝色，形态出现明显异常，可见拖尾现象；骨髓象骨髓未受淋巴癌侵犯之前，一般无异常。在骨髓涂片中找到R-S细胞对明确诊断有价值。这种细胞体积大、直径为15～20pm，胞核大，可为分叶状、双核（镜影细胞）或多核。染色质分布不均、浓集成块。核膜厚而深染。核仁大而圆，可达8pm，核仁周围有空晕区。

三、影像学鉴别诊断

（一）脊柱感染性疾病的鉴别诊断

1. 化脓性脊柱炎

（1）X线表现：早期可无任何异常表现，或仅有椎间隙变窄表现，中后期可见椎体骨质破坏，甚至椎体轻度塌陷，常见椎体硬化（图2-57）。

（2）CT表现：病变椎体上、下缘骨质破坏，毛糙，可见多个囊状低密度区，局部示骨质硬化征象（图2-58）。增强扫描示病变椎体未见显著强化病灶，周围软组织显示不均匀、不规则强化。有时可见局限性骨质吸收或斑点状骨质破坏。随着病变的进展，软骨板可出现破坏，椎体边缘模糊、呈毛刷状，继而椎旁软组织肿胀，椎间隙变窄，骨密度增加，发生骨质硬化、骨桥形成等。

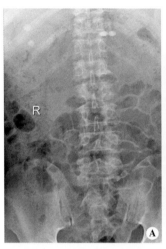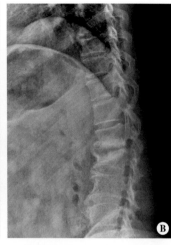

图 2-57 L$_{1\sim2}$椎体金黄色葡萄球菌感染 X 线平片示 L$_{1\sim2}$椎体稍变扁，椎体上、下缘骨质硬化，毛糙状改变，相邻椎间隙变窄

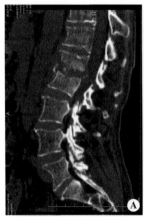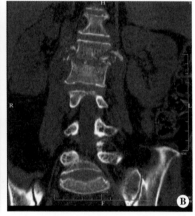

图 2-58 L$_{1\sim2}$椎体金黄色葡萄球菌感染 CT 平扫矢状位、冠状位显示 L$_{1\sim2}$椎体上、下缘骨质破坏、毛糙，可见多个囊状低密度区，局部示骨质硬化征象

（3）MRI 表现：可见 T$_1$WI、T$_2$WI 示 L$_{1\sim2}$椎体信号异常，T$_2$WI 高信号（不像结核常混杂高信号），椎体和椎间盘分界较清楚，一般椎体无变形，脓肿无流注（图 2-59），MRI 增强扫描显示椎体强化的信号表现对于鉴别诊断亦有帮助。化脓性炎症患者的椎体破坏往往局限在椎间盘周围，椎体表现为炎症反应，故增强扫描表现为均一弥散的炎症性水肿强化信号。而结核患者椎体内部出现局灶性、混杂性强化信号。化脓性炎症的脓肿壁往往较厚且边界不清，结核形成的脓肿壁光滑且很薄。

2. 布鲁氏菌性脊柱炎

（1）X 线表现：早期为小骨质稀疏灶，数周后出现骨质缺损病灶，较大的病灶呈岛屿状。病灶呈软组织密度，边缘清晰锐利，呈不规则虫蚀状破坏或刀锯样外观，后期硬化、增生形成骨赘，呈鸟嘴状向外或邻近椎体缘伸展，形成骨桥。椎体中心亦可被侵犯，通常椎体中心病灶迅速硬化，不形成深部骨质破坏缺损，以后逐渐被新生骨代替，无椎体压缩征象。布鲁氏菌性脊柱炎多发生于邻近病变椎体，关节面破坏不规则，关节间隙进行性变窄以至消失，也可表现为继发性增生性关节炎，产生骨性强直，数个关节同时受侵。

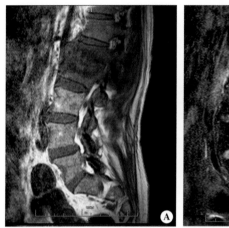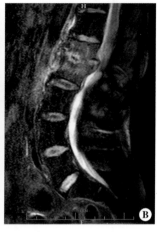

图2-59 L$_{1\sim2}$椎体金黄色葡萄球菌感染MRI检查T$_1$WI、T$_2$WI示L$_{1\sim2}$椎体信号异常，椎间隙破坏、有少量脓液，脊髓受压

（2）CT表现：椎体破坏灶小而多发，多局限于椎体边缘，病灶周围明显增生硬化，新生骨组织中有新破坏灶形成，椎间盘破坏、呈等密度影，可见增生硬化，相邻骨密度增高，有椎旁脓肿形成（图2-60）。

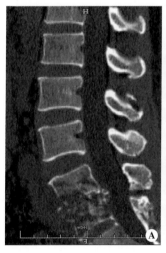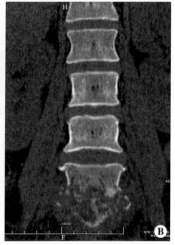

图2-60 L$_{4\sim5}$布鲁氏菌性脊柱炎CT检查矢状位、冠状位提示L$_{4\sim5}$椎体破坏灶，可见死骨，椎体边缘有骨桥形成

（3）MRI表现：病变椎体T$_1$WI呈低信号，T$_2$WI呈低等或等高信号或低等高混杂信号。增强扫描示病变椎体明显强化，与周围正常增强的椎体信号类似或更高。压脂像椎体、间盘、附件及椎管内呈不均匀高信号，相应平面脊髓受压（图2-61）。

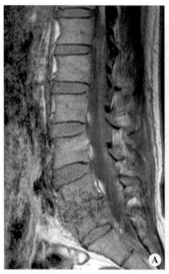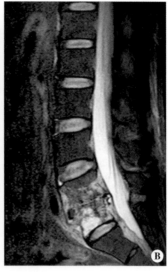

图2-61 $L_{4\sim5}$布鲁氏菌性脊柱炎MRI检查T_1WI、T_2WI提示$L_{4\sim5}$椎体信号异常，椎间隙破坏，椎体周围有少量脓液

3. 脊柱真菌感染

（1）X线表现：可见椎间隙变窄及骨质增生、硬化（图2-62）。

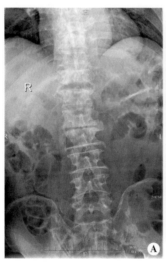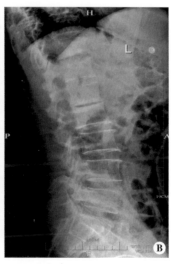

图2-62 $T_{11\sim12}$、L_2椎体真菌感染 X线检查提示$T_{11\sim12}$椎间隙变窄，骨质硬化

（2）CT表现：椎体骨质破坏、硬化、增生，病变椎体破坏与硬化共存，硬化较明显（图2-63）。

（3）MRI表现：病变椎体信号异常，上下终板骨质破坏，椎间隙T_2WI信号明显增强，周围软组织炎症反应不明显，脓肿较少（图2-64）。

4. 脊柱结核

（1）X线表现：早期椎体无明显骨质异常或仅表现为病变椎体骨质疏松，椎间隙变窄，中后期可见椎体骨质破坏，有空洞、死骨形成，椎体塌陷，上下椎体相互挤压成楔形，脊柱呈现后凸畸形（图2-65）。

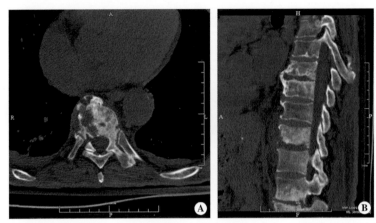

图2-63 $T_{11\sim12}$、L_2椎体真菌感染CT检查横断位、矢状位提示$T_{11\sim12}$、L_2椎体骨质破坏、硬化、增生，$T_{11\sim12}$椎体前方有骨桥形成

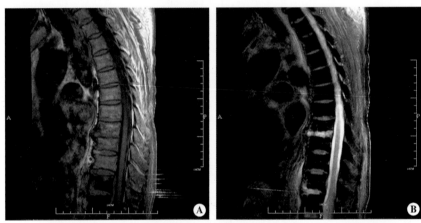

图2-64 $T_{11\sim12}$、L_2椎体真菌感染MRI检查T_1WI、T_2WI矢状位提示$T_{11\sim12}$、L_2椎体信号异常，上下终板骨质破坏，椎间隙T_2WI信号明显增强，周围软组织炎症反应不明显，脓肿较少

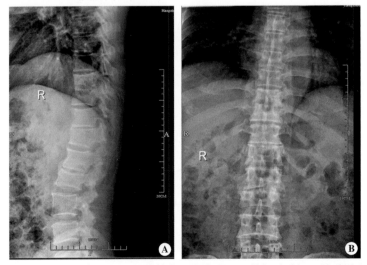

图2-65 $T_{9\sim11}$椎体、$L_{1\sim2}$椎体结核X线表现$L_{1\sim2}$椎间隙破坏，骨质增生

（2）CT表现：椎体骨质破坏、呈斑片状，可伴有薄层硬化边，椎旁有脓肿和异常软组织密度影，内有不规则钙化或死骨（图2-66）。

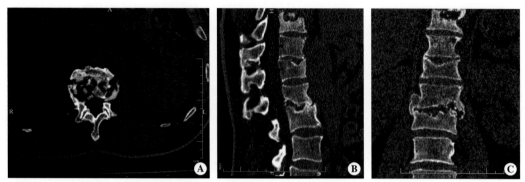

图2-66　$T_{9\sim11}$椎体、$L_{1\sim2}$椎体结核 CT平扫横断位、矢状位、冠状位显示$T_{9\sim11}$椎体，$L_{1\sim2}$椎体上、下缘骨质破坏，可见多个死骨形成

（3）MRI表现：病变椎体骨质T_1WI、T_2WI高信号，病灶区和椎旁有脓肿形成，表现为圆形或类圆形T_2WI高信号区，周围有强化明显的中等T_2WI高信号囊壁，早期椎间盘T_2WI呈高信号，中晚期椎间盘消失，椎间隙变窄或脓肿形成（图2-67）。增强MRI扫描，椎旁肿胀的异常软组织影多为轻中度强化，脓肿壁呈薄而均匀的环状明显强化。

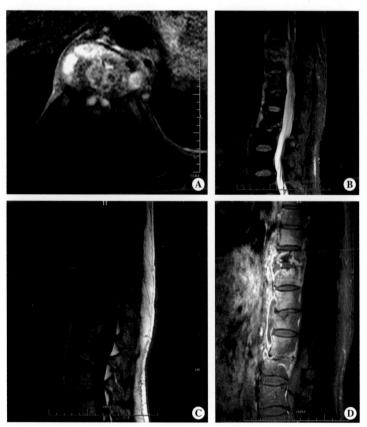

图2-67　$T_{9\sim11}$椎体、$L_{1\sim2}$椎体结核MRI检查，T_1WI、T_2WI提示$T_{9\sim11}$椎体、$L_{1\sim2}$椎体病灶区和椎旁表现为圆形或类圆形T_2WI高信号区，提示脓肿形成；增强MRI扫描，椎旁肿胀的异常软组织影为轻中度强化，脓肿壁呈薄而均匀的环状明显强化

5. 脊柱骨棘球蚴病

（1）X线表现：椎间隙狭窄，椎旁可见清晰的球形软组织阴影而无骨膜反应，可见囊状、虫蚀样、蜂窝状、泡状、斑点状融骨性骨质缺损等多种征象。

（2）CT表现：可见骨棘球蚴囊呈巨型多囊，子囊密度总低于母囊，或者显示母囊内有多个子囊及囊壁弧形钙化的情况。

（3）MRI表现：骨棘球蚴囊为巨型多囊，母囊为高信号表现，子囊较母囊信号更高，呈非常典型的多囊性结构。MRI表现与常见的肿瘤及瘤样病损有着很明显的区别，最主要的是无软组织包块 T_2WI 示母囊呈高信号，子囊较母囊信号更高，呈现非常典型的多囊状结构，囊壁不明显。

（二）脊柱感染性疾病与其他类型疾病的鉴别诊断

1. 强直性脊柱炎

（1）X线表现：98%～100%的病例早期即有骶髂关节的X线改变，是本病诊断的重要依据。早期X线表现为骶髂关节炎，病变一般从骶髂关节的中下部开始，为两侧性。脊柱表现为脊柱的正常弧度消失而变直，一个或多个椎体压缩性骨折，相邻椎体连合，形成椎体间骨桥，呈"竹节样脊柱"。

（2）CT表现：骶髂关节间隙狭窄，根据测定关节间隙有无狭窄、强直或部分强直，可分为四级。1级：可疑或极为轻微的骶髂关节炎。髂骨侧关节面模糊，局灶性骨质疏松及软骨下骨质轻度侵蚀、糜烂，但关节间隙及韧带基本正常。2级：轻度异常。关节边缘模糊，局部可见小的局限性侵蚀囊性变及骨质疏松增生硬化，但不伴关节间隙和韧带关节改变。3级：明显异常。关节边缘明显模糊，近关节趋于硬化，关节间隙明显变窄，骨质破坏明显，出现明显的软骨下骨质侵蚀破坏和增生硬化。明显的骨质疏松和囊性变，关节边缘呈锯齿状间隙增宽或不规则狭窄。4级：骶髂关节融合或完全强直，伴或不伴有硬化。脊柱表现为椎体性骨质疏松，脊椎小关节及椎体骨小梁稀疏、模糊（脱钙），椎体呈"方形椎"，脊柱的生理弧度变直，一个或多个椎体压缩性骨折，椎间盘发生钙化，纤维环和前纵韧带钙化、骨化，韧带骨赘形成，使相邻椎体连合，形成椎体间骨桥，呈最有特征的"竹节样脊柱"。

（3）MRI表现：脊柱的生理弧度变直，一个或多个椎体压缩性改变，椎体间 T_1WI、T_2WI 椎间隙呈低信号，在急性炎症期病变椎体及椎间隙 T_1WI、T_2WI 高信号，椎旁软组织无明显信号异常，无脓肿形成（图2-68～图2-70）。

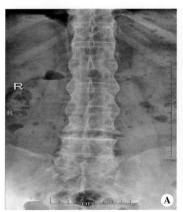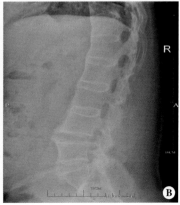

图2-68　强直性脊柱炎X线检查，形成椎体间骨桥，呈最有特征的"竹节样脊柱"

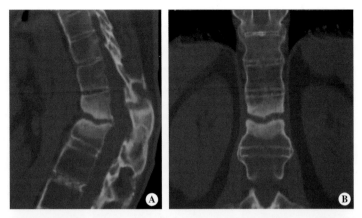

图2-69　强直性脊柱炎CT检查，矢状位、冠状位显示 T_{12} ~ L_1 椎体骨质硬化，间隙狭窄，局部后凸畸形

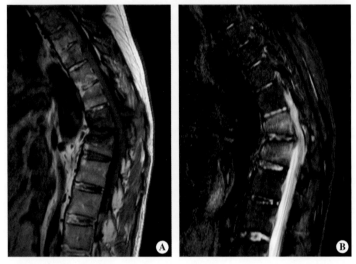

图2-70　强直性脊柱炎MRI检查，矢状位 T_1WI 、 T_2WI 显示 T_{12} ~ L_1 椎体信号异常，呈楔形变，间隙狭窄，局部后凸畸形，椎体周围无明显脓肿形成

2. 脊椎骨转移瘤

（1）X线表现：早期病变椎体无明显骨质异常，中后期可见脊柱有溶骨性破坏，椎体病理性压缩性骨折，附件可见溶骨性骨质破坏（图2-71）。

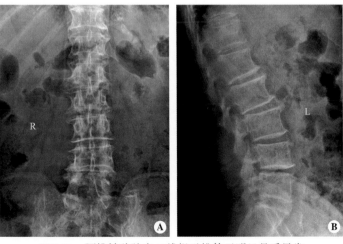

图2-71　腰椎转移肿瘤 X线提示椎体无明显骨质异常

（2）CT表现：可见病变椎体溶骨性骨质破坏，常累及椎弓根、椎板、棘突等附件，通常无硬化增生（图2-72）。

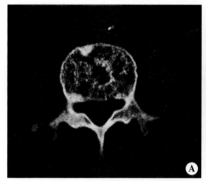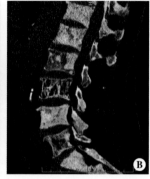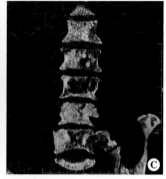

图2-72 腰椎转移肿瘤 CT提示腰椎多椎体溶骨性骨质破坏，常累及椎弓根、椎板、棘突等附件，通常无硬化增生

（3）MRI表现：病变椎体及累及的附件T_1WI、T_2WI信号异常，病灶周围软组织无炎症反应，无炎性渗出、脓肿等表现，上下椎间隙完整，因各种脊柱转移瘤性质不同，瘤体的信号表现不一（图2-73）。

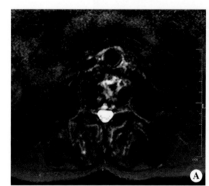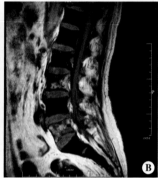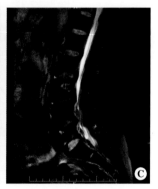

图2-73 腰椎转移肿瘤 MRI提示腰椎多椎体及累及的附件T_1WI、T_2WI信号异常，病灶周围软组织无炎症反应

3. 嗜酸性肉芽肿性脊柱炎

（1）X线表现：早期椎体溶骨性破坏，晚期呈楔形或盘形，盘形者又称为扁平椎，椎体密度增高，其前后径及左右径通常增大，超越相邻椎体边缘，相邻椎间隙正常或轻度增宽，但由于椎体前后或左右破坏程度不同，也可出现椎间隙轻度变窄或宽窄不均，椎间隙变窄且脊柱后凸畸形。

（2）CT表现：早期病椎呈溶骨性改变，表现为分叶状或蜂窝状，皮质骨完整或不完整，病变可以突破骨皮质于椎旁形成软组织肿块。中期病灶边界多清晰不规则，椎体常压缩变扁或呈楔形改变，脊柱畸形。晚期破坏区逐渐减小，病变椎体密度增高，病变周围骨质密度增高，周围可见硬化缘和新生骨，相邻椎间盘一般不受累。很少出现椎弓根、椎板等附件受累（图2-74）。

（3）MRI表现：病变椎体在T_1WI上呈低信号或等信号，T_2WI呈高信号，病变信号可均匀或呈混杂信号，椎体呈斑片状溶骨性骨质破坏，椎体压缩变扁或呈盘形，椎间隙正常（图2-75）。

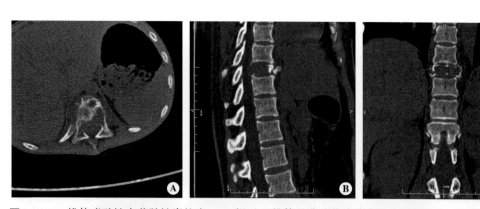

图 2-74　T₉椎体嗜酸性肉芽肿性脊柱炎，CT提示T₉椎体呈分叶状或蜂窝状溶骨性改变，皮质骨不完整

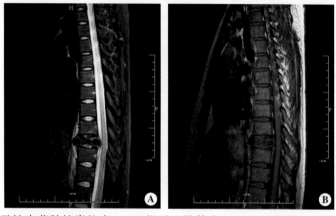

图 2-75　T₉椎体嗜酸性肉芽肿性脊柱炎，MRI提示T₉椎体在T_1WI上呈低信号或等信号，T_2WI呈高信号，病变信号呈混杂信号，椎体压缩变扁，椎间隙正常

4. 骨质疏松性脊柱压缩性骨折

（1）X线表现：椎体压缩呈楔形，前缘变短，椎体可见不规则致密带。有时，椎体前上方有分离的骨碎片，其上下椎间隙正常，严重压缩改变时常并发脊椎后凸成角、侧移，甚至发生椎体错位（图2-76）。

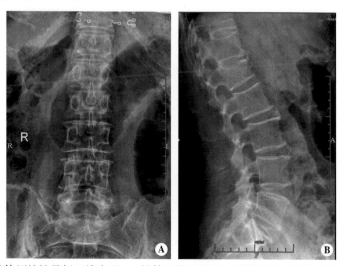

图 2-76　L₁椎体压缩性骨折X线表现：L₁椎体压缩呈楔形，前缘变短，椎体可见不规则致密带

（2）CT表现：脊椎可见骨折线及骨折块，在矢状位重建可见椎体变扁、呈楔形（图2-77）。

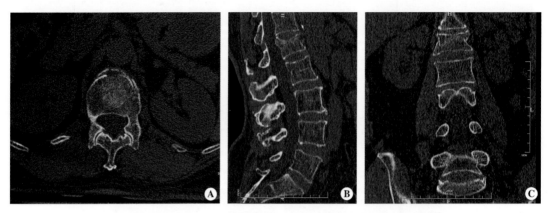

图2-77 L_1椎体压缩性骨折 CT表现：L_1椎体横断位可见椎体前部骨皮质不连续及碎骨块，在矢状位重建可见椎体变扁、呈楔形，冠状位重建可见椎体变扁及不规则致密带

（3）MRI表现：单个椎体可见信号改变，椎体内椎体中间骨折端为中心T_2WI高信号、T_1WI低信号，椎旁软组织无炎症反应（图2-78）。

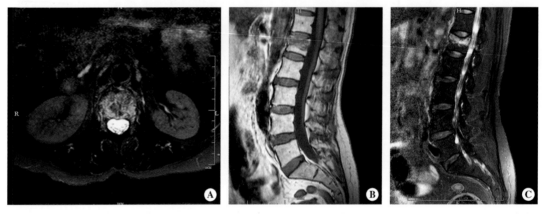

图2-78 L_1椎体压缩性骨折 MRI表现：L_1椎体可见信号改变，椎体内椎体中间骨折端为中心T_2WI高信号、T_1WI低信号，椎旁软组织无炎症反应

5. 脊柱多发性骨髓瘤

（1）X线表现：早期可见椎体骨皮质变薄，骨密度显著变低，中后期可见多发小圆形的弥漫性骨质破坏，边界不清（图2-79）。

（2）CT表现：椎体松质骨溶骨性变化，呈圆形周围硬化，一般不累及椎弓根，骨质破坏严重的椎体可呈压缩性骨折（图2-80）。

（3）MRI表现：病变椎体在T_1WI中表现为局部或弥漫性低信号，T_2WI表现为均匀性高信号。椎旁软组织无炎症改变（图2-81）。

6. 脊柱淋巴瘤

（1）X线表现：椎体呈不同程度的楔形变，可累及附件，椎间隙变窄、呈多孔筛状溶骨改变或呈高密度象牙椎（图2-82）。

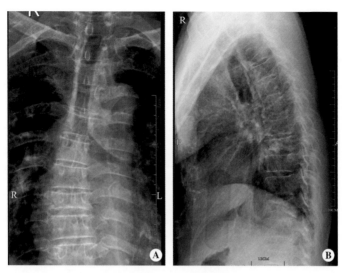

图 2-79　$T_{6\sim8}$ 椎体骨髓瘤 X 线可见 $T_{6\sim8}$ 椎体骨皮质变薄，骨密度变低

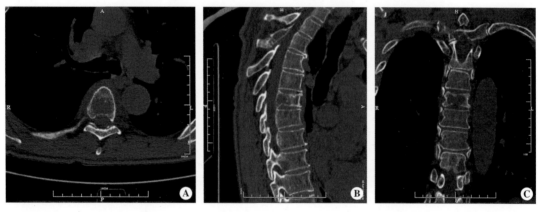

图 2-80　$T_{6\sim8}$ 椎体骨髓瘤 CT 示 $T_{6\sim8}$ 椎体松质骨溶骨性变化，呈圆形周围硬化，破坏不累及椎弓根

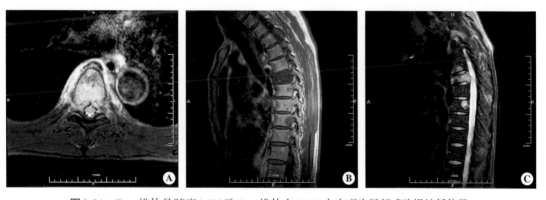

图 2-81　$T_{6\sim8}$ 椎体骨髓瘤 MRI 示 $T_{6\sim8}$ 椎体在 T_1WI 中表现为局部或弥漫性低信号，
T_2WI 表现为均匀性高信号

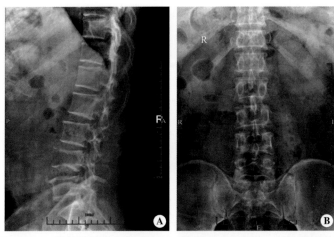

图2-82 L₄椎体淋巴瘤X线表现：L₄椎体溶骨性破坏，呈轻度楔形变

（2）CT表现：椎体可见广泛性溶骨性破坏，常累及椎弓根、横突和椎板，椎旁软组织肿胀，局限性溶骨性破坏，边缘硬化（图2-83）。

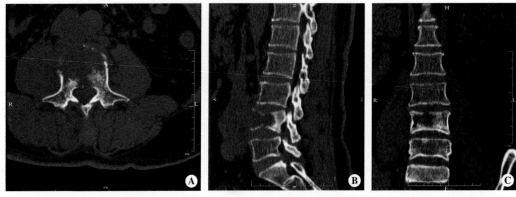

图2-83 L₄椎体淋巴瘤CT表现：L₄椎体溶骨性破坏，呈轻度楔形变，椎旁软组织肿胀

（3）MRI表现：病变椎体在T_1WI中表现为不均匀低信号，T_2WI表现为不均匀高信号，椎间盘信号正常。椎体前后可见软组织肿块侵袭并压迫脊髓（图2-84）。

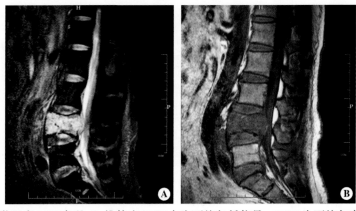

图2-84 L₄椎体淋巴瘤MRI表现：L₄椎体在T_1WI中为不均匀低信号，T_2WI为不均匀高信号，椎间盘信号正常，椎体后缘可见软组织肿块侵袭并压迫脊髓

（赖　震　石仕元　朱建龙）

参 考 文 献

陈建华，康五根，盛亮，等，2007. 成人脊柱嗜酸性肉芽肿的CT、MRI诊断. 中国临床医学影像杂志，
　　18（2）：148-149.

陈亚豪，刘洋，曹玲，等，2018. HLA-B27对维吾尔族与汉族强直性脊柱炎的诊断性能评价. 新疆医学，
　　48（4）：393-394，398.

刁根泽，马庆军，刘忠军，等，2009. 脊柱浆细胞瘤的诊断与治疗. 中华骨科杂志，29（6）：558-562.

冯修高，林忆阳，徐向进，等，2011. 近期肺炎衣原体感染与强直性脊柱炎疾病活动的研究. 中华风湿病
　　学杂志，15（3）：164-167.

黄毅，陈峥，陈柯丽，等，2009. 56例结核性脓肿伴窦道的超声表现. 中国防痨杂志，31（7）：401-403.

金阳辉，石仕元，郑琦，等，2017. Xpert MTB/RIF在脊柱结核诊断及利福平耐药检测中的应用价值. 中
　　国骨伤，30（9）：787-791.

赖震，石仕元，费骏，等，2018. 术前经皮置管引流治疗腰椎结核合并腰大肌脓肿的可行性研究. 中国骨
　　伤，31（11）：998-1004.

黎秋菊，钟利，2015. 结核病实验室诊断技术的研究进展. 西南军医，（3）：218-221.

李洪敏，王治伟，张霞，等，2008. 探讨荧光定量PCR在结核菌检测中的应用. 临床肺科杂志，13（11）：
　　1436-1438.

李兰娟，2012. 感染微生态学. 2版. 北京：人民卫生出版社，41-68.

李力韬，李洪敏，马远征，等，2014. 应用Xpert MTB/RIF对脊柱结核临床标本行结核分枝杆菌与利福平
　　耐药性检测的验证性研究. 中华骨科杂志，34（2）：211-215.

李明远，徐志凯，2015. 医学微生物学. 3版. 北京：人民卫生出版社，12-68.

李诗亚，舒荣宝，王秋珏，2019. 人类白细胞抗原B27阳性与阴性强直性脊柱炎患者骶髂关节CT图像的
　　对比分析. 安徽医学，40（5）：547-549.

罗秀霞，尹志华，张春容，2018. 荧光定量PCR染料法检测强直性脊柱炎患者HLA-B27基因及分型. 国
　　际检验医学杂志，39（13）：1550-1552.

吕兴隆，杨解宇，李淑华，2008. 布氏杆菌感染致脊柱炎的MR表现. 内蒙古医学杂志，40（3）：305-307.

马思蕊，霍晓颖，李云萍，等，2008. TB DNA扩增对结核菌L型感染临床和病理学对照研究. 陕西医学
　　杂志，37（9）：1229-1330.

马玙，朱莉贞，潘毓萱，2006. 结核病. 北京：人民卫生出版社，100-105.

牛宁奎，费骏，贺西京，等，2022. 脊柱感染性疾病的规范诊断与治疗. 中华骨科杂志，42（15）：
　　968-974.

任征，杨伟东，黄颖，等，2012. 强直性脊柱炎与肺炎克雷伯菌感染相关性的研究进展. 现代医学，
　　40（3）：366-368.

石仕元，胡胜平，费骏，等，2022. 宏基因组二代测序技术在脊柱非结核感染性疾病诊断中的应用价值.
　　中华骨科杂志，42（15）：961-967.

石仕元，2020. 脊柱结核外科治疗学. 北京：科学出版社，40-72.

宋乐，张燕燕，张卫方，等，2012. 脊柱结核骨显像表现分析. 中国临床医学影像杂志，23（4）：
　　285-288.

苏冬明，杨高怡，张文智，等，2019. 超声造影联合穿刺活检对软组织结核诊断的应用价值. 浙江中西医
　　结合杂志，30（1）：67-69.

万学红，卢雪峰，2018. 诊断学. 9版. 北京：人民卫生出版社，409-473.

王文军，马原，张怀成，等，2014. 脊柱结核外科治疗手术技巧. 北京：人民军医出版社，22-66.

吴海龙，张帅，张斌，2018. 强直性脊柱炎患者近期感染与其疾病活动度的相关性. 颈腰痛杂志，
　　39（3）：293-296.

夏强，范玉美，吴蓓蓓，等，2014. RNA实时荧光恒温扩增检测技术在结核病诊断中的临床应用. 中国卫生检验杂志，24（22）：3267-3269.

胥少汀，葛宝丰，卢世璧，2019. 实用骨科学. 4版. 郑州：河南科学技术出版社，1644.

张永远，孙宏慧，郝定均，2019. 脊柱化脓性感染的诊断和治疗进展. 中国脊柱脊髓杂志，29（8）：747-751.

章权，石仕元，韩贵和，等，2019. 金黄色葡萄球菌感染化脓性脊柱炎MRI分期征象分析. 浙江中西医结合杂志，29（7）：577-579.

赵兴，郑琦，范顺武，2022. 脊柱结核与化脓性脊柱炎具有鉴别意义的影像学征象. 中华骨科杂志，42（15）：981-985.

郑琦，金阳辉，应小樟，等，2018. 经皮内镜下病灶清除灌洗引流术治疗单节段化脓性脊柱炎的早期效果. 中国骨伤，31（4）：361-367.

中华医学会风湿病学分会，2010. 强直性脊柱炎诊断及治疗指南. 中华风湿病学杂志，14（8）：557-559.

Abdel Razek A A K，Mohamed Sherif F，2021. Assessment of diffusion tensor imaging in differentiation between pyogenic and tuberculous spondylitis. Eur J Radiol，139：109695.

Berbari E F，Kanj S S，Kowalski T J，et al.，2015. 2015 Infectious Diseases Society of America（IDSA）clinical practice guidelines for the diagnosis and treatment of native vertebral osteomyelitis in adults. Clin Infect Dis，61（6）：e26-e46.

Bertram C，Madert J，Eggers C，2002. Eosinophilic granuloma of the cervical spine. Spine，27（13）：1408-1413.

Chryssanthou E，Angeby K，2012. The GenoType® MTBDRlus assay for detection of drug resistance in mycobacterium tuberculosis in Sweden. APMIS，120（5）：405-409.

Deurenberga R H，Bathoorna E，Chlebowicza M A，et al.，2017. Application of next generation sequencing in clinical microbiology and infection prevention. J Biotechnol，243（2）：16-24.

Ebringer A，1992. Ankylosing spondylitis is caused by *Klebsiella*. Evidence from immunogenetic，microbiologic，and serologic studies. Rheum Dis Clin North Am，18（1）：105-121.

Fragío Gil J J，González Mazarío R，Salavert Lleti M，et al.，2020. Vertebral osteomyelitis：clinical，microbiological and radiological characteristics of 116 patients. Med Clin（Barc），155（8）：335-339.

Frel M，Białecki J，Wieczorek J，et al.，2017. Magnetic resonance imaging in differentatial diagnosis of pyogenic spondylodiscitis and tuberculous spondylodiscitis. Pol J Radiol，82：71-87.

Hetem S F，Schils J P，2000. Imaging of infections and inflammatory conditions of the spine. Semin Musculoskelet Radiol，4（3）：329-347.

Haas M K，Belknap R W，2019. Diagnostic tests for latent tuberculosis infection. Clin Chest Med，40（4）：829-837.

Jeong S J，Choi S W，Youm J Y，et al.，2014. Microbiology and epidemiology of infectious spinal disease. J Korean Neurosurg Soc，56（1）：21-27.

Kim Y J，Hong J B，Kim Y S，et al.，2020. Change of pyogenic and tuberculous spondylitis between 2007 and 2016 year：a nationwide study. J Korean Neurosurg Soc，63（6）：784-793.

Tsantes A G，Papadopoulos D V，Vrioni G，et al.，2020. Spinal infections：an update. Microorganisms，8（4）：476.

Lener S，Hartmann S，Barbagallo G M V，et al.，2018. Management of spinal infection：a review of the literature. Acta Neurochir（Wien），160（3）：487-496.

Miao Q，Ma Y，Wang Q，et al.，2018. Microbiological diagnostic performance of metagenomic next-generation sequencing when applied to clinical practice. Clin Infect Dis，67（suppl-2）：S231-S240.

Moulopoulos L A，Gika D，Anagnostopoulos A，et al.，2005. Prognostic significance of magnetic resonance imaging of bone marrow in previously untreated patients with multiple myeloma. Ann Oncol，16（11）：1824-1828.

Pina M A，iodrngo P J，Uro J J，2001. Brucellar spinal epidural abscess of cervical location：report of four cases. Eur Neuro，45（4）：249-253.

Van Der Linden S，Valkenburg H A，Cats A，1984. Evaluation of diagnostic criteria for ankylosing spondylitis：a proposal for modification of the New York criteria. Arthritis Rheum，27（4）：361-368.

Varma-Basil M，El-Hajj H，Colangeli R，et al.，2004. Rapid detection of rifampin resistance in *Mycobacterium tuberculosis* isolates from India and Mexico by a molecular beacon assay. J Clin Microbiol，42（12）：5512-5516.

Wilson M，Naccache S，Samayoa E，et al.，2014. Actionable diagnosis of neuroleptospirosis by next-generation sequencing. N Engl J Med，370（25）：2408-2417.

World Health Organization，2022. Global tuberculosis report 2020. ［2022-02-01］. https：//www. who. int/teams/global-tuberculosis-programme/tb-reports.

Xie Y，Du J，Jin W，et al.，2019. Next generation sequencing for diagnosis of severe pneumonia：China，2010-2018. J Infect，78（2）：158-169.

Zheng Q，Ying X，Jin Y，2021. Treatment of single-segment suppurativespondylitis with the transforaminal endoscopic focal cleaning and drainage. J Spinal Cord Med，44（2）：267-275.

第三章

脊柱感染性疾病的治疗

第一节　全身支持疗法

一、卧床休息

确诊为脊柱感染后，患者应该卧床休息，避免过度前屈、后伸、侧屈、旋转等动作。首先卧床休息能减轻患者脊柱的负重，缓解疼痛，避免畸形、截瘫等并发症的发生；其次卧床能够改善局部水肿、充血状态，有利于缓解神经根受到的刺激与压迫，消除神经根水肿；同时卧床休息不仅可以减少机体的自我消耗，而且可以减少病灶的扩散。

二、营养支持

营养支持是治疗脊柱感染的基础。在个人食物摄入上应该做到全面均衡，并通过少食多餐来克服脊柱感染患者食欲较差的问题，从而保证每天获取足够的热量。多食水果、蔬菜、豆类、奶及其制品，适量摄入鱼、禽、蛋及瘦肉等食物来补充蛋白质、维生素及微量元素以提高机体的免疫力。术后应根据患者恢复情况逐步改成半流食、软食及正常饮食，食物以低脂肪、低钠、产气少为主。患者用餐过程中指导患者坚持细嚼慢咽，合理控制进食速度，必要时可争取患者与家属同意后采取鼻饲管喂食。指导患者每天注意补充水分，坚持少量多次原则，并向患者解释说明适量饮水能够冲洗尿路，防止便秘、尿结石，提高患者对饮水的重视。

三、心理指导

卧床期间患者极易产生孤独、恐惧、焦虑心理，应耐心向患者解释说明绝对卧床休息的目的与重要性，消除患者的紧张情绪及顾虑，建立医患之间的相互信任，并指导患者通过闭目养神、深呼吸等方式自我调节，保持身心的放松，积极配合治疗，最终帮助患者树立战胜疾病的信心。针对有些脊柱感染保守治疗期间卧床时间长，需床上大小便，局部疼痛，活动受限，容易产生焦虑情绪，尤其是合并神经损伤、肢瘫、二便障碍等并发症而对治疗后功能恢复不甚了解的患者，护士需要耐心向患者解释在床上解决二便的原因和技巧，指导患者经常环形按摩腹部，促进肠胃蠕动，以预防便秘；对于排便困难患者，应指导患者排便技巧，避免过度用力造成损伤，必要时可给予适量通便剂与缓泻剂配合使用促进排便。

第二节　抗感染治疗

一、概　述

脊柱感染是指特定病原微生物引起的椎体、椎间盘及椎体周围软组织的感染。根据病原体类型可分为化脓性感染、肉芽肿性感染、寄生虫感染。化脓性感染最常见的病原体是金黄色葡萄球菌，约占55%。肉芽肿性感染的病原体有结核分枝杆菌、真菌、布鲁氏菌、隐球菌等。抗感染药物是指对细菌、病毒、支原体、衣原体及其他各种病原微生物具有杀灭或抑制作用的药物的统称，可分为抗细菌、抗真菌、抗病毒、抗结核和抗寄生虫药物等类别。抗感染类药物主要包括四环素类、氯霉素类、广谱青霉素类、大环内酯类、喹诺酮类等几十个细分品种。作为基础性临床用药，抗感染药物在细菌感染、真菌感染、衣原体感染、病毒感染等各类感染性病症及其他疾病带来的感染性并发症治疗中均有广泛的应用，是临床用药最主要的类别之一。

脊柱感染很少出现在紧急情况下，理论上仅在明确病因诊断后才应开始抗感染治疗。如果存在败血症或无法进行病因诊断，则应考虑经验性抗感染治疗。抗生素抗菌谱必须扩展到覆盖金黄色葡萄球菌和大肠埃希菌，这是化脓性脊椎炎的最常见病原体，同时要考虑到当地流行病学和耐药菌定植的可能性。诊断性穿刺组织活检结果、细菌培养结果可为抗生素的选用提供依据。如果是由耐甲氧西林金黄色葡萄球菌（MRSA）引起的菌血症，通常选择万古霉素。但是，它的功效也值得怀疑，为确保骨骼中的治疗浓度，美国传染病学会（IDSA）建议将万古霉素浓度保持在15~20mg/L及以上。此外，据报道，在MRSA引起的脊柱椎间盘炎中用达托霉素代替万古霉素治疗的复发率降低。

在确诊的结核性脊柱炎中，应遵循"早期、联合、适量、规律、全程"的原则。所有的治疗方案都有一个强化阶段和一个巩固阶段。对药物敏感的结核性脊柱炎，强化阶段持续2~3个月，巩固阶段从4个月至8~10个月不等。在强化治疗阶段，4种药物（利福平、异烟肼、乙胺丁醇、吡嗪酰胺）是必不可少的，在维持治疗阶段，至少2种药物（利福平、异烟肼）是必不可少的，同时也建议在维持治疗阶段添加乙胺丁醇。布鲁氏菌性脊柱炎在明确诊断后，建议采用WHO建议的一线用药，两种或者三种抗感染药物联合使用。治疗真菌性脊柱炎的药物主要包括两性霉素B和唑类两大类，后者有氟康唑、伏立康唑、伊曲康唑和酮康唑等药物。对于不同菌属的真菌感染，首选药物也有所不同。对于念珠菌属和球孢子菌属，首选氟康唑。隐球菌属感染时需根据其是否合并脑膜脑炎来选择用药，当无脑膜脑炎时选择氟康唑，当合并脑膜脑炎时首选两性霉素B作为一线药物治疗。曲霉菌属通常首选伏立康唑，治疗周期至少为6~8周。芽生菌属感染可用两性霉素 B 或伊曲康唑治疗，对于较严重的患者，推荐先使用 1～2 周的两性霉素 B，然后再使用 12 个月的伊曲康唑。

二、抗感染治疗原则和方法

脊柱感染的抗生素选择种类繁多。在分离出致病微生物之前，经验性的治疗方案应包括克林霉素或万古霉素或氟氯西林＋头孢吡肟或环丙沙星或头孢曲松，以涵盖广泛的潜在病原体。对于重症患者或培养阴性时，建议采用双药经验疗法，包括第三代头孢菌素或氟喹诺酮类药物，再加上克林霉素或万古霉素。随后，应根据培养结果更换抗生素。当分离出对甲氧西林敏感的葡萄球菌时，推荐使用抗葡萄球菌青霉素或第一代头孢菌素。当鉴定出 MRSA 时，则需使用糖肽类抗生素，如万古霉素或替考拉宁。替代药物包括奎奴普丁-达福普汀或利奈唑胺。当发现是链球菌时，青霉素是推荐使用的抗生素。对于革兰氏阴性微生物，可以使用第二代或第三代头孢菌素或喹诺酮，而对于厌氧菌则建议使用甲硝唑或克林霉素。

考虑到单用抗结核药物的耐药性风险非常高，推荐的脊柱结核治疗方案包括多种药物。推荐的四药方案包括异烟肼、利福平、乙胺丁醇和吡嗪酰胺。对于布鲁氏菌引起的脊柱感染，建议使用多西环素和链霉素（或庆大霉素）进行双剂抗生素治疗。在罕见的真菌感染病例中，应使用唑类或两性霉素 B 进行长期治疗。尽管有关于抗生素药物的一般建议，但应该注意的是，抗生素方案必须根据培养物和分离的病原体对某些抗生素药物的敏感性进行个体化治疗。

对于脊柱感染抗菌治疗的最佳持续时间存在很大争议，有各种各样的建议，大多数学者建议 4～6 周，也有学者建议最长为 3 个月的较长期限。在最近的一项纳入了 359 名化脓性脊椎炎患者的随机对照试验中，Louis Bernard 等研究者得出结论，6 周的抗生素治疗与 12 周的治疗同样成功和安全。在这项研究中，176 名患者被分配到为期 6 周的抗生素组，而 175 名患者被分配到为期 12 周的组（6 周组 6 名患者和 12 周组 2 名患者在随机化后被排除）。在两组中，约 90% 的患者成功治疗并临床治愈，而不良事件的发生率相似；6 周组的死亡发生率为 8%，12 周组为 7%；药物不耐受率分别为 7% 和 5%；神经系统并发症发生率分别为 4% 和 2%。

当临床症状明显改善且炎症标志物正常 1～2 周时，可考虑停止抗生素治疗。但是，在由布鲁氏菌、结核分枝杆菌或非结核分枝杆菌引起的脊椎感染中，需要更长时间的抗生素治疗。尽管确切的最佳持续时间尚不清楚，但布鲁氏菌感染患者应服用抗生素 3～6 个月，脊柱结核、非结核分枝杆菌感染患者应使用更长时间，通常建议在最初的 2 个月内使用 4 种药物，并持续为期 12～18 个月的抗生素治疗，以根除分枝杆菌感染并防止复发。对于真菌感染的治疗持续时间没有具体的指导方针，考虑到抗真菌药物的副作用和治疗的临床反应，建议在这些病例中采用更个性化的方法。对于未引流脓肿或脊柱植入物感染的患者，也建议延长治疗时间。与成人类似，儿童治疗的持续时间没有具体的指导方针，儿童常用的治疗方案包括静脉注射抗生素 1～3 周，直到临床和实验室情况明显改善，然后再口服抗生素 1～3 周。

三、耐药问题

抗生素耐药性（AMR）已成为 21 世纪全球关注的首要公共卫生问题之一，当细菌的变化导致用于治疗感染的药物变得不那么有效时，就可能产生了耐药性。虽然美国食品药品监督管理局（Food and Drug Administration，FDA）批准的抗生素药物数量在过去几年呈上升趋势，然而大部分抗生素在投入使用后不久便发现有对应的耐药菌株产生，耐药菌出现的速度已经远超新抗生素上市应用的速度。美国华盛顿大学卫生计量与评估研究所的 Christopher Murray 教授与全球各个研究机构的数百位研究人员合作，对全球 204 个国家和地区 2019 年抗生素耐药相关数据进行分析发现，2019 年全球有 127 万例死亡病例和抗生素耐药直接相关，约 495 万人因耐药菌感染病逝。这明显高于此前估计的每年 70 万抗生素耐药相关死亡数。2020 年 WHO 公布的全球抗生素耐药性和使用监测系统（GLASS）报告，抗生素耐药国家数量创下新高，越来越多的细菌感染已产生耐药性，其中以金黄色葡萄球菌、大肠埃希菌、肺炎克雷伯菌、铜绿假单胞菌、链球菌为主。据 2022 年 WHO 全球结核病报告，耐药结核病（DR-TB）的负担在 2020 ～ 2021 年也有所增加。2021 年新增患者中利福平耐药结核病（RR-TB）患者为 45（95%CI：39.9 ～ 50.1）万例。2021 年报告的开始治疗的 RR-TB 和耐多药结核病（MDR-TB）患者为 161 746 例，仅覆盖了需治疗的全部患者的 1/3。目前全球 DR-TB 的治疗成功率为 60%，仍然很低。

微生物抗生素耐药性产生的机制十分复杂，且微生物因抗菌药物选择性压力的存在而快速进化着。大部分微生物具备对至少 1 种抗微生物药物产生抵抗（耐药）的能力。目前普遍认为细菌产生耐药的分子机制主要有四大类：①减少渗透性或增加外排使胞内抗生素减少；②水解或修饰酶使抗生素失活；③突变或修饰抗生素的作用靶标使抗生素无法与靶标结合；④改变代谢途径使得抗生素毒性失效。为了应对抗生素耐药性蔓延的危害，人们正在付出巨大努力。人类和其他生物"非必需"时，应禁止或减少抗生素使用，避免滥用抗生素现象蔓延。同时开发新的抗生素，并再恢复较老的、较少使用的抗生素，有研究证明这些药物在体外抑菌试验时对难以治疗的某些微生物有效。

化脓性脊柱炎可由多种微生物引起，常见的有葡萄球菌、链球菌和铜绿假单胞菌，其他少见菌属有肺炎球菌、沙门菌、大肠埃希菌及念珠菌等。2013 年 CHINET 中国细菌耐药监测数据表明，金黄色葡萄球菌的检出率为 9.61%，耐甲氧西林金黄色葡萄球菌（MRSA）的平均检出率为 45.2%，最高为 72%。由于产生 β-内酰胺酶，金黄色葡萄球菌通常对青霉素耐药，由于青霉素结合蛋白（PBP）2 转肽酶结合位点突变（产生 PBP2a），对甲氧西林耐药。姚婷等报道 20 例金黄色葡萄球菌感染所致的化脓性脊柱炎中，金黄色葡萄球菌对抗生素的耐药率由高到低依次为青霉素、克林霉素、左氧氟沙星、头孢曲松和氨苄西林。同时，MRSA 是脊柱内固定术后感染主要的致病菌之一，且 MRSA 对多种抗菌药物有较高的耐药性。Koutsoumbelis 等报道 84 例后入路腰椎内固定术后感染患者的致病菌中，MRSA 所占比例为 34.5%。脊柱内固定术后感染合并 MRSA 与术前 MRSA 定植具有很强的相关性。由于 MRSA 菌株的多种耐药性，临床上治疗 MRSA 的抗菌药物谱已较为狭窄。根据 2011 年美国传染病学会指南，疗效肯定的抗生素是万古霉素。但是，万古霉素中介菌株由于多重突变导致细胞壁增厚、交联不良，或真正的万古霉素耐药菌株在肽聚糖内由 D-Ala-D-乳酸盐替代了通过 vanA 或 vanB 介导的 D-Ala-D-Ala 结合位点，从而对万古霉素不敏感。目前对万古霉素中介的金黄色葡萄球菌（VISA）和耐万古霉素金黄色葡萄球菌（VRSA）已在许多国家被分离出来，万古霉素敏感性降低或耐药菌株的扩散会增加多重耐药性金黄色葡萄球菌感染的治疗难度。在这些情况下，达托霉素是更好的选择。其他短效治疗选择包括头孢洛林和特拉万星。长效治疗选择包括达巴万星和奥利万星。无论最初的经验性抗生素选择如何，后续治疗都应根据培养和药敏结果进行调整。

链球菌也是脊柱感染的常见细菌之一，其耐药情况也不容忽视。目前已经对许多常用抗生素产生耐药性，包括青霉素、大环内酯类、万古霉素和喹诺酮类等抗生素。以青霉素不敏感的肺炎链球菌（PNSP）为例，2005～2006 年我国 9 家教学医院分离的 417 株肺炎链球菌的耐药性分析表明，PNSP 的发生率为 47.5%，其中儿童患者的 PNSP 发生率高达 69.4%，成人也达 35.5%。由于存在交叉耐药，肺炎链球菌对其他 β-内酰胺类抗生素的耐药率也呈上升趋势。1998～2000 年，Alexander 监测资料显示肺炎链球菌对 β-内酰胺类抗生素的耐药率：阿莫西林 2.1%，阿莫西林克拉维酸 2.1%，头孢克洛 26.5%，头孢呋辛 19.7%，头孢曲松 0.6%。2005～2006 年的最新研究表明，PRSP 对头孢克洛和头孢丙烯的耐药率分别高达 97.1% 和 94.2%，对头孢曲松的耐药率也达到了 23.6%。从目前的监测数据来看，氟喹诺酮类抗菌药的耐药率还不高。西班牙、意大利、芬兰、日本、韩国等几个国家分离出的 A 组链球菌，对红霉素和其他大环内酯类药物的耐药很常见，建议在耐药率超过 5%～10% 的地区，应慎用大环内酯类，除非有药物敏感结果。A 组链球菌对克林霉素的耐药已被报道，虽然并不常见，但如果用于治疗较严重的患者，建议加用青霉素，直到有药敏结果。偶见对青霉素耐药的链球菌，高浓度的青霉素能起到杀菌作用，如果单用青霉素临床疗效不理想，建议联合用药。

结核分枝杆菌（MTB）也同样存在着严重的耐药问题。从使用抗结核药物治疗结核病开始，有关结核分枝杆菌耐药的问题就一直存在：我国结核分枝杆菌同时耐利福平和异烟肼的比率从 1990 年的 1.0% 上升到了 2008 年的 8.32%。链霉素的耐药率从最初的 2% 左右上升到了 2008 年的 28.9%。根据中华人民共和国卫生行业标准 WS 196—2017 的结核病分类方法，耐药结核病定义为结核患者感染的结核分枝杆菌在体外被证实在一种或多种抗结核药物存在时仍能生长。其可分为以下类型：①单耐药结核病，指结核分枝杆菌对一种一线抗结核药物耐药；②多耐药结核病，结核分枝杆菌对一种以上的一线抗结核药物耐药，但不包括对异烟肼、利福平同时耐药；③耐多药结核病（MDR-TB），结核分枝杆菌对包括异烟肼、利福平在内的至少两种以上的一线抗结核药物耐药；④广泛耐药结核病（XDR-TB），结核分枝杆菌除对一线抗结核药物异烟肼、利福平同时耐药外，还对二线抗结核药物氟喹诺酮类抗生素中的至少一种产生耐药性，以及三种注射药物（如卷曲霉素、卡那霉素、阿米卡星等）中的至少一种耐药；⑤利福平耐药结核病，结核分枝杆菌对利福平耐药，无论对其他抗结核药物是否耐药。耐药脊柱结核临床又分为原发耐药和获得性耐药两种：①原发耐药脊柱结核，指既往未接受过抗结核药物治疗的脊柱结核患者或者使用抗结核药物少于 1 个月的患者，由于感染了耐药结核分枝杆菌而对抗结核药物耐药。②获得性耐药脊柱结核，指在治疗过程中出现与形成的对抗结核药物耐药，又称继发性耐药。耐药形成原因主要有医源性因素、患者因素及抗结核药物因素。文献报道编码抗 MTB 药物靶点及相关代谢酶染色体基因突变是结核杆菌耐药的分子机制，但是结核分枝杆菌自然条件下耐多药基因突变概率非常低，仅为 $10^{-8} \sim 10^{-5}$，因此耐药突变仍然是人为的不规范抗结核用药诱导所致。脊柱结核可能的耐药原因：①很多耐药结核尤其是 MDR-TB 者多为复发复治患者，既往不规范和不规律服用抗结核药物导致敏感菌株被杀灭，但客观上人为筛选出了耐药株并导致其繁殖和传播，因此科学正规地服用抗结核药物仍然是控制结核蔓延、治愈结核患者的重中之重。②抗结核化疗方案制订不合理，缺乏药敏试验指导，选择的联合应用抗结核药物不恰当，低剂量化疗和疗程不足是导致产生耐药结核的重要原因。③手术方式也对耐药结核，尤其是 MDR-TB 的发生有着重要影响。手术中病灶及脓肿清除不彻底、引流不充分等均会导致病情迁延不愈，延长化疗时间，也在一定程度上促进了耐药株的产生和播散。④患者依从性差。抗结核药物使用时间长，一些药物副作用诸如胃肠道反应、视觉改变、皮肤过敏等，容易对患者生活质量造成影响，从而导致患者擅自停药或改变用药。

四、免疫治疗

大量研究表明，严重感染的发生与免疫功能紊乱密切相关。因此，深入探讨严重感染中的免疫功能改变，可进一步阐明其发病机制，并为其预防和治疗开拓新的思路。

传统观念认为，严重感染时炎症反应失控，持久强烈的炎症反应导致患者组织器官灌注不足，引起休克、多器官功能障碍综合征甚至死亡。在感染、损伤和急性炎症时激活的单核巨噬细胞和淋巴细胞可释放大量促炎介质，如 TNF-α、IL-1、IL-6、IL-12、IL-18 及 IFN-γ，其中 TNF-α 可能起核心作用。免疫系统和神经内分泌系统的相互作用及炎症因子自身的级联瀑布反应是过度炎症反应的特点。

鉴于对严重感染发病机制中"过度炎症反应"及促炎细胞因子的认识，人们自然想到采用抑制炎症反应来治疗严重感染，但并没有在临床获得预期效果。美国学者 Bone 于 1996 年提出著名的代偿性抗炎反应综合征（CARS）假说，指出严重感染时也存在免疫抑制，从此人们开始对严重感染时的免疫抑制进行研究。同时，大量实验和临床研究均证实严重感染时免疫抑制状态的存在，表现为Ⅳ型变态反应丧失、病原清除能力下降和易发生继发感染，这可能是抗感染失败的元凶。造成免疫抑制的机制主要包括以下几个方面。①研究显示，严重感染时存在淋巴细胞的异常凋亡，凋亡的细胞以 B 细胞、CD4⁺ T 细胞和树突状细胞为主。B 细胞、CD4⁺ T 细胞和树突状细胞的数目减少会分别削弱抗体产生、巨噬细胞激活和抗原提呈能力，从而减弱机体抗感染能力，严重影响预后。②严重感染患者循环中 T 细胞数目减少，并且存活的 T 细胞无反应，表现为 T 细胞在抗原刺激后不能增殖和释放细胞因子。③巨噬细胞抗原提呈能力减弱及中性粒细胞表型功能改变，单核巨噬细胞通过抗原提呈人类白细胞抗原 DR（HLA-DR）受体复合物把吞噬的致病原信息传递给淋巴细胞，以发挥先天免疫作用。临床可以观察到一些严重疾病患者外周血单核巨噬细胞表面 HLA-DR 表达减少；体外应用脂多糖（LPS）刺激该类患者，表现为单核巨噬细胞促炎因子释放减少。

1. 抑制炎症反应 鉴于对严重感染发病机制中的"过度炎症反应"认识的加深，人们通过抑制炎症反应来治疗严重感染，如应用糖皮质激素、内毒素抗体、TNF-α拮抗剂、IL-1R拮抗剂、IL-10等免疫疗法。

糖皮质激素用于治疗严重感染及感染性休克一直存在争议。近年的研究显示，大剂量、短疗程糖皮质激素冲击治疗并不能改善感染性休克的预后，但中、小剂量，较长疗程的治疗有利于休克的逆转，可改善器官的功能损害，降低病死率。

2. 免疫刺激治疗

（1）粒细胞-巨噬细胞集落刺激因子（GM-CSF）：是一种调节造血细胞增殖和分化的分子质量为22kDa的糖蛋白。其中粒细胞集落刺激因子（G-CSF）和GM-CSF对中性粒细胞、单核巨噬细胞、淋巴细胞都有正向调节作用，可延迟中性粒细胞凋亡，上调CD11b和CD14分子的表达。GM-CSF通过促进单核细胞髓系祖细胞的增殖和分化，增强单核细胞和巨噬细胞的细胞毒性、吞噬作用及促进超氧化物、趋化细胞因子和继发性细胞因子的产生，从而增加中性粒细胞的抗菌活性，为免疫的刺激治疗提供了可能。有研究表明，使用GM-CSF治疗严重感染患者，患者免疫功能有所恢复，Hall等使用GM-CSF治疗严重感染的儿童患者，治疗后其产生TNF-α的能力恢复，且出现继发感染的情况减少。

Van Eijk 等发现 GM-CSF 可诱导巨噬细胞的壳三糖苷酶表达，其通过破坏真菌细胞壁的几丁质类物质起到杀真菌的作用。Vazquez 等对合并氟康唑难治性黏膜念珠菌病的艾滋病患者给予 GM-CSF 作为免疫辅助治疗，结果发现患者临床症状和体征改善。但关于GM-CSF对抗感染治疗的作用，更多的还是以动物实验研究为主，临床应用较少，仍需我们进一步深入探索，为其成熟的临床应用获得更多的依据。

（2）炎性细胞因子：在急性脓毒症时，炎性细胞因子快速从机体中释放，炎性细胞因子参与机体的抗感染反应，如IL、IFN-γ、TNF等。促炎细胞因子的增加有助于增加机体的抗真菌反应，但是IL和TNF易引起脓毒症样综合征，导致严重的全身性副作用。

1）IL-7：是一种具有免疫多能性的细胞因子，能够诱导T细胞的增殖，增强T细胞活化的能力，增加细胞黏附分子的表达，降低免疫抑制的程度。早期有研究发现，IL-7能够增加CD4$^+$和CD8$^+$ T细胞的数量，并能使脾脏及外周淋巴结大小增加一半。在多重感染的小鼠实验中发现，IL-7能够使淋巴细胞的凋亡率降低。

2）IL-15：是一种与IL-7相似的细胞因子，作用于CD4$^+$及CD8$^+$ T细胞，但IL-15能够引起NK细胞和树突状细胞增殖及免疫效应的增强，弥补NK细胞及树突状细胞在严重感染时数目的减少。有研究发现，IL-15可改善盲肠结扎穿孔（CLP）和铜绿假单胞菌肺炎及脓毒症小鼠的预后。

3）IFN-γ：是单核细胞和巨噬细胞的活化因子。Nalos等使用IFN-γ治疗持续性感染金黄色葡萄球菌的脓毒症患者，发现IFN-γ可以增加单核细胞HLA-DR的表达，提高CD4$^+$ T细胞的数量，改善预后。IFN-γ已经用于治疗慢性肉芽肿患者继发真菌的脓毒症。

（3）胸腺肽α1：是胸腺产生的一种蛋白多肽激素，在机体免疫应答、神经内分泌调节和基因表达中起着重要的作用，能诱导和促进胸腺细胞的分化与成熟，促进胸腺内骨髓干细胞转化为T细胞，并进一步分化为T细胞不同功能的亚群，增加CD4$^+$和CD8$^+$ T细胞的产生。因此，胸腺肽α1能够调节机体树突状细胞的功能，对免疫抑制患者可增强免疫功能。Wu等开展的一项多中心、单盲、随机对照试验（ETASS试验）发现，使用胸腺肽α1的患者免疫功能较对照组显著提高，28天病死率为26%，低于对照组（35%）。胸腺肽α1可有效提高严重感染患者的免疫功能，改善预后。洪远等用胸腺肽治疗严重感染患者，发现所有患者的CD4[+]单核细胞HLA-DR水平均有不同程度提高。

（4）抑制程序性细胞死亡因子1（PD-1）及程序性细胞死亡因子配体1（PD-L1）：PD-1是T细胞上的一种刺激分子，可通过与PD-L1结合抑制T细胞的增殖及细胞因子的产生，可引起细胞毒性作用。使用PD-1、PD-L1的抗体，可逆转T细胞的功能障碍，清除病原体。临床研究发现，循环T细胞上PD-1的表达量，与患者T细胞的增殖能力下降、继发感染及死亡率增加有关。同时，PD-1及PD-L1可作为一种生物标志物，用于评价是否可以使用其抗体来提高机体免疫功能。

（5）B细胞和T细胞衰减因子（BTLA）：是存在于一些免疫细胞表面的免疫调节受体，可以抑制其他细胞因子、受体等通过信号转导引起的免疫抑制作用，即能够对自身免疫功能进行保护的一种受体。在CLP所致严重感染的小鼠模型中，与对照组相比，BTLA裸鼠生存时间延长，器官损伤较少。

（6）TNF：1985年Shalaby把巨噬细胞产生的TNF命名为TNF-α，把T细胞产生的淋巴毒素（lymphotoxin，LT）命名为TNF-β。TNF主要由活化的巨噬细胞、NK细胞及T细胞产生，可促进过氧化物阴离子产生，增强抗体依赖性细胞介导的细胞毒作用（ADCC），刺激细胞脱颗粒和分泌髓过氧化物酶，从而提高中性粒细胞的吞噬能力。TNF-α的生物学活性占TNF总活性的70%～95%，因此目前常说的TNF多指TNF-α。TNF的表达水平与病原微生物感染存在高度相关性，其主要对结核、支原体、衣原体感染的诊断具有一定临床意义。

3. 疫苗 自从天花疫苗出现后，威胁人类几百年的天花病毒便被彻底消灭了，而针对结核分枝杆菌感染，用低毒或无毒结核分枝杆菌制成的活疫苗卡介苗也得到了普及。随后，也出现了一些致命细菌和病毒的疫苗，但抗真菌、绝大多数非特异性细菌的疫苗目前仍未成功。近年来，对真菌疫苗的研究越来越受到相关人士的关注，目前也取得了一定程度的进展。现在，大多学者主要认为单克隆抗体（mAb）有助于增强机体对真菌的先天免疫反应和Th1细胞介导的获得性免疫反应。曾有文献报道用抗新生隐球菌荚膜多糖的单克隆抗体治疗感染的小鼠后，发现组织的隐球菌菌量减少，且小鼠的生存期延长；更早期也有研究报道用两性霉素B联合抗新生隐球菌兔抗体治疗3例急性隐球菌性脑膜炎患者，发现有2例患者血清中隐球菌抗原滴度转化为阴性。

另一种真菌疫苗是细胞表面疫苗，凝集样序列1（*ALS1*）基因的蛋白产物是一种黏附素，能调节白念珠菌与人体细胞的结合力。Ibrahim等对接种致死剂量白念珠菌的小鼠给予真菌疫苗（Als1p）治疗后发现，疫苗通过增强机体Th1免疫反应提高小鼠的生存率。其对T细胞缺陷的小鼠无保护作用，但对B细胞缺陷的小鼠有保护作用，这表明Als1p疫苗的作用机制是刺激细胞免疫，而不是体液免疫。另一个真菌疫苗是一个菌丝共表达基因（*HYR1*）产物，它是一个真菌毒力因子，能够抵抗吞噬细胞的杀伤作用。重组疫苗（HYR1p）能够改善小鼠播散性念珠菌病的严重程度。

<h1 style="text-align:center">第三节 局部制动</h1>

一、局部制动的作用

患者休息和病变部位的局部制动是脊柱感染性疾病治疗的组成部分。局部制动，可减少由脊柱运动引起的疼痛和减轻病变周围椎旁肌的痉挛；保护病变部位免受进一步损害，防止进一步发生病理骨折，或防止加大成角畸形，造成截瘫；通过支具对躯干的支撑，使腹内压增加，从而减少脊柱及其韧带的纵向负荷；通过支具对躯干的运动限制和穿戴支具对身体的刺激，随时提醒患者注意对脊柱的保护和减少脊柱的活动；更主要的是制动为脊柱感染的修复创造了一个稳定的内环境，有利于感染的治愈。因而支具已成为脊柱感染非手术治疗和手术治疗前后局部制动的重要手段。

二、局部制动的方法

局部制动有石膏固定、支具固定与牵引等。为了保证病变部位的休息，减轻疼痛，固定制动甚为重要。临床实践证明，全身药物治疗及局部制动的疗效优于单独药物治疗。儿童患者有时需要石膏制动，颈胸腰椎感染患者可应用外部支具制动，对颈椎不稳合并脊髓压迫症患者可采用牵引治疗，包括枕颌带或者颅骨牵引治疗等。

1. 石膏固定 优点主要包括能根据躯干的形状塑形，材料价格低廉、操作简便、复位后固定牢固等，缺点是因感觉障碍，应用石膏固定会导致压疮及影响呼吸功能，同时石膏比较沉重且透气性差。目前脊柱常用的有头胸石膏、颈胸石膏、石膏背心及石膏腰围。但随着支具生产的普及，定制支具已可以实现，石膏固定越来越少。

2. 外部支具 根据其强度可分为刚性、半刚性、柔性和弹性几大类。脊柱感染性疾病患者一般选择刚性或半刚性支具，以利于维持脊柱的稳定性。这类支具会覆盖脊柱的大部分区域，并由塑料、金属及坚固且透气的高分子纤维材料组成。支架可调节部分可有尼龙搭扣、皮带扣或者钩环几种选择，目前较为常用的有颈支具、头颈胸支具及胸腰骶椎固定式支具。

3. 牵引 脊柱牵引可以起到解除肌肉痉挛、改善局部血液循环、促进水肿吸收和炎症消退等作用。脊柱牵引方法多种多样，根据治疗时患者体位不同，分为卧位牵引、坐位牵引、斜位牵引或直立牵引；根据牵引力来源不同，可分为用患者自身重量牵引、手法牵引、机械牵引、电动牵引；根据牵引时间不同，可分为持续牵引与间隙牵引。对于脊柱感染患者，应根据患者的病变节段、破坏的轻重、治疗条件等情况选择合适的牵引方法。

三、脊柱各解剖节段支具的制动

（一）颈椎支具

1. 颈围领 有软硬之分。软式颈围领可用橡胶海绵或泡沫塑料，外包一棉纱套，尼龙搭扣束紧，是最简单的颈部固定措施，效果较差，可在夜间睡眠时用，以减少夜间用硬式的不适。硬式颈围领由薄塑料板制成，前面有下颌托，通过尼龙搭扣连接，并可调节大小。该支具可以限制颈前屈和后伸，对侧屈和旋转也有一定的限制作用。使用过程中，要保持松紧适度，型号大小适中，与皮肤紧密接触的位置要垫一软纯棉制品或垫纯棉的毛巾，以利于汗液吸收，增加舒适感和保持皮肤干燥，防止压疮，也可防止化纤制品直接与皮肤摩擦产生的不良反应。

2. 颈支具 与硬式围领很相似，但其前半片上有下颌托，下有胸骨托，后半片上有颈骨托，下有肩托，其控制颈部活动的作用比颈围领更加可靠。使用过程中，应注意枕骨、下颌骨、胸骨、双侧肩胛骨等处皮肤的变化，皮肤要保持干燥、干净，每天用温水擦洗，骨突出部位要垫一软枕，每天要按摩骨突出部位。

3. Halo-Vest支架（头颈胸外固定架） 自Perry和Nickel在1959年首次将Halo-Vest支架应用于颈椎外科以来，Halo-Vest支架作为一种有效的脊柱外固定器械，就以其良好的外固定效果和独特的治疗特性而受到骨科医生的青睐。全套装置包括头环1个，颅钉4枚，支杆6根，前后背心2块，连接杆及固定扳手各1套，共有大、中、小3种型号。

（二）头颈胸支具

头颈胸支具由聚乙烯材料合成的前后两片半环形组成，前片与患者的头额、颈、下颌、前胸相吻合，后片与患者的头、颈、胸后部相吻合。

（三）胸腰骶支具

胸腰骶支具外部有硬性支持，常由铝合金或热塑性塑料板材制成。该类矫形器普遍基于三点力学原理和感觉反馈作用，有较好的限制脊柱运动和通过增加腹内压减少病变椎体负担的作用。根据病变范围可分为胸腰骶矫形器及腰骶椎矫形器两大类。经常使用的是一种带有衬里的塑料大背心，上至肩胛部，下至髂嵴，上有肩带，前胸有尼龙粘扣连接。塑料质支具很硬，透气性能差，应垫以纯棉浴巾，预防压疮，每天打开粘扣清洗、擦拭，按摩骨突出部位。

（金阳辉 胡胜平 王 敏）

第四节 微创手术治疗

一、椎间孔镜下病灶清除术

脊柱感染是非常棘手的问题，表现为可怕的术后并发症和未经手术情况下的椎间盘炎或骨髓炎，可以影响椎间盘、相邻椎体和周围软组织等结构。到19世纪末，根据Makins和Abbot的研究，儿童和其他年轻患者化脓性脊柱炎的报告死亡率可达70%。之后，随着抗生素的使用，化脓性脊柱炎的预后发生了显著变化，抗生素是成功治疗脊柱感染的重要因素。

手术干预通常应用于以下患者：抗生素治疗效果不佳、严重的后凸畸形或椎体进行性不稳、硬膜外脓肿，以及明显的神经功能损伤患者。随着手术技术的进步和内固定植入物的发展，积极的手术治疗减少了住院时间，避免了长时间的卧床，缩短了整个疗程。

治疗腰椎化脓性脊柱炎的前路清创术和后路内固定术，作为较为经典的手术方法，其缺点包括手术创伤较大、围手术期并发症发生率较高，以及老年人和其他体弱患者的死亡率相对较高。一期后路椎管减压和椎弓根螺钉内固定被用于椎管脓肿形成的病例，最近在治疗感染性脊柱炎方面也得到部分学者推荐，但由于其脊柱结构损伤和感染向后柱传播的风险，也受到了一些学者的质疑。由于老年人更容易感染化脓性脊柱炎，传统开放性手术带来的并发症和死亡率是外科医生不希望面对的后果。也有部分学者研究认为CT引导下病灶穿刺置管灌洗引流治疗脊柱感染已取得了较满意的疗效。但单纯置管灌洗引流不能直接清除病灶组织，且患者卧床时间长，病情易反复，同时CT或彩超下穿刺引流穿刺途径单一，且有引流管过细易致引流失败的可能。

对于合并较大椎旁脓肿或经CT引导穿刺引流后因脓液黏稠引流失败的脊柱感染患者，以及无法耐受手术或麻醉的老年体弱患者，如何选择一种创伤小、疗效确切的治疗方式是一个挑战，也是目前治疗的难点之一。

1975年，日本Hijikata等率先采用经皮后外侧入路髓核摘除术治疗腰椎间盘突出症，但术中无法直观看到椎间盘及邻近结构，有效率不足75%。20世纪80年代，Schreiber等将内镜技术应用于经皮髓核摘除术，将关节镜置入椎间盘内发现变性的间盘组织，直视下完成减压，但该方法仍然存在一定的危险性。1991年，Kambin通过对人体解剖学的深入研究，提出椎间孔安全三角区的概念，在椎间孔入路下使用内镜或关节镜，直视下摘除突出髓核，手术安全性得到提高。1997年，Yeung在此基础上研制出第三代经皮椎间孔镜系统（Yeung endoscopic spine system，YESS），由Kambin安全三角进入椎间盘，对椎间盘自内而外进行髓核摘除，其特点是由内向外进行椎间盘减压，该技术不进入硬膜外腔，因此具有一定局限性，主要适用于包容性椎间盘突出及椎间孔外侧的极外侧型突出。于是，2003年德国的Thomas Hoogland教授在此基础上，发明了经椎间孔脊柱内镜（transforaminal endoscopic spine system，TESS）技术，即经椎间孔进入硬膜外腔，自外而内摘除突出的椎间盘，直接进行神经根减压及松解，使减压过程更为清晰直接、精确、安全可靠。

随着椎间孔内镜技术日益成熟和微创理念的发展，同时配合压力水冲洗、激光、射频、磨钻等先进手术设备的使用，手术过程得到了更进一步优化，椎间孔镜适应证进一步扩大，可用于椎间孔狭窄、侧隐窝狭窄、椎管狭窄、椎间盘突出脱落椎管等，其在治疗脊柱感染方面也具有较大优势。通过Kambin安全三角可以有多条穿刺途径，有效避免破坏脊柱稳定性，通过光纤视频系统可以在直视下清除病灶组织，结合影像学检查可以精准地将引流管植入病灶中心及脓肿最低位置，通过灌注药物提高病灶内药物治疗浓度，及时将坏死组织、脓液引流。术中通过大量生理盐水冲洗，使脓液、病原菌、炎症因子及坏死组织得到大部分清除。此术式未干扰脊柱的稳定性，通过内镜可精确、安全定位及清除病灶，术中取材可通过病理检查或实验室检查为抗菌药物治疗提供依据，联合置管灌注药物可提高局部药物浓度，促进脊柱感染的控制和治愈，并能及时将脓液、坏死组织引流排出。因此椎间孔镜下病灶清除联合置管冲洗引流术可作为目前治疗脊柱感染的一种有效补充。

（一）应用解剖

1. 椎间孔的边界 特点是它有两个可活动关节，即椎间盘和关节突关节。由于这两个关节可活动，因此椎间孔的大小具有动态变化的特点。椎间孔的边界如下：

（1）顶部为上一椎体的椎弓下切迹、黄韧带的外侧界。

（2）底部为下一椎体的椎弓上切迹、下一椎体的后上缘。

（3）前界为相邻椎体的后缘、椎间盘、后纵韧带的外侧伸展部分、前纵静脉窦。

（4）后界为关节突关节的上下关节突、黄韧带的外侧延伸部分。

（5）内侧边界为硬膜囊。

（6）外侧边界为筋膜层和髂腰肌。

2. 椎间孔的内容物

（1）脊神经（腹侧根和背侧根并入神经根袖）。

（2）硬膜根袖与椎间孔远端脊神经的神经外膜相延续。

（3）节段动脉的脊柱分支，进入椎间孔后分成3支，分别供应腰椎后弓、神经、椎管内组织及椎体后部的血液。

（4）椎管内和椎管外静脉丛之间的交通静脉。

（5）2～4支脊神经脊膜支（窦椎神经）。

（6）包绕上述组织的脂肪组织。

椎间孔的特点：$L_{2～3}$椎间孔的上下径最大，越往下椎间孔的上下径越小。$L_5～S_1$椎间孔的上下径最小。不同节段腰椎间孔的前后径相对较恒定，一般小于上下径（但$L_5～S_1$椎间孔的前后径大于上下径）。$L_{1～4}$椎间孔呈倒梨形，$L_5～S_1$的椎间孔呈卵圆形。男性的椎间孔略大于女性。随着年龄增长和退变，椎间孔的大小也随之改变。

3. 安全三角 安全三角的概念最早由 Parviz Kambin 博士于1991年提出。安全三角的前方是出口神经根，后方是下一椎体的上关节突，内侧为下行神经根。安全三角是内镜管道到达病变部位之前需经过的安全区域。置入内镜套管最安全的区域是安全三角的内侧。在此部位，纤维环表面覆盖有脂肪组织。工作区的前方是出口神经根，下方是下一椎体的终板，内侧是被关节突关节遮盖的下行神经根和硬膜囊。在实际工作中，椎弓根和椎间盘常被作为经皮穿刺时的影像学参考标志。

（二）适应证和禁忌证

1. 适应证 ①单纯化疗效果不明显的胸腰椎感染；②神经功能损伤Frankel分级在C级以下；③骨质破坏累及前中柱，疼痛严重者；④后凸角＜30°者；⑤病变累及单个运动节段。多节段受累患者需要多处穿刺置入套管，会显著延长手术时间和增加放射线暴露量，并不符合微创理念。

2. 禁忌证 ①椎体破坏严重；②脊柱不稳；③伴严重后凸畸形或有后凸畸形加重的趋势及合并截瘫的脊柱感染患者。

（三）手术步骤

1. 手术体位和麻醉 经皮内镜下病灶清除术在全麻下完成，患者俯卧于手术台上，在C形臂X线透视机下完成手术操作，术中有条件者行神经电生理监测。

2. 皮肤定位 在前后位X线透视下用克氏针沿棘突中点标定一条纵线，再沿椎间隙中央标定一条横线，两线交点为正位像椎间盘中点。在上、下椎弓根之间标定纤维环穿刺安全三角区。在侧位X线透视下沿椎间盘的倾斜方向标定出椎间盘的侧位线，该侧位线与经椎间横线之间的交点为穿刺点。$T_{5\sim9}$穿刺点位于棘突中线外侧5～6cm，$T_{10}\sim L_1$穿刺点位于棘突中线外侧6～8cm，$L_{2\sim3}$和$L_{3\sim4}$的穿刺点位于棘突中线外侧8～10cm，$L_{4\sim5}$和$L_5\sim S_1$穿刺点位于棘突中线外侧12～14cm。根据患者椎间孔的大小和体形调整穿刺点的位置，椎间孔越小、体形越胖，穿刺点越偏外侧。两侧同时穿刺。

3. 穿刺技术和硬膜外腔造影 在C形臂X线透视机前后位透视下，用18号穿刺针向下倾斜10°，使针体和上下终板的夹角为10°左右。可利用针尖的斜面微调穿刺针方向（针尖斜面朝背侧，进针时会向腹侧偏斜）。穿刺针第一次触及的骨面多为关节突的外侧面，此时应抬高针尾，在侧位X线透视引导下调整穿刺方向和角度，让针尖沿关节突的腹侧继续前进，直至椎间孔纤维环窗（Kambin三角）。将针尖斜面转向背侧，有助于针尖滑过关节突的表面。第三步操作需在C形臂引导下完成。当穿刺针尖穿破纤维环时，可感到针尖有突破感。标准的穿刺点为C形臂X线透视机正位透视下穿刺针尖位于上、下椎弓根中心点的连线上；侧位透视下穿刺针尖位于上、下椎体后缘连线上。这表明穿刺针尖正好位于Kambin安全三角区纤维环上。将穿刺针逐渐刺入椎间盘内。正位透视下穿刺针尖应位于棘突连线上，侧位透视下位于椎间盘中1/3内，两侧穿刺针会合。准确穿刺十分重要，穿刺时需遵循以下原则：在前后位透视下，针尖穿破纤维环的点应位于椎弓根内缘连线，在侧位透视下应位于椎体后缘连线。

4. 椎间病灶造影 采用碘海醇、亚甲蓝和生理盐水混合液（2∶1∶2）。

5. 器械置入 放入导丝，取出穿刺针。置入扩张管直至扩张管头端紧抵纤维环窗。握住扩张管，取走导丝。下一步是纤维环开窗。置入钝头锥形扩张器，置入时可用小锤轻轻敲入，直至在C形臂前后透视下，锥形扩张器的头端超过棘突水平。沿扩张管，以旋转的方式置入7mm的斜口工作套管，直至纤维环。取走锥形扩张器，放入内镜。在前后位透视下，工作套管的斜面应朝后、朝下。

6. 病灶清除 内镜下椎间病灶清除术的基本原则是清除椎间脓肿、肉芽组织及死骨，使左右两侧互通。为了达到这一目标，首先在椎间隙内清除病灶组织，发现对侧穿刺导杆。需采用侧射激光、双极射频和髓核钳，分离出病灶炎性组织，并用髓核钳取出。自内向外、自前向后逐步进行，直至椎体前方、上下椎体骨面无坏死及炎性组织，骨面渗血。

（四）操作要点

放入内镜后见到硬膜外脂肪，可用双极射频头凝固脂肪。内镜下操作时需持续用含抗生素的冷生理盐水冲洗术野。根据视野清晰度，采用输注泵控制滴速。液体冲洗有许多优点：可快速清洗小出血点的出血，保持视野清晰；加用肾上腺素的冷生理盐水有助于止血；使用射频和激光时冲洗液有助于降温，避免热损伤；冲洗液中可加入抗生素，持续冲洗有助于抗感染。看到死骨可用髓核钳钳取，如果死骨较大，可以连同内镜一起从套管中取出。此时，术者可用髓核钳夹住死骨，保持工作套管不动，连同内镜和髓核钳一起将死骨从工作套管中取出。可以根据清除部位，朝内侧、外侧或者上下方转动工作套管，以便彻底清除。清除完毕，在两侧可各放置一条引流管，可起到术后持续冲洗引流作用。

（五）术后处理

术后用抗生素生理盐水1000ml灌洗，灌洗液体3000ml/d以上，灌洗数天后，观察引流液中的脓液、坏死物质的变化，若有减少，则灌洗量改为2000ml/d。保持冲洗引流管通畅，待冲洗液清亮，无脓性、血性物质流出，伤口周围无炎性表现且连续3次培养无细菌生长，患者体温恢复正常，ESR、CRP水平逐渐下降，并在灌注时间满14天后拆线拔除引流管，必要时通过入水管缓慢注入敏感抗生素，拔出出水管，约24h后改入水管为出水管，如引流量<30ml/24h，则拔出入水管并拆线，其间给予足量抗感染药物。出院后3个月内每2周监测血常规、ESR、CRP及肝肾功能。术后1.5个月、3个月时复查，观察临床症状、体征和复查影像学表现（X线、CT及MRI或增强MRI），评估脊柱稳定性、病变愈合及脓肿情况，一般术后卧床康复1.5～3个月后可在胸腰骶支具保护下下地活动。

（六）并发症的防治

1. 神经损伤

（1）出口神经根损伤

1）可能原因：①经椎间孔入路穿刺贯通伤及后续的软组织扩张器、工作套管的挤压；②工作套管从侧方的挤压；③采用TESSYS技术行椎间孔成形术时裸露环锯的直接损伤；④术中毗邻结构辨认不清、器械直接的误损伤；⑤术中射频、激光等导致的热损伤。

2）防范措施：①应避免"靶向穿刺"，应该行YESS盘内穿刺技术，沿病灶表面逐步切除病灶，避免病灶对出口神经根造成进一步挤压；②镜下操作前需要仔细辨认毗邻结构，避免误伤；③使用射频、激光等热能止血时，避免在神经表面长时间烧灼止血，应该轻靠、短促、点射止血；④术中进行神经电生理监测；⑤如果出口神经根不需要减压，不要常规显露出口神经根。

（2）走行神经根损伤

1）可能原因：①椎间孔成形时，器械对走行神经根的直接损伤；②内镜下使用器械超视距操作，尤其是头部可屈曲髓核钳的使用；③镜下结构辨识不清楚导致的直接损伤。

2）防范措施：①椎间孔成形时需要缓慢、轻柔及可控性操作，避免粗暴使用手术器械，尤其是暴力击打；②内镜下使用手术器械，其头部工作部分必须在内镜视野范围内，避免超视距操作；③内镜下使用锐性切割性器械前，必须明确辨识镜下结构及毗邻解剖，防止误伤。

（3）硬膜撕裂、马尾神经损伤

1）可能原因：①椎间孔成形时，成形部位为上关节突尖部，内侧紧邻硬膜囊，走行神经根尚未发出；②内镜下使用器械超视距操作，尤其是可屈曲髓核钳的使用；③镜下结构辨识不清楚导致的直接损伤。

2）防范措施：①椎间孔成形部位应靠近上关节突根部腹侧；②内镜下使用手术器

械，其头部工作部分必须在内镜视野范围内，避免超视距操作。

（4）分叉神经、变异神经根损伤

1）可能原因：①神经解剖变异；②全麻下手术，患者无疼痛反馈，即使采用神经电生理监测，也不能精确提示变异神经受损状况。

2）防范措施：术前详细评估手术区域的影像学资料，排除明显的神经解剖变异。

2. 血管损伤

（1）椎管内血管损伤致术后椎管内血肿：椎管内静脉丛、节段动脉脊柱分支等血管损伤主要会引起术中视野不清，经过术中严格止血一般不会导致严重后果。如果止血不彻底，术中有可能损伤周围神经组织，也可能会导致术后椎管内血肿，引起术后症状不缓解或加重，严重者可能需要翻修手术治疗。防范措施：①轻柔操作，对手术操作区域进行预防性止血；②通过旋转套管及增加盐水灌注压清晰显露出血点，使用射频双极模式精准止血；③如果一时止血困难，可将工作套管置入椎间隙，先行盘内清理，然后再进入椎管内操作（椎间盘内-盘外操作技术），受损血管往往会自发止血；④必要时术毕放置引流管。

（2）节段血管损伤：可导致腹膜后血肿，严重时可能需要开放手术止血。其损伤多为经椎间孔入路穿刺不当所致。穿刺针过于偏腹侧及头侧可直接损伤节段血管，TESSYS椎间孔成形部位在上关节突尖部，该部位有分支动脉经过，亦有损伤导致血肿形成的可能。其防范措施包括规范穿刺部位及技术，在侧位X线透视监视下穿刺目标为下位椎体后上缘，避免穿刺针偏向腹侧及头侧；如果行椎间孔成形术，成形部位应该选择上关节突根部腹侧，避开节段动脉分支走行区域。

（3）腹腔大血管损伤：经皮内镜下手术导致腹腔大血管损伤罕见，轻者导致腹膜后血肿，重者导致患者死亡。其原因大多是穿刺置管或手术器械行椎间病灶清理时穿破前方纤维环直接损伤腹主动脉或下腔静脉及其分支血管。防范措施：①规范穿刺部位及技术，在侧位X线透视监视下穿刺，目标为下位椎体后上缘，避免穿刺针偏向腹侧；②将工作套管末端"半潜"于后纤维环，同时监视椎间隙内及椎管内结构；③严格控制器械进入椎间隙内的深度，避免器械过深而刺破纤维环前缘导致腹腔血管或脏器损伤；④清理病灶时尽量使用开口较大的髓核钳，开口进、闭口出，避免刺破纤维环前缘；⑤当术中有任何疑问或异常情况时，及时行X线透视确定工作套管及器械位置。

3. 腹腔脏器损伤 经皮内镜下腰椎手术导致腹腔脏器损伤多为经椎间孔入路穿刺不当所致。防范措施：①详细评估术前工作区域影像学资料，根据手术节段个体化设计穿刺点及穿刺路径；②规范穿刺部位及技术，在侧位X线透视监视下穿刺，第一目标为下位椎体上关节突外侧缘，然后穿刺针沿上关节突前外侧面滑向椎间孔，避免穿刺针偏向腹侧。

4. 术中器械故障、碎裂，异物残留 术中内镜、器械的使用不当、老化等因素都可能导致术中器械故障、碎裂，异物残留。防范措施：①规范内镜及器械的使用方法；②常规储备备用内镜及器械，保证手术完成；③及时报废老化器械；④术中及时完整取出碎裂器械；⑤术毕常规检查器械完整性，做好内镜及器械的清洗、维护及保养。

5. 术后感染加重或混合感染

（1）危险因素：糖尿病、合并其他感染性疾病（上呼吸道感染、尿路感染等）、止血不严格致血肿形成、多次手术、术中操作粗暴使组织损伤较严重等。

（2）临床表现：患者术后背痛缓解后又加重，部分伴寒战、高热、腰背痛加剧，并有明显的神经根刺激症状，出现混合感染者因剧烈疼痛而不敢翻身，轻微的震动都可以触发抽搐状疼痛。体征则有腰部肌肉痉挛与压痛，活动障碍，原有的神经根刺激症状加重，做直腿抬高试验时甚至足跟难以离开床面。

（3）诊断：患者术后出现背部疼痛进行性加重，血化验提示白细胞计数、CRP水平等逐渐升高，需考虑术后混合感染可能，必要时需局部引流液培养或血培养。

（4）处理：①药物治疗。继续抗感染治疗，确诊者加用足量抗生素并给予全身支持疗法。在全身与局部症状消退后还需口服抗生素6周以上。②局部引流液培养明确诊断。③手术治疗。手术适用于保守治疗效果不佳或已出现截瘫的患者。手术方法有两种：椎板切除减压术和病灶清除术。部分慢性病例症状反复出现，对出现脊椎不稳定表现者，可做病灶清除术或脊柱融合术。

（5）预防：遵循无菌原则，控制水压，注意穿刺角度及方向，尽量缩短手术时间，预防性应用广谱抗生素。

（七）典型病例

｜ 病　例　1 ｜

【病史】　患者，女性，63岁，2个月前无明显诱因出现腰背部疼痛、活动受限，至当地医院就诊，腰椎X线片、CT及MRI（图3-1）考虑"腰椎间盘突出症"。予卧床休息及消炎镇痛药物等保守治疗，疗效不佳，腰痛未见明显缓解。1个月前，腰痛逐渐加重，发热伴畏寒寒战，最高达38.0℃，检验：CRP > 100mg/L，ESR > 100mm/h。至当地医院就诊，查腰椎X线片及CT提示$L_{3\sim4}$椎体破坏伴椎间隙变窄，考虑"腰椎感染"（图3-2）。予绝对卧床及头孢西丁、万古霉素等抗感染治疗半个月。腰痛未见明显缓解，以"腰椎化脓性感染"收入院。专科检查：腰椎生理曲度存在，$L_{3\sim4}$椎体棘突压痛，叩击痛阳性，椎旁软组织压痛，双下肢肌力5级，肌张力正常，足趾活动正常，病理征未引出。

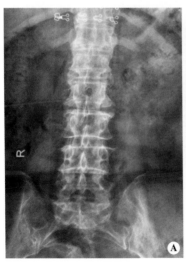
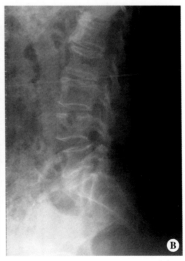

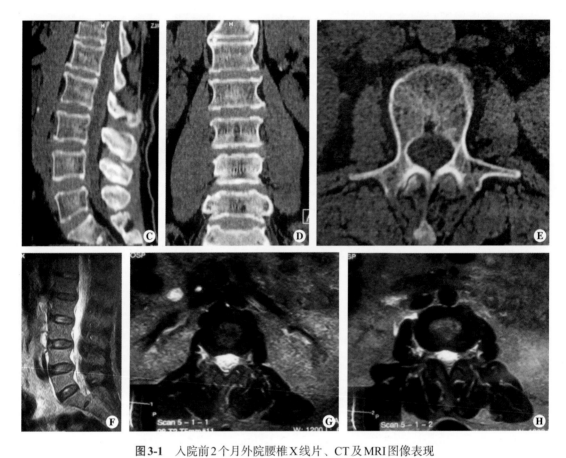

图3-1　入院前2个月外院腰椎X线片、CT及MRI图像表现

A、B. 腰椎正侧位片：腰椎退行性改变，椎间隙无明显变窄；C～E. 腰椎CT矢状位、冠状位及横断位：腰椎退行性改变，
L$_{4\sim5}$椎间盘突出，硬脊膜受压；F～H. 腰椎MRI矢状位、横断位：腰椎退行性改变，L$_{4\sim5}$椎间盘膨出

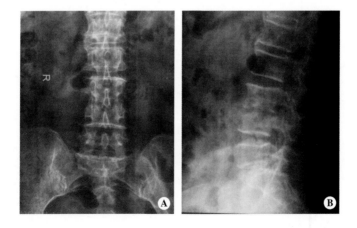

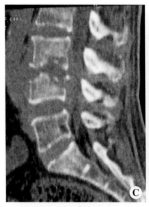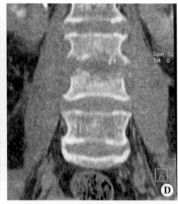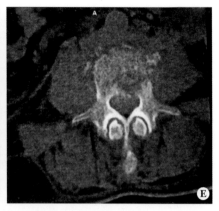

图3-2　入院前1个月外院腰椎X线片和CT图像：$L_{3\sim4}$椎体破坏，椎间隙变窄

A、B. 腰椎正侧位片：$L_{3\sim4}$相邻终板骨质破坏，椎间隙变窄；C～E. 腰椎椎体CT矢状位、冠状位及横断位：$L_{3\sim4}$椎体多发骨质破坏，考虑感染性病变

【诊疗经过】

1. 入院实验室检查　红细胞3.36×10^{12}/L，白细胞10.1×10^{9}/L，中性粒细胞6.4×10^{9}/L，CRP 16.04mg/L，ESR 110mm/h，PCT $<$ 0.05ng/ml。

2. 入院影像学检查　腰椎正侧位片示腰椎生理曲度稍直，$L_{3\sim4}$椎体相邻终板骨质破坏，椎间隙变窄，诸腰椎椎体边缘不规则唇样骨质增生。腰椎椎体CT平扫：$L_{3\sim4}$椎体相邻终板见明显骨质破坏，其椎间隙狭窄，椎旁软组织肿胀，其内见低密度影，左侧腰大肌受累较明显，可见部分钙化。余所见腰椎边缘及其小关节见骨质增生，相邻关节间隙尚清。腰椎椎体MRI平扫：腰椎顺列，生理曲度变浅，$L_{3\sim4}$椎体信号不均匀，椎体上下缘皮质虫蚀样破坏，呈不均匀等T_1WI、混杂T_2WI信号影，局部椎间隙存在伴见T_2WI信号增高，椎体旁软组织影增厚、模糊，两侧腰大肌及竖脊肌明显肿胀伴见T_2WI高信号影，左侧腰大肌内可见小囊状混杂T_2WI信号影，硬膜囊受压，局部椎管狭窄，脊髓信号未见明显异常（图3-3）。

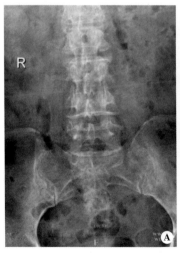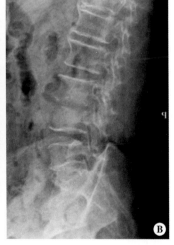

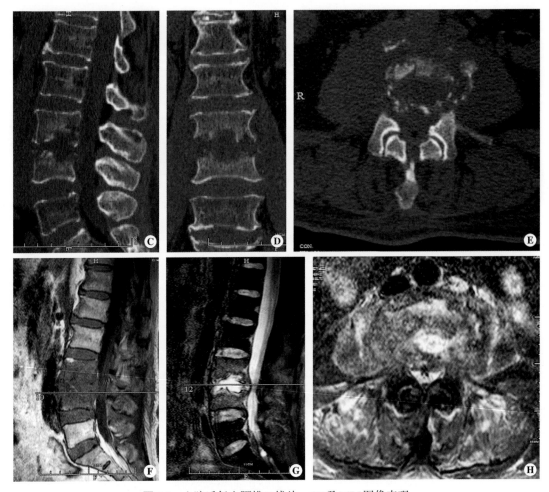

图3-3　入院后复查腰椎X线片、CT及MRI图像表现

A、B. 腰椎正侧位片：L_{3~4}相邻终板骨质破坏，椎间隙变窄；C～E. 腰椎CT矢状位、冠状位及横断位：L_{3~4}椎体多发骨质破坏伴椎旁脓肿（左侧为著）；F～H. 腰椎MRI矢状位、冠状位及横断位：L_{3~4}椎体破坏伴椎旁软组织肿胀，左侧腰大肌囊状混杂信号影

3. 诊断　化脓性脊柱炎。

4. 治疗方案

（1）根据病史查体、实验室及影像学检查考虑阳性菌感染可能，给予经验性药物治疗：克林霉素 0.6g，静脉滴注（ivgtt），每12h 1次（q12h）；左氧氟沙星针 0.5g ivgtt，每天1次（qd）；联合抗感染治疗。

（2）手术治疗：因患者腰痛明显，椎体破坏不严重，椎间隙信号异常明显。予行椎间孔镜下L_{3~4}椎间隙病灶清除并置管引流术（图3-4），取出组织送病理检查及细菌培养。

5. 术中标本检查结果

（1）病理学结果：（L_{3~4}椎体病灶）纤维软骨边缘见炎性坏死化脓灶，符合化脓性炎。免疫组织化学结果：胶质细胞原纤维酸性蛋白（GFAP）阴性。

（2）非特异性病原菌培养结果：金黄色葡萄球菌，MRSA检测阴性，对利奈唑胺、万古霉素、左氧氟沙星、利福平、庆大霉素、克林霉素等药物均敏感。

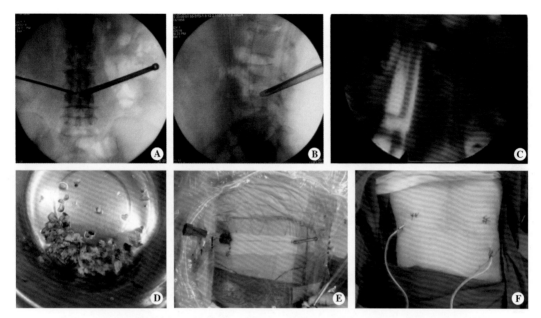

图 3-4 经皮双侧穿刺 $L_{3\sim4}$ 椎间隙，清除病灶并放置引流管（镜下）及取出病灶组织

A、B. 腰椎正侧位 X 线透视下穿刺；C. 椎间孔镜下看到对侧放入引流管；D. 取出椎间隙病灶组织；E. 穿刺通道建立后，背部大体观；F. 放置置管引流后背部大体观

（3）特异性病原菌培养结果：结核分枝杆菌 960 液体培养阴性；Gene-Xpert 阴性；结核/非结核分枝杆菌 DNA 阴性，结核分枝杆菌 RNA 阴性。

（4）术后药物治疗方案：根据药敏结果改用利福平 0.45g，口服（PO）qd；左氧氟沙星 0.5g，PO qd 抗感染治疗，总疗程 3 个月。患者腰部症状完全缓解，血 CRP 和 ESR 降至正常范围并维持 6 周以上。

6. 术后影像学检查　定期随访至术后 18 个月，行影像学检查（图 3-5～图 3-7）。

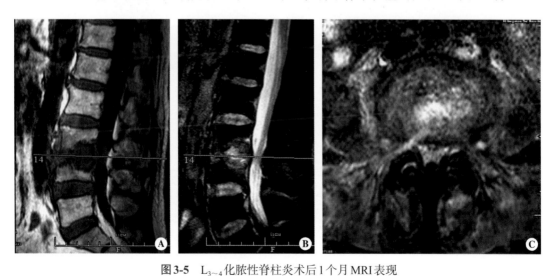

图 3-5　$L_{3\sim4}$ 化脓性脊柱炎术后 1 个月 MRI 表现

腰椎椎体 MRI 矢状位、横断位：$L_{3\sim4}$ 相邻终板见骨质破坏，椎旁软组织稍肿胀，见长 T_1 长 T_2 信号，左侧腰大肌受累较明显，椎体、椎间隙、椎旁炎症信号明显改善

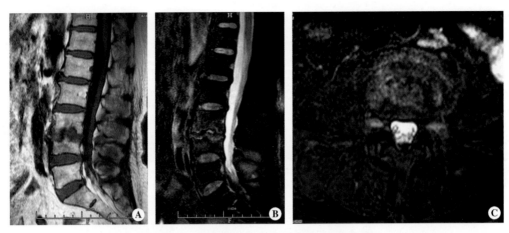

图3-6 L$_{3\sim4}$化脓性脊柱炎术后6个月MRI表现

腰椎椎体MRI：L$_{3\sim4}$椎间盘及相邻椎体感染性病变，对比前片病灶基本吸收，T$_1$WI、T$_2$WI信号均已趋于正常

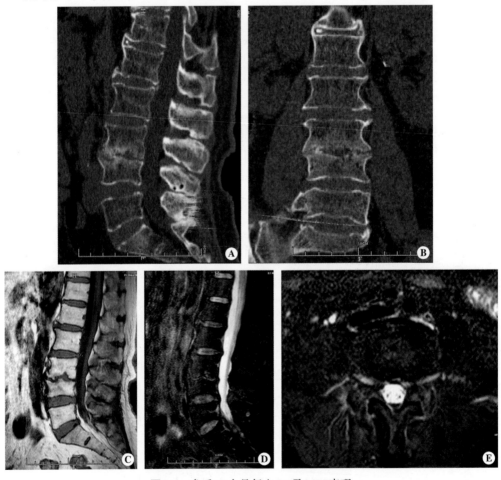

图3-7 术后18个月复查CT及MRI表现

A、B. 腰椎CT矢状位、冠状位：L$_{3\sim4}$相邻终板部分区域融合，周缘见骨质硬化，骨性椎管未见明显狭窄；C～E. 腰椎MRI矢状位、冠状位、横断位：L$_{3\sim4}$椎体T$_1$WI、T$_2$WI信号正常

7. 术后转归 治愈。

【讨论与分析】 经保守治疗无效的化脓性脊柱炎患者往往需行手术干预，其手术

治疗目的是清除感染灶，明确病原菌和解除神经压迫。目前手术治疗方式主要为传统切开清创冲洗引流或CT引导下穿刺引流。但部分高龄患者由于机体状况较差，麻醉风险较高，无法耐受开放手术，CT引导下穿刺引流常因脓液黏稠、管腔堵塞致引流失败。

随着脊柱外科技术的进步和微创理念的发展，椎间孔镜技术操作简便、安全、微创，得到越来越多学者的推崇和应用，其在治疗脊柱感染方面具有较大优势。通过Kambin三角可以安全到达病灶部位，经内镜进行直视下病灶组织清除，结合影像学检查可以精准将引流管植入病灶中心及脓肿最低位置，及时将坏死组织、脓液引流。术中大量生理盐水冲洗，可使脓液、病原菌、炎症因子及坏死组织得到大部分清除，患者术后腰腿痛症状即刻缓解。此术式未干扰脊柱的稳定，通过内镜可精确、安全定位及清除病灶，术中取材可通过病理检查或实验室检查为治疗提供依据，联合术后药物灌洗不仅提高局部药物浓度，并能及时将脓液、坏死组织引流排出，促进脊柱感染的控制。

Yang比较了经皮内镜病灶清除引流（percutaneous endoscopic discectomy and drainage，PEDD）和CT引导下组织活检两种技术对于确定致病微生物的诊断及治疗价值。20例患者接受了PEDD，32例患者接受了CT引导活检。在20例PEDD活检病例中，18例（90%）分离出致病菌，但在32例CT引导下活检中仅有15例（47%）分离出致病菌。两组均未观察到活检相关并发症或副作用。与CT引导的活检相比，PEDD提供了更多病灶样本，从而产生了更高的阳性率。在感染组织的PEDD清创术后结合局部置管及时应用敏感抗生素治疗，降低了二次手术干预的发生率。

根据本病例患者病史查体及辅助检查结果临床首先考虑化脓性脊柱炎，但无细菌学依据，经椎间孔镜下$L_{3\sim4}$椎间隙病灶清除+置管引流术，取材行细菌学检查进一步明确诊断并为治疗提供依据，术中同时将脓液、坏死组织清除，促进脊柱感染的控制和治愈。对比该病例术后1个月、术后18个月的腰椎CT影像，可以观察到患者破坏的腰椎椎体的骨量得到很大的恢复，没有腰椎不稳的影像表现。术后患者也没有明显腰痛等临床症状。

| 病 例 2 |

【病史】 患者，女性，48岁，因"腰痛1个月，发现肺部阴影1个月"入院。1个月前无明显诱因出现腰部胀痛，活动时加重，无畏寒发热，于当地医院住院诊治，诊断为"腰椎间盘突出症"，予保守治疗（具体使用药物不详），腰痛缓解不明显，至另一家医院腰椎MRI提示$L_{3\sim4}$椎体骨髓水肿伴椎前软组织稍肿胀，$L_{3\sim4}$椎体感染性脊柱炎累及腰大肌，肺部CT提示两肺散在斑点、结节状密度增高影，肺结核可能，以"$L_{3\sim4}$椎体结核伴椎旁脓性形成、肺结核初治"收入院。专科检查：体温（T）36.8℃，$L_{3\sim4}$棘突间压痛、叩击痛阳性，双下肢肌力5级，感觉无明显减退，双侧病理征未引出。

【诊疗经过】

1. 入院实验室检查 白细胞7.1×10^9/L，CRP 12.67mg/L，ESR 90mm/h。气管镜检查：肺灌洗液结核DNA、RNA检测均阳性。PPD强阳性，T-SPOT阳性。

2. 入院影像学检查 腰椎正侧位片示腰椎生理曲度存在，L_3椎体骨质密度增高，$L_{3\sim4}$椎间隙狭窄，椎体边缘不规则骨质增生。腰椎CT平扫：腰椎曲度稍变直，$L_{3\sim4}$椎体前缘可见骨质破坏，L_3椎体前缘软组织肿胀，L_4水平左侧腰大肌肿胀伴液性低密度区。

腰椎MRI平扫并增强示$L_{3\sim4}$椎体内见斑片状长T_1长T_2信号，椎间隙无明显狭窄，$L_{3\sim5}$椎体前缘软组织可见肿胀，伴L_4椎体左侧腰大肌肿胀伴液性长T_1长T_2信号，增强后椎体内病灶呈明显强化，椎旁脓肿呈明显环形强化（图3-8）。

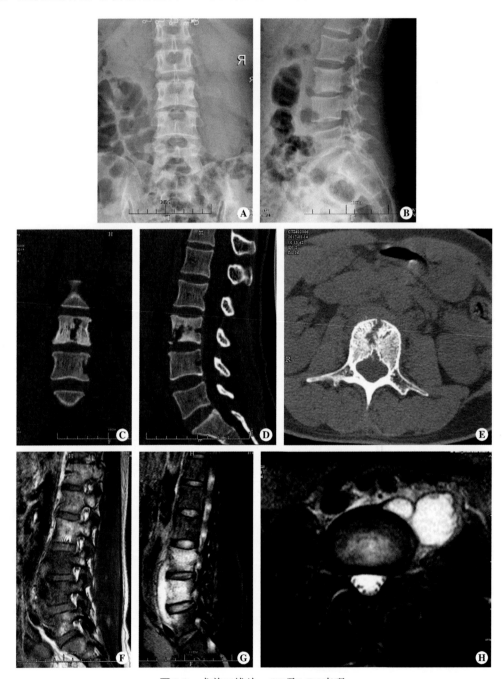

图3-8　术前X线片、CT及MRI表现

A、B. 腰椎正侧位片：腰椎生理曲度存在，L_3椎体骨质密度增高，$L_{3\sim4}$椎间隙狭窄，椎体边缘不规则骨质增生；C～E. 腰椎CT冠状位、矢状位、横断位：L_3椎体骨质破坏，密度增高；L_4椎体少量破坏，左侧腰大肌肿胀伴液性低密度区；F～H. 腰椎MRI矢状位和横断位：$L_{3\sim5}$椎体内见斑片状长T_1长T_2信号，$L_{3\sim4}$椎间隙略狭窄，$L_{3\sim5}$椎体前缘软组织可见肿胀，$L_{3\sim5}$椎体感染性病灶伴椎旁脓肿形成

3. 诊断 L$_{3\sim5}$脊柱结核伴椎旁脓肿形成；肺结核。

4. 治疗方案

（1）药物治疗：利福平0.45g ivgtt qd；异烟肼0.3g PO qd；吡嗪酰胺0.5g PO，每天3次（tid）；乙胺丁醇0.75g PO qd联合抗结核治疗。

（2）手术治疗：因患者腰痛明显，椎体破坏不严重，椎间隙信号异常明显，椎旁脓肿明显。抗结核治疗满2周后予行椎间孔镜下L$_{3\sim4}$椎间隙病灶清除+置管引流术，取出组织送病理检查及细菌培养（图3-9）。

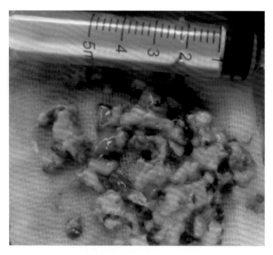

图3-9 术中取出病灶组织（亚甲蓝染色）

5. 术中标本检查结果

（1）病理学结果：（L$_{3\sim4}$椎体病灶）退变纤维软骨样组织，其间见少量死骨样组织。特殊染色结果：过碘酸希夫（PAS）、PAM、抗酸染色及瑞-吉染色阴性。

（2）非特异性病原菌培养结果：阴性。

（3）特异性病原菌培养结果：结核分枝杆菌960液体培养阴性；Gene-Xpert阳性，利福平敏感；结核分枝杆菌DNA阳性，结核分枝杆菌RNA阴性。

（4）术后药物治疗方案：3HRZE/12HRE。

6. 术后影像学检查 结果见图3-10～图3-12。

7. 术后转归 治愈。

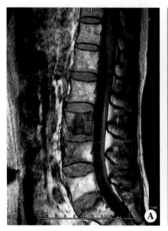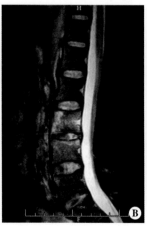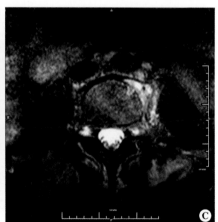

图3-10 L$_{3\sim4}$椎体结核术后2个月MRI表现

腰椎MRI矢状位、横断位：L$_{3\sim4}$椎体形态尚可，椎体内及椎旁组织异常信号明显好转，L$_{3\sim5}$椎旁软组织肿胀和脓肿较前有明显吸收

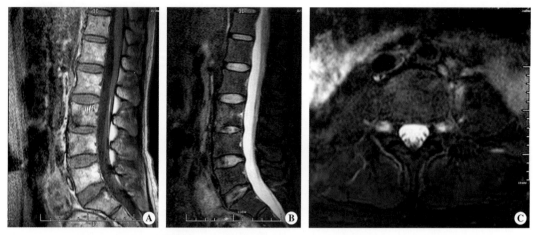

图3-11 L$_{3\sim4}$椎体结核术后6个月MRI表现

腰椎椎体MRI矢状位和横断位：L$_{3\sim4}$椎体及椎旁组织信号正常，椎管内也未见明显异常信号灶

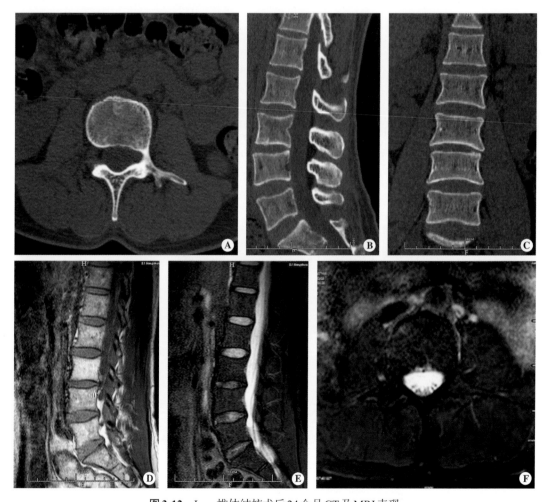

图3-12 L$_{3\sim4}$椎体结核术后24个月CT及MRI表现

A～C.腰椎CT横断位、矢状位和冠状位：L$_{3\sim4}$椎体骨质破坏已经修复，密度正常。D～F.腰椎MRI矢状位、横断位：L$_{3\sim4}$椎体及周围组织信号正常，椎间隙略狭窄

【讨论与分析】 椎间孔镜下椎间隙病灶清除、置管引流术可精确、安全定位，通过术中大量生理盐水冲洗，使脓液、病原菌、炎症因子及坏死组织得到大部分清除。术后局部引流可以使结核病灶缩小，为局部吸收奠定了基础，现代外科对脓肿的治疗原则是"哪里有脓肿就从哪里引流"。在引流的基础上联合局部用药，以提高病灶内的药物浓度。全身化疗时病灶内的药物浓度是 $0.5\mu g/ml$，局部化疗时为 $1\sim50mg/ml$，是全身用药的 $2000\sim100\ 000$ 倍。持续局部化疗可以迅速杀灭结核分枝杆菌，遏止病灶内病理改变的进展。局部应用的化疗药物不经过门静脉循环系统，降低了药物可能引起的全身毒副作用的发生率。由于持续进行局部化疗，杀灭了结核分枝杆菌并抑制了形成窦道的致病因素，促进脊柱感染的控制和治愈。

本病例肺结核诊断明确，再结合患者腰椎影像学检查首先考虑腰椎结核伴椎旁脓肿形成。术后抗结核治疗有效及术后标本 Gene-Xpert 和结核 DNA 阳性进一步明确诊断。虽然患者腰椎 MRI 和 CT 提示 $L_{3\sim4}$ 椎间隙高度无明显丢失，但椎旁脓肿巨大，予行椎间孔镜 $L_{3\sim4}$ 椎间病灶清除置管引流术清除椎旁脓肿有利于患者早日康复。利用椎间孔镜行椎旁脓肿清除时，由于偏离椎间孔结构空间定位困难，术中应注意清理的广度和深度，必要时行术中 C 形臂透视定位，避免损伤节段动脉和腹腔脏器。

二、经皮脓肿穿刺冲洗引流术

经皮脓肿冲洗引流术（percutaneous catheter drainage of abscess，PCD）首先是针对腹腔化脓性感染脓肿形成而创建的术式，至今已有数百年的历史，对髂腰肌寒性脓肿治疗的研究报道较多。1984 年 van Sonnenberg 等报道了 250 例腹腔脓肿经皮脓肿穿刺和引流术的结果，治愈和部分成功总计 227 例/250 例（90.8%）。1988 年 Clementsen 报道了两例腰大肌寒性脓肿患者经抗结核化疗没有改善，他们通过超声引导下猪尾型导管进行经皮引流治疗，获得满意疗效。1993 年 Pombo 报道用 CT 置管引流加灌注给药的方法治疗腰大肌脓肿 6 例，5 个单侧及 1 个双侧，经后路或侧路穿刺途径彻底引流，脓肿引流量为 $70\sim700ml$，平均引流 7 天，无手术并发症出现，引流后患者即获局部症状改善。CT 随访 $3\sim9$ 个月仅有 1 例由不规则用药导致复发，需要再次穿刺灌注引流。1997 年 Gupta 等应用 B 超研究了 27 例髂腰肌结核脓肿形成的病例，其中 3 例单纯应用局部脓肿抽吸术，24 例采用 PCD 术式，平均引流 11 天。在此 24 例中有 6 例出现复发，复发的原因主要是术后抗结核药物使用不规则、脊柱存在活跃结核病灶等。予以单纯细针抽吸术结合规则足量抗结核处理后所有患者均取得良好疗效。Dinc 等借助 CT 引导进行了脊柱髂腰肌、骨盆、臀部的结核及非结核性脓肿的穿刺引流治疗，并认为 CT 引导下的经皮灌注引流术对于直径 3cm 以上、边界清楚的髂腰肌寒性脓肿是一项有效且安全的术式。

上述研究已证实影像学引导的穿刺灌注冲洗引流术对于腰大肌感染脓肿治疗的有效性和实用性。其意义在于：①持续灌注冲洗可以稀释病原体的浓度，降低病原体的致病能力。②微创手术放置灌注冲洗管手术创伤小，有利于患者康复。③持续灌注冲洗稀释病灶内炎症因子、渗出物和细菌，有助于抑制导致组织损伤的变态反应。④持续灌注冲洗避免血肿形成，防止细菌繁殖和炎症扩散，并减少瘢痕组织的形成。但应清醒地认识到，该技术虽有一般微创技术的优点，但不可取代传统外科手术治疗。其有一定的局限性，适应证有限，有形成窦道的风险。特别对于脓肿较大、脓液黏稠、坏死组织较多的病例，往往难以彻底引流，复发率较高。因此应严格选择手术适应证，结合应用有效、规范的抗感染药物是取得良好治疗效果的基本要素。

2002年Dinc等报道了21例髂腰肌寒性脓肿患者，其中19例伴脊柱结核，所有患者接受了CT引导下经皮置管引流及抗结核药物治疗，并接受了至少1年的临床和影像学随访。结果：经皮导管置入术在所有病例中均成功，无手术并发症。根据CT发现，最初实现了所有脓肿的彻底引流。随访期间，21例患者中有6例（29%）在拔除导管后1个月和3个月内复发。4名患者接受了两次、2名患者接受了三次置管引流手术。由于阻塞或脱落调整了四个导管。持续引流时间为5~36天（平均14.9天）。随访12~52个月（平均24个月），没有患者（包括复发患者）由于经皮引流不足需要手术引流和清创。2015年Yin等报道了27例脊柱结核儿童接受CT引导下经皮导管低剂量灌注引流局部化疗联合抗结核治疗，平均随访31个月，所有患者均没有检测到窦道形成，该治疗反应良好，神经功能在术后显示出显著改善。故认为CT引导下经皮置管和低剂量灌注是治疗儿童脊柱结核的简便、安全、有效和创伤小的方法。2017年Li等回顾性分析了2009~2012年通过CT引导经皮置管并接受个体化疗的48例脊柱结核伴椎旁脓肿患者的资料，其中椎旁脓肿来自胸椎12例、腰椎20例、胸腰椎10例和腰骶6例患者。随访终点时ESR、CRP、视觉模拟评分、后凸角和Oswestry残疾指数等显著降低，所有患者均达到临床愈合，无复发。故认为CT引导经皮置管连续给予个体化治疗对于伴椎旁脓肿的脊柱结核是安全有效的方法，值得进一步研究。

（一）适应证

经皮穿刺脊柱脓肿冲洗引流术主要用于脊柱或椎旁的深部脓肿形成者，其适应证：①单纯椎体内感染脓肿形成；②单纯椎旁或腰大肌脓肿；③全身情况差无法耐受根治手术。

（二）禁忌证

禁忌证：①椎体破坏严重；②脊柱不稳；③伴严重后凸畸形或有后凸畸形加重趋势；④合并截瘫的脊柱结核。

（三）术前准备

术前需摄入高纤维素、高热量、高蛋白饮食以增强患者免疫力，全身应用抗感染药物治疗；完善各项术前检查，对于重度贫血患者予以少量多次输血，以纠正贫血。手术前进行CT扫描定位，选择穿刺位置及深度。

（四）手术技巧

根据脓肿的位置，引流管放置在脊柱骨病灶中或者腰大肌、髂窝的脓肿内。原发病灶内破坏不大者单纯置管即可，有死骨和坏死组织者先清除死骨、坏死组织后再置管冲洗。连续性多椎体结核均在原发病灶，选择较重的一个间隙和流注脓肿内置管。

在CT或B超引导下穿刺，术前应设计好引流管的体表位置，仔细选择皮肤穿刺点，同时测量确定进针深度。局麻后，先用带针芯的穿刺针进入脓腔，穿刺过程中应避免损伤重要器官和结构，如大血管、心脏等，穿刺到位后，吸取少量脓液，然后顺针芯放入引导钢丝至脓腔中，若脓肿壁较厚，可用扩张器扩张。导丝置入后，拔出穿刺针，顺导丝将引流管置入脓腔中。引流管最好用不透光的双腔管以便透视检查其位置。引流管放置到位后，拔出导丝。引流管固定在皮肤上，检查脓液引流是否通畅。脓液进行结核细菌学检查和抗结核药敏试验。术后脓腔要进行抗结核药物和生理盐水冲洗，冲洗可单纯依靠引流管进行，亦可另置细管进行灌注冲洗。手术中应注意，穿刺以安全和引流通畅为前提。

在穿刺点和入路的选择上，应参考影像学检查结果，颈椎取前方内脏鞘与动脉鞘间隙穿刺入路；胸椎从横突上方进入椎间隙和椎旁脓肿；腰椎从Kambin三角进入椎间隙；腰大肌脓肿从腰大肌皮肤投射点直接进入脓肿。穿刺过程中应避免损伤重要器官和结构，导管最好置入脓腔最低位，不扭曲或成角，确保引流通畅；引流管必须要有充分的强度，不能塌陷，并能在体内留置数周；引流管管径必须足够大，以便充分引流黏稠脓液；引流管近端必须充分开口避免堵塞并与脓腔充分接触；放管前不宜吸脓过多，以免使脓腔缩小导致置管困难；放管后加强护理，防止引流管阻塞、扭曲或脱落；灌洗时推入液体要轻缓，同时应记出入量，避免液体过多残留使脓腔压力过大，出现病灶扩散。保证灌注冲洗局部化疗过程中引流管的通畅。

以腰椎结核为例，从Kambin三角（安全三角椎弓根外侧入路）进针穿刺，穿刺点皮肤切开0.5cm左右的切口。先经皮用同轴套管针穿刺目标椎间隙及椎旁脓肿，注入少量造影剂，使其轮廓显示清晰；置入导丝于脓腔内，在导丝引导下穿刺针逐级扩张达5.0mm工作套管，从扩张管中清除脓液、肉芽、坏死组织及部分死骨，同时送病理检查；然后置入8.5F多孔猪尾型引流导管，用异烟肼+生理盐水反复冲洗引流，尽量将病灶冲洗彻底。留置猪尾型引流管（具体数目根据病灶多少及椎体破坏程度而定，一般1～3条），术后常规局部用抗结核药物灌洗。

（五）术后处理

1. 抗感染治疗 术后继续强化全身抗感染治疗。

2. 灌洗引流 局部持续用含抗生素灌注液冲洗病灶，一般症状消失，灌洗液体清亮，ESR、CRP、体温正常后改为1天1次，最后的15天，隔天1次，一般治疗需要10～12周。注意无菌操作，防止交叉感染。在冲洗灌注的过程中，严格登记出入量，避免冲洗时入量超过流出量导致人为脓肿流注。定期复查ESR、CRP、肝功能等。进行影像学检查。所有患者根据病情和ESR、CRP及冲洗液颜色决定停止冲洗的时间。一般症状消失，灌洗液体清亮，ESR、CRP、体温正常1～2周时停止冲洗。

3. 支具保护 有骨破坏患者均需佩戴支具保护，平均3个月根据患者佩戴情况进行调节，一般支具治疗3～6个月。对于脊柱稳定性好、疼痛轻、椎体破坏程度轻的患者，在定制外固定支具保护下，灌洗期间适当下地活动，但是仍以卧床为主；其他患者灌洗期间要求严格卧床，停止冲洗后，在支具外固定的保护下适当下地活动，避免对抗性运动。

（六）并发症防治

（1）穿刺针误入硬膜囊，导致细菌扩散，引起脊髓炎或脑膜炎等严重后果。操作时要考虑到局部解剖的特殊性，前期操作时需多透视或扫描，及时调整穿刺角度，如图像显示已经进入硬膜囊内，可回抽看是否有脑脊液流出，进一步明确穿刺位置。

（2）患者有椎体不稳时，需要长期卧床，若患者的自律性差、不配合治疗而导致治疗失败，需行开放手术治疗。

（3）灌洗液体出入量不同。应该停止冲洗，进行检查，常规处理后不能改善，则需要重新置管。

（4）引流管不畅或者堵塞，可能是坏死物堵塞或者伤口内液体压力过大所致，预防的方法为术中尽量清除可及范围内的死骨、其他坏死物，手术结束前及术后各冲洗1次，告知家属经常挤压引流管，必要时减少冲洗量或者拔除引流管。

（5）引流管脱离或者不慎将引流管拔出，这时要根据病情决定是重新置管还是仅需保留现有的引流管。如果微创治疗后临床症状不缓解，或者临床症状加重，可以改变治疗方法，结合开放病灶清除、植骨固定手术。

（七）典型病例

| 病 例 3 |

【病史】 患者，女性，75岁，因"发现右下腹部肿块1月余"入院。患者于1个月前无意间发现右下腹部肿胀，未感明显不适，当时未予重视，肿块逐渐增大，伴有腰部疼痛不适。就诊于某三甲医院，腹部增强CT首先考虑脊柱结核伴椎旁脓肿形成。T-SPOT阳性，以"腰椎结核伴腰大肌脓肿形成"收入院。专科检查：脊柱未见明显畸形，T_{11}～L_4椎棘突轻压痛、叩击痛阳性。右下腹部可触及约75mm×55mm大小肿块，质韧，边界清，活动度差，轻压痛。右髋部屈伸活动略受限，"4"字试验阳性。双下肢肌力正常，病理征未引出。

【诊疗经过】

1. 入院实验室检查 红细胞$5.8×10^{12}$/L，白细胞$5.9×10^9$/L，中性粒细胞$4.6×10^9$/L，CRP 60.3mg/L，ESR 58mm/h，总蛋白79.1g/L，白蛋白38.41g/L，结核抗体-16kDa阴性，结核抗体-38kDa阳性，结核抗体-LAM阳性，T-SPOT阳性。

2. 入院影像学检查 腹部增强CT：T_{11}～L_4椎体骨质广泛破坏，伴右侧腰大肌内见巨大多房囊样占位；左侧肾上腺结合部呈结节样增厚；右肾旋转不良；食管裂孔疝；腹腔少量积液。腰椎椎体MRI（图3-13）：T_{11}～L_4椎体多发骨质破坏，部分可疑融合，椎前间隙增厚，异常强化，结核可能。腹部肿块B超：右侧腹部囊性团，脓肿可能。

3. 诊断 腰椎结核伴腰大肌脓肿形成、$L_{1～3}$椎体成形术后、右肾旋转不良、食管裂孔疝、腹腔少量积液。

4. 治疗方案

（1）药物治疗：利福平0.45g ivgtt qd，异烟肼0.3g PO qd，吡嗪酰胺0.5g PO tid，乙胺丁醇0.75g PO qd联合抗结核治疗。

（2）穿刺引流治疗：B超引导下行穿刺置管引流（图3-14），即刻引流出约500ml浓稠液体。持续引流2周后拔除引流管。

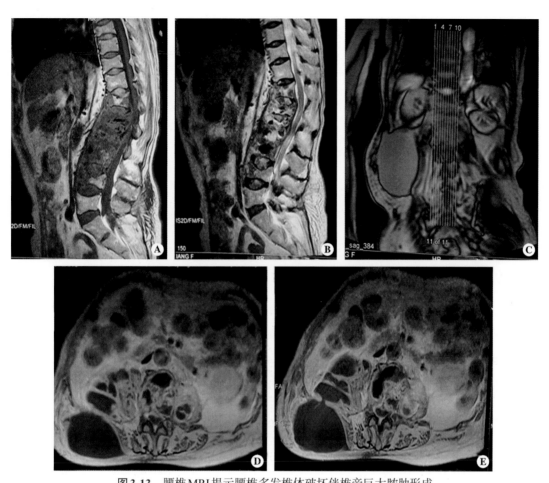

图 3-13　腰椎 MRI 提示腰椎多发椎体破坏伴椎旁巨大脓肿形成

A、B. 腰椎 MRI 平扫矢状位：$T_{11}\sim L_4$ 椎体多发骨质破坏，呈不均匀长 T_1 长 T_2 信号；C. 腰椎 MRI 平扫冠状位：右侧髂腰部液性长 T_1 长 T_2 信号，椎旁腰大肌巨大脓肿形成；D、E. 腰椎 MRI 横断位：$T_{11}\sim L_4$ 椎体右侧腰大肌及背部皮下巨大脓肿

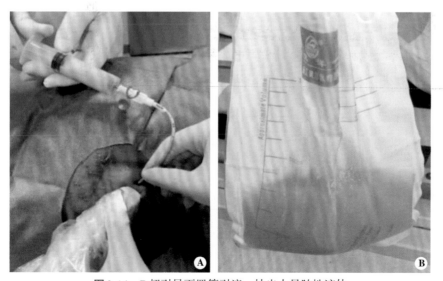

图 3-14　B 超引导下置管引流，抽出大量脓性液体

5. 术中标本检查结果

（1）非特异性病原菌培养结果：阴性。

（2）特异性病原菌培养结果：结核分枝杆菌960液体培养可见结核分枝杆菌生长，一线抗结核药物均敏感；Gene-Xpert阳性，利福平敏感；结核分枝杆菌DNA阳性，RNA阳性。

（3）术后药物治疗方案：同术前，疗程为3HRZE/12HRE。

6. 术后影像学检查 见图3-15。

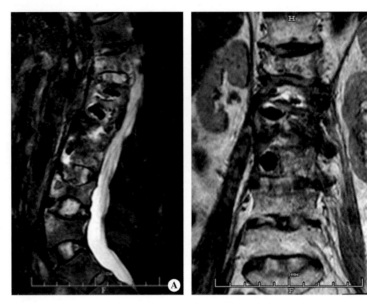

图3-15 术后6个月复查腰椎MRI，见右侧腰大肌形态良好，未见明显脓肿

【讨论与分析】 该患者椎体多发破坏，椎旁脓肿巨大，有手术指征，但患者为老年患者，消瘦明显，骨质疏松严重且$L_{1\sim3}$病椎曾行椎体成形术治疗，如行开放手术彻底清除病灶，手术创伤大，患者无法耐受麻醉及手术相关风险。经科室讨论后决定行超声引导下置管脓液引流术，使大量脓液迅速排出体外，术后通过抗生素持续冲洗，使脓液、病原菌、炎症因子及坏死组织得到大部分清除，同时获得的脓液又可行细菌学检查进一步明确诊断，指导下一步治疗。

腰大肌脓肿治疗的原则：在营养支持的前提下，进行脓肿病灶清除术，并根据细菌培养及药敏结果，使用足程的抗生素治疗。过去采用经腹膜后入路清除腰大肌脓肿，由于病灶位置深，毗邻重要的血管和神经组织，手术风险较高，并发症也较多。随着微创理念的深入，目前治疗腰大肌脓肿可在超声或CT引导下进行穿刺置管，引出坏死的脓液，且超声引导下可准确掌握进针方向和深度，提高穿刺的准确性和安全性。这种治疗方式具有手术时间短、创伤小、操作简单、安全性高等特点。

（应小樟　汪翼凡　吴青峰）

第五节　外科手术治疗

脊柱感染治疗的关键在于解除症状、清除感染、恢复脊柱的结构和功能，缩短疗程，加速疾病的康复。外科手术干预是重建和维持脊柱稳定性的关键措施，手术方式分为单纯前路、单纯后路及前后路联合等方式。本节内容主要从手术基本原则及适应证、手术方式进行阐述。

一、手术治疗的目的

尽管脊柱感染大多数可以保守治疗，对于有神经功能障碍、脊柱不稳或进行性脊柱畸形及保守治疗失败的病例，需要进行外科手术。外科手术干预的主要目的是对有神经症状的病例进行神经减压，对感染的组织进行病灶清除，并重建脊柱的稳定性，最终缩短患者的治疗时间。

1. 治愈感染　是脊柱感染性疾病治疗的最基本和根本目的。实现治愈感染的主要途径是抗感染药物治疗和手术治疗。有效的抗生素或抗结核药物治疗是脊柱感染或脊柱结核治疗的根本，药物可迅速杀死病灶中大量繁殖的病原体，减少组织破坏。手术治疗是脊柱感染治疗的保障，通过彻底清除病灶，大幅减少局部的细菌数量并增加血供，有利于感染的控制，缩短用药时间，减少药物相关副作用及治疗后复发。

2. 重建或保留脊柱的稳定性　现代脊柱外科治疗不仅要实现治愈感染，而且要十分重视脊柱功能结构。其途径包括矫形、截骨、固定，可解决脊柱畸形、骨缺损、不稳定及其所致疼痛等症状，恢复脊柱序列及功能，有助于阻止后凸畸形的进展，减少瘫痪的发生，最大限度地恢复脊柱功能。

3. 恢复脊髓或神经功能　包括减压及矫形手术。通过减压及矫形手术可解决脊髓、神经受压问题，恢复脊髓、神经功能。

4. 快速康复　传统疗法多采用单纯药物治疗的保守治疗方法，疗程较长，对患者机体耐受程度及依从性要求高。适合的外科手术能提高疗效，缩短疗程，使患者术后早期下地，帮助患者及早重返学习及工作岗位。

二、手术治疗的基本原则

手术治疗的基本原则包括病灶清除、椎管减压、畸形矫正、前柱缺损的重建及脊柱内固定。通过脊柱内固定矫正脊柱畸形及重建脊柱的稳定性，彻底清除病灶及植骨支撑解除椎管内脊髓受到的压迫。

1. 病灶清除　是椎管减压、畸形矫正、前柱缺损的重建及脊柱内固定取得成功的基础和关键所在。有学者认为，彻底的病灶清除术不仅需要清除五种传统理论病灶，包括寒性脓肿、肉芽组织、死骨、干酪样坏死、坏死的椎间盘，而且需清除病灶周围硬化壁、多发空洞、病变性骨桥。彻底的病灶清除能早日治愈病灶。事实上，彻底病灶清除是一个手术理念，病灶清除越彻底，越可以减少复发和抗菌药物的使用时间。手术医生追求尽量清除脓肿、坏死组织、死骨，甚至其周围缺血的软组织和硬化骨组织。脊柱感染绝大多数是前柱的椎体和椎间隙感染，脓腔也常在椎旁及椎旁的肌间隙内。所以前路行病灶清除更彻底。经过改良的颈椎、腰椎的前路肌间隙微创手术，创伤小，植骨可靠；前路进胸的胸椎病灶清除创伤较大，而且污染胸腔，不推荐应用。后旁路经肋骨横突的胸膜外入路更为合适。单纯后路经椎管的前路清除病灶，有污染椎管、破坏脊柱稳定性的缺点。

2. 减压 据报道，有10%～50%的脊柱感染患者会出现神经功能障碍，最常见的感染部位依次是腰椎（45%～50%），其次是胸椎（35%）、颈椎（3%～20%）和骶骨区。脊柱感染合并神经功能障碍的分型为病变活动型和治愈型。活动型是指脊柱感染处于活动期，感染渗出及肉芽组织逐渐增多，造成脊髓压迫。治愈型是指脊柱感染病灶已治愈，但由于椎体、椎间盘等结构破坏塌陷而发生严重后凸畸形，脊髓前方横行的骨脊或椎管内残留的纤维瘢痕等造成脊髓压迫，进而引起神经功能障碍，大部分属于迟发型神经功能障碍，病程缓慢、进行性加重。

脊柱感染合并脊髓损害的减压手术大致分为前路减压、后路减压和后外侧减压三种减压方式。手术的目的在于清除脊髓致压组织，矫正脊柱后凸畸形，重建脊柱稳定，促进脊髓功能恢复。同时，手术时机的把握至关重要，化脓性脊柱炎较脊柱结核发病急，当应用抗生素治疗效果不佳而出现脊髓硬膜外脓肿伴神经功能障碍时，有可能发生永久性瘫痪，一旦麻痹症状超过24～48h，神经功能损害可能是永久性的。因此，早期认识到脊髓硬膜外脓肿的可能性并迅速进行诊断评估十分重要，大多数研究者建议在诊断24h内对患者进行急诊手术减压。对于脊柱结核感染的神经功能损害，因其进展较缓慢，患者可先行正规抗感染治疗、卧床休息和营养支持治疗3～4周，然后重新评估手术指征。若患者神经功能恢复，没有其他手术适应证，则继续采取抗结核治疗；若患者神经功能无恢复或进行性加重，则考虑手术减压。若在抗结核治疗期间，患者神经功能损害进展迅速，建议尽快行减压手术，重建脊柱稳定性。

3. 矫形 化脓性脊柱炎因起病急容易早期发现，早期治疗后很少出现畸形，而脊柱结核发病较隐匿，容易漏诊误诊，一旦发现就存在比较严重的骨质破坏。化疗对绝大多数脊柱结核有效，但继发后凸畸形是比较常见的临床问题，临床报道约39%的患者在结核治愈后脊柱后凸畸形仍在进展。截骨矫形术是治疗后凸畸形的重要方法，特别是角度较大（>60°）和僵硬（柔韧度<25%）的后凸畸形患者，后凸节段只有通过截骨手术才能达到矫形效果。目前，临床上常用的截骨方法主要有经椎弓根截骨术、全脊椎切除术、脊椎去松质骨截骨术等，但需根据患者后凸畸形的类型、僵硬程度、脊髓受压情况和全身情况综合考虑术式的选择。然而，所有后凸畸形的矫形都遵循一个原则，即延长前柱，缩短后柱。

4. 前中柱支撑重建脊柱稳定性 脊柱感染病灶通常破坏椎体的前中柱，因此脊柱感染植骨融合术在清除病灶后必须进行骨移植，填充缺损，恢复椎体高度，重建脊柱稳定性。骨移植材料包括自体骨、同种异体骨、异种骨及合成材料。

自体骨移植是目前的金标准，具有成骨性、骨传导性和骨诱导性的作用，但存在取骨区疼痛、取骨量有限等问题。同种异体骨和异种骨来源广泛，需要通过冷冻或冻干法加工处理，具有骨传导性和骨诱导性，但排斥反应大，骨愈合率较自体骨低，并存在疾病传播风险。常用的合成材料为无机植骨材料，由硫酸钙、羟基磷灰石或硫酸三钙等构成，具有骨传导性、无毒、无免疫原性的优点，但存在易碎、机械强度差的缺点。

5. 内固定 脊柱感染远期疗效的关键是脊柱稳定性的重建和维持。脊柱感染进行内固定是必要的，内固定的作用：①尽快治愈感染病变；②重建脊柱稳定性；③恢复脊髓的神经功能；④早期进行康复活动。

脊柱感染的内固定包括单节段、短节段和长节段固定。目前在脊柱感染外科手术中，已广泛运用钛网填充骨缺损。钛网可重建脊柱稳定性，有利于局部结核控制，促进骨性融合。研究证实，细菌与材料的黏附是与内固定有关感染发生的始动因素，内植入物表面生物膜形成则会导致感染迁延不愈。普通细菌或结核分枝杆菌对钛的黏附能力较弱；内植入物表面细菌黏附量与界面光滑程度密切相关，表明光滑内植物细菌黏附数量显著少于粗糙表面。

病灶清除、椎管减压、畸形矫正、植骨融合、内固定已成为手术治疗脊柱结核的常规步骤，也是其他微生物感染的参照。

三、手术适应证

多数脊柱感染性疾病可通过保守治疗获得治愈。保守治疗失败，则需要手术治疗，手术治疗的目的在于加速病灶的治愈，重建脊柱的稳定性，恢复脊髓、神经功能。

（一）脊髓、神经功能损伤

1. 已有严重脊髓、神经功能障碍 脊髓受到压迫，已出现不全瘫痪的症状，尤其是神经症状进行性加重的患者，应及时尽早手术，抢救脊髓神经功能，防止完全性瘫痪的发生。

2. 脊髓、神经功能完全障碍 脊髓受压表现进行性加重，出现完全瘫痪症状，应考虑急诊手术减压。

（二）严重病损

1. 多发、较大脓肿 脓肿多发，或脓肿较大，直径＞5cm，保守治疗难以吸收，则应行置管引流或开放手术排脓。

2. 较大死骨、死腔、硬化灶 较大的死骨、死腔、硬化灶内缺乏血供，药物很难进入这些组织将细菌杀灭；同时较大的死骨易随体位改变而发生位移，压迫脊髓、神经，出现神经症状。

3. 经久不愈的窦道 一般经久不愈的窦道与椎间隙及椎体内脓肿相通，窦道内存在脓苔、增生及炎性肉芽组织等，需行手术切除窦道。

（三）脊柱不稳

1. 后凸畸形 脊柱感染急性加重，骨破坏严重，Cobb角超过50°；病灶治愈后遗症期，后凸畸形仍会逐步进展，发展为＞60°的后凸畸形，直到椎体前方融合稳定。以上均应行手术矫正脊柱后凸畸形。

2. 较大的骨缺损　脊柱感染病灶内已出现较大骨缺损，或病灶清除术后出现骨缺损影响脊柱稳定性，都应手术填充骨移植物，重建脊柱稳定性。

3. 不稳导致的疼痛　脊柱稳定性破坏，存在椎间关节不稳或脱位，引起颈胸腰背疼痛或神经根症状，应行手术治疗重建脊柱稳定。

（四）药物治疗无效

感染性脊柱炎经抗生素治疗后症状无缓解，炎症指标无改善，甚至出现脊髓硬膜外脓肿伴神经功能障碍，应尽快手术治疗；抗感染治疗3～4周神经功能障碍无明显改善或进行性加重，应行手术治疗；脊柱感染在术后未愈或复发者。

四、手术方式

对于脊柱感染性疾病手术方式的选择，采用单纯前路还是单纯后路或后前路联合手术方式，文献报道不一。从病灶显露及彻底清除病灶的角度来看，一般经前路手术病灶视野较大，显露清楚，比较容易行病灶彻底清除和植骨；后路手术病灶清除和植骨较难，但脊柱矫形容易，内固定更为可靠。手术方法应根据患者的病灶部位、病变程度和年龄等因素而个体化选择术式，不宜一味强调某一种术式。

（一）单纯前路手术方式

单纯前路手术方式系指脊柱感染性疾病病灶清除、椎管减压、畸形矫正、植骨融合及内固定五种系列手术方法均经脊柱前入路施行。经前路手术病灶显露清楚，比较容易行病灶彻底清除，椎管减压安全、充分，植骨牢靠、贴切、愈合率高，椎体固定可同时完成。前路手术通过植骨融合可以达到稳定，促进早期愈合，避免塌陷。Przybylski等在前路清创的同时一期进行植骨内固定，取得了很好的疗效。Fayazi等前路清创的同时一期植入钛网，二期再进行后路内固定，未见感染复发。

1. 前路手术的适应证

（1）脊柱附件未破坏、病变破坏或手术操作涉及3个以下椎间隙者。在某些破坏严重者，病变可以从椎体的一侧或两侧侵袭至椎弓根，甚至上关节突、下关节突及椎板，在脊椎后方形成大量肉芽组织及脓肿，此时应通过后路手术清除病灶。

（2）椎体病变合并脓肿者。合并椎旁脓肿、腰大肌脓肿，或胸壁、髂窝、腹股沟等多处较大的流注脓肿时，尤其是初次手术治疗者，在前路进行彻底病灶清除时，可在同一切口内或另做小切口而不必更换体位，直视下将上述所有脓肿彻底清除。腰骶部因复杂的解剖关系，危险性较大，需要防止血管损伤。

（3）伴有窦道，长期流脓不愈者。胸椎、腰椎感染合并椎旁脓肿、腰大肌脓肿，或胸壁、髂窝、腹股沟等多处较大的流注脓肿，脓肿破溃形成的窦道口几乎位于身体的前方，在椎体骨组织病灶彻底清除的基础上，对窦道进行搔刮，附着于窦道壁上的坏死组织尽可能搔刮干净，以利于窦道愈合。

（4）合并脊髓、马尾、神经根损伤，需行前路减压者。大部分引起脊髓与神经损伤的致压因素来源于椎管前方或侧前方，从侧前方进行减压最为合理，效果最好，并发症少。

2. 前路手术的优点

（1）直接进入病灶后在同一个手术切口内完成全部手术方法的操作：缩短了手术时间，减少了出血量，简化了手术程序。

（2）病灶清除更彻底：病灶清除术是脊柱感染性疾病系列手术方法中的基础与关键，病灶清除术的不彻底可能导致整体手术治疗的失败。由于前路手术对病椎侧前方显露充分，便于直视下彻底清除骨病灶与位于椎旁、腰大肌、髂窝等部位的脓肿，不易遗漏病灶，为治愈病灶奠定了可靠基础。

（3）椎管减压安全、充分：由于直视下清除压迫脊髓、马尾神经、神经根的骨质、坏死的椎间盘、脓肿、肉芽组织、死骨及干酪样坏死物质等致压因素，清除彻底、减压充分、对脊髓干扰及误伤小，术后功能恢复好。

（4）植骨牢靠、贴切、愈合率高：直视下能够修整出更加规整的植骨床，便于植骨材料的可靠容纳，可以将植骨块紧密、恰当嵌入，避免与防止植骨过程中供体与受体骨面间的接触不良及植骨块骨折、偏移等不良现象的发生，为植骨愈合创造有利条件。

3. 前路手术的缺点

（1）矫形效果较差：若活动性脊柱病变时后凸畸形较大、存在骨病治愈型与骨病静止型后凸畸形需截骨矫形，则前路手术不能有效地矫正畸形，需行后路矫形手术。

（2）内固定节段受限：前路固定节段不宜过长，特别是骨质疏松患者容易内固定松动。一般来说，固定范围在3个运动单元以内时，前路手术可获得良好效果；胸腰段、腰椎倘若固定范围超过3个运动单元，则现有前路内固定材料很难达到可靠的固定；胸椎前方连续剥离、结扎节段血管过多，亦有可能导致脊髓缺血性休克的并发症发生，此时则需行后路畸形矫正及器械内固定，再行前路病灶清除、植骨融合更为合适，即采用后前路联合手术。病椎间固定时要求病椎残余骨质大于椎体高度的2/3，否则残余病椎难以容纳现有内固定装置的椎体钉，只能靠延长固定节段进行固定，但这会导致过多的脊柱运动功能丧失，对于胸腰段和腰椎感染患者是不利的。而后路固定可二次手术取出内固定物，避免此问题的发生。

（3）大多数初学者对前入路不熟悉，其解剖复杂，部位比较深，操作不便，需要一定的学习曲线。由于解剖结构的原因，显露椎体的操作有一定的风险，若对前路节段血管处理不当，会导致出血较多，对施术者的技术要求较高，甚至因手术创伤较大术后患者常需进入ICU恢复。

（4）有严重并发症发生的可能性：在脊柱感染病变，脊柱侧、前方行经的血管均有可能与椎体感染病变粘连，或被推挤移位（如髂部血管可被巨大的髂窝脓肿推移于下腹部十分菲薄的肌层下）；严重情况下血管壁有可能已被结核病变侵蚀而变得十分脆弱，血管损伤在腰骶段与骶前最易发生。在腰椎、腰骶段结核时，神经丛、神经干往往被包裹在寒性脓肿、瘢痕组织中，如不仔细分辨或粗暴操作很容易误伤。对脊髓前方缓慢压迫新发生的慢性截瘫，只要术中操作时尽量不触碰脊髓，避免术中损伤，绝大多数可获良好效果；对脊柱结核前方压迫引起的急性截瘫，则需尽早手术解除脊髓压迫，否则会影响疗效。

（5）影响脏器功能或损伤脏器：由于前方解剖结构复杂，颈椎前路手术有可能损伤气管、食管、血管、淋巴管及喉返神经等器官和组织。经胸腔手术时，器械的牵拉及手术工具的操作，容易损伤肺脏、血管等。术后可能出现血气胸、肺不张、肺部感染等。经腹膜手术时，分离腹膜，容易将菲薄的腹膜撕裂，腹部内脏（如肠）容易外露，造成损伤。腹腔与病灶相通，可能会引起腹腔内感染。由于术中牵拉腹膜时，胃肠受到干扰，出现功能异常，患者停止排气、排便。因此，术后经常需要禁食，待患者排气后，才开始进食。

（二）单纯后路手术方式

单纯后路手术方式系指脊柱感染性疾病的前述五种系列手术方法均经脊柱后入路施行。后路手术病灶难以彻底清除和植骨融合不易做到恰当适中，尤其是连续多节段结核的手术操作更加困难，但脊柱矫形容易，内固定更可靠。

1. 后路手术的适应证

（1）脊柱附件感染。大多数情况下，单纯脊柱附件感染仅行后路病灶清除术即可，若附件破坏严重，影响脊柱稳定性，需酌情选择后路内固定手术。

（2）椎体破坏<50%且病变位于椎体一侧后方，靠近终板者效果更好。在冠状位和矢状位下，病变越靠近后方越容易清除，相邻椎体破坏上下不超过椎体1/2为宜。

（3）椎体病变节段较少，以累及1~2节段为宜。如果过多地切除了多个相邻的椎弓根及关节突，无法在病椎及相邻的正常节段进行内固定，则要在远离病椎的正常节段进行固定，致使内固定节段过长，跨越多个正常运动单元，影响脊柱更多节段的正常运动功能，也可引起相邻节段退行性改变加速。

（4）不合并腰大肌脓肿及流注脓肿、椎旁脓肿较小者。

（5）因手术风险较大、进入病灶困难而放弃前路选择者，如严重胸膜粘连、腹部大手术后腹膜粘连、既往脊柱前路有过手术史者等。

（6）上胸椎感染，经胸入路创伤较大；下胸椎感染包括胸腰段感染皆可采用后路固定，经肋骨横突胸膜外入路清除病灶并植骨。

2. 后路手术的优点

（1）一次性从后路完成常规自前路进行的病灶清除、椎管减压、植骨融合与畸形矫正、器械内固定的手术操作，简化了手术程序。

（2）后路内固定能提供较好的生物力学稳定性，因而，较前路手术来说，后路手术矫形更为理想、固定更为牢靠。若手术需要多节段固定，内固定的范围可以分别向上、下延伸。

（3）进入病灶的解剖结构对大多数骨科医生更为熟悉，相较前路手术复杂，不易损伤重要结构。内固定物在病变愈合后也容易取出。

（4）胸椎感染采用肋骨横突入路是在胸膜外操作，对胸腔内肺功能影响少，故对肺功能障碍的患者等更为适宜。

（5）解剖简单，创伤相对小，避免了经胸、腹膜后手术的并发症。

（6）后路显露椎管及神经根比较清楚，因此，在解决椎管内广泛狭窄、解除椎管内硬膜及神经根的压迫时比较充分。

3. 后路手术的缺点

（1）手术视野较小，病灶清除难以彻底。无论是后路单侧显露，还是双侧显露，从后路进行前方椎体的操作均较为困难，不能够精确处理复杂骨病灶切除与保留的关系，难以彻底清除腰大肌脓肿、椎旁脓肿及流注脓肿，骨病灶及脓肿均有可能遗漏。

（2）植骨融合不易做到恰当、适中，特别是对于结构性支撑植骨比较困难。

（3）内固定过长。如果过多地切除了多个相邻的椎弓根及关节突，无法在病椎及相邻的正常节段进行内固定，则要在远离病椎的正常节段进行固定，致使内固定节段过长，跨越多个正常运动单元。这样势必影响脊柱的正常运动功能，同时有可能引起相邻节段退变加速。

（4）连续多节段病变者的手术操作更为困难。如遇来源于椎体周围、椎管内的较大出血，则止血比较困难。

（5）若术后复发，则病灶容易向后扩展，累及椎管和内植物并形成切口窦道。

（三）后前路联合手术方式

后前路联合手术方式即先行后路矫形、器械内固定，然后同期或二期行前路彻底病灶清除、减压，植骨融合术。该方法充分利用了后路手术矫形、固定及前路手术病灶清除、减压、植骨的优点，并且规避了单纯前路和后路手术各自的缺点。后前路联合手术设计较为合理，应用较为广泛，是目前手术治疗脊柱感染合理的手术方式，适用于绝大多数的脊柱感染病例。Hadjipavlou等治疗101例化脓性脊柱感染患者后认为，前路减压自体骨融合同时后路内固定是有严重畸形和神经压迫症状患者的最好选择，疗效优于单纯椎板切除减压和不含内固定的融合术，融合率高达93%～96%，能够保证脊柱稳定，防止畸形并确实减压。

1. 后前路联合手术的适应证

（1）病灶破坏严重，前路安装内固定困难者。

（2）重度后凸畸形须矫正者。

（3）前路手术失败，再次行前路内固定困难者。

（4）腰椎感染合并椎前脓肿需手术清除者。

（5）多节段脊柱结核（大于3个），脊柱稳定性破坏，单纯前路一期固定难以维持脊柱稳定性者。

（6）单纯前路或单纯后路手术无法解决、疗效不佳的病例。

2. 后前路联合手术的优点

（1）后前路联合手术克服了单纯前路、单纯后路手术方式各自的不足，既能进行前路病灶清除、植骨融合，又能进行后路矫形，阻止后凸畸形的继续发展，同时保证了病灶局部稳定，利于植骨融合，避免了内置物和感染病灶直接接触，减少了感染面积扩大和植骨不愈合的发生。该术式设计合理，应用广泛。

（2）前路病灶清除彻底，不易遗漏病灶，不会切除过多反应骨。直视下减压较为安全，植骨床的准备及植骨可靠，不易发生脱落、倾斜，利于植骨愈合。

（3）后路矫形效果好，内固定可靠，结合椎板螺钉、皮质骨轨迹（CBT）螺钉的应用可行病椎间固定，使固定节段大为减少，保留正常脊柱运动单元的功能，防止或减少了邻椎病的发生。

（4）因前路结构性支撑植骨可靠，后路椎弓根钉固定可靠患者可早期下地活动，利于尽早康复。

3. 后前路联合手术的缺点

（1）后前路一期手术对术者技术水平要求高。两个手术切口导致手术创伤大、并发症多、费用高，可能延长了患者住院时间。

（2）前路手术的不足同样存在。只是前路不行内固定，单纯病灶清除植骨比单纯前路行内固定手术暴露范围小，腰椎、颈椎都可以做到小切口肌间隙入路，创伤小，风险也随之减小。

五、连续多节段脊柱感染的手术原则

连续多节段脊柱感染是指感染病变累积2个及以上椎间盘的脊柱感染性疾病，病灶多，病变范围大。多数情况下其椎间隙病变比较严重，椎旁有明显的脓肿，其周围有病变较轻的卫星病灶，也有连续2～3个椎间隙病变都比较严重，其周围有较大的脓肿。椎体骨质破坏比较严重，残留骨质很少，经常发生脊柱后凸畸形。因此，对脊柱多椎体感染的处理是脊柱感染治疗的难点之一。

术前需先行X线、CT、MRI检查，以确定中心病灶及卫星灶，中心病灶为脓肿大、椎体和椎间盘破坏严重、后凸成角、脊柱不稳、脊髓受压的病灶。卫星病灶在相邻于中心病灶的椎体或椎间盘前缘、后缘或椎体中心，通常不影响脊柱稳定性，无脊髓受压、病灶刮除后不影响脊柱稳定性的病灶。对中心病灶采取病变椎体部分切除和病变椎间盘切除、椎管减压，减压充分后于硬脊膜表面覆盖明胶海绵，尽可能矫正后凸畸形，取大块髂骨或肋骨支撑植骨。对于卫星病灶，吸尽椎旁脓液，清除坏死组织及肉芽组织，将病灶用刮匙刮至正常骨面。对于距切口部位略远、病变仅存在于椎体边缘的卫星病灶，尽可能在直视下采用刮除的方法清除。对刮匙难以达到的部位如椎体对侧，可插入粗的导尿管，应用生理盐水反复冲洗，对更远更小的病灶采用非手术治疗方法，对疗效并无重大影响。在病变切除时，尽可能保留未形成空洞及死骨的椎体部分。即使仅保留了椎体的上或下终板和其相邻的正常椎间盘，也可以明显减少植骨块的长度，降低植骨融合的难度。

颈椎和颈胸段（$C_3 \sim T_2$）采用前路病灶清除植骨融合钢板内固定术，胸骨柄位置低的患者可以暴露到T_3，胸骨柄位置高的可以用咬骨钳咬掉部分胸骨柄，暴露到T_2，通常不必采用经胸骨柄入路。$T_3 \sim L_1$脊柱感染选择后路经肋骨横突入路比较方便，$T_{3\sim10}$也可选择前路经胸腔入路，但上胸椎暴露相对困难；胸腰段及腰段（$T_{12} \sim L_5$）脊柱感染可选择前路腹膜外入路，通常不需要采用胸腹联合入路、膈上入路或膈下入路，腰骶段感染可采用腹正中切口腹膜外入路。

六、跳跃性脊柱感染的手术原则

跳跃性脊柱感染是指感染病变累及≥2处不连续的节段，2处之间至少有一个正常椎间盘相隔的脊柱感染。跳跃性脊柱感染病变往往破坏严重，脊柱稳定性差。跳跃性脊柱感染中非特异性脊柱感染少见，常见于结核等特异性感染，其中结核最为多见。

总原则是尽量采取患椎间手术治疗，通过彻底病灶清除、畸形矫正、植骨融合、内固定，尽可能保留脊柱正常节段的运动功能，不涉及邻近正常运动单元。

在患椎间施行彻底病灶清除术，如果每处仅为单节段结核，则分别针对每处病灶依次清除；如果每处病变是多节段的，则须把多节段连续病灶分解为多个单节段病灶，分别按单节段病灶处理。病灶清除的原则：按照有多少病灶清除多少的原则，不能为彻底清除病灶而过多地切除患椎骨质，也不能为保留患椎而残留病灶。

在患椎间施行植骨术，植骨方式以支撑植骨为宜。植骨长度按照病灶清除之后缺损区域的大小切取骨块，冠状位椎体左右侧可能清除病灶后保留的椎体高度不同，建议椎骨块尽量放置在剩余较多的椎体骨面上，其与供区接触面大，植骨块短，植骨易融合。不建议于多节段贯通切除后植入一个长节段腓骨或钛笼，这不必要地牺牲了脊柱的运动功能，还容易发生不愈合及坏死。植骨材料以自体三面皮质骨的髂骨为好，其次为填充自体骨的钛笼。

跳跃型脊柱感染各处病灶跨越一至数个节段，治疗方式应相互兼顾。经患椎间彻底病灶清除、畸形矫正、植骨融合、器械内固定治疗跳跃型脊柱感染能够保留脊柱正常节段的运动功能，既能维持脊柱的稳定性，又不过多地影响脊柱的运动功能。

七、手术时机

非特异性脊柱感染起病急，症状重进展快，出现神经功能障碍后预后较特异性感染差，当抗感染效果不佳时，应尽早穿刺明确病原菌，尽早手术。结核菌等特异性感染因其起病隐匿，进展较慢，且存在耐药致药物选择困难的情况，手术可在明确药物相对有效时进行，可避免术后切口不愈合、窦道形成等并发症的发生，其手术时机如下：

（1）只要患者一般情况良好，能够耐受手术并有手术指征，则建议在抗感染2~4周后行手术治疗。

（2）合并全身感染表现者，采用适当抗感染治疗后，在排除其他部位感染后，只要全身情况允许，可耐受手术者，亦应尽早行手术治疗。

（3）保守治疗者临床表现及炎症指标抗感染后虽有所好转，但4~6周后影像学检查骨破坏在进行性加重者，可选择手术。

（4）脓肿患者力争在脓肿破溃前手术。寒性脓肿破溃后易引起化脓性细菌的混合感染，不利于病灶感染控制和手术切口的愈合。

（5）脊髓与神经受损时，若为急性突发性脊髓受到压迫，已出现不全瘫痪的患者，尤其是神经症状进行性加重的患者，应及时手术，可能恢复和改善脊髓神经功能，防止完全性瘫痪的发生。慢性压迫性脊髓受损，可导致慢性截瘫，此时应一边积极进行术前准备，一边严密观察病情变化，如患者能耐受手术，应尽早手术治疗。

八、手术侧别

近年来，由于手术暴露方法的改进和前路植骨术的应用，大多数颈椎、胸椎和腰椎都可以一次手术清除两侧病变，同时行前路植骨。其手术侧别的选择跟多种因素相关。

（1）合并脊髓或马尾、神经根损伤时，尽量从有症状侧或症状严重侧进入。

（2）术前根据影像学检查，了解脓肿的大小、数目、来源，对彻底清除病灶、确定清除病灶途径至关重要。应从较大脓肿侧进入，对侧也有较大脓肿时，可从显露侧向对侧清除，无法清除时，可另做切口清除。

（3）应从破坏严重侧进入。若患者表现以上述前两条为主，则应选择前两条的侧别，若骨病灶破坏严重侧在对侧，也可向对侧深入进行清除。

（4）从骨质空洞硬化严重侧进入。

（5）从手术暴露难度较小侧进入。如解剖入路简单且相对安全侧、无窦道或前次手术引起粘连侧、比较容易到达主要病灶侧等均为较易进入病灶的侧别。

（6）腰椎前路腹膜后入路，首选左侧入路，因为左侧腹主动脉容易辨认，右侧可能有炎性的腹腔静脉壁，容易损伤，不易修补。

（7）胸椎感染若有脓肿穿破进入胸腔，则可从胸腔进入。一般骨科医生更多倾向于选择左侧经胸腔入路，以避开管壁相对薄弱的奇静脉。如果肺与胸膜有粘连，应从粘连较少侧开胸进入；如果双肺病变程度不一，应从肺功能差的一侧进入，保护相对健康肺的功能。对下位胸椎的病灶（$T_{10\sim11}$椎体），因为右侧膈肌位置较高，病灶不能充分暴露，故选择左侧开胸入路。当然，胸膜粘连严重的患者不易进胸入路，剥离肺组织出血多，肺易破裂，手术时间长，创伤大。

（8）颈椎前外侧入路，多数选择右侧进入。右利手的术者手术操作方便；胸导管位于左侧，右侧入路，可以避免损伤胸导管而导致的淋巴液外漏。而另外部分术者选择左侧入路，因左侧喉返神经稍长且贴中线走行，位于甲状腺后方解剖变异少，在手术暴露操作中易于避开，不易损伤。在临床上，只要解剖清楚，牵拉不过度，左右入路都不会损伤喉返神经。

（9）胸椎前路或侧前路手术入路的选择要充分考虑脊柱周围的血管情况和脊髓血供的关系。脊髓的血供来自椎动脉和节段血管（在胸段脊髓节段动脉主要为肋间动脉）。椎动脉在汇合成基底动脉之前，自两侧各发出一个分支向下汇合形成脊髓前动脉，向下走行于脊髓前正中沟，为脊髓的前2/3供血。成对的脊髓后动脉走行在脊髓后外侧沟，为脊髓的后1/3供血。部分肋间动脉进一步分支为前后根髓动脉，分别为脊髓前后动脉供血。脊髓前后动脉中同时存在上升及下降的血流。研究认为在血流方向相反处为没有直接血供的区域,其血供来自周围区域的终末血管,易发生缺血性损伤。加之中胸段脊髓前动脉在自头端向足端走行过程中管径逐渐变窄,而脊髓后动脉管腔在胸段脊髓太细以至于人们认为其已经终止。并且胸段脊髓的血管吻合网不像腰段及颈段那样丰富,胸段脊髓需要来自根髓动脉的血流来保证足够的血供。中胸段椎体节段血管阻断容易发生脊髓缺血性损伤,特别是左侧椎体的节段血管阻断。Adamkiewicz动脉是最大的根髓动脉,但位置多变。Adamkiewicz动脉75%起源于$T_{9\sim12}$,15%起源于$T_{5\sim8}$,10%起源于$L_{1\sim2}$。有75%的患者位于左侧。该动脉与脊髓前根伴行进入硬膜囊,随后斜向上走行。当汇入脊髓前动脉时,Adamkiewicz动脉向足侧急转,这使得大多数Adamkiewicz动脉提供的血液血流方向向下。有研究发现Adamkiewicz动脉汇入点以上的部位就是容易发生脊髓缺血性损伤的部位。故为了避免损伤Adamkiewicz动脉而发生脊髓缺血引起术后神经症状加重,建议在行胸椎多个连续节段椎间盘或椎体手术时,注意脊髓血供的保护:①前入路椎管减压,建议在椎间盘水平而非椎体中部。完全可以在相邻的节段动脉间隙进行手术。不结扎节段动脉,避免损伤根动脉。可经胸、腰段毗邻的肋间动脉、腰动脉之间行椎间盘切除或椎间隙减压,此路径伤及根髓动脉,出现脊髓损伤概率最小。②侧前入路因75%的大前根髓动脉在左侧,故经右侧前入路减压更安全,但因右侧手术操作距离下腔静脉近,易损伤且难修补,需要加以注意,实际上临床选用左侧前入路减压时尽量少结扎肋间血管或节段血管;但若需行多节段的血管结扎,则应选右侧入路,以减少对脊髓血供的影响。又因节段动脉的肋间动脉和腰动脉在肋横突关节内侧发出根动脉,根动脉再逐渐上升到椎间盘下缘水平进入椎间孔,侧前入路应在根髓动脉分支前,从肋小头1cm以外结扎或电凝阻断以免损伤根动脉。③后入路截骨:神经血管都是从椎弓上下椎间孔出入椎管,后入路截骨选择经过椎弓、椎体中部截骨,损伤血管最少。

不论采用何种手术方式,麻醉医生及手术医生都应该清楚胸段脊髓存在乏血区,特别是在脊髓处于受压状态时,胸段脊髓更加不耐受缺血。动物研究发现当体循环血压在一定范围内波动时,脊髓可以通过自身调节的方式保持脊髓血供的稳定,但是当体循环血压显著下降并达到某一特定值时,脊髓自身调节的能力则不足以继续维持脊髓的血供,就会发生脊髓缺血性改变。所以术中及术后维持血压和血容量十分重要。

九、病灶的冲洗及引流

病灶清除、冲洗引流联合细菌培养指导抗生素的使用,是外科处理感染的常规方案。脊柱感染术中清除脓肿、炎性肉芽、坏死组织、死骨、炎性硬化骨等组织后,常用大量聚维酮碘生理盐水冲洗。聚维酮碘对包括MRSA在内的多种微生物具有杀菌活性,广泛应用于消毒皮肤、黏膜和伤口。聚维酮碘浓度大于5%时会产生细胞毒性,因此0.5%～4%是最理想的杀菌浓度。Cheng等进行的一项前瞻性单盲随机试验,在414例颈腰椎和胸腰椎手术中,通过增加使用3.5%聚维酮碘冲洗,可以显著降低术后深部感染的发生率,且没有发生不良事件。总体而言,在脊柱外科手术中,稀释的聚维酮碘溶液冲洗是预防术后感染的一种经济高效的技术。故常用大量3%～4%聚维酮碘生理盐水冲洗病灶。术后放置引流管避免深部切口积液积血及可能存在的残余脓液。

对不易彻底清创患者可结合冲洗引流，如闭合灌洗引流、对口冲洗引流等，应用生理盐水或含抗生素的生理盐水进行持续或间歇性的创口冲洗能有效降低感染处细菌和毒素浓度，促进伤口的一期愈合。一篇纳入9项研究的meta分析显示，经皮内镜下清创引流术治疗脊柱感染临床疗效满意，并发症少，为治疗脊柱感染提供了微创手术选择。Wu等报道双侧或者单侧经皮内镜下清创和灌注治疗腰椎结核，术后6个月和术后18个月均能取得令人满意的临床疗效。

（郑　琦　章　鹏　张丽娟）

参 考 文 献

白一冰，徐岭，赵文亮，等，2012. 经皮腰椎间孔镜手术的穿刺定位策略. 中国微创外科杂志，12（6）：540-543.

董伟杰，秦世炳，兰汀隆，等，2014. 耐多药脊柱结核的原因分析及处理对策. 中华骨科杂志，34（2）：171-176.

金卫东，王骞，王自立，等，2014. 彻底与非彻底病灶清除术治疗脊柱结核的比较. 中华骨科杂志，34（2）：196-203.

李建华，陈非凡，罗飞，等，2016. 49例耐药脊柱结核的耐药表型及个体化治疗的回顾性分析. 中华骨科杂志，36（11）：699-708.

王旭，巩慧妍，李沐风，等，2022. 脊柱内固定术后耐甲氧西林金黄色葡萄球菌感染的研究进展. 中国感染控制杂志，21（5）：505-510.

徐仲林，蒋赞利，2015. 经皮椎间孔镜技术的发展、治疗范围、并发症及特点. 东南大学学报（医学版），34（3）：452-455.

姚婷，张毅，余永胜，等，2021. 20例葡萄球菌感染所致化脓性脊柱炎的临床特征分析. 微生物与感染，16（4）：249-255.

Bernard L, Dinh A, Ghout I, et al., 2015. Duration of Treatment for Spondylodiscitis（DTS）study group. Antibiotic treatment for 6 weeks versus 12 weeks in patients with pyogenic vertebral osteomyelitis: an open-label, non-inferiority, randomised, controlled trial. Lancet, 385（9971）: 875-882.

Butler J S, Shelly M J, Timlin M, et al., 2006. Nontuberculous pyogenic spinal infection in adults: a 12-year experience from a tertiary referral center. Spine（Phila Pa 1976）, 2006, 31（23）: 2695-2700.

Centers for Disease Control and Prevention, US Department of Health and Human Services, 2013. Antibiotic resistance threats in the United States. Atlanta: CDC. [2021-12-21]. http://www.cdc.gov/drugresistance/threat-report-2013/pdf/ar-threats-2013-508. pdf.

Charles Y P, Barbe B, Beaujeux R, et al., 2011. Relevance of the anatomical location of the Adamkiewicz artery in spine surgery. Surg Radiol Anat, 33（1）: 3-9.

Chelli Bouaziz M, Ladeb M F, Chakroun M, et al., 2008. Spinal brucellosis: a review. Skeletal Radiol, 37（9）: 785-790.

Cheng M T, Chang M C, Wang S T, et al., 2005. Efficacy of dilute betadine solution irrigation in the prevention of postoperative infection of spinal surgery. Spine, 30（15）: 1689-1693.

D'Aliberti G, Talamonti G, Villa F, et al., 2012. The anterior stand-alone approach（ASAA）during the acute phase of spondylodiscitis: results in 40 consecutively treated patients. Eur Spine J, 21（Suppl. 1）: S75-S82.

Dinc H, Ahmetoglu A, Baykal S, et al., 2002. Image-guided percutaneous drainage of tuberculous iliopsoas and spondylodiskitic abscesses: midterm results. Radiology, 225(2): 353-358.

Duan K, Qin Y, Ye J, et al., 2020. Percutaneous endoscopic debridement with percutaneous pedicle screw fixation for lumbar pyogenic spondylodiscitis: a preliminary study. Int Orthop, 44(3): 495-502.

ECDC/EMEA, 2009. The bacterial challenge: time to react. Stockholm: European Center for Disease Prevention and Control.

Fayazi A H, Ludwig S C, Dabbah M, et al., 2004. Preliminary results of staged anterior debridement and reconstruction using titanium mesh cages in the treatment of thoracolumbar vertebral osteomyelitis. Spine J, 4(4): 388-395.

Giurazza R, Mazza M C, Andini R, et al., 2021. Emerging treatment options for multidrug-resistant bacterial infections. Life(Basel), 11(6): 519.

Govender S, Kumar K P S, 2001. *Aspergillus* spondylitis in immunocompetent patients. Int Orthop, 25(2): 74-76.

Govender S, Parbhoo A H, Kumar K P, et al., 2001. Anterior spinal decompression in HIV-positive patients with tuberculosis: a prospective study. J Bone Joint Surg Br, 83(6): 864-867.

Guerado E, Cervan A M, 2012. Surgical treatment of spondylodiscitis. An update. Int Orthop, 36(2): 413-420.

Hadjipavlou A G, Mader J T, Necessary J T, et al., 2000. Hematogenous pyogenic spinal infection and their surgical management. Spine, 25(13): 1668-1679.

Hanaoka N, Kawasaki Y, Sakai T, et al., 2006. Percutaneous drainage and continuous irrigation in patients with severe pyogenic spondylitis, abscess formation, and marked bone destruction. J Neurosurg Spine, 4(5): 374-379.

Hidalgo-Ovejero A M, Otermin I, Garcia-Mata S, 1998. Pyogenic vertebral osteomyelitis. J Bone Joint Surg Am, 80(5): 764.

Ito M, AbumiK, Kotani Y, et al., 2007. Clinical outcome of posterolateral endoscopic surgery for pyogenic spondylodiscitis: results of 15 patients with serious comorbid conditions. Spine(Phila Pa 1976), 32(2): 200-206.

Katsikogianni M, Missirlis Y F, 2004. Concise review of mechanisms of bacterial adhesion to biomaterials and of techniques used in estimating bacteria-material interactions. Eur Cell Mater, 8: 37-57.

Kourbeti I S, Tsiodras S, Boumpas D T, 2008. Spinal infection: evolving concepts. Curr Opin Rheumatol, 20(4): 471-479.

Lai Z, Shi S, Fei J, et al., 2018. A comparative study to evaluate the feasibility of preoperative percutaneous catheter drainage for the treatment of lumbar spinal tuberculosis with psoas abscess. J Orthop Surg Res, 13(1): 290.

Lee K Y, 2014. Comparison of pyogenic spondylitis and tuberculous spondylitis. Asian Spine J, 8(2): 216-223.

Lew D P, Waldvogel F A, 2004. Osteomyelitis. Lancet, 364(9431): 369-379.

Li J, Huang X, Chen F, et al., 2017. Computed tomography-guided catheterization drainage to cure spinal tuberculosis with individualized chemotherapy. Orthopedics, 40(3): e443-e449.

Magiorakos A P, Srinivasan A, Carey R B, et al., 2012. Multidrug-resistant, extensively drug-resistant and pandrug-resistant bacteria: an international expert proposal for interim standard definitions for acquired resistance. Clin Microbiol Infect, 18(3): 268-281.

Makins G H, Abbott F C, 1986. Ⅱ. On acute primary osteomyelitis of the vertebrae. Ann Surg, 23(5): 510-539.

Mao Y, Li Y, Cui X G, 2019. Percutaneous endoscopic debridement and drainage for spinal infection: systemic review and meta-analysis. Pain Physician, 22(4): 323-330.

Prestinaci F, Pezzotti P, Pantosti A, 2015. Antimicrobial resistance: a global multifaceted phenomenon. Pathog Glob Health, 109 (7): 309-318.

Przybylski G J, Sharan A D, 2001. Single-stage autogenous bone grafting and internal fixation in the surgical management of pyogenic discitis and vertebral osteomyelitis. J Neurosurg, 94 (1 Suppl): 1-7.

Reynolds J M, Belvam Y S, Kane A G, et al., 2014. Thoracic disc herniation leads to anterior spinal artery syndrome demonstrated by diffusion-weighted magnetic resonance imaging (DWI): a case report and literature review. Spine J, 14 (6): e17-e22.

Roblot F, Besnier J M, Juhel L, et al., 2007. Optimal duration of antibiotic therapy in vertebral osteomyelitis. Semin Arthritis Rheum, 36 (5): 269-277.

Saeed K, Esposito S, Ascione T, 2019. Hot topics on vertebral osteomyelitis from the International Society of Antimicrobial Chemotherapy. Int J Antimicrob Agents, 54 (2): 125-133.

Shi T, Zhang Z, Dai F, et al., 2016. Retrospective study of 967 patients with spinal tuberculosis. Orthopedics, 39 (5): e838-e843.

Shibuya S, Komatsubara S, Yamamoto T, et al., 2009. Percutaneous discectomy-continuous irrigation and drainage for tuberculous lumbar spondylitis: a report of two cases. Case Rep Med, 2009: 632981.

Skaf G S, Domloj N T, Fehlings M G, et al., 2010. Pyogenic spondylodiscitis: an overview. J Infect Public Health, 3 (1): 5-16.

Skalweit M, 2015. Profile of ceftolozane/tazobactam and its potential in the treatment of complicated intra-abdominal infections. Drug Des Dev Ther, 9: 2919-2925.

Solomkin J, Hershberger E, Miller B, et al., 2015. Ceftolozane/tazobactam plus metronidazole for complicated intra-abdominal infections in an era of multidrug resistance: results from a randomized, double-blind, phase 3 trial (ASPECT-cIAI). Clin Infect Dis, 60 (10): 1462-1471.

Tofuku K, KogaH, Komiya S, 2014. Percutaneous drainage combined with hyperbaric oxygen therapy for pyogenic spondylitis with iliopsoas abscess. Asian Spine J, 8 (3): 253-259.

Tsiodras S, Falagas M E, 2006. Clinical assessment and medical treatment of spine infections. Clin Orthop Relat Res, 444: 38-50.

Turel M K, Kerolus M, Deutsch H, 2017. The role of minimally invasive spine surgery in the management of pyogenic spinal discitis. J Craniovertebr Junction Spine, 8 (1): 39-43.

Turunc T, Demiroglu Y Z, Uncu H, et al., 2007. A comparative analysis of tuberculous, brucellar and pyogenic spontaneous spondylodiscitis patients. J Infect, 55 (2): 158-163.

Verdú-López F, Vanaclocha-Vanaclocha V, Mayorga-Villa J D, 2017. Minimally invasive spine surgery in spinal infections. J Neurosurg Sci, 61 (3): 303-315.

Wright H, Bonomo R, Paterson D. New agents for the treatment of infections with gram-negative bacteria: restoring the miracle or false dawn? Clin Microbiol Infect, 23 (10): 704-712.

Wu D Y, Sun J, Fan WM, et al., 2020. Unilateral or bilateral percutaneous endoscopic debridement and lavage treatment for lumbar spinal tuberculosis. World Neurosurg, 140: e73-e80.

Yang S C, Fu T S, Chen L H, et al., 2008. Identifying pathogens of spondylodiscitis: percutaneous endoscopy or CT-guided biopsy. Clin Orthop Relat Res, 466 (12): 3086-3092.

Yin X H, Zhang H Q, Hu X K, et al., 2015. Treatment of pediatric spinal tuberculosis abscess with percutaneous drainage and low-dose local antituberculous therapy: a preliminary report. Childs Nerv Syst, 31 (7): 1149-1155.

Zheng Q, Ying X, Jin Y, et al., 2021. Treatment of single-segment suppurative spondylitis with the transforaminal endoscopic focal cleaning and drainage. J Spinal Cord Med, 44 (2): 267-275.

Zimmerli W, 2010. Clinical practice. Vertebral osteomyelitis. N Engl J Med, 362 (11): 1022-1029.

第四章

脊柱结核

脊柱结核是结核分枝杆菌感染引起的慢性炎症，是肺外结核的常见形式，占全部结核病的3%～5%，约占骨关节结核病的70%。脊柱结核通常继发于肺、淋巴结、肾脏或胃肠道等部位结核感染，临床上所见脊柱结核主要来源于肺部原发感染。脊柱结核起病隐匿，潜伏期长，疾病进展缓慢，骨质的破坏程度取决于从宿主免疫到致病菌毒力等多种因素。典型症状包括受累部位的慢性疼痛，或伴有发热、全身乏力和体重减轻等全身症状。随着疾病的进展，可发生寒性脓肿、窦道、脊柱后凸畸形和神经功能损害。脊柱结核与化脓性脊柱炎、真菌性脊柱炎、脊柱压缩性骨折、淋巴组织增生性疾病和脊柱转移性肿瘤的临床表现相似，容易误诊误治，因此早期诊断至关重要。通过结核分枝杆菌培养和影像学、免疫学、分子生物学、组织病理学等检查综合评判有助于明确诊断。有效抗结核药物是治疗脊柱结核的基础，应该贯穿治疗的全过程。早期诊断及有效的化疗药物使脊柱结核的治疗产生了革命性的变化，使得大多数脊柱结核患者避免了手术治疗。而对于存在手术指征的患者，行手术治疗可显著改善疾病的预后。随着社会经济的发展和抗结核药物的广泛应用，结核病有望得到控制。但是，耐药性结核分枝杆菌的出现和流行、艾滋病与结核病双重感染使全球结核病防控工作面临新的挑战，实现终止结核病的目标仍然任重道远。

第一节　概　　述

一、流行病学

关于脊柱结核，目前尚无全球及全国范围的流行病学调查研究。以前认为90%以上的脊柱结核继发于肺结核，但根据浙江省中西医结合医院近5年的统计表明，目前临床上仅47.0%的骨关节结核患者有明确的肺结核病史，23.8%的患者有肺相关疾病。北京结核病控制研究所的数据显示，脊柱结核占全身骨关节结核的74.19%；腰椎节段好发，这可能与腰椎负重大、慢性劳损多有关。第三军医大学（现陆军军医大学）报道西南地区脊柱结核最好发的部位是胸椎和腰椎，占脊柱结核的89%，最少见的部位是骶椎，约占4.2%；患者受累椎体平均数为2.57±1.52，大约32.68%的患者有3个或更多的椎体受累；背部疼痛是最常见的临床症状，其次是盗汗和低热，其百分比分别为97%、41.78%和

40.43%。宁夏医科大学附属医院曾报道，发病年龄以21～30岁的患者居多，31～40岁患者次之。但近年来，得益于优生优育政策的落实、社会经济条件的改善，幼儿和青壮年的骨关节结核发病率明显下降。相反，2010年全国第五次结核病流行病学抽样调查报告显示，随着全国人口老龄化，15岁以下人群发病率最低，65岁以上老年人群肺结核的发病率显著增加，75岁左右达到高峰，男性发病率高于女性。老年人群脊柱结核也明显多于其他年龄段的人群，浙江省中西医结合医院统计2013～2017年929例骨关节结核，脊柱结核有642例，占69.11%。其中60岁以上的老年患者有283例，占44.08%；20～39岁的青壮年患者有156例，占24.30%；20岁以下的青少年患者15例，占2.34%。

二、发病机制

结核分枝杆菌可以通过动脉或静脉系统传播：它在动脉系统中传播，可以从前或后脊髓动脉到达椎体的软骨下区域，系统在此部位构成的丰富血管丛有利于结核分枝杆菌在椎旁血行传播，而椎旁的静脉系统因静脉瓣较少，血液回流取决于胸腔和腹腔的压力差，这就导致了血液双向流动，为结核分枝杆菌在脊柱区域的定植提供了条件；通过静脉传播的结核分枝杆菌可能是因为椎体内部的静脉损伤，结核分枝杆菌在松质骨内定植。此外，静脉系统传播还有可能导致不连续椎体结核。结核分枝杆菌到达椎体后，可急性发病，引起相应症状，或与原发病灶的症状并存。当机体免疫力较强时，到达椎体的结核分枝杆菌可潜伏下来；当机体存在营养不良、过度劳累或外伤等诱因时，会促使先前潜伏的结核分枝杆菌繁殖，从而出现临床症状。

第二节　诊　断

脊柱结核发病部位以腰椎最多，胸椎次之，颈椎较少见，骶尾椎更少见。以往认为本病好发于儿童及青年。但近年来，60岁以上老年人脊柱结核的比例呈明显上升趋势，成为另一发病高峰。典型的脊柱结核不难诊断，但早期和不典型脊柱结核的正确诊断仍然存在困难。

结核病的发生，除了与感染结核分枝杆菌的数量和毒力有关，还与机体免疫状况有关。结核病是细胞免疫低下相关疾病，感染结核分枝杆菌后只有5%～10%的人发生活动性肺结核，大多数人转入带菌状态而不发病。因此虽然多种检测方法都各有优势，但确诊较难。影像学目前是确定诊断的关键依据之一，诊断性抗结核治疗有时也不得不成为早期诊断的参考依据。

一、临床表现

（一）症状

1. 全身症状　脊柱结核患者大多起病缓慢，病程从数月至数年不等，可有慢性病容、倦怠、乏力、食欲缺乏、夜间盗汗，久之可出现苍白、贫血、消瘦等全身中毒症状。部分患者午后有不同程度发热，严重者可迅速发热至38.5～39℃，有学者研究发现患者发热与细胞因子（如肿瘤坏死因子）引起的免疫调节作用有关，而免疫抑制诱发的脊柱结核常呈急性发作，急性病情好转后又转为慢性过程。

2. 局部症状 包括功能障碍、肿胀、窦道形成、疼痛和畸形，但早期出现的症状和体征均无特异性，多为轻微的持续性腰背部钝痛，劳累时加重，休息后可减轻，咳嗽、打喷嚏、弯腰活动或持重物时疼痛可加重，所以难以及时诊断和治疗。

（1）颈椎结核：早期有颈部活动受限，颈部轻微持续性钝痛，似落枕感，有时出现后伸加剧，劳累后加重，卧床休息可减轻，夜间痛不明显。若病变加重刺激或压迫神经根后疼痛可向肩部、上肢或枕后放射。颈部僵硬，各方向的运动都受限制，低头视物连同躯干一同转动，多由疼痛后病椎周围肌群的保护性痉挛所致。咽后脓肿是$C_{1\sim2}$椎体结核最常见的并发症，较大的脓肿形成时，可出现咽部不适感，发音声调改变，睡眠时鼾声大作，重者可出现呼吸及吞咽困难。少数患者自口腔吐出脓汁、死骨片和干酪样物质，系咽后脓肿或食管后脓肿破溃所致。

（2）胸椎结核：早期疼痛常局限在病椎棘突及其两旁，亦可刺激肋间神经引起相应部位的放射痛。疼痛多由隐痛开始，逐渐加重并有根性痛和放射性疼痛。疼痛常可放散至下腹部或腰骶部，咳嗽或打喷嚏时可放散至会阴部。值得注意的是，当病变累及邻近的交感神经时，还可出现内脏器官功能失调的症状，如心慌、气促、胃痛、腹痛腹胀等。当胸椎脓肿沿肋间或局部向体表流注时，椎旁形成张力性脓肿，可破入胸腔出现高热、胸痛、憋气等急性胸膜炎症状，若穿入肺脏，甚至可出现脓液或死骨经气管咳出。截瘫是胸椎结核最为严重的并发症之一，约占脊椎结核合并截瘫的85%。截瘫主要表现为感觉、运动、括约肌功能障碍和神经营养障碍及神经反射异常等，患者早期可有乏力、肢体行动笨拙、步态不稳，皮肤感觉迟钝或对疼痛过分敏感和皮肤上有蚁爬感，肢体可有痉挛，甚至可发生排尿困难。

（3）胸腰段结核：初期通常全身症状不甚严重，或仅有轻度低热、乏力、食欲缺乏等。局部症状主要为腰部肌肉痉挛、疼痛。早期出现肌肉痉挛，开始仅为肌肉反射性痉挛，即在胸腰部活动劳累时出现。较晚可有异常姿势畸形或脓肿及窦道的形成。

（4）腰椎结核：发病通常较缓慢，仅有轻度全身结核中毒症状。局部症状可有腰部不适、酸胀隐痛，疼痛部位不明确。久之可有腿部不适、乏力，行走易疲乏，偶有腰腿部肌肉胀痛。以后全身与局部症状趋于明显和加重，腰痛明显，且部位固定，疼痛由偶尔发生变为持续性，且可出现腰僵、弯腰活动明显受限，腿部肌肉萎缩和跛行等。急性期患者症状加重，脓肿明显增大，体温可明显上升至38～39℃。

（5）腰骶段结核：全身症状通常不太明显。局部症状主要是腰骶椎肌肉痉挛、疼痛、活动受限，并出现脓肿和窦道。腰骶段椎体因活动度较小，结核病变进展通常较缓慢，因其部位较深，病变较隐蔽，早期临床症状多不明显。疼痛与活动障碍出现较晚，患者多不能准确指出疼痛部位，只是在腰骶椎骨质已有显著破坏、脓肿较大时才被发现，有些患者甚至到窦道形成时，仍无明显症状。因此，腰骶段椎体结核常被误诊。

（二）体征

1. 腰背僵　是脊柱结核最基本、最早的阳性体征之一，它是结核病变周围的肌肉紧张所致，是机体为减少局部活动的一种保护现象。

2. 压痛和叩击痛　多在病变椎体的棘突、棘间或脊柱两旁有压痛和叩击痛。这为确定病变部位，进一步行影像学检查提供依据，与化脓性炎症相比，压痛和叩击痛较轻。

3. 脊柱畸形　后期可出现脊柱后凸畸形，一般侧弯不严重。颈椎结核后凸畸形多不明显，多为生理曲度变直，也有些患者常有斜颈畸形。胸腰段椎体结核后凸畸形较腰椎结核明显，但比胸椎结核范围小。胸椎结核病变多在椎体并早期累及椎间盘，病变椎间盘的破坏消失，病变椎体塌陷压缩的楔形变，呈现明显的后凸畸形。在胸腰椎后凸畸形的同时，腰椎的生理前凸也相应加大。而腰骶椎结核通常不出现后凸畸形，只有在 L_5 从骶椎向前下滑脱时才可出现下腰部的某些畸形，甚至出现神经症状如间歇性跛行等。

4. 姿势异常　寰枢椎关节受累后头部旋转功能大部分消失。部分颈椎结核患者头前倾、颈短缩，喜用双手托住下颌部以免在行动中加剧疼痛。胸腰段椎体结核常表现为站立时双手支撑腰部，行走时挺胸提臀的"傲慢步态"。腰椎结核常表现为腰部僵直，生理前凸消失，不愿做腰部旋转活动，需转身时，整个躯干一起转动，行走时患者扶墙行走或以手撑扶腿部行走；当需弯腰拾物时，常以手支撑腿部屈髋屈膝下蹲拾物，卧床休息时常呈下肢屈曲位，以避免牵拉髂腰肌引起肌肉疼痛和痉挛。腰骶部肌肉痉挛表现为行走时的一种特殊步态，即行走时，一只手支撑髋部，两膝微屈，身体略向前倾。

5. 脓肿及窦道形成　脊柱结核多为椎体结核，并以腰椎及胸椎多见，结核脓肿常越过椎间盘从椎体前或后间隙向下流注，也可破坏椎间盘。若进入椎管内，则压迫脊髓引起相应脊髓压迫症状，硬膜外感染易引起神经功能持续障碍。骨结核脓肿形成后，脓肿继续膨胀扩大，压迫并破坏骨质而进入周围软组织，脓液中的干酪样坏死组织、坏死骨碎屑等物质一并沿着阻力最小的筋膜间隙及周围血管神经间隙流向相应远隔部位，形成流注脓肿，若穿破皮肤则形成窦道。结核虽然是感染性疾病，但其脓肿部位的皮肤无红、肿、热等急性炎症现象，故称为"寒性脓肿"或"冷脓肿"。脓肿较大时常有流注，脓液流注现象是脊柱结核的典型特征，各节段脊柱结核脓肿流注有一定的规律，总体来看年轻患者脓液较多，容易流注；老年患者脊柱结核脓肿相对较少，也较局限。根据临床观察，总结了脊柱结核脓肿好发部位和流注途径，见图4-1。

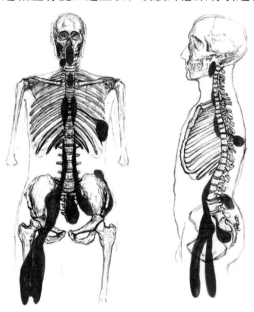

图 4-1　脊柱结核脓肿流注示意图

6. 神经功能障碍或截瘫　当病变向后方

蔓延进入椎管时可造成脊髓压迫，可并发神经功能障碍或截瘫。寰枢椎脱位或半脱位时，颈髓受压造成四肢瘫或截瘫。当病变累及交感神经时，可出现瞳孔散大的体征。颈椎结核发生脊髓受压时，患者可出现痉挛性瘫痪。压迫较轻者可出现不完全截瘫，可有运动障碍，亦可合并感觉障碍及括约肌功能障碍。压迫较重者，可出现完全截瘫而有明显的感觉平面障碍。肢体的腱反射亢进，病理反射如巴宾斯基征多为阳性。胸椎结核病变发展阶段具有三大特征，明显的后凸畸形，广泛的椎旁脓肿，脊髓受累并发截瘫。

7. 脊髓圆锥损伤 是比较特殊的一种类型，单纯圆锥损伤因患者早期仅表现为大小便失禁，而肢体及躯干无神经损伤的症状和体征，极易漏诊。脊髓圆锥部有膀胱中枢（$S_{2\sim4}$）、肛门直肠中枢（S_3），故单纯脊髓圆锥的临床特点为膀胱过度膨胀与麻痹性失禁、大小便失禁、性功能障碍、会阴部感觉障碍。因为运动节段在圆锥以上，故未受到影响。对于双下肢感觉、运动正常，仅有尿潴留的患者，必须仔细检查，如肛门括约肌肌张力、肛门反射、膀胱残余尿测定（对不完全尿失禁者）及冰水试验，确定鞍区皮肤感觉是否有障碍、男性患者的球海绵体反射情况。

8. 马尾神经损伤 L_2以下的脓肿压迫可以引起马尾损伤，马尾神经损害大多是由于各种脓肿的压迫致腰椎管绝对或相对狭窄，压迫马尾神经而产生一系列神经功能障碍。马尾神经受损，肛门会阴部及下肢出现异感、烧灼样痛，重者可发生大小便障碍，马尾神经根损害时，可以表现为L_2以下各种神经损害症状。全马尾损害时，感觉障碍分界清楚，上界前为腹股沟，后为髂骨上端的水平线；在此以下，臀部、会阴及下肢全部出现感觉障碍，伴有自发痛（电击痛）、会阴有异常感觉并向下肢放射，常有痛性感觉迟钝。

二、实验室检查

（一）一般实验室检查

1. 血常规 血常规检查是指通过观察血细胞的数量变化和形态分布来判断血液状况及疾病的检查。血常规指标对机体内许多病理改变都有敏感反映，其中又以白细胞计数、红细胞计数、血红蛋白和血小板最具有诊断参考价值。此外，血常规检查还是观察治疗效果、用药或停药、继续治疗或停止治疗、疾病复发或痊愈的常用指标。大多数病例白细胞无异常，10%的病例白细胞计数可增加，混合感染者白细胞计数明显增加。患者多有轻度贫血，血红蛋白＜100g/L，多发病灶或合并继发感染者，贫血加重。

2. 血沉 在结核病变活动期一般血沉都加速，但也可正常，病变静止或治愈者血沉将逐渐趋于正常，这对随诊有意义。在脊柱结核诊疗过程中，定期复查血沉或CRP，有助于判断病情发展、好转或治愈。对于非特异性炎症或胶原组织疾病等，血沉可增快，CRP水平可增高，因此仅实验室血常规和血沉检查，无法鉴别结核性、化脓性感染及其他疾病。故本项检查非特异性，其他炎症或恶性肿瘤也可使血沉加快。

3. CRP 在发生感染、非感染性、炎性疾病及组织损伤时，几小时内CRP水平即可升高，24～72h达到高峰。组织损伤消退或缓解后，CRP水平又可迅速下降直至正常。结核活动期CRP水平多升高，这对判断结核活动性有一定意义，但本项检查同样非特异性。

（二）结核菌素试验

结核菌素试验（也称为芒图试验、PPD试验）是一种诊断结核的工具。它是世界上两个主要结核菌素皮肤试验之一，在很大程度上取代了多种穿刺试验，如蒂内测试（Tine test）。其是基于Ⅳ型变态反应原理的一种皮肤试验，用来检测机体有无感染过结核分枝杆菌。凡感染过结核分枝杆菌的机体，均会产生相应的致敏淋巴细胞，具有对结核分枝杆菌的识别能力。当再次遇到少量的结核分枝杆菌或结核菌素时，致敏T淋巴细胞受相同抗原再次刺激会释放出多种可溶性淋巴因子，导致血管通透性增加，巨噬细胞在局部聚集，导致浸润，在48～72h内局部出现红肿硬结的阳性反应。若受试者未感染过结核分枝杆菌，则注射局部无变态反应发生。若注射部位有针眼大的红点或稍有红肿，硬结直径小于0.5cm，则为阴性反应；若注射部位硬结直径超过0.5cm，但在1.5cm以下，则为阳性反应；若注射部位反应较强烈或硬结直径超过1.5cm以上，为强阳性反应。阳性反应表明机体对结核分枝杆菌有变态反应，过去曾感染过结核，但不表示患有结核病，因接种过卡介苗的人也呈阳性反应。强阳性反应则表明可能有活动性感染，应进一步检查是否有结核病。阴性反应表明无结核分枝杆菌感染，但应考虑以下情况：如受试者处于原发感染早期，尚未产生变态反应，或正患严重结核病，机体已丧失反应能力，或受试者正患其他传染病，在此类情况下，均可暂时出现阴性反应。结核菌素试验可为接种卡介苗及测定免疫效果提供依据。结核菌素试验阴性者应接种卡介苗，接种后若反应转为阳性，即表示已产生免疫效果。结核菌素试验还可作为婴幼儿结核病诊断的参考，测定肿瘤患者的非特异性细胞免疫功能及在未接触过卡介苗的人群中调查结核病的流行情况。

（三）细菌学诊断

脊柱结核细菌学检查主要包括抗酸杆菌涂片镜检法、结核分枝杆菌培养法及药敏法。

1. 抗酸杆菌涂片镜检法　通过涂片染色可直接观察抗酸杆菌，是临床上诊断骨关节结核的重要依据和必不可少的检查项目。

2. 结核分枝杆菌培养法　自从1882年Koch发现结核分枝杆菌以来，为促进结核分枝杆菌生长，缩短培养时间，达到提前分离、鉴定的目的，人们对结核分枝杆菌的营养、生理代谢及人工培养进行了一系列的研究，经过一个多世纪的不懈努力，已经对结核分枝杆菌的生长规律有了比较深入的认识，并且形成了许多成熟的培养方法。尽管现代分子生物学技术在结核病研究中发挥着越来越重要的作用，但是结核分枝杆菌的培养在结核病的诊断、流行病学调查、结核分枝杆菌的分型鉴定、药敏试验、结核病药物的研究等方面依然有着不可替代的作用。结核分枝杆菌培养是目前诊断脊柱结核的金标准，是鉴定是否为活菌的可靠方法，也是目前活菌检测不可替代的方法。药敏检测结果对临床用药指导及耐药性检测等方面具有重要的作用。

（四）免疫学诊断

结核分枝杆菌是一种细胞内寄生菌，侵入机体后可诱导机体产生一系列细胞免疫和体液免疫反应。传统观点认为这两种免疫方式在结核分枝杆菌感染时会呈现出分离现象，即细胞免疫随病情加重而减弱，体液免疫随病情加重而增强。因此，在分类上可将免疫学诊断分为体液免疫诊断和细胞免疫诊断。免疫学检查法是将结核分枝杆菌的菌体成分制成抗原或抗体，检查患者血清中的结核抗体或抗原以鉴定是否患有结核或潜伏性结核，具有标本来源方便、检查速度快、操作简单、敏感性和特异性均较高等特点，是诊断骨与关节结核的重要辅助检查之一，对骨与关节结核的诊断有着较高的参考价值。

血清结核抗体检测法具有重复性好、简单快捷、费用低等优点，已成为结核病常用的辅助诊断手段之一，尤其是对骨与关节结核等肺外结核的诊断和鉴别诊断具有重要的意义。

细胞免疫诊断：分为体内试验与体外试验。

（1）体内试验即结核菌素皮肤试验（TST）：结核菌素是由单耐药结核分枝杆菌（*Mycobacterium tuberculosis*，MTB）蛋白质制成的一种特异性反应原，包括旧结核菌素（OT）、纯蛋白衍化物（PPD）。TST是基于Ⅳ型变态反应原理，通过将结核菌素注射于皮肤局部，引起局部皮肤炎症反应，在48～72h内观察注射部位是否出现变态反应来判断机体有无感染过结核分枝杆菌。其简便的特性使其成为近一个世纪以来用于结核分枝杆菌感染检测最为普遍的方法，通常作为结核分枝杆菌感染、筛选卡介苗（BCG）接种对象及流行病学调查等的辅助诊断。而其也有缺点：观察结果耗时长，敏感性低，且无法区分是结核分枝杆菌复合群感染引起的变态反应还是非结核分枝杆菌（NTM）或卡介苗接种致敏所导致的低特异性，因此并不能真正反映人群中结核分枝杆菌感染的实际状况，尤其是像我国这种卡介苗普遍接种的国家，TST的敏感性和特异性将会受到极大的限制。此外，接种卡介苗及NTM感染等会使TST的假阳性率增高，而假阴性的出现则常与感染有关，尤其是HIV感染、近期感染结核分枝杆菌（2周以内）、小儿结核、老年结核、免疫缺陷或免疫功能低下患者。

由此可见，影响TST的因素有很多，对于结果的解释一定要慎之又慎。TST阳性仅能作为一个辅助参考指标，切记不可将其当成核心指标，诊断时还需要参考临床、影像等指标。

（2）体外试验即IFN-γ释放试验（IGRA）：IGRA的原理是利用结核分枝杆菌的特异性或非特异性抗原在体外刺激患者全血或外周血单个核细胞，使得效应T细胞分泌大量IFN-γ，通过酶联免疫吸附试验（ELISA）或酶联免疫斑点法（ELISPOT）对T细胞IFN-γ释放反应的测定来判断是否受到结核分枝杆菌的感染。IGRA所利用的是结核分枝杆菌RD1和RD16区编码的蛋白，而这些蛋白是卡介苗所没有的，故IGRA能区别卡介苗接种和结核分枝杆菌感染。目前常用的IGRA试验方法有两种：全血γ干扰素释放试验（QuantiFERON-TB Gold in-Tube test，QFT-GIT）和T细胞斑点检测结核试验（T-SPOT）。

1）QFT-GIT：是美国FDA在2007年批准使用的第三代IGRA，由澳大利亚Cellestis

公司开发使用，将肝素化的外周血分别置于阴性对照管、阳性对照管及混合抗原管[混合多肽早期分泌抗原6（ESAT-6）和培养滤液蛋白10（CFP-10）及TB7.7的部分多肽]。培养16～24h后分离血清，检测血清中IFN-γ的整体含量。如果混合抗原管与阴性对照管中IFN-γ水平之差＞0.35IU/ml即为阳性。由于增加为3种抗原，敏感度相对提高了，但特异度也降低了。而且由于检验标准的不统一，对于检查结果也很难进行评价。因此人们希望能找到一种更加准确的检测方法，在这样的背景下，T-SPOT应运而生。

2）T-SPOT：是由英国Oxford Immunotec公司开发的，对外周全血中单个反应细胞分泌的干扰素含量的检测，利用酶联免疫斑点技术检测ESAT-6和CFP-10两种抗原刺激分泌IFN-γ的淋巴细胞数量，从而诊断结核分枝杆菌感染，是目前检测抗原特异性T细胞较为敏感的方法之一。唯一的不足在于最后计数斑点的过程中存在一定的主观性。美国FDA在2008年批准将其作为第四代IGRA使用，并报道其具有非常高的敏感度和特异度，分别为97.1%和94.1%。在脊柱结核诊断方面，结核分枝杆菌感染T细胞检查的敏感度为94.2%，特异度为70.8%。其次，机体的免疫状态不会影响T-SPOT的敏感度，HIV感染和免疫低下或免疫抑制人群亦可使用，并且在特异度上不会受到卡介苗和大多数非结核分枝杆菌的影响。该方法检测的标本易于采集（血液检测），检测时间不长，24～48h就能出结果。对于检查结果，研究认为阴性结果理论上不能完全排除结核分枝杆菌感染的可能，临床意义较大，但需注意排除检验过程中出现误差导致的结果不准确；阳性结果则提示存在结核分枝杆菌感染，但是否为活动性结核病，需结合临床进行判定。

（五）分子生物学诊断

20世纪90年代英国Sanger中心和法国Pasteur研究所合作完成了对结核分枝杆菌H37Rv株的全基因测序工作，使得结核病的基础研究和实际应用有了新进展。结核分子生物学诊断是基于结核分枝杆菌基因检测的一种技术，可以直接对结核分枝杆菌的种系进行分类鉴定和药敏检测，具有简便、快速、试剂稳定、敏感性和特异性高等优点。从1989年Hance最早报道用PCR技术检测结核分枝杆菌，开创了使用分子生物学技术基因诊断结核病的先河，到最近几年在国内外受到广泛关注的Xpert MTB/RIF技术问世，结核的分子生物学诊断在近年来获得了快速的发展，促使结核病的诊断进入了一个革命性的阶段，而且将会继续取得突破，使骨关节结核的诊断变得更快速、更高效、更准确。

1. 荧光定量PCR 是美国PE公司在20世纪90年代开发的一种新的核酸定量技术。其在常规PCR的基础上，加入荧光标记探针，再融合核酸扩增、DNA杂交及光谱技术，不仅解决了常规PCR存在的费时费力和污染的问题，而且还实现了定量检测目标基因的目的。该技术的优势在于在封闭状态下检测，有效解决了污染问题，避免了扩增产物污染所致的假阳性，从而使得对标本检测的阳性率明显高于涂片镜检和培养法；光谱技术提高了灵敏度；荧光探针DNA杂交进一步提高了特异性。并且相比常规的PCR技术，其不仅实现了从定性到定量的飞跃，而且特异性更强，重复性更好，自动化程度更高，尤其是对由结核分枝杆菌L型引起的不典型结核病变，结核分枝杆菌抗酸染色可呈假阴性，但是荧光定量PCR检测结核分枝杆菌则会呈阳性，而这也是荧光定量PCR各种评价指标优于抗酸染色的原因之一。但是在试验过程中由提取时不慎导致目标基因的丢失、标本中结核分枝杆菌DNA的含量不足、模板中存在抑制物等原因所造成的假阴性也应该引起关注。

2. Xpert MTB/RIF技术 整合了定量PCR分子遗传检测所需的3个步骤（样品准备、扩增、检测），将待检样品放入Xpert MTB/RIF反应盒中，系统就会自动按照相应的程序运行，实时检测PCR运行情况。一旦PCR完成，Xpert MTB/RIF检测系统全自动化的软件就会判断出患者是否患有结核病，以及是否对利福平耐药。因其简单，只需一个步骤，即可自动化完成；快速，只需90min即可完成结核病的诊断和利福平耐药的检测，是目前分子生物学诊断技术中最快者之一；安全，全程在密闭的仪器中完成，无生物安全需求。同时具有高敏感度和特异度，金阳辉等报道在培养阳性的脊柱结核临床标本中，Xpert MTB/RIF检测结核分枝杆菌的敏感度和特异度为80%和90.70%。盛杰等报道了Xpert MTB/RIF与线性探针技术检测骨关节结核及利福平耐药性结果，Xpert MTB/RIF检测骨关节结核的敏感度和特异度分别为82.14%和96.67%。这些优点使得Xpert MTB/RIF在结核病的诊断中被WHO誉为最具有革命性突破的诊断技术，也是近年来WHO向全球极力推荐的诊断技术。要说其不完美之处或许就在于其相对昂贵的检测费用和仅能对利福平耐药进行检测。

3. 恒温扩增检测技术 分为RNA恒温扩增检测（SAT）和环介导等温扩增法（LAMP）。

（1）SAT：是基于RNA恒温扩增技术和实时荧光检测技术发展起来的一种新型核酸检测技术。其最大的优点在于直接以结核分枝杆菌特异性RNA为扩增靶标，以扩增产物RNA为检测靶标，而RNA仅在活菌中存在，结核分枝杆菌死亡则RNA降解，该方法可以作为区分死菌、活菌的依据及用于治疗效果的检测；SAT可在15～30min将模板扩增10亿倍的高扩增效率也确保了检测的灵敏度，整个过程耗时1.5h展现了其检测周期短的优势；RNA在自然环境中极易降解，SAT不仅有效解决了PCR技术在检测结核病时导致的假阳性问题，而且大幅度提高了检测结果的可靠性；同时SAT相对于其他核酸扩增技术，其反应抑制物更少，更进一步减少了假阴性结果的出现。

（2）LAMP：是Notomi等于2000年发明的一种全新的核酸扩增方法，不仅具有PCR技术的全部优点，而且操作方法简单。LAMP直接扩增临床标本中的Mtb DNA，不需昂贵的核酸扩增仪和检测设备；检测速度快：等温扩增法的诊断效能几乎等同于罗氏培养法，但是其检出时间仅需1h左右，明显缩短了诊断延误的时间，降低了诊断延误的概率；鉴定简便：在恒温下进行扩增反应，产生大量的扩增产物即焦磷酸镁，为白色的沉淀，具有极高的特异性，通过肉眼观察或浊度仪检测沉淀度就能判断扩增与否。这些优点使得LAMP不仅可以用于设备精良的综合医院或者实验室，而且也可以用于基层医疗卫生机构或现场的快速检测。

4. 快速耐药检测技术（HANI） 是由德国Hain Lifescience公司推出的一种基于多重PCR扩增的检测方法。将PCR扩增后的产物和预先固化在硝化纤维素膜条上的特异性基因杂交，通过显示反应来判断结果。其包括GenoType® MTBDRplus及GenoType® MTBDRsl。GenoType® MTBDRplus通过检测利福平耐药基因*ropB*和异烟肼的耐药基因*KatG*、*inhA*基因的最常见突变型，来判断是否对利福平和异烟肼耐药。Chryssanthou等研究显示GenoType® MTBDRplus对异烟肼耐药、利福平耐药和MDR的敏感度分别为

87.5%、100%和95.2%,特异度均为100%。检测的周期从常规药敏的中位数21天减少至7天。因此GenoType® MTBDRplus是一种快速、有效、简便的MDR-TB分子检测工具。Lacoma等研究认为其用于检测氟喹诺酮类和乙胺丁醇耐药的敏感性较好。但是其局限性在于检出率低,敏感性需要进一步提高,对于含菌量少的脊柱结核标本大多数达不到检测限,并且与960液体快速药敏相比,该方法药敏结果具有假阴性可能。也就是说该方法得到的药物敏感样本有可能耐药,其占10%左右。因此,目前对于耐多药结核诊断的"金标准",依旧是基于传统培养的表型药物试验,基因型检测法仅作为一种辅助的方法。

5. 宏基因组分析和诊断技术 核酸测序技术目前常用NGS技术,该技术已广泛应用于结核宏基因组学的研究,用于发现样本中的结核分枝杆菌及其他细菌、病毒特性,宏基因组学简单地说就是检测存在于样本中的所有核酸信息,并且不依赖于传统的分离培养技术,也不需要提前确定序列信息。结核病病原学分子生物学诊断技术是以临床标本为检测对象,结核分枝杆菌相关基因为诊断标志物,完成对标本中是否含有结核分枝杆菌核酸或耐药基因的一系列检测方法,弥补了结核分枝杆菌生长缓慢对检测周期的影响,同时对实验室的生物安全要求低于多种传统的细菌学诊断方法,该类方法具有敏感度高、特异性好、人工影响较低等优点。当前的mNGS在结核中的应用主要还是菌株种属的鉴定,尚不能完全指导耐药菌抗感染药物的选择。目前使用mNGS进行药敏检测还存在一定的困难,一是目前报道的耐药基因型与耐药表型的关联程度还存在一些差距;二是现有检测方法因成本考虑耐药相关基因覆盖度较低,难以高灵敏度地检测出相关耐药基因。随着技术进步,耐药基因高覆盖度的mNGS检测技术将会形成。

对于脊柱结核的主要实验室检查项目包括血常规、血沉、结核菌素试验、结核分枝杆菌培养、病理检查、免疫学诊断等。脊柱结核患者经常有轻度贫血,若合并感染,白细胞计数会增高;在结核活动期血沉一般都加快;脓液中结核分枝杆菌培养的阳性率可为70%左右;对于一些早期和不易诊断的骨关节结核可取活体组织做病理检查,一般都可确诊。与传统的结核病检测方法(结核菌素皮肤试验、血清抗结核抗体检测)相比,T-SPOT、Xpert MTB/RIF、结核和非结核分枝杆菌DNA测定、宏基因组分析和诊断技术有较高的敏感性,可作为脊柱结核的辅助诊断方法。所以,实验室检查有助于诊断脊柱结核,是一套重要的辅助检查方法。但脊柱结核的诊断需要综合性判断,需要不同影像学检查之间、不同实验室化验之间及影像学检查和实验室化验之间进行相互印证、相互补充,这样才能尽可能提高脊柱结核诊断的准确率。

三、影像学检查

随着影像学技术的不断发展,X线、CT和MRI检查在脊柱结核诊断中发挥着越来越重要的作用。脊柱结核影像学特点主要包括椎体受累后塌陷、椎间隙破坏,严重者可见死骨、椎旁脓肿,甚至后凸畸形。

(1)X线检查:可以确定病变部位、程度、骨质变化、破坏程度及软组织内脓肿等(图4-2)。但X线征象往往较临床症状出现迟,X线摄片在疾病早期多为阴性,结核早平片可未见改变或仅有轻度骨质疏松和关节间隙增宽或变窄，后期才出现骨纹理紊乱，骨质模糊不清呈毛玻璃样，继而出现骨质破坏、缺损和死骨及周围软组织肿胀、脓肿及窦道形成。

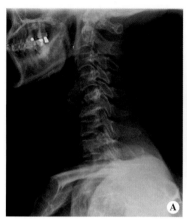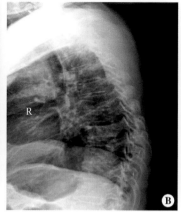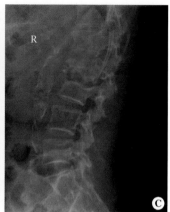

图4-2 脊柱结核X线片

A.颈椎结核；B.胸椎结核；C.腰椎结核

（2）超声检查：是脓肿较方便的检查方法，脓肿是骨关节结核诊断与鉴别诊断的重要依据之一。超声检查可以确定脓肿的有无、位置、脓肿的范围与性质。脓肿在B超下的表现主要为液性暗区，根据坏死组织的多少，可以呈现为低回声区或中等回声区，脓肿内有死骨时则表现为强回声，声斑后方伴有弱声影像。因此，对于合并局部脓肿的骨关节结核的诊断、手术方案的制订、治疗方案的评价等方面，具有重要的应用价值。

（3）CT检查：分辨率高、图像清晰，能较早发现骨骼细微改变，如椎体内早期病灶或脓肿的形成，但不能十分准确地显示椎管内肉芽组织或脓液的压迫情况。CT能明确骨质破坏范围、程度、死骨形成和骨质硬化情况，并可显示附件受累情况及椎管内碎骨片或软组织肿块影。椎间盘破坏，可见椎间盘密度不均，边缘模糊，重建图像上显示椎间隙变窄（图4-3）。

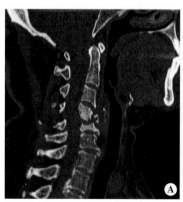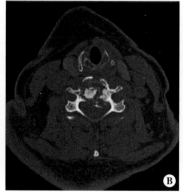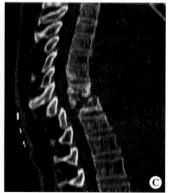

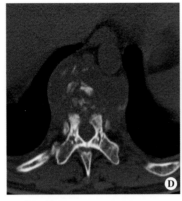
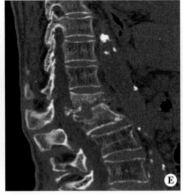
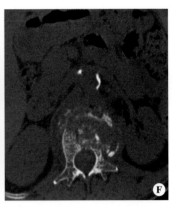

图4-3　椎体结核的CT表现

A. C$_{4\sim5}$椎体结核的CT矢状位片；B. C$_{4\sim5}$椎体结核的CT横断位片；C. T$_{9\sim10}$椎体结核的CT矢状位片；D. T$_{9\sim10}$椎体结核的CT横断位片；E. L$_{1\sim2}$椎体结核的CT矢状位片；F. L$_{1\sim2}$椎体结核的CT横断位片

（4）MRI检查：是诊断脊柱结核最有效的手段，尤其是对于早期病变有较高的诊断价值。因为MRI对组织内水和蛋白质含量变化有非常高的敏感性，对于椎体破坏、椎间盘受累、椎旁脓肿、肉芽组织、干酪样物形成及椎管受累等脊柱结核的病理改变情况，可以较清晰地显示。对于早期脊柱结核，即使X线或CT检查未见明显异常，MRI也可显示出受累椎体及椎旁软组织的信号改变。MRI多平面、多方位成像可以完整显示受累椎体的数量及病变范围，且可同时显示脊椎病变在硬膜内外的播散和椎体后方脓肿对脊椎的压迫平面及程度。

典型的脊柱结核主要表现为相邻椎体骨质破坏、椎间隙变窄、椎间盘受累破坏及椎旁脓肿形成（图4-4）。

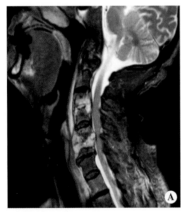
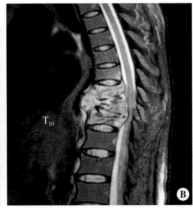
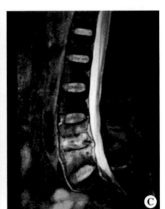

图4-4　脊柱结核的MRI表现

A. 颈椎结核；B. 胸椎结核；C. 腰椎结核

四、影像学分型

脊柱结核的外科治疗在抗结核药物治疗的基础上，先后经历了脓肿置管引流、单纯病灶清除、器械内固定、后路内固定、前路病灶清除、植骨融合、微创手术治疗等，手术治疗疗效确切，已经形成共识。但选择何种手术方式、方法，以及手术指征、病灶清除的范围、植骨的方法、内固定的选择、固定的范围等一直存在争论。对脊柱结核影像学表现的充分了解及有效分型有助于临床医师对外科手术方案的制订。

20世纪，国外学者Jain等于1993年在脊柱结核CT影像表现的基础上，提出了碎骨型（Ⅰ型）、溶骨型（Ⅱ型）、边缘型/骨膜下型（Ⅲ型）和局灶硬化型（Ⅳ型）4种分型，对于X线检查难以发现的轻微骨质破坏或椎体中部前缘隐匿而难以发现的骨质破坏有一定意义，在鉴别椎体破坏类型及判断有无死骨形成、椎旁有无脓肿、脊髓硬膜囊有无受压等方面具有一定的优势。但分型未结合脊柱稳定性及累及椎体节段，缺少临床指导意义。Kush对27例脊柱附件骨破坏提出的附件结核4类分型，Mehta通过研究47例胸椎结核的CT、MRI表现，考虑骨质破坏的范围、椎体压缩程度、与神经关系，提出的胸椎结核4类分型，均有一定的局限性。

2008年土耳其学者Oguz等在研究76例脊柱结核CT、MRI基础上，结合临床表现提出了7种指标（脓肿形成、椎间盘退变破坏、椎体破坏塌陷、脊柱不稳定、后凸畸形、矢状面指数、神经系统的损害，分别用a~g表示），依据此7种标准再提出GATA分型：ⅠA型（b）、ⅠB型（a+b）、Ⅱ型（a+b+c+e+f＜20°伴或不伴g）、Ⅲ型（a+b+c+d+e+f≥20°伴或不伴g），Oguz认为与其他分型比较，此分型更全面，临床实用性明显提高，其指导临床疗效明显。但是GATA分型提出时间尚短，其临床实用性还有待进一步考证。且有学者对GATA分型的一致性研究报告指出，GATA分型可信度平均为52.33%，可重复性平均为73%，体现出该分型可信度及可重复性并不理想，分析不理想的原因可能是Ⅱ、Ⅲ型中包括范围较广，比较容易混淆；部分早期脊柱结核仅椎体信号改变，无椎间盘退变；跳跃性（多节段）脊柱结核、陈旧性脊柱结核与附件结核未能明确纳入分型中。付忠泉等研究发现，按GATA分型的7项指标评判，有部分病例最后测出的数据按分型标准无法找到对应的分型。为避免GATA分型的可信度及可重复性不足，2011年国内学者张忠民等依据MRI成像的优越性，在分析了230例脊柱结核患者资料的基础上提出了SMU分型，即信号改变型（Ⅰ型）、脓肿形成型（Ⅱ型）、椎体破坏型（Ⅲ型）、椎管占位型（Ⅳ型）和后凸畸形型（Ⅴ型）共5个类型。张光铂等将脊柱结核分为中心型、边缘型、骨膜下型及附件型。此分型方法在传统分型上增加了附件结核一类，较前者相对完善，简单易记。剧松立根据Denis脊柱损伤三柱理论，将脊柱结核分为前、中、后柱结核3型。

近年来，笔者对收治的脊柱结核患者1000余例进行回顾性研究分析，综合患者X线、CT、MRI等影像学表现，本着分型简单、便于记忆和临床实用的原则，提出了脊柱结核新的分型系统，即Shi-STC分型（Shi-spinal tuberculosis classification）：椎间隙型、椎体中心型、韧带下型、附件型、全椎型、多节段型（包括跳跃型）、脊髓型等7型。

1. 椎间隙型 占75%以上，多见于成人，上下终板和椎间盘受累、破坏、变窄（图4-5）。此型容易造成脊柱后凸畸形，后凸畸形＞40°或侧凸畸形（胸椎＞50°，胸腰段或腰椎＞40°）需手术矫形；坏死骨组织、椎间盘后突入椎管容易压迫脊髓和神经根，有神经压迫症状者需外科手术治疗。

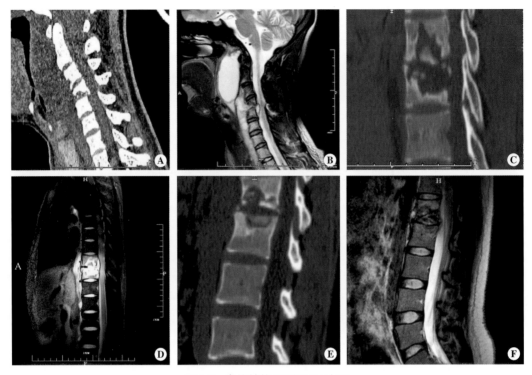

图4-5 脊柱结核CT和MRI表现

A. 颈椎结核CT矢状位片；B. 颈椎结核MRI矢状位片；C. 胸椎结核CT矢状位片；D. 胸椎结核MRI矢状位片；E. 腰椎结核CT矢状位片；F. 腰椎结核MRI矢状位片

2. 椎体中心型 多见于儿童和青少年，较边缘型少，儿童期椎体血供来源于后脊椎动脉，此时椎体周围有较厚的软骨板，病灶一般在椎体中央偏前方开始（图4-6）。椎体中心型一般不影响脊柱的稳定性，可以经椎弓根穿刺活检行细菌学检查及病理学诊断。如有椎体塌陷等脊柱不稳情况，可行矫形手术。

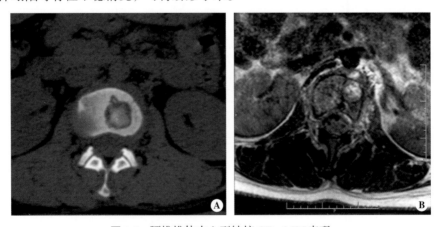

图4-6 腰椎椎体中心型结核CT、MRI表现

3. 韧带下型 少见，主要累及前纵韧带与后纵韧带下和椎体的间隙，主要表现为韧带下脓肿，椎间盘、椎体前缘和后缘无破坏或破坏很少（图4-7）。韧带下型患者主要是脓液占位压迫脊髓神经，通常无须手术治疗，即使有轻度脊髓神经压迫症状，也可在抗结核治疗后恢复。

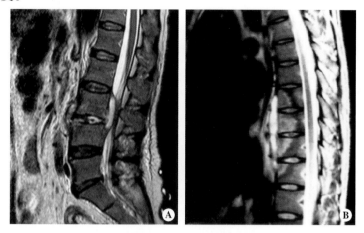

图 4-7　韧带下型结核
A. 后纵韧带下脓肿（MRI）；B. 前纵韧带下脓肿

4. 附件型　很少见，椎弓根、上下关节突、椎板、棘突局部或多处骨质破坏及脓肿，椎体和椎间盘无受累（图4-8）。附件型通常不影响脊柱的稳定性，病灶较大可以单纯病灶清除；涉及椎弓根断裂、关节突破坏严重的后柱不稳需行手术内固定。

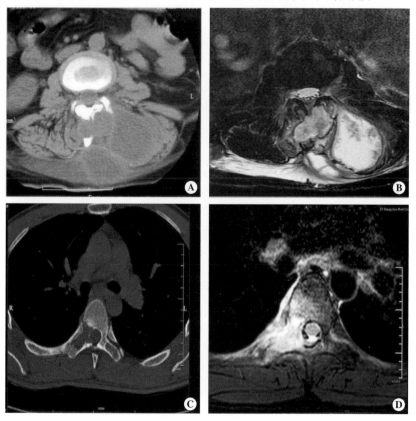

图 4-8　附件结核
A. 棘突结核并巨大脓肿（CT）；B. 棘突结核并巨大脓肿（MRI）；C. 右侧椎弓根及横突结核（CT）；D. 右侧椎弓根及横突结核（MRI）

5. 全椎型　病灶累及椎体和椎弓根、椎板等附件，通常好发于较年轻患者（图4-9）。全椎体破坏致脊柱前、中、后三柱不稳，需外科手术行椎体间病灶清除、植骨融合及内固定手术。

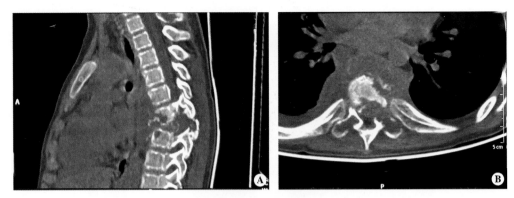

图4-9　胸椎全椎型结核

A. CT矢状位；B. CT横断位

6. 多节段型（包括跳跃型）　病灶连续累及三个椎体及以上，或呈跳跃式多段椎体感染结核分枝杆菌（图4-10）。多节段型（包括跳跃型）通常好发于年轻患者，椎旁脓肿较

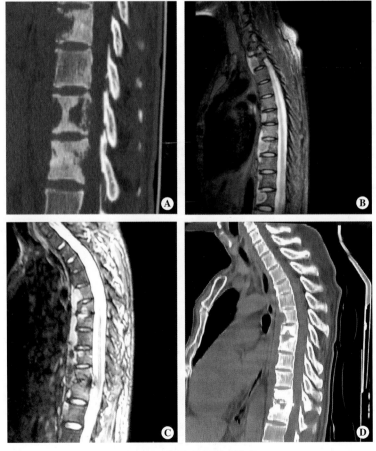

图4-10　胸椎多节段型结核

A. 胸椎多节段型CT；B. 胸椎多节段型MRI；C. 胸椎跳跃型多椎体结核CT；D. 胸椎跳跃型多椎体结核MRI

多，多有脊柱不稳，需行外科手术。连续多节段型的手术治疗，选择不稳的节段行病灶清除、植骨融合及内固定手术，其他节段予以脓肿清除，放置引流管。跳跃型手术选择有手术指征的节段即可。

7. 脊髓型 结核仅限于脊髓，不累及椎体和附件，临床上不多见（图4-11）。有脊髓压迫症状者先行抗结核治疗，神经症状未见缓解或持续加重者可行后路椎板减压、椎管内病灶清除。

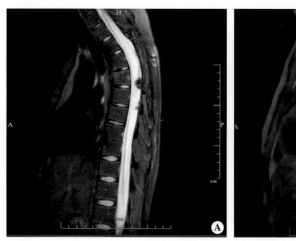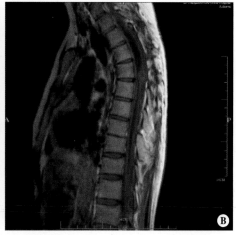

图4-11 脊髓结核

A. $T_{4\sim10}$段脊髓结核MRI（T_2）；B. $T_{4\sim10}$段脊髓结核MRI（T_1）

五、组织病理学检查

结核病的致病菌是结核分枝杆菌，它一般不直接侵犯骨与关节。因此，绝大多数骨关节病变都是继发的。结核分枝杆菌在机体内引起的病变为特殊性炎症，其病变除了出现一般炎症都具有的渗出、坏死和增生这三种基本变化外，还有其特异性。个人机体的反应性差异（免疫反应和变态反应）、菌量与菌毒力、组织特性的不同可使机体表现出不同病变类型。脊柱结核的基本病理变化可分为三期：渗出期、增生期、变性坏死期。但是上述三个病变期在骨关节结核的整个过程中又是不能完全区分的，有时三种病理变化可以同时发生于同一病灶中，只因结核分枝杆菌与机体状态发生的相互作用不同，但是就整个病变性质来说可以一种病理变化为主。三种病理变化也可相互转化，转化的条件取决于治疗和机体免疫力的情况。渗出性病变经过正规治疗或机体免疫力增强时可转化为增生性病变，反之，未经正规治疗或机体免疫力低下或处于较强的变态反应状态时，增生性病变亦可转化为渗出或坏死性病变，或原来的渗出性病变转化为坏死性病变。因此，在结核病的发展和治疗过程中，结核的病理变化是复杂多变的。病理可见以下三种情况。

（1）结核病灶中心：肉眼可见干酪样坏死组织，触之柔软，颜色灰白，显微镜下可见结核结节、朗汉斯巨细胞、嗜酸性颗粒、死骨等。

（2）病灶边缘硬化骨：病灶边缘可见增粗、增厚的骨小梁，其间出现大量胶原纤维及排列不规则的编织骨，骨髓腔充满类骨质和成骨细胞。有的病灶边缘可见致密、杂乱的胶原纤维，其中有较多的软骨细胞，而破骨细胞少见。

（3）病灶边缘非硬化型：一种病灶中心为干酪样坏死，由纤维组织包裹；另一种病灶中心无干酪样坏死，边缘骨小梁无连续性，外形和正常骨小梁无差异。病灶边缘包绕纤维细胞，骨小梁处于被吸收的状态，可见较多的破骨细胞。在无干酪样坏死的病例中，病灶中心为大量炎症细胞、破骨细胞和成骨细胞并存。

第三节 治 疗

一、非手术治疗

脊柱结核是全身结核病的局部感染表现，有效的药物治疗是杀灭结核分枝杆菌、治愈脊柱结核的根本措施。Konstam 等在 1982 年报告非手术治疗脊柱结核 207 例，74% 获得骨性愈合。马远征等认为对于诊断确切、临床症状较轻、骨破坏轻、脓肿不大及不伴脊柱畸形、不稳和神经功能受损的病例，可采用保守治疗。王自立等认为单纯抗结核药物治疗脊柱结核的指征为病史少于 6 个月的早期初治病例；全身及局部症状轻，腰背僵为主要症状；未出现窦道、明显的脓肿、较大的死骨及空洞；脊柱稳定性好，骨缺损较小，后凸畸形 <20°；无神经功能障碍。也有部分学者认为对于轻型脊柱结核非手术治疗可以获得良好的疗效。轻型脊柱结核主要包括单椎体中心型结核；双椎体边缘型结核或附件结核无椎管侵犯、骨质破坏较轻（<1/3 椎体高度）、椎旁脓肿较小（椎旁脓肿不超过邻近椎体，无咽喉壁脓肿、腰大肌脓肿及流注脓肿）、无神经功能障碍、无明显后凸畸形（<30°）、无明显椎间失稳的活动期脊柱结核。目前最基本的非手术治疗方法主要包括全身支持疗法、局部制动、正规的抗结核化疗及中医药治疗。

（一）全身支持疗法

1. 卧床休息 在确诊为脊柱结核后，患者应该卧床休息，避免过度前屈、后伸、侧屈、旋转等动作。首先，卧床休息能减轻患者脊柱的负重，缓解疼痛，避免畸形、截瘫等并发症的发生；其次，卧床能够改善局部的水肿、充血状态，有利于缓解神经根受到的刺激与压迫，消除神经根水肿；最后，休息可以减少机体的自我消耗。

2. 饮食 是维持人体正常免疫功能和健康的物质基础，营养支持是治疗脊柱结核的基础。机体细胞免疫反应是除药物之外杀灭结核分枝杆菌的重要方式，更是目前杀灭结核休眠菌的唯一方式，没有良好的营养支持，治疗结核是困难的。人体的营养状况对免疫功能有着重要影响。营养不良导致的机体抵抗力下降是成人结核病发病的因素之一。个人食物与膳食营养素的摄入状况对结核病的发病、转归都有着重要影响。

3. 心理指导 卧床期间患者极易产生孤独、恐惧、焦虑心理，应耐心向患者解释卧床休息的目的与重要性，消除患者的紧张情绪及顾虑，建立医患间的信任，并指导患者通过闭目养神、深呼吸等方式自我调节，保持身心的放松，积极配合治疗，最终帮助患者树立战胜疾病的信心。针对脊柱结核保守治疗期间卧床时间长，需床上大小便，局部疼痛，活动受限，容易产生焦虑情绪，尤其是合并神经损伤、肢瘫、二便障碍等并发症，对治疗后功能恢复不甚了解的患者，护士需要耐心向患者解释在床上解决大小便的原因和技巧，指导患者经常环形按摩腹部，促进肠胃蠕动，以预防便秘，对于排便困难患者应指导排便技巧，避免过度用力造成损伤，必要时可配合使用适量通便剂与缓泻剂促进排便。要求家属在生活上体贴患者，消除顾虑，树立信心，配合患者训练床上大小便、洗漱、饮食，积极治疗，减少患者并发症，争取早日痊愈。

（二）局部制动

局部制动主要包括支具和支架外固定。根据病变部位，支具外固定可分为颈围领、颈支具、头颈胸支具、胸腰骶椎固定式脊柱支具（矫形器）和Halo-Vest支架（头颈胸外固定架）等。不同的外固定方式有其优势及不足，应严格掌握适应证及禁忌证，选择个体化的制动方式，避免并发症的发生。

（三）抗结核化疗

脊柱结核是结核分枝杆菌全身感染的局部表现，治疗上除了充分休息及全身支持疗法外，抗结核化疗是脊柱结核治疗的关键。随着链霉素、异烟肼等抗结核药物陆续出现，脊柱结核的治愈率有了大幅度提高。但抗结核药物的副作用逐渐增多，包括药物性肝炎、过敏、造血功能受损、药物热、眩晕、瘙痒、痛风等，因此，应用抗结核药物治疗开始前需要患者签署用药知情同意书，告知相关注意事项，以避免对患者造成严重不良反应和减少医患纠纷。

WHO推荐的12～18个月的标准化疗是目前应用最广、认可度最高的脊柱结核化疗方案。在早期、联合、适量、规律和全程使用敏感药物的基础上，如能缩短疗程治愈脊柱结核，无疑是最好的方案。关于脊柱结核治愈标准及何时停药的依据并不统一，目前文献最常用的是天津医院的标准：①全身情况好，食欲佳，体温正常，ESR正常或接近正常；②局部疼痛消失，无脓肿，无窦道；③X线片显示基本骨性愈合；④起床活动后1年或参加工作6个月后仍能保持以上三条者为治愈。但此标准形成于20世纪70年代，已超过40年。脊柱结核治疗方法及理念已有很大变化，评价手段也逐渐增加，如CT、MRI等，较单纯的X线检查判断的骨性愈合更为精准。研究者一直致力于制定或建立大家相对认可、符合现代治疗理念的治愈标准或疗效评价方法，但截至目前，尚无相对统一标准。也有部分学者提出从以下几点考量治愈及停药的标准：①结核中毒症状消失、疼痛缓解；②MRI检查显示脓肿吸收消失、肉芽组织变小或消失，炎性浸润区骨质信号恢复正常；③除外可能引起ESR、CRP增加的其他因素后，每月实验室检查连续3次（1次/月）ESR、CRP正常。

1. 化疗原则 早期、联合、适量、规律和全程使用药敏药物。

（1）早期：早期活动性病灶处于渗出阶段，病灶内结核分枝杆菌以生长代谢旺盛的第一类细菌为主，抗结核药物可以发挥其最大的杀菌或抑菌作用。

（2）联合：主要目的为减少耐药菌株的产生。如果单用一种药物治疗，可以消灭绝大部分敏感菌，但会留下少数耐药菌继续繁殖，最终形成耐药菌优势生长。联用两种或者两种以上药物，则耐药菌罕见，效果较单用药为佳。

（3）适量：用药量要适当。药量不足，组织内药物达不到有效抑菌浓度，疗效不佳，且细菌易产生继发性耐药；滥用药物或者用药量过大，不仅会造成浪费，而且容易产生毒副作用。

（4）规律和全程用药：结核分枝杆菌生长缓慢，有些只是偶尔繁殖，因此使药物在体内长期保持有效浓度，规律地全程用药，不过早停药和随意改动服药的间隔、时间及剂量，是化疗成功的关键。

2. 药物敏感脊柱结核化疗方案

（1）标准化疗方案：异烟肼（INH，H）+利福平（RFP，R）+乙胺丁醇（EMB，E）+链霉素（SM，S）联合应用。强化治疗3个月后停用SM，继续用INH+RFP+EMB 6～15个月（即3个月SHRE/6～15个月HRE），总疗程9～18个月。具体用药剂量和方法：INH 300～400mg（5～8mg/kg）、RFP 450～600mg（8～10mg/kg）、EMB 750～1000mg（15mg/kg），每日用药（均晨起空腹顿服），SM 750～1000mg（15～20mg/kg），肌内注射，每日1次（疗程前3个月应用）。

（2）改良化疗方案：INH+RFP+EMB+吡嗪酰胺（PZA，Z）联合应用。强化治疗2个月后停用PZA，继续用INH+RFP+EMB 4个月，再停用EMB，继续用INH+RFP 12～18个月，即将整个化疗周期延长，适当减少四药联合和三药联合的强化治疗期，同时延长HR两药联合的巩固治疗期，以期减少药物不良反应并加强对结核分枝杆菌的抑制。

（3）个体化化疗方案：术后至明确药敏结果前采用标准或经验性化疗方案。若药敏试验提示为MDR-TB，则根据药敏结果及既往抗结核化疗史调整化疗方案：①使用所有分离株敏感的一线药物；②使用1种分离株敏感的注射剂（氨基糖苷类或卷曲霉素）；③使用1种喹诺酮类药物；④如果需要，尽可能多地加用二线抑菌剂，以组成5联化疗方案；⑤加用其他药物，如阿莫西林等。化疗时间18～24个月。

此外，还包括短程化疗及超短程化疗方案。20世纪70年代，英国医学研究理事会（MRC）提出了短程化疗方案，临床上短程化疗与标准化疗在基础结核治疗上均获得了成功。王自立等在彻底清除病灶的基础上采用超短程化疗方案治疗脊柱结核也取得良好效果。但李源大等曾总结化疗时程对脊柱结核复发的影响：疗程不足6个月复发率高达17.8%，12个月为1.5%，18个月为0.6%。因此，目前短程、超短程化疗方案并未被广泛接受。有关脊柱结核的化疗，由于缺乏大规模随机对照临床研究，建议临床上应根据患者实际情况，如脊柱损伤程度、术中病灶清除情况、全身营养状态、肝肾功能、患者对药物的反应、是否合并肺结核和其他肺外结核、年龄、药敏情况等综合分析、确定方案，不能一味追求短疗程。目前，12～18个月的治疗方案在国内应用仍最广泛、认可度最高。

3. 耐药脊柱结核的化疗方案　我国2015年发布的耐药结核病化疗指南，为了方便耐药结核病化疗药物的选择和方案的设计，根据药物的杀菌活性、临床疗效和安全性，在一线和二线抗结核药分类的基础上，将抗结核药进一步划分为5组（表4-1）。各种抗结核药物的成人治疗剂量见表4-2。耐药结核病化疗的部分药物存在着超说明书或超适应证使用的情况。因此，在选用药物纳入治疗方案时，必须仔细评估获益与风险，与患者及其家庭成员进行坦诚沟通，签署知情同意书后方可实施。以下推荐方案中药物因耐药或患者不能耐受而不足以组成有效方案时，建议根据方案制订的基本原则采取个体化治疗。该指南的指导意见同样适用于脊柱结核在内的耐药肺外结核。

表4-1 抗结核药的5组分类

	组别	药名（缩写）
1	一线口服类抗结核药	异烟肼（H），利福平（R），乙胺丁醇（E），吡嗪酰胺（Z），利福布汀（Rfb），利福喷丁（Rpt）
2	注射类抗结核药	链霉素（S），卡那霉素（Km），阿米卡星（Am），卷曲霉素（Cm）
3	氟喹诺酮类药	左氧氟沙星（Lfx），莫西沙星（Mfx），加替沙星（Gfx）
4	二线口服类抗结核药	乙硫异烟胺（Eto），丙硫异烟胺（Pto），环丝氨酸（Cs），特立齐酮（Trd），对氨基水杨酸（PAS），对氨基水杨酸异烟肼（Pa）
5	其他种类抗结核药	贝达喹啉（Bdq），德拉马尼（Dlm），利奈唑胺（Lzd），氯法齐明（Cfz），阿莫西林克拉维酸（Amx/Clv），亚胺培南西司他丁（Ipm/Cln），美罗培南（Mpm），氨硫脲（Thz），克拉霉素（Clr）

表4-2 成人结核病化疗药常用剂量和用法

药名	每日剂量（mg）		每日最大剂量（mg）	使用频率（次/天）
	体重＜50kg	体重≥50kg		
异烟肼	300	300	300[a]	1
利福平	450	600	600	1
利福布汀	150～300		—	1
利福喷丁	450	600	600	1～2[b]
吡嗪酰胺	1500	1750	2000	1～3
乙胺丁醇	750	1000	1500	1～2
链霉素	750	750	1000	1
卡那霉素	500	750	1000	1
阿米卡星[c]	400	400～600	800	1
卷曲霉素	750	1000	1000	1
氧氟沙星	400	600	800	1～2
左氧氟沙星[d]	400	500	600	1
莫西沙星	400	400	400	1
加替沙星	400	400	400	1
乙硫异烟胺	600	800	1000	2～3

药名	每日剂量（mg）		每日最大剂量（mg）	使用频率（次/天）
	体重＜50kg	体重≥50kg		
丙硫异烟胺	600	800	1000	2～3
环丝氨酸	500	750	1000	2～3
特立齐酮	600	600～900	900	2～3
对氨基水杨酸	8000	10 000	12 000	1
贝达喹啉 e	前2周400mg/d，1次/天；后22周每次200mg，每周3次			
德拉马尼 e	200		200	2
利奈唑胺	300～600		600	1
氯法齐明	最初两个月200～300mg/d，以后100mg/d			1～2
阿莫西林克拉维酸 f	2600～3000			2
亚胺培南西司他丁 g	2000/2000			2
美罗培南	3000～4000			2～3
氨硫脲	100	150	150	2～3
克拉霉素	500～750	750～1000	1000	2～3

注：儿童、老年人和其他特殊人群的用药剂量和用法请参考各组抗结核药的介绍和药品说明书。

a. 使用高剂量异烟肼时，可按体重每日16～20mg/kg计算。

b. 每周使用次数。

c. WHO推荐的常规用量高于本表，见"注射类抗结核药"。

d. WHO推荐的常规用量高于本表，见"氟喹诺酮类药"。

e. 缺乏继续服用＞24周的经验。

f. 按WHO推荐的7/1和8/1比例计算每日剂量。

g. WHO推荐每日剂量为2000mg亚胺培南／2000mg西司他丁。

提高脊柱结核的结核分枝杆菌培养阳性率，早期获得药敏结果，并给予合理的抗结核治疗方案是治愈结核病的关键，同时对防止耐多药结核病的发生有重要意义。近几年新药的临床应用也提高了耐药结核的治愈率。若化疗前或化疗中已获得药敏试验结果，可在上述药物的基础上调整，保证敏感药物在3种以上。耐药脊柱结核又可分为单耐药结核病（mono-resistant tuberculosis，MR-TB）、多耐药结核病（poly-resistant tuberculosis，PDR-TB）、耐多药结核病（multidrug-resistant tuberculosis，MDR-TB）、广泛耐药结核病（extensively drug-resistant tuberculosis，XDR-TB）和利福平耐药结核病（rifampicin-resistant tuberculosis，RR-TB），应根据耐药脊柱结核分类制订化疗方案。临床上有一部分耐药脊柱结核缺乏药敏试验结果，但临床考虑为MDR-TB，药物治疗效果差，亦可使用MDR-TB的化疗方案给予治疗，巩固期在一、二线药物增减的基础上联合用药，强化期至少需6～9个月，巩固期至少在12个月以上，总疗程应该在18个月以上。同时，对药敏试验、耐药基因检测结果与实际临床化疗效果不相符的患者，应给予足够重视，治疗期间实行动态性监控和调整，如果疗效欠佳，应及时查找原因，调整、修改治疗方案。

二、手术治疗

（一）脊柱结核手术治疗适应证

脊柱结核手术治疗适应证：①椎体结构破坏明显，继发脊柱失稳；②脊髓和马尾神经受压，或出现截瘫；③病灶内有较大的死骨、空洞及寒性脓肿，窦道经久不愈；④出现严重或进行性后凸畸形；⑤非手术治疗效果不佳；⑥出现耐药或多重耐药情况。脊柱结核的这6个传统手术指征曾获得广泛认可，但随着脊柱结核治疗理念的进步，已不能满足指导临床治疗的需要。目前普遍认同的脊柱结核手术治疗指征：①脊髓受压伴神经功能障碍；②脊柱稳定性破坏、椎间不稳；③脊柱明显或进行性后凸畸形（＞30°）。而神经根性症状、脓肿、死骨、窦道则是脊柱结核的相对手术指征，应首先考虑保守治疗，需要根据结核病变部位、程度、患者年龄、全身营养状况等制订治疗方案，如窦道搔刮换药、脓肿CT（或超声）引导下穿刺引流，保守治疗无效或病变进行性加重时，再考虑手术。此外，为挽救神经功能，Mak等提出脊柱结核急诊手术的适应证：①神经功能进行性缺损恶化；②脊柱畸形持续恶化；③非手术治疗失败，合并神经功能及脊柱畸形持续恶化或脓肿及脊柱失稳引起剧烈疼痛；④诊断难以明确（无法通过镜检、培养或PCR等方法获得准确的微生物学诊断）。随着脊柱外科基础研究及其治疗方法的不断进步，脊柱结核的手术方式、方法日臻成熟。病灶清除、椎管减压、畸形矫正、植骨融合、器械内固定已成为治疗脊柱结核的常规系列手术方法。由于这五种手术方法均可分别经前路或后路进行，故将其与脊柱结核的手术入路相结合，逐步形成了目前临床通用的前路手术、后路手术、后前路联合手术三种手术方式。由于这三种手术方式各有优缺点，临床医生术前应根据患者的病情，充分考虑各种手术方式的优缺点，合理选择手术方式，以期达到更好的手术疗效。手术时机和手术侧别的选择，对疗效也有一定的影响，但是学术界依然存在较大争议。

（二）手术时机的选择

建议的手术时机如下。①力争在寒性脓肿破溃之前手术：寒性脓肿破溃后易引起化脓菌的混合感染，给病灶和手术切口愈合带来困难。②应在结核分枝杆菌产生耐药性之前手术：非手术疗法不易彻底治愈的病变，应在手术条件成熟后及时手术治疗，以免长期使用抗结核药而使结核分枝杆菌产生耐药性。③在瘫痪加重之前手术：结核病灶坏死组织和脓肿常直接压迫脊髓而引起瘫痪，而病程较长者病变也可侵入硬脊膜或导致脊髓供应血管血栓形成，造成瘫痪，均给治疗带来困难，且预后不佳。因此，一旦有脊髓受压表现，已出现不全瘫痪的患者，尤其是瘫痪症状进行性加重的患者，应及时手术，抢救脊髓神经功能，防止完全性瘫痪的发生。④患者出现急性截瘫时，应及早手术，行脊髓彻底减压，尽可能抢救脊髓功能。如果脓肿及干酪样物质压迫脊髓或马尾神经，出现慢性截瘫，应积极地进行术前准备，严密观察病情变化，等待临床医师与麻醉医师会诊，如患者能耐受手术，亦应及时手术治疗。如患者截瘫呈进展性，手术亦应尽早安排。⑤术前化疗：术前患者常规卧床制动，正规化疗3～4周比较合适，患者全身情况好转，低热、乏力、盗汗、食欲缺乏等结核中毒症状缓解,无心、肺等脏器手术禁忌证,患者可以耐受手术。⑥全身整体情况:糖尿病、高血压经过治疗,血糖、血压控制在基本正常范围内,无其他系统严重合并症。近期心、肺、肝、肾功能,电解质,凝血常规等均无异常。

(三)手术方式的选择

对于脊柱结核手术方式的选择,采用单纯前路还是单纯后路,抑或后前路联合手术方式,文献报道不一。脊柱结核以椎体结核为主,从病灶显露及彻底清除的角度来看,一般前路手术病灶显露清楚,比较容易行病灶清除和植骨;后路手术病灶清除和植骨较难,但脊柱矫形容易,内固定更为可靠;后前路联合手术是先行后路矫形、器械内固定,然后同期或二期行前路病灶清除、椎管减压、植骨融合手术。后前路联合手术充分利用了后路手术矫形、固定效果好与前路手术病灶清除、减压、植骨效果好的优点,并且规避了单纯前路和单纯后路手术各自的缺点,手术设计更为合理而有效,在临床应用最为广泛。后前路联合手术的适应证十分广泛,适用于绝大多数脊柱结核病例。临床上应根据患者的病灶部位、病变程度和年龄等因素而定,不宜一味强调某一种术式,宜个体化选择术式。

(四)脊柱结核的内固定

脊柱结核内固定术是脊柱结核五种系列手术方法之一。20世纪90年代,人们发现脊柱结核远期疗效的关键是脊柱稳定性的重建与维持。随着脊柱内固定技术的不断完善,脊柱结核内固定的方式方法也有了较多的进展。本部分内容主要从内固定的必要性、内固定的适应证及内固定的选择进行阐述。

1. 脊柱结核内固定的必要性 脊柱结核的手术方法包括病灶清除、减压、植骨融合、矫形、内固定。脊柱内固定是在脊柱结核外科手术治疗方案中逐渐演变并沉淀下来的治疗方案,可以有效重建脊柱的稳定性,是脊柱结核系列手术治疗方法的重要组成部分。单纯的病灶清除手术并不能防止脊柱后凸畸形的发生发展。20世纪70年代,Hodgson在中国香港广泛开展了前路病灶清除与植骨融合术治疗脊柱结核的方法,但由于植骨并发症如植骨断裂、移位、吸收等因素,术后仍有后凸畸形加重。Hodgson对脊柱结核进行根治性病灶清除与植骨融合的"香港手术",术后即刻畸形纠正率与随访时的畸形纠正率有着明显的差异。Van等回顾性分析显示,"香港手术"10年内的复发率达到2%~17%。在总结既往经验的基础上,人们越来越重视脊柱结核病灶清除后的稳定性重建问题。20世纪90年代以来,前、后路内固定方式在脊柱结核治疗中的应用越来越广泛,相关基础研究也表明,在脊柱结核病灶中放置内固定器械是安全可靠的。后路内固定结核病灶清除、椎体间植骨融合术及前路病灶清除、植骨融合、内固定术被先后报道并广泛开展。脊柱结核内固定可以重建并维持脊柱的稳定性,给椎体间植骨融合提供了一个稳定的力学环境,提高了椎体间的植骨融合率,促进了病灶愈合,降低了结核复发率。脊柱内固定可以稳定病椎,使病变节段在术后获得稳定,可以缩短患者的卧床与住院时间,便于患者的康复锻炼,减少患者的住院花费,降低脊柱结核术后的复发率,在脊柱结核的外科治疗中具有重要意义。

2. 脊柱结核内固定的适应证 国内方先之教授认为，脊柱结核患者在全身病情得到积极治疗后，出现明显的脓肿、久治不愈的窦道、椎体有大量的死骨、脊髓受压等其中一种表现都可以作为病灶清除的适应证。这一适应证一度成为脊柱结核外科医生的共识并应用于临床。但脊柱外科基础研究及治疗方法的不断进步，使脊柱结核的手术方法和术式日臻成熟。随着医疗技术的进展与患者健康需求的提高，脊柱结核的手术治疗已经从过去的单纯病灶清除术进展到以尽快治愈病变、减少患者疼痛、重建脊柱的稳定性、早日康复锻炼为目的的系列手术方法。脊柱结核内固定的适应证也随着脊柱结核系列手术方法的临床应用而进一步扩大。

脊柱结核是脊柱系统的特异性感染，结核菌株的变化、耐多药与多耐药菌株的出现，给结核病的防控提出了更高的挑战，脊柱结核的精准治疗也给我们提出了更高的要求。

如前所述，"香港手术"在病灶清除后行局部植骨支撑，不使用内固定。实践证明，这种脊柱稳定的方式是不可靠的，"香港手术"常常因植骨的断裂、吸收等导致节段性的脊柱不稳进而导致手术失败。White 和 Panjabi 等将脊柱稳定性定义为脊柱在生理负荷下限制位移的能力，以免损伤或刺激脊髓和神经根，避免由结构变化导致的失能畸形或疼痛。脊柱不稳定性被定义为脊柱过度移位，可导致神经功能缺损、畸形或疼痛。虽适当的内固定可以提高脊柱的稳定性并促进植骨的融合，但是笔者不建议做预防性的手术。笔者认为，脊柱结核内固定的适应证如下：①脊柱结核病损责任椎存在节段性不稳；②结核病灶清除之后存在骨缺损；③脊柱结核经植骨融合之后；④脊柱畸形需行矫形手术治疗。

3. 脊柱结核内固定的方法选择 病灶清除、椎管减压、畸形矫正、植骨融合、器械内固定已成为手术治疗脊柱结核的常规步骤，这五个步骤是相连续的，缺一不可。在保证可靠固定的前提下，脊柱结核内固定尽量不要扩大正常椎间隙的固定，即"切多少，融合多少"，"融合多少，固定多少"。尽量少涉及正常运动单元，多保留脊柱的运动功能。

临床上目前较常用的内固定方法，颈椎仅涉及两个椎体的单节段结核可以行融合前路钢板内固定；涉及三个以上椎体的两个以上节段结核，可根据患者骨质硬度情况，行单纯前路钢板固定或增加后路侧块螺钉或椎弓根螺钉固定。T_{10} 以上的胸椎结核因脊柱有胸廓肋骨的固定，对内固定强度的要求相对腰椎小，椎弓根螺钉固定节段也可以相对减少。甚至在单间隙的椎体间植骨后，可以用椎板螺钉予以固定。因胸椎的椎板厚度、长度和椎弓根宽度、长度相近，有一定的固定强度（图4-12）。T_{10} 以下包括腰椎的脊柱结核，后路椎弓根钉内固定是最常用的方法。鉴于结核分枝杆菌感染的特殊性，脊柱结核的椎弓根大多数比较完整，而且不少患者椎体有硬化现象，所以尽量在病椎上置钉，固定强度较好，哪怕在不植骨的一侧进行单侧置钉或者采用短钉固定也可减少固定节段。也可根据具体情况灵活采用椎弓根的CBT螺钉固定（图4-13）。骶骨内固定可以采用S2AI螺钉固定，其螺钉穿过骶髂关节，固定强度好（图4-14）。

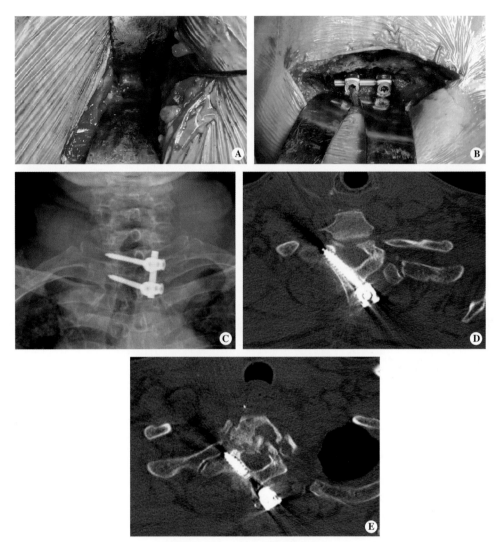

图4-12 T_{1~2}结核椎板螺钉固定
A. 术中 $T_{1\sim2}$ 椎体间自体髂骨植骨；B. 术中后路椎板螺钉固定；C. 术后 X 线片正位；D、E. 术后 CT

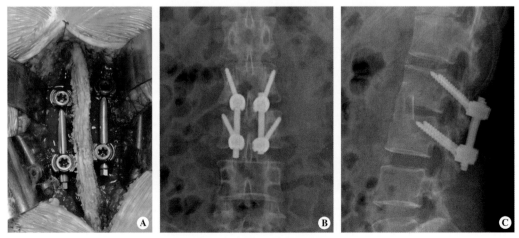

图4-13 L_{2~3}结核后路CBT螺钉固定
A. 术中后路4钉2棒固定；B、C. 术后 X 线正、侧位片

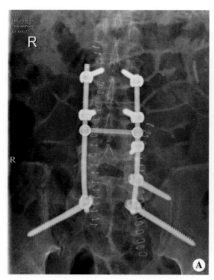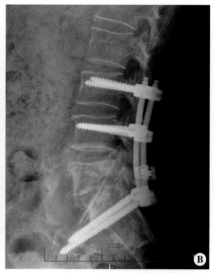

图4-14 $L_5 \sim S_1$结核后路S2AI螺钉内固定术后X线正、侧位片

第四节 脊柱结核不同病变节段手术方式的选择

因结核病灶所在脊柱节段不同，需采取不同的手术方式。下面对不同节段脊柱结核手术方式进行简要介绍。

一、颈椎结核

（一）上颈椎结核

上颈椎结核较少，有C_1侧块结核、C_2齿状突结核、$C_{1\sim2}$椎间结核等，仅占脊柱结核的0.3%～1%。寰枢椎（C_2）是颈椎活动度最大的部位，关节韧带丰富，且紧邻延髓。上颈椎结核可能造成广泛的骨与软组织破坏，从而导致严重的颈椎不稳定和延髓、脊髓受压，重者可导致患者出现四肢瘫痪，甚至呼吸肌麻痹而死亡，必须及时进行诊断和处理。有枕寰枢椎不稳的，建议后路寰枕间融合、后路寰枢椎融合、后路寰枢椎加枕骨融合，并采用内固定（图4-15，图4-16）。前方有较大脓肿需要切排的可在颈前路小切口下行脓肿切排手术。如果脓肿在咽后壁，影响吞咽功能，也可在咽后行切排或穿刺。如果寰枢椎结核有较大脓肿及死骨等，必须暴露病变寰枢椎进行病灶清除，可采用颈前胸锁乳突肌前缘斜切口后，乳突后方延长来暴露寰枢椎的前外侧，该手术入路比较方便。也可以采用外侧咽后入路（乳突肌下侧方手术入路）进行病灶清除。

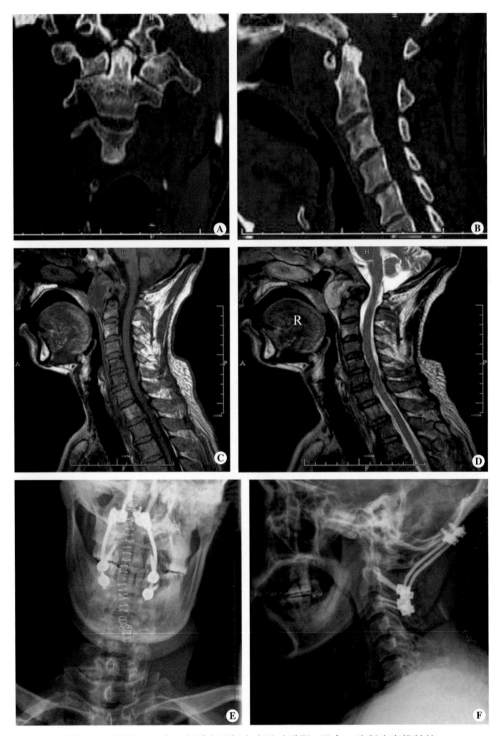

图4-15 男性，64岁。主诉头颈部疼痛活动受限1月余。诊断为寰椎结核

A、B.术前CT示寰枢椎破坏；C、D.术前MRI示寰枢椎破坏伴脓肿形成；E、F.行后正中入路枕颈融合内固定术，内固定位置满意

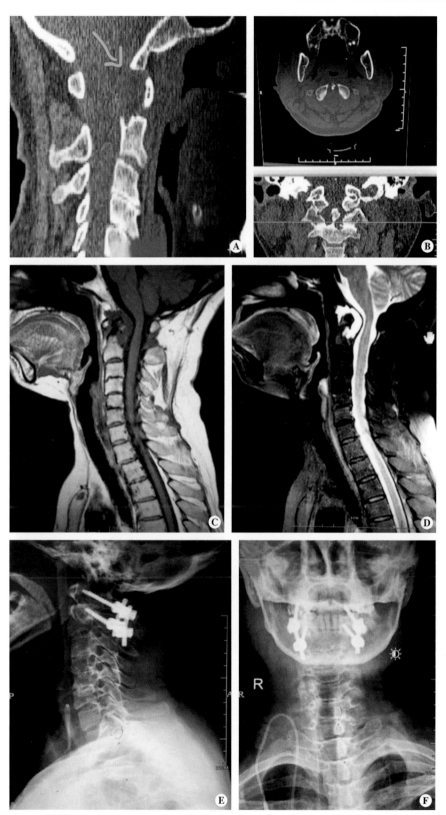

图4-16 男性，51岁。主诉头颈部疼痛1年余，加重伴活动受限1周。诊断为寰枢椎结核

A、B. 术前CT示$C_{1\sim2}$骨质破坏，齿状突破坏明显；C、D. 术前MRI示$C_{1\sim2}$椎体破坏伴脓肿形成；E、F. 术后寰枢椎固定X线正、侧位片示内固定位置满意

（二）中下颈椎结核

中下颈椎结核的病灶绝大多数位于椎体，主要由于椎体易劳损，椎体上肌肉附着少，椎体内松质骨成分多，椎体营养动脉多为终末动脉。病灶发生于椎体附件非常少见，约占6.3%。单纯椎弓根结核仅占1%，但附件结核易侵犯脊髓引起压迫症状。椎间盘无血液运行，故无原发性椎间盘结核，但容易被结核分枝杆菌破坏。由于颈椎椎体窄小，且活动度大，颈椎结核的椎体破坏迅速，较快出现椎体塌陷、颈椎失稳、后凸畸形。颈椎结核病变进行性发展形成的脓肿及颈椎畸形可压迫脊髓而导致高位截瘫，未经有效治疗的颈椎结核可形成颈部寒性脓肿，甚至进一步形成皮肤窦道，所造成的病残十分严重。中下颈椎的结核病灶清除相对脊柱交界段容易暴露。通常采用胸锁乳突肌前缘斜行标准前外侧入路，提供$C_1 \sim T_2$椎体的手术暴露。根据结核病灶涉及椎体的节段范围，可采用单纯的前路自体植骨或钛笼植骨前路钢板固定（图4-17），单纯前路钢板固定不可靠也可前后路固定。

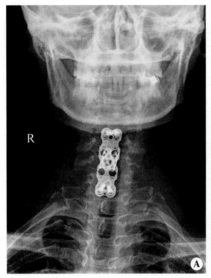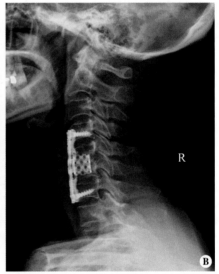

图4-17　$C_{4\sim5}$结核前路病灶清除钛网植骨钢板内固定

二、颈胸段结核

颈胸段结核通常指$C_6 \sim T_3$节段的结核分枝杆菌感染，发生率较颈枕段高，但在所有脊椎结核中的发病率仍偏低，约占5%。由于颈胸段特殊的解剖和生物力学特性，相应椎体前方有胸骨、锁骨、肋骨等阻挡，同时在上纵隔内有包括主动脉弓及其他大血管、气管、食管及神经丛等软组织阻挡，使得在实施结核病灶清除、植骨融合手术操作时难度增大，操作困难，对于颈短粗的患者则难度更大，手术入路的选择显得尤为重要。

颈胸段的前方入路可分为锁骨上入路（颈前外侧斜行或横行切口入路）、经锁骨与胸骨柄入路、经胸骨与胸腔入路。一般情况下，$C_7 \sim T_1$ 节段可以采用标准的颈椎前路手术切口进行暴露，有些胸骨柄较低的患者，T_2 和 T_3 椎体上半部分通过此入路也可以暴露；传统的经全胸骨劈开入路，可以显露 T_4 以上的病变，但该入路难以显露 T_4 以下的病变，且手术创伤大、出血量相对较多、术后恢复慢且并发症多，根据文献检索，该术式死亡率、感染率高，不建议在临床上常规使用，$T_{3\sim4}$ 椎体结核病灶清除可以选用胸后外侧入路。也可以采用经锁骨胸骨柄入路，在得到满意的术野暴露情况下，同时可以减少创伤，并降低术后并发症发生率。目前主要后路术式可分为经椎弓根入路、切除肋横突入路、肩胛旁胸膜外入路（LECA 入路的变形）等。下面主要介绍锁骨上入路（颈前外侧斜行或横行切口入路）。

$C_3 \sim T_2$ 椎体结核，椎体有死骨及脓液形成的患者可采用颈椎前路常用的颈前外侧斜行切口入路，该入路可显露 $C_3 \sim T_2$ 椎体，进行病灶清除，并进行内固定植入（图4-18），必要时可行前路清除病灶、植骨融合联合后路固定手术（图4-19）。

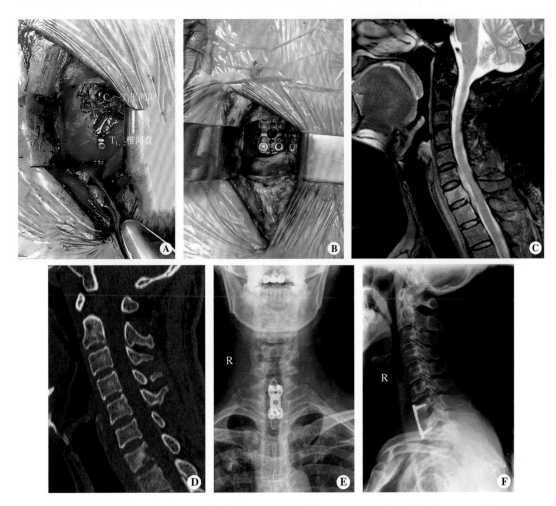

图4-18 男性，56岁。$C_6 \sim T_1$ 结核单纯前路病灶清除，取髂骨植骨，颈前路钢板内固定术
A. 术中暴露至 $T_{1\sim2}$ 椎间隙；B. 术中钢板固定；C. 术前MRI；D. 术前CT；E. 术后X线正位片；F. 术后X线侧位片

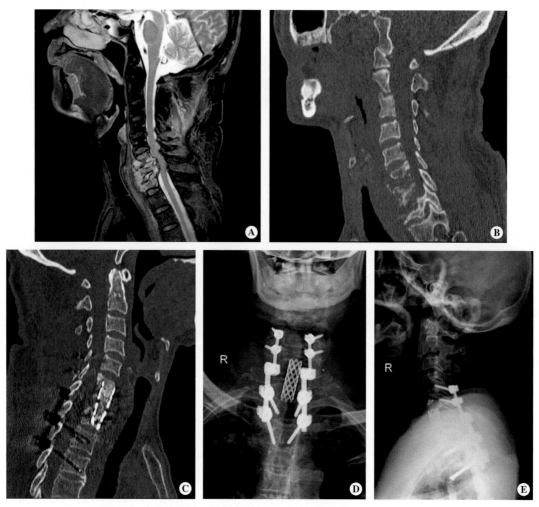

图4-19　男性，60岁。$C_{6\sim7}\sim T_1$结核骨质破坏严重，仅存C_6上椎板和T_1下椎板，脊髓压迫明显、截瘫。行前路病灶清除和钛网植骨、后路颈椎侧块螺钉和胸椎椎弓根钉固定术
A. 术前MRI；B. 术前CT；C. 术后CT；D. 术后X线正位片；E. 术后X线侧位片

三、胸椎结核

对于中、下胸椎的椎体结核病灶，可以采用肋横突切除的后外侧入路进行病灶清除、椎管减压。肋横突切除入路可以为胸椎结核行病灶清除、椎管减压和椎体间融合提供一个比较充分的前中柱暴露术野，特别适用于需行胸椎前方手术但又不能耐受胸廓切开术的患者，如高龄、肺功能不全及应避免胸腔污染的患者。对于需大范围前方暴露及融合的病例不适合采用切除肋横突入路，而最好采用前方经胸腔或经胸膜、腹膜外入路。下面简要介绍笔者所在医院胸椎结核后路经肋横突入路病灶清除植骨融合术和前路经胸腔手术入路经验。

1954年，Capener报道了侧方胸廓切开术，通过切除部分肋骨，该术式可以广泛暴露胸椎侧后方结构。1976年，此技术被Larson等改良为用于显露下胸椎的后外侧胸膜腔外入

路（LECA入路）。1984年，Menard报道了肋横突切除入路治疗颈胸交界处脊柱结核的病例。为了充分保护背部肌肉，更好地显露病灶，石仕元教授团队对该入路进行了改进，命名为"胸椎后外侧肋骨横突胸膜外入路"，并将该入路应用到上、下段胸椎结核的病灶清除、植骨融合及后路内固定手术。该入路软组织创伤更小，病灶暴露视角更大，术中解剖相对简单，术者容易掌握应用，并可应用到$T_3\sim L_1$的椎体结核病灶清除植骨融合手术。

1. 胸椎后外侧经肋骨横突胸膜外入路

（1）适应证：①$T_3\sim L_1$椎体结核；②有胸膜粘连不宜行经胸腔入路手术的胸椎结核；③心肺功能较差，全身情况不宜耐受开胸手术者；④对老年胸椎结核患者可优先考虑。

（2）操作方法：C臂机透视下定位病椎。选择骨质破坏重、脓肿大、症状重的一侧入路，有胸膜增厚者尽可能选择胸膜肥厚侧入路，两侧无差别者选择右侧。

上段胸椎结核（T_7以上节段）切口以病椎平面为中心作后正中线旁纵行弧形切口，弧形顶端靠近肩胛骨内缘（图4-20）。切开皮肤，将皮肤及皮下组织向内游离至棘突，沿棘突边缘切开深筋膜，剥离椎旁肌，显露椎板及关节突。根据术前计划植入椎弓根螺钉，上下关节突间及病椎椎板间植骨，矫形固定。同一切口内沿斜方肌肌纤维走行方向将腰背筋膜和斜方肌"T"形切开（图4-21），牵开斜方肌及其下的菱形肌，暴露竖脊肌。将竖脊肌在肋骨表面钝性分离并牵向棘突侧。暴露上胸壁需要切除的肋骨。

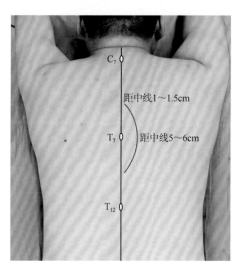

图4-20 胸椎后外侧

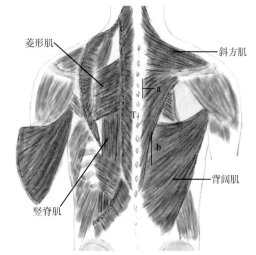

图4-21 胸背部肌肉

a. 上胸椎斜方肌"T"形切开；b. 下胸椎沿斜方肌外缘向内牵开

下胸椎结核（T_7以下节段）以病椎平面为中心，从后正中线旁开1～1.5cm为起点作纵行弧形切口，弧线顶端距正中线5～6cm，切开皮肤，将皮肤及皮下组织向内游离至棘突，沿棘突边缘切开深筋膜，剥离椎旁肌，显露椎板和关节突。根据术前计划植入椎弓根螺钉，上下关节突间及病椎椎板间植骨（图4-22），矫形固定。在同一切口内，暴露斜方肌和背阔肌，在斜方肌外侧缘向内牵开斜方肌，沿背阔肌肌纤维走行方向钝性分开背阔肌，暴露竖脊肌，由外至内从肋骨上钝性分离竖脊肌，并将竖脊肌向棘突侧牵开（图4-23），暴露横突及需要切除的肋骨。确认需要切除的肋骨节段无误，用骨膜剥离器沿肋骨环形骨膜下剥离，距肋椎关节8～10cm。注意剥离肋间肌的方向：在肋骨上方由内向外剥离，肋骨下方由外向内剥离。在肋骨角处用肋骨剪剪断肋骨，用齿钳提起近端肋骨，用骨膜剥离器剥离近端肋骨前方的骨膜。用咬骨钳咬除横突，用骨刀沿肋横突关节间隙锐性切断肋横突间韧带，游离肋骨，切断肋椎韧带，取出8～10cm受累节段的肋骨（图4-24）。要注意始终保持在骨膜下、胸膜外剥离，同时注意保护肋间神经血管束。横突前方是椎弓根，椎弓根上下是椎间孔。如果不慎损伤胸膜，应及时修补缝合胸膜，手术结束时放置胸腔闭式引流管。

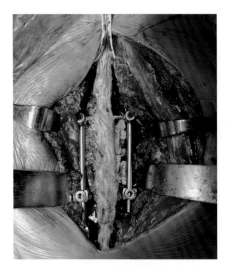

图4-22 植入椎弓根螺钉并植骨

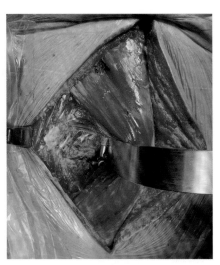

图4-23 竖脊肌向棘突侧牵开，暴露横突及肋骨

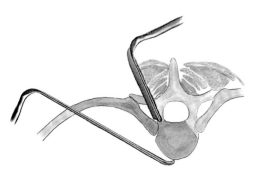

图4-24 切除横突及相应节段肋骨，可暴露胸椎结核病灶

将手术台向术者对侧旋转20°，可获得更好的背部手术视野。仔细辨认椎弓根、椎间孔和肋间神经血管束解剖结构后，以椎间孔为定位参照。沿着相对无主要血管神经的途径由椎弓根到椎体向前进行显露。必要时结扎横过脓肿壁或椎体的节段血管。因节段动脉分出的根动脉提供脊髓血液，因此连续结扎2个以上节段动脉可能会影响脊髓血供，造成截瘫可能。有术中神经电生理监测的医院，建议在行多个节段动脉结扎前先试行将节段动脉夹闭10～15min，观测神经电生理变化，确定切除该动脉是否会对脊髓功能造成影响。充分暴露病椎椎体，彻底清除病灶脓液、结核性肉芽肿组织、死骨，送病理检查，并取脓液做结核分枝杆菌培养和药敏试验。清除病变椎间盘，凿除病变硬化骨至正常骨质，对伴有截瘫的患者行椎管侧前方减压，解除脊髓压迫。病灶清除彻底后，在上下正常椎体间用

自体肋骨或髂骨或钛网支撑植骨（图4-25），在C臂机透视下确认植骨块位置。使用大量聚维酮碘稀释液冲洗病灶，并用明胶海绵包裹链霉素粉，置入病灶周围。置入引流管1根，逐层缝合关闭切口。

（3）注意事项：①因视野有限，应选择脓肿较大、骨质破坏较重的一侧进行手术；②固定的范围一般包括病灶上、下各2个节段，合并骨质疏松或病灶累及2个以上椎体者应增加固定节段，下胸椎可在病椎行CBT螺钉固定，上胸椎可用椎板钉或椎弓根短钉加强固定，这样不但可以增加力学稳定性，也可以减少固定的节段；③术中暴露时应尽量紧贴椎体皮质剥离，避免损伤胸膜，以免污染胸腔；④注意保护肋间血管、神经；⑤彻底清除病灶内坏死组织；⑥术中用明胶海绵块包裹链霉素置于病灶处，以提高局部抗结核药物的浓度。

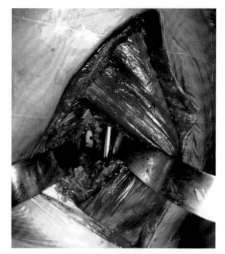

图4-25　椎间缺损区支撑植骨

（4）术后处理：①所切除的病变组织送病理检查，脓液送真菌培养、细菌培养+药敏、Xpert MTB/RIF、960快速培养。②术后严密监测体温、血压、呼吸、脉搏等生命体征的变化，密切观察胸腔积液、血气胸，以及下肢感觉、运动功能恢复情况。术后3～7天应复查胸部X线片，如有较多胸腔积液者，及时放置引流管进行引流。③当切口24h引流量在50ml以内时，则拔除引流管，定期换药，2周后拆线。④术后1周内复查胸椎正侧位X线片，嘱咐患者早期可以在床上做四肢肌肉收缩的功能锻炼以预防深静脉血栓形成、肌肉萎缩。术后2周，根据神经功能恢复情况，可以在佩戴支具的情况下站立及下地负重行走，逐步增加活动量，一般支具需要维持保护12～18周。⑤每月复查血常规、ESR、肝肾功能、CRP，出院后每3个月门诊定期复查胸椎正侧位X线片及CT（或MRI），以了解内固定位置、植骨融合、脓肿吸收、炎症指标变化及肝功能受损的情况。

（5）优点：①手术创伤小，不经过胸腔，可减少术中对呼吸、循环的影响，减少结核病灶对胸腔的污染；②同一体位、同一切口即可完成病灶清除、植骨、经椎弓根固定和矫正脊柱后凸畸形操作；③可进行长节段固定，可用于累及多节段、跳跃型胸椎结核患者；④可对上胸椎和胸腰段结核进行病灶清除，避免采用胸腹联合手术等创伤大的手术方式。

（6）缺点：手术视野相对经胸腔入路较小，在暴露、减压时可能会增加血管及脊髓损伤的风险，清除切口对侧的病灶较为困难。

2. 胸椎结核前路经胸腔入路

（1）适应证：①适用于$T_{2\sim11}$节段脊柱结核，以$T_{6\sim10}$最为常用；②患者年龄较小，全身情况较好；③无严重呼吸及循环系统基础疾病；④适用于附件未破坏、病变破坏或手术操作通常涉及3个以下节段的胸椎结核；⑤后凸畸形较轻，脊髓压迫主要来自前方的患者。

（2）操作方法：上胸椎可行切除第3肋经胸腔入路。切口自T_1水平竖脊肌外缘起向下呈弧形绕过肩胛下角2～3cm，沿第3肋至腋前线（图4-26）。切开皮肤及深筋膜，钝性分离肩胛区肌肉与背部肌肉之间的疏松组织，向内牵开斜方肌、菱形肌。切开固定肩胛骨的隔层肌肉，用肩胛骨拉钩将肩胛骨向头外侧牵开。暴露并确认第3肋。

下胸椎切口通常沿病变椎体以上1～2个节段的肋骨走行，自竖脊肌外侧缘开始，沿肋骨向外至腋前线（图4-27），此切口偏后，有利于更好地暴露病椎，长度在10～15cm，如果是多节段病变，可根据实际情况适当延长切口以保证足够的手术视野，但总的原则是在保证主刀医生能安全舒适地进行手术操作的基础上，尽可能缩小切口的范围。切开皮肤及皮下组织后，采用肌肉非损伤性（muscle-sparing）小切口技术，保留背阔肌，牵开背阔肌，在其深面暴露目标肋骨。

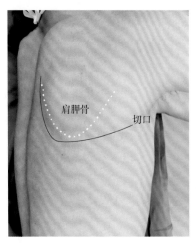
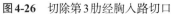
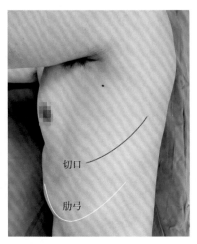

图4-26　切除第3肋经胸入路切口　　图4-27　中下胸经胸入路切口

沿确定的肋骨纵行切开肋骨膜，其上缘由内向外，下缘由外向内用骨膜剥离器于骨膜下游离肋骨，避免损伤肋间神经和血管，用肋骨剪依次剪断近、远端肋骨。切除10～12cm肋骨，将断端修平并用骨蜡止血，切下的肋骨可用作植骨。进胸的过程中，可提前通知麻醉医生进行单肺通气，避免进入胸腔时误伤肺组织。遇到胸腔有粘连时，首先使用"花生米"或手指钝性剥离，对于致密的粘连带，可使用电刀进行分离，通过交替进行钝性和锐性分离，将脏胸膜与壁胸膜分离，在分离过程中要及时妥善止血，保持术野清晰，动作要轻柔仔细，尽量避免损伤肺组织。用开胸器在盐水纱布的保护下撑开胸腔。用棉垫推开肺脏，钝性分离脓肿壁、前纵韧带等，充分显露病椎。用5ml注射器穿刺，证实脓液，切开脓肿。用吸引器吸尽稀薄脓液，沿纵轴彻底打开脓腔（注意此过程中需要结扎病椎椎动、静脉，充分显露脓腔）。由于手术节段的不同，从主动脉发出的节段血管走行可能会存在上升、水平、下降或回返等情况，一般情况下，可以分别游离椎体上的节段血管并在神经孔的外面进行彻底结扎。在节段间的血管中，单侧循环发生在椎间孔处，这些血管在外侧椎体上结扎后不影响血液循环，对于脊髓的血供不会产生严重的影响，但也要在保证充分显露的前提下尽可能少地进行结扎，因为胸椎脊髓的血供相对较薄弱，过多地结扎节段血管也可能增加脊髓缺血的风险。用刮勺彻底清除脓腔内干酪样坏死组织、坏死椎间盘及死骨。用骨凿切除硬化、坏死、增生的骨质至上、下椎体较健康骨质，见椎体松质骨创面有新鲜渗血。取肋骨或同侧髂骨，矫正后凸畸形后，植骨，安装内固定系统。反复冲洗脓腔及胸腔，用明胶海绵包裹链霉素粉置入病灶周围。于第7肋间放置一根胸腔引流管，一般情况下胸腔引流管口朝向肺尖，以便术后排气使肺充分扩张，放置好引流管后通知麻醉医生鼓肺观察肺的扩张情况，放置胸腔闭锁引流，然后逐层缝合关闭切口。相关典型病例分析见图4-28。

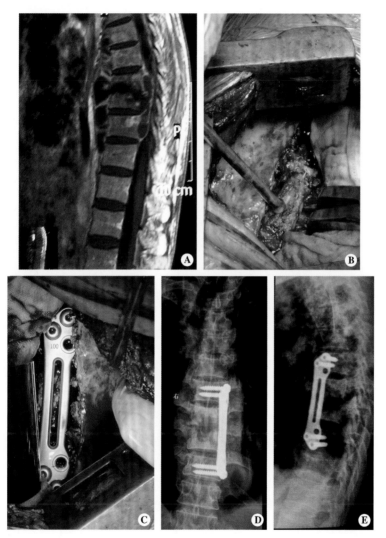

图4-28　女性，51岁，诊断T$_{8\sim9}$结核伴脓肿形成；不全瘫；两上中下肺继发性肺结核。经HRZE方案抗结核治疗2周后，行"经胸腔结核病灶清除、自体髂骨植骨加前路钢板内固定术"

A. 术前MRI示T$_{8\sim9}$椎体骨质破坏，椎旁及椎管内脓肿形成，压迫脊髓；B. 经胸腔入路结核病灶清除后予以自体髂骨支撑植骨；C. 予以前路钢板（Z-plate）固定；D、E. 术后X线复查Cobb角改善，内固定位置良好

（3）术后处理：术后患者卧床，需要定期翻身以避免压疮形成，同时继续抗结核药物治疗。术后需要患者主动咳嗽促使肺的复张，并使用雾化、拍背排痰等治疗防止相关肺部并发症发生，还需要积极活动下肢防止深静脉血栓形成。若患者因疼痛不敢咳嗽或翻身，则需积极镇痛。术后胸腔引流管引流量小于50～100ml/d，同时胸部X线片提示肺膨胀良好，无明显胸腔积液时，可以拔除胸腔引流管。术后1周后复查胸椎X线，内固定位置满意可戴胸腰支具下床活动。

（4）注意事项：①笔者对经胸腔入路的切口进行了改良，切口起自竖脊肌外缘，止于腋前线。和常规切口相比更靠后，这样可以用更小的切口来暴露胸椎。②切除肋骨时定位要正确：一般上胸段以第3肋为主，可暴露T_{1-4}节段椎体病灶，下胸段以第7或第8肋为主。③在剥离肋骨时，将骨膜剥离，从肋间肌附着点与肋骨形成的锐角处剥离肋间肌，其上缘由内向外、下缘由外向内剥离肋间肌。④胸膜切开后，如胸膜有粘连，用手指或湿纱布球轻轻地剥离。⑤在切开椎体前纵隔胸膜，显露椎体时，须缝合结扎椎体前肋间血管，以免出血。⑥关闭胸腔时要常规放置胸腔引流管。

（5）优点：①可充分显露结核病灶局部，视野清楚，操作空间较大，术中损伤重要血管及脊髓的风险相对减小；②可通过一个切口完成彻底的病灶清除、脊髓减压、椎体间植骨融合及内固定重建稳定等手术操作；③使脊柱的正常后柱结构得到保护，保留了脊柱后部结构及稳定性；④采用肌肉非损伤性小切口技术，保留背阔肌，可缩短术后康复时间，改善上肢功能。术前一定要仔细评估胸部有无肺粘连，严重粘连者不宜行进胸手术。

（6）缺点：①前路开胸手术可能出现肺部并发症，如肺炎、气胸、肺不张、胸腔积液、胸导管损伤等；②如存在胸腔粘连，会使前路手术难度显著增加，也会增加术中肺叶损伤等并发症；③上胸椎由于有肩胛骨阻挡，手术暴露欠佳，操作困难；④有基础心脏、肺部疾病或者肺功能较差者，可能不能耐受前入路手术；⑤经胸手术会干扰呼吸及循环系统，且术后并发症较多，管理难度相对较大；⑥如病变节段较多，前路固定的力学稳定性会相应减弱；⑦后凸畸形的矫正效果欠佳。

（7）禁忌证：①严重胸膜粘连；②心肺功能差；③全身营养状况差。

四、胸腰段结核

胸腰段位于下胸椎与腰椎的连接部位，常指$T_{10}\sim L_2$，包括脊柱结核在内的许多胸腰椎疾病均好发于该解剖部位，其结核发生率约占脊柱结核的30%。由于躯干活动应力多集中于此，因此胸腰段结核极易发生结核复发及矫正角度丢失。又因为胸腰段脊柱是胸腔与腹腔的交界所在，周围解剖结构复杂，所以手术难度较大，易导致手术失败。脊柱结核手术治疗的目的是彻底清除局部病灶，恢复神经脊髓功能，重建脊柱稳定性和正常序列。前路手术可以直接达到彻底病灶清除和植骨融合的目的，所以前路手术常用于各种非后凸畸形性脊柱结核的治疗，但由于前路手术创伤大、操作复杂、并发症发生率高及术后稳定性较差等缺点，其临床应用存在一定困难。单纯后路手术治疗活动性脊柱结核临床应用较少，也存在较多争议，争议焦点包括彻底病灶清除、脊髓神经损伤及植骨等问题。前后路或后前路联合手术具备前路和后路手术的优点，在达到彻底结核病灶清除、充分植骨融合的基础上，可以获得良好的畸形矫正并维持脊柱的稳定性。经前路进行病灶清除、椎管减压、植骨融合，后路矫正畸形、器械内固定已经成为治疗胸腰段脊椎结核手术治疗的主流选择。胸腰段结核的手术入路包括前路手术、侧前路手术及后路手术，手术方案的选择主要依据病变累及部位、范围、椎体破坏、后凸畸形及患者一般情况进行综合评估。胸腰段结核一般应用侧前路手术进行病灶清除及植骨融合。胸腰段侧前方入路多由肾脏手术切口演变而来，可统称为肾切口。而腰部径路又有第12肋下切口、第11肋间切口、第11肋骨切除或第12肋骨切除等手术切口。因胸腰段结核较为常见，暴露胸腰段的方法目前广泛采用胸腹联合切口，该切口创面较大，膈肌切断后易形成膈疝、肠梗阻及腹壁无力等并发症。因此笔者对涉及胸腰段结核手术入路进行了微创化改良，使切口更小，显露更清楚。其中，$T_{10} \sim L_1$ 节段采用经肋骨横突胸膜外入路，$T_{12} \sim L_2$ 节段采用以下的腋中线经第11肋腹膜后入路，下文主要介绍腋中线经第11肋腹膜后入路。

（1）适应证：适用于 T_{12}、$L_{1\sim2}$ 椎体结核。

（2）操作方法：先取俯卧位，于病变椎体相邻正常椎体置入椎弓根钉，如病椎椎体破坏＜1/2，则可于病椎椎弓根前处椎体未破坏一侧置入椎弓根螺钉，恢复椎体高度和矫正后凸畸形。随后患者取侧卧位，重新消毒布巾。切口自腋中线第11肋水平，沿第11肋方向至第11肋软骨前方4～5cm，切口共长8～10cm。切开皮肤及皮下筋膜，沿肌纤维方向分离腹外斜肌、腹内斜肌，沿第11肋中轴线切开骨膜，进行骨膜下剥离，切除4～5cm。沿腹内斜肌肌纤维方向线性分离，在肋骨下是腹内斜肌筋膜组织，仔细切开，可见腹膜外脂肪。钝性分离腹膜外脂肪，推开腹壁肌层深面的腹膜，将腹膜和肾脏推向前方，充分显露膈肌的侧方和后方，显露腰大肌和椎体旁组织，腰大肌及膈肌脚部分交叉止于 $L_{1\sim2}$ 椎体前侧方，术中可作纵行切开剥离，可充分暴露 T_{12}、$L_{1\sim2}$ 椎体及椎间盘，术中结扎椎体中间的节段血管，防止出血。沿椎体表面向内外、上下剥离，充分暴露病灶，清除侵入椎管的干酪样坏死组织、炎性肉芽组织、游离死骨及病灶周边硬化骨，直至"亚正常骨"。生理盐水反复冲洗，根据骨缺损情况取自体髂骨植骨或钛笼植骨融合。检查有无腹膜和胸膜损伤，如有损伤可以修补。如有胸膜损伤，术后放置胸腔负压引流管。病灶可放置链霉素和明胶海绵，置管引流，分层缝合切口。相关典型病例分析见图4-29。

（3）术后处理：同前所述。

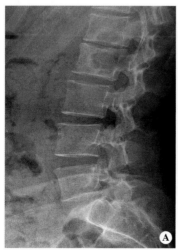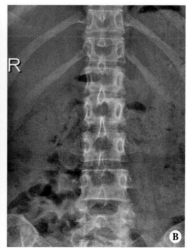

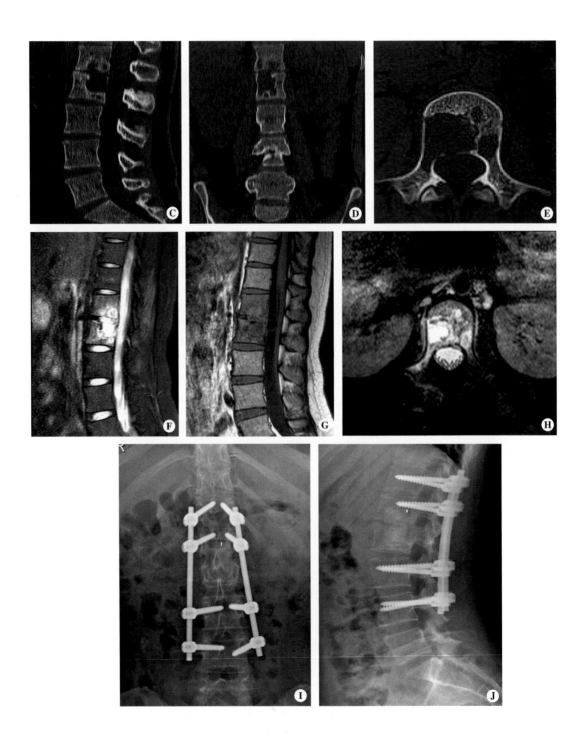

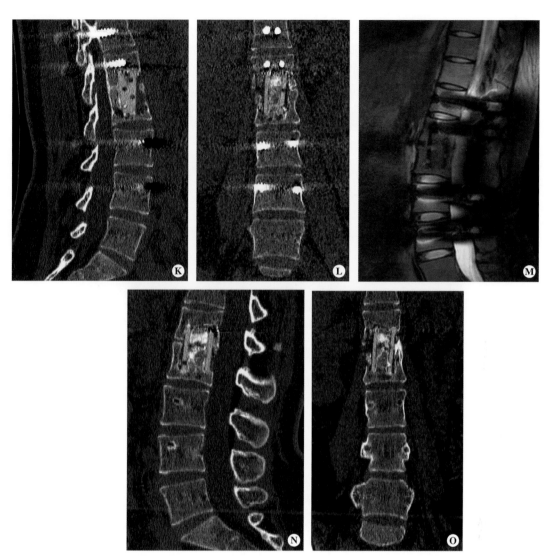

图4-29　女性，23岁，因"反复发热4个月伴腰部疼痛1月余"，以"L~1~2~结核"入院。入院前已规范抗结核治疗，并于入院后2周行"L~1~2~椎体后路椎弓根钉内固定＋前路腋中线经第11肋腹膜后入路病灶清除＋植骨术"

A、B. 术前X线显示L~1~2~椎体骨质破坏，呈楔形变；C～E. 术前CT显示L~1~2~椎体骨质破坏，局部存在死骨及硬化骨；F～H. 术前MRI显示L~1~2~椎体信号不均匀，可见骨质破坏，呈不均匀混杂T~1~、T~2~信号影，L~1~2~椎间隙破坏、变窄，椎体旁软组织略增厚伴见压脂T~2~WI高信号影，局部椎管未见明显狭窄，脊髓及马尾神经形态、走行及信号未见明显异常；I～M. 术后X线、CT及MRI表现：胸腰椎内固定稳定、植骨块在位无松动；N、O. 术后2年拆除椎弓根钉后CT显示病椎间植骨融合

五、腰椎结核

　　腰椎结核在脊柱结核中最为常见。最早的单纯手术病灶清除植骨，也有学者行单纯后路内固定术。随着对结核分枝杆菌特性的深入研究和脊柱结核治疗的进步，前路病灶清除植骨融合加前路钢板固定或后路椎弓根钉棒固定已普遍应用。腰椎结核常见的手术入路有前外侧腹部斜切口（倒"八"字）入路（图4-30），可以行前路L~2~5~椎体的显露和

内固定；前方经腹膜外入路，适用于 $L_2 \sim S_1$ 节段的椎体结核，尤适用于腰骶段椎体结核手术；腹部脐下正中和旁正中入路，可以行 $L_5 \sim S_1$ 椎体的显露和内固定；腰椎后路正中切口经关节突、椎弓根、椎板的入路可行单节段结核病灶清除、植骨融合和内固定。笔者团队采用腋中线腹部小切口腹膜后入路（图4-31），从腹外斜肌、腹内斜肌、腹横肌肌纹理间钝性分离，经后腹膜处理腰椎椎体，创伤小，可行 $T_{12} \sim L_5$ 椎体的显露，值得推荐应用。

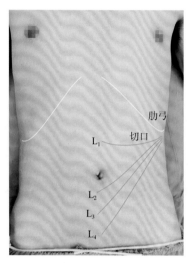

图4-30　传统下腹部斜切口（倒"八"字）入路

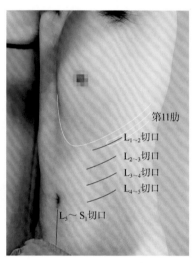

图4-31　腋中线腹部小切口腹膜后入路

前入路对侧前方的病变部位显露清晰，可在直视下彻底清除腰椎结核的骨病灶及位于椎旁、腰大肌、髂窝等部位的寒性脓肿。同时，亦可在直视下清除压迫脊髓、马尾神经、神经根的骨嵴、坏死的椎间盘、脓肿、肉芽组织、死骨及干酪样坏死物等致压因素，一个切口下就能够完成病灶清除、植骨融合及内固定。但是前方手术的解剖较后路复杂，长节段显露后，并发症相对较多。如果固定节段过长、椎体骨质疏松会影响内固定的强度。目前临床上常用的主要前路切口如下：①腋中线腹部小切口腹膜后入路；②前外侧腹部斜切口（倒"八"字）入路；③前方经腹膜外入路等。以下简要介绍腋中线腹部小切口腹膜后入路。

腋中线腹部小切口腹膜后入路，可以准确、充分地显露 $L_{1 \sim 5}$ 椎体。通过钝性分离腹外斜肌、腹内斜肌、腹横肌、腰大肌等暴露病椎，避免了前外侧腹部斜切口（倒"八"字）入路对腹壁肌层的直接离断，减轻了腹壁肌肉的损伤及术后肌层的瘢痕粘连。

（1）切口：切口起于腋中线大致平行于第11肋骨向腹侧切开，根据病变节段及术前C臂机定位标记确定切口部位，不同节段可平行上下移动一个椎体的高度。$L_{1 \sim 2}$ 节段选择切除第11肋骨头部4cm，再向肋骨前延伸4cm切口，共8cm；$L_{2 \sim 3}$ 节段及 $L_{4 \sim 5}$ 节段根据节段高低选择，切口起自腋中线向前下方延伸（术中根据暴露情况，切口可适当向两端延长）；$L_5 \sim S_1$ 节段选择脐下正中切口，如果涉及 $L_{4 \sim 5}$ 和 $L_5 \sim S_1$ 两个间隙三个椎体，可以向外延伸切口形成倒"L"形。

（2）腰椎显露

1）显露腹膜及腹膜外脂肪：腰椎椎体的显露比较简单。切开皮肤筋膜即可见腹外斜肌，切开腹外斜肌筋膜，沿肌纹理钝性分开腹外斜肌可见腹内斜肌（图4-32），沿腹内斜肌肌纤维钝性分开，即可看见下面的腹横肌。腹横肌是十分薄的一层肌纤维，用血管钳钝性分离即可见腹膜及腹膜外脂肪（图4-33）。在下腹部，特别是腹股沟区含较多的脂肪组织，输尿管及输精管均在此层内。腹膜外脂肪的存在，使得腹膜与腰大肌容易分离，用盐水纱布将腹膜及脂肪组织钝性剥离，推向中线，显露蠕动的输尿管、髂血管及至其外侧的腰大肌。用盐水纱布覆盖，保护好腹膜、输尿管。

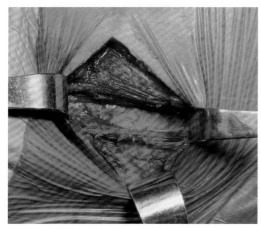

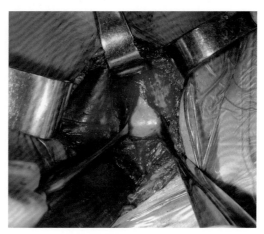

图4-32 钝性分离腹外斜肌，见腹内斜肌　　图4-33 钝性分离腹横肌，见腹膜及腹膜外脂肪

2）脓肿处理：由上向下纵行切开腰大肌表面鞘膜（即脓肿壁外膜），于脓肿上方用尖止血钳捅开小口，用吸引器吸净脓液，用手指插入脓肿口，顺腰大肌纤维方向，向下钝性分开脓肿壁，注意勿损伤腰大肌表面的股生殖神经、腹外侧皮神经、髂腹下神经及髂腹股沟神经。将脓肿壁向两侧牵开，仔细搔刮脓肿壁上脓苔，将脓肿内干酪、肉芽及死骨渣搔刮干净。搔刮腰大肌脓肿后壁时要轻柔，以防损伤腰丛神经。将腰大肌向后方剥离，充分显露病变椎体。

（3）病椎显露、病灶清除植骨融合：如果有脓肿可以先用针头穿刺确认，也可以透视下定位病椎，从病灶向两侧刮除病灶，扩大范围。到椎体中央注意探查节段血管，用直角钳骨膜下分离横过椎体中部的节段血管，钳夹、结扎、切断后再结扎或缝扎。刮除病灶后，用骨刀凿平植骨床植骨（图4-34）。

（4）关闭切口：整个切口仔细止血，用生理盐水反复冲洗伤口。病灶内放置引流管一根，经切口旁皮肤穿出。可见层次分明的腹外斜肌、腹内斜肌及腹横肌（图4-35），

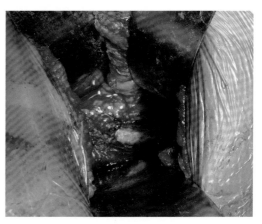

图4-34 刮除病灶，修整植骨床，髂骨块植骨

逐层缝合切口。

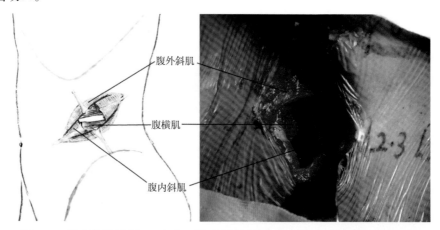

图 4-35　腋中线腹部小切口入路，见层次分明的腹外斜肌、腹内斜肌及腹横肌

（5）注意事项及相关解剖

1）对于前外侧入路，左侧切口比右侧更为常用，因为脾和主动脉邻近操作比肝脏及下腔静脉邻近操作更安全，而且肝脏被很多韧带固定住，术中难以牵开。

2）保持在腹膜外操作，腹膜因炎症刺激往往比较菲薄，而且与附近软组织粘连比较紧，一旦腹膜不慎分破，必须立即严密缝合，防止腹腔脏器疝出，同时谨防结核分枝杆菌污染腹腔。

3）注意髂血管如髂腰静脉等，在下腰椎前方相对固定，而且多数与周围软组织粘连紧密，可以游离空间有限，切勿误伤，否则可能引起大出血，甚至危及患者生命。$L_{1\sim2}$手术暴露时注意椎体前方的乳糜池，勿过于向对侧剥离而损伤。

4）结扎腰椎椎体节段动静脉应在主动脉和椎间孔的中点。避免太靠近主动脉和下腔静脉，也不能太靠近椎间孔，以防止椎间孔处节段动脉之间的循环支损伤而影响脊髓血供。

5）术前从磁共振横断面上评估血管与椎体的关系，术中从腰大肌前缘向后方推开腰大肌。

6）清理破坏的椎间盘及死骨组织时，既要彻底减除椎管内压力，又要注意不要突破后纵韧带，以免损伤硬脊膜、马尾、神经根。

六、腰骶段结核

目前对于腰骶段结核的范围尚无一个概念性的定义，一般指 $L_4\sim S_1$ 椎体的结核，腰骶段结核占脊柱结核的 2%～3%。主要临床表现为腰骶部疼痛，后期严重者可出现神经根或马尾损伤症状。相较胸腰椎结核，腰骶段结核早期疼痛症状一般更为明显。由于腰骶段是腰椎前凸和骶椎后凸的移行节段，从生物力学角度上讲，腰骶段椎体对稳定性的要求更高，若未及时有效治疗，容易遗留严重的脊柱畸形和神经功能障碍等严重后果。因此，腰骶椎破坏程度更需引起重视，手术指征与胸、腰椎结核略有区别。一般建议 S_1 椎体破坏超过 1/3，腰椎破坏超过 1/3，就应当及时采取植骨、内固定等措施，以重建稳定性。但该部位前方解剖结构复杂，涉及腹腔动静脉、髂总血管、髂内外血管、骶正中血管、腰升静脉、髂腰静脉、腹下神经丛等重要结构，容易导致术中损伤血管、神经，病灶难以清除彻底。研究表明，腰骶段手术术中血管神经损伤等风险大，致残率高，神经血管损伤并发症发生率高达10%～43%。另外，该部位承受负荷大，结构特异性高，髂骨的遮挡及骶骨的后弯致前路置钉困难，目前尚缺乏合适的前路内固定器材。因此，腰骶段结核的手术入路及内固定方式仍存在较多争议。

腰骶椎结核的常规手术方式主要有前路手术、后路手术、后前路联合手术。主要手术方法有结核病灶清除、减压、脊柱矫形、椎间植骨、内固定。腰骶椎结核手术方式的选择主要考虑两个方面：①如何重建脊柱稳定性；②怎样实现彻底的病灶清除。根据患者骨破坏程度，选择合适的前路或后路内固定手段，结合多样的植骨融合方法，实现脊柱稳定性的重建。患者常用前路腹部正中切口行病灶清除植骨融合后路椎弓根螺钉固定手术方式。如果结核病变同时累及$L_{4\sim5}$和$L_5\sim S_1$，需手术清除病灶植骨融合时，采用腹正中倒"L"形切口经腹膜外双视窗入路。

腰骶椎结核前路手术，根据显露方式不同主要分为腹膜外入路、经腹入路。腹膜外入路不经腹腔，对于无后腹膜手术病史、无后腹膜粘连者，采用该入路，可进一步减少对腹腔肠道影响，降低手术创伤和术后结核扩散感染的风险，同时加快术后胃肠道功能恢复。而对于既往有后腹膜手术病史，或因初次手术失败，须行二次手术显露腰骶椎前方者，必要时可选择经腹入路，实现对腰骶椎结核的病灶显露。

腰骶椎结核前路手术根据切口选择不同，主要分为前方入路与外侧入路。前方入路主要实现对$L_5\sim S_1$节段的病灶显露，若进一步扩大切口亦可完成对下腰椎的显露。该入路从腹直肌正中腹白线旁进入，对腹壁肌层损伤小，是单纯$L_5\sim S_1$椎体结核的显露首选，但对腰骶椎多节段结核的病灶单纯通过该入路显露难度较大。而常规的前外侧入路则主要是提供对$L_1\sim S_1$椎体节段的显露。该入路切口长、创伤大，需离断较多腹壁肌层才能完成对腰骶椎多节段的同时显露。近年来，随着腰椎前路手术技术的提高和手术器械的进步，前路手术入路切口向越来越微小化的趋势发展。笔者提出采用腹壁肌间隙小切口入路实现对腰椎及腰骶段椎的显露，取得了较好的疗效，值得临床借鉴。

1. 腰骶椎前方经腹膜外入路手术

（1）适应证：主要适用于$L_5\sim S_1$椎间隙结核为主，骨质破坏范围在L_5下1/2椎体及S_1椎体、骶前巨大脓肿，或已行后路手术、术后复发或脓肿吸收不良的患者。可通过单纯前路手术实现对结核病灶的清除，对于部分椎体破坏者实施病灶清除及植骨，对于椎间隙破坏者完成椎间隙融合与固定。

（2）操作步骤：腰骶椎前方经腹膜外入路手术，可采用脐下经腹直肌内缘的正中切口，或脐下经腹直肌外缘的旁正中切口（图4-36A）。

1）腹正中切口的显露：自脐下腹正中纵行切开皮肤、筋膜，辨认显露腹直肌前鞘，在离腹白线左侧约0.5cm处纵行切开腹直肌前鞘，将腹直肌向外侧牵开后，显露腹直肌后鞘（弓状线以上水平有腹直肌后鞘，弓状线下无腹直肌后鞘存在）。用血管钳或长尖镊提起腹直肌后鞘，证实无肠管等腹内容物附于腹膜后，小心纵行切开小口。用手指作上下钝性分离，逐渐分离扩大腹膜显露范围，或采用"花生米"仔细分离腹直肌后鞘与腹膜。

在完成腹直肌后鞘与腹膜分离后，继续钝性分离腹膜至腹膜后腰大肌前方。

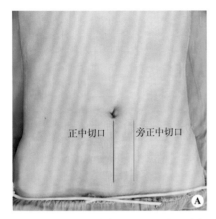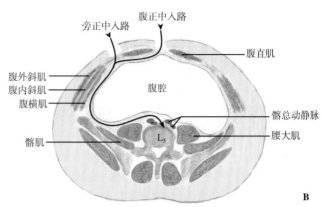

图4-36 腰骶椎前方切口（红线正中切口、绿线旁正中切口，A）和正中及旁正中切口显露示意图（B）

2）旁正中切口的显露：自脐下旁开2～3cm处作纵行切口，切开皮肤及皮下筋膜，辨认显露腹直肌前鞘外缘，将腹直肌前鞘外缘切开后，将腹直肌拉向内侧，显露腹直肌后鞘外缘。同样用血管钳或长尖镊提起腹直肌后鞘，证实无肠管等腹内容物附于腹膜后，小心纵行切开腹直肌后鞘外缘，逐渐分离显露腹膜直至腹膜后腰大肌前方。

3）术野分离显露：分离L_5～S_1节段，牵开腹膜及腹腔内容物后，显露骶前血管分叉。髂血管三角区是一个顶点略向右偏的三角形空间，同时上腹下神经丛主干多位于骶前偏左侧，因此腹上神经丛从右向左分离牵拉，对下腹上神经丛干扰更少，有利于神经的保护。推荐右侧入路推开椎前筋膜，暴露L_5～S_1椎间隙、腹腔主动静脉及髂总、髂内外动静脉和骶正中血管（图4-36B）。切开椎前筋膜，清除L_5～S_1结核病灶，吸尽脓液。术中需注意避免损伤髂总动静脉，尤其是L_5下半椎侧方与髂总静脉紧贴。因为血管被结核脓肿浸润，弹性差，一旦撕裂缝合较为困难，应予以修补。同时对于骶正中动脉可根据病灶清除需要选择性暴露与结扎，部分L_5椎体破坏超2/3或髂血管分叉偏低，单纯通过髂总血管分叉难以做到完全很好暴露者，可选择髂总动血管外侧对L_5病椎进行暴露，从而能进一步处理植骨床。腰骶段结核前路植骨首选自体髂骨块植骨，也可应用人工骨、钛网、融合器等其他融合手段方法。相关典型病例见图4-37。

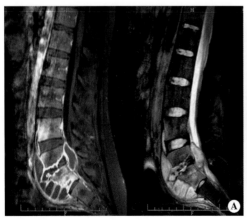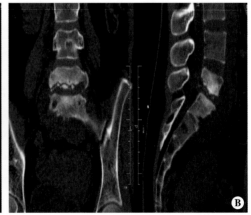

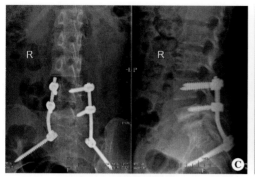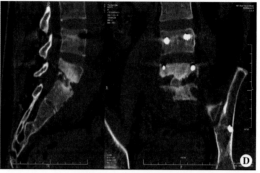

图4-37 男性，45岁，行L$_5$～S$_1$后路椎弓根联合S2AI固定、前路腹膜外病灶清除、自体髂骨植骨术

A. 术前MRI影像，骶前脓肿形成；B. 术前CT影像，L$_5$～S$_1$椎间隙破坏，死骨形成；C. 术后X线正、侧位片；D. 术后植骨融合后CT影像

2. 腹正中倒"L"形切口腹膜外双视窗入路

（1）适应证：腹正中倒"L"形切口，是同一切口下通过2个移动视窗的肌间隙腹膜外入路，主要适用于腰骶部多节段结核的前路病灶显露，病灶同时累及L$_3$～S$_1$节段。采用该入路手术显露较为简便，可以在同一肌间隙切口下完成对腰骶部多节段的同时显露。对于单纯脓肿，可以采用该入路实现脓肿的清除；对于腰骶部多节段破坏严重者，可结合后路内固定实现对腰骶段稳定性的重建及畸形的矫正。

（2）操作步骤：取脐下正中切口，至脐后向左侧斜行切开皮肤及筋膜（图4-38），暴露腹直肌前鞘，从腹白线左侧缘切开腹直肌前鞘，弓状线上有腹直肌后鞘也在白线边缘切开。在腹直肌内侧沿腹膜用手指或"纱布粽子"自外下方向后上方钝性分离腹膜，分离至腰大肌前缘。将腹内容物牵向右侧，暴露髂总动静脉分叉、髂内外动静脉分叉、L$_5$～S$_1$椎间隙。骶正中血管因结核病病灶的影响，暴露困难，可不必特意显露。触摸L$_5$～S$_1$椎间隙，在右侧髂总动脉内侧L$_5$～S$_1$椎间隙偏下位置插入7号针头定位，沿定位针头纵行切开一小口，用神经剥离子扩大切口。明确无血管出血后，再逐步向四周扩大，暴露L$_5$～S$_1$椎间隙结核病灶，完成第一视窗的显露。第一视窗暴露后，清除部分结核病灶，进一步确认L$_5$椎体破坏范围及髂总静脉分叉位置，个别分叉较高的患者，在第一视窗内可完成对L$_5$下1/2椎体的显露。如果无法在第一视窗完成手术，再进一步暴露位于髂总血管外侧的第二视窗，第二视窗的暴露可以在腹直肌内侧，也可以从腹直肌外侧进入（图4-39）。

笔者建议，如果需暴露L$_{4\sim5}$间隙，在腹直肌内侧暴露髂总血管外侧即可以进入第二视窗。如果需进一步暴露L$_{3\sim4}$间隙，可以从腹直肌外侧缘进行L$_{3\sim4}$、L$_{4\sim5}$间隙的暴露。个别髂总血管分叉极低的患者，髂总血管外侧的第二视窗可同时完成L$_{4\sim5}$、L$_5$～S$_1$间隙的显露（图4-40）。通常要暴露整个L$_5$病椎时，在髂总血管深面先刮除椎体病灶（图4-41），从左侧髂总血管外侧判断动脉的位置，内侧判断静脉的位置。判断静脉的位置比较困难，只要能清除病灶，准备好植骨床，不妨碍植骨操作，不必过于分离暴露髂总静脉。在其下面操作，需注意勿损伤髂总静脉，一旦损伤，应予以修复，而在L$_5$椎体显露时尚需注意避免腰升静脉和髂腰静脉损伤出血。完成此步骤后即可将左侧髂血管向内侧牵拉，向上分离主动脉左侧，其表面淋巴管与腹膜后软组织可以使用电刀或丝线结扎离断。

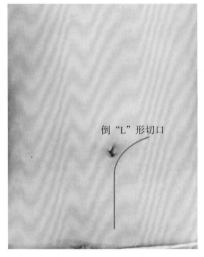

图4-38 倒"L"形切口示意图

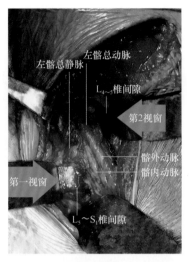

图4-39 术野"双视窗"术中

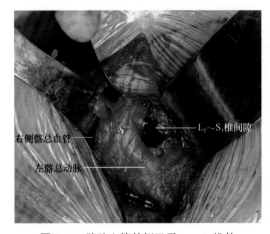

图4-40 髂总血管外侧显露L$_5$～S$_1$椎体

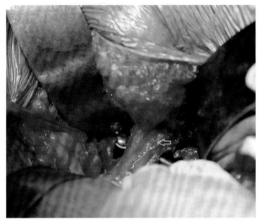

图4-41 髂总血管深面操作术中（箭头所指为髂总血管）

（3）该入路的优势：①切口相对较小，不切断任何腹壁肌肉组织，对腹腔的影响小，降低了术后出现腹部症状的概率，术后恢复快；②手术风险减少，分别从髂总血管的内下方和外上方2个视窗暴露L$_3$～S$_1$节段，在炎性浸润比较脆弱的髂总动静脉下方操作，能最大限度地减少血管剥离、牵拉损伤；③手术操作方便、疗效可靠，采用"移动视窗"技术实现对腰椎及腰骶间隙的同时显露，因为分别在两个视窗下清除病灶，视野比较清晰，病灶清除较干净彻底，植骨床的准备比较充分，植骨方便，前柱的稳定性能得到重建，有利于术后的抗结核治疗和椎体间的融合。

第五节 典型病例

| 病 例 1 |

【病史】 患者，女性，49岁，因"颈部疼痛不适发作2年，加重3个月"，2016年

11月14日门诊以"颈椎感染"收入院。患者2年前无诱因下出现颈部不适伴疼痛，经口服药物及休息未见好转，在当地医院诊治，其间疼痛症状反复。近3个月来，颈部疼痛、活动受限进一步加重，无畏寒发热、恶心呕吐等其他不适症状，来笔者所在医院就诊，MRI示齿状突骨质破坏伴周围脓肿考虑，收入院。专科检查：颈椎生理曲度变直，颈椎后侧软组织轻压痛，无放射痛，脊柱纵向叩击痛阳性，颈椎活动尚可，四肢肌力正常，各生理反射存在，病理反射未引出。

【诊疗经过】

1. 入院实验室检查　CRP（2016.11.15）：2.15mg/L；血常规：白细胞5.0×10^9/L，中性粒细胞比值70.90%；血沉19.00mm/h；T-SPOT检查：抗原孔（T）25个，阳性对照孔（P）10个，T-SPOT阳性。

2. 入院影像学检查　颈椎CT（2016.11.15）：颈椎顺列，曲度变直，椎体边缘变尖，可见唇样增生，部分椎间隙狭窄；寰椎、枢椎椎体呈虫蚀状骨质破坏，寰枢关节间隙明显增宽，齿状突骨质不光整（图4-42）。颈椎MRI：颈椎顺列，生理曲度存在，C_2椎体内见斑片状长T_1长T_2信号影，齿状突周缘见少量增多长T_1长T_2信号影（图4-43）。

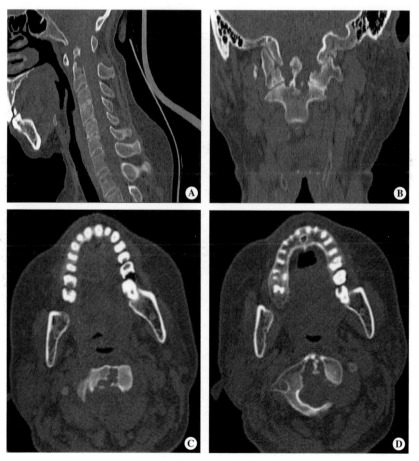

图4-42　颈椎CT三维重建

A. 矢状面；B. 冠状面；C、D. 横断面

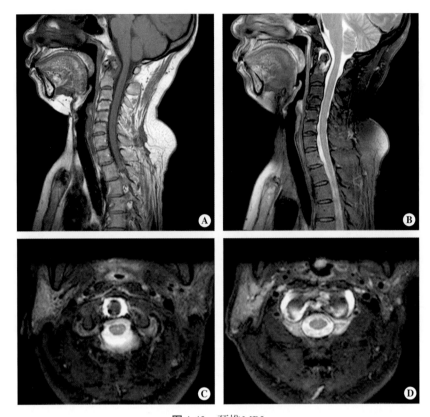

图4-43 颈椎MRI

A. T_1WI; B. T_2WI; C、D. 横断面

3.诊断 寰枢椎结核。

4.治疗方案

（1）药物治疗：予以抗结核治疗，用药方案为利福平（0.45g qd）、异烟肼（0.3g qd）、乙胺丁醇（0.75g qd）、吡嗪酰胺（0.5g tid），异甘草酸镁（150mg ivgtt qd）护肝治疗。

（2）手术治疗：完善相关检查后，于2016年12月18日在麻醉下行"寰枢椎结核后路内固定术"，C_1侧块螺钉、C_2椎弓根螺钉内固定，$C_{1\sim2}$椎板间植骨。术后继续抗结核和护肝治疗，头颈支具固定6周。抗结核治疗18个月。

5.术后影像学检查

（1）术后3个月复查颈椎X线（图4-44）：颈椎生理曲度存在，内固定未见松动，位置好。

（2）术后3个月复查颈椎CT（图4-45）：寰枢椎结核内固定术后，内固定位置可，$C_{1\sim2}$椎板间植骨有融合改变，齿状突虫蚀状骨质破坏，寰枢椎序列正常。

（3）术后2年颈椎MRI（图4-46）：颈椎椎体序列正常，曲度变直，$C_{1\sim2}$椎体及周围软组织信号正常，椎管内未见异常信号区及占位病变。

6.术后转归 治愈。

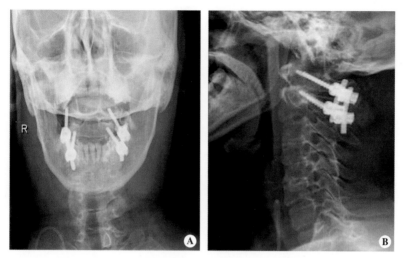

图 4-44　术后 3 个月颈椎 X 线正位片（A）和侧位片（B）

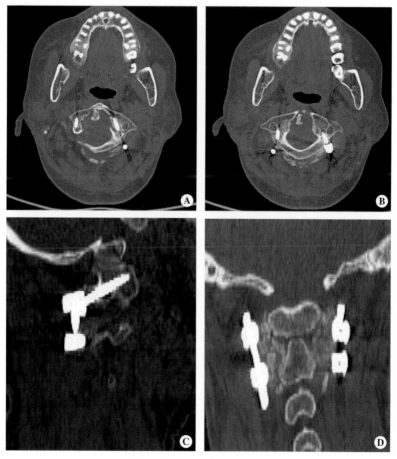

图 4-45　术后 3 个月颈椎 CT
A、B. 横断面；C. 三维重建矢状面；D. 三维重建冠状面

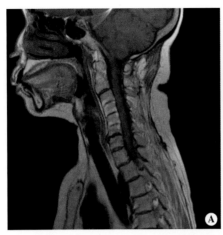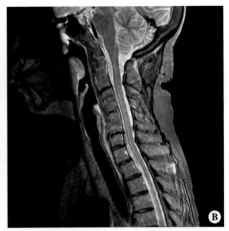

图4-46 术后2年颈椎MRI

A. 矢状面T_1WI；B. 矢状面T_2WI

【讨论与分析】 寰枢椎结核是一种较为少见的脊柱结核，占脊柱结核的0.3%～1%。脊柱结核首先感染滑膜、侧块或者椎体松质骨，进而侵犯椎体之间的韧带，导致寰枢椎的不稳定。寰枢椎因有独特的解剖结构和良好的活动性，是脊柱中最为脆弱的部位。相对于其他部位脊柱结核，寰枢椎结核更易合并神经功能损害。Hsu和Leong报道寰枢椎结核患者中合并神经损害者占42.5%，明显高于其他部位脊柱结核15%～30%的神经损害率。对于咽后壁及椎旁脓肿的形成，严重的寰椎侧块、枢椎齿突或椎体的破坏，寰枢关节稳定性丢失，椎管内占位，脊髓受压等，仅仅采用保守治疗有较大风险，重建上颈椎的稳定性显得尤为必要。国内外报道的手术指征尚存争议，笔者认为上颈椎局部稳定性、有无神经症状、有无寒性脓肿、病灶所在部位及对抗结核药物的反应等既是决定是否手术的重要因素，也是决定进行何种手术方式的参考依据。

单纯前路手术可分为经口咽入路和经颈前咽后入路。Fang等颈椎结核患者行经口咽入路病灶清除并寰枢椎融合，术后病灶清除彻底，获得骨性融合。但该术式术野较深、操作空间狭小，且存在口咽混合感染、咽后壁脓肿等并发症风险，增加了使用内固定的难度和风险。侧方咽后入路可显露多节段椎体，尤其可充分显露术侧横突及椎动脉，但在显露时往往需切开颈动脉鞘，手术风险大，且操作毗邻同侧椎动脉，前方尤其是对侧显露较为困难，难以清除对侧病灶，行植骨或内固定时操作不便，影响手术疗效。

寰枢椎病灶清除手术应力求简单，达到减压目的即可，无须像切除肿瘤一样将病灶彻底清除。虽然前路病灶清除较常用，但对于单纯枢椎侧块和后弓受累患者，后路病灶清除术具有不可替代的优点，其可在病灶清除的同时行后路坚强内固定融合。Zhang等对11例上颈椎结核患儿行一期后路病灶清除并短节段融合，术后神经症状改善明显，所有病例在术后3～8个月获得骨性融合。另外，对于上颈椎结核患儿，前路病灶清除破坏了脊柱前部生长，限制了脊柱重建的能力，导致进行性脊柱后凸的发生，后路固定则可减少脊柱后凸的发生。Qureshi等对15例局部不稳定、存在神经症状且4周抗结核治疗无效的枕颈区结核患者行后路枕颈融合术或加后路病灶清除术治疗，发现后路减压融合术能减少结核带来的并发症，早期即能达到局部稳定从而缓解疼痛和改善神经功能的目的。

因此，前方结构破坏导致的严重神经功能受损且侧块及后方结构不稳的患者可考虑前路减压并后方长节段融合。而对于脓肿病灶在侧块，且后方结构可供螺钉、椎板钩、钢丝、钛缆等固定的病例，可考虑行后路病灶清除并短节段固定融合。后路病灶清除术可在病灶清除的同时行后路坚固的内固定融合，快速获得上颈椎稳定，是目前常用的病灶清除方式。前后路联合手术可用于治疗寰枢椎结核合并神经功能损害，但是手术创伤大，手术时间长，风险高，并发症发生率高。

后路手术方式的不同主要是固定融合方式的不同，术者可选择寰枢固定融合或颈枕固定融合。在结核病灶清除的前提下，尽可能选择短节段固定融合，从而最大限度地保留颈椎的活动度。最大限度地减少颈椎活动度的丢失是选择固定融合方式的首要原则，由此可见，寰枢固定融合更具优势。寰枢椎融合是治疗上颈椎疾病的一种较为成熟的手术方式，该术式不仅可以获得即刻固定，同时可保留寰枕关节及下颈椎的运动功能。术前需通过影像学资料评价椎弓根对螺钉的承受能力和结核病变对其破坏程度。若枢椎椎体（椎弓根）破坏较重或先天发育不良，则可考虑采用椎板螺钉固定。椎板螺钉不仅操作方便，而且可以维持上颈椎稳定。若寰椎一侧或双侧侧块破坏较重无法置钉，则行枕颈融合、钛缆固定、椎板钩等方式治疗。

| 病 例 2 |

【病史】 患者，男性，80岁，因"颈部疼痛伴双上肢麻木不适1月余"，于2016年5月4日以"颈椎感染"收入院。患者1月余前出现颈部疼痛，同时感双上肢麻木不适，至当地医院就诊，颈椎MRI示$C_{5\sim6}$椎体破坏伴椎旁脓肿形成，结核考虑。予HRZE诊断性抗结核治疗，为进一步诊治，转至笔者所在医院治疗。否认"肝炎、肺结核"等传染病史。专科检查：脊柱居中，颈椎后侧软组织轻压痛，疼痛向双侧肩部放射，颈椎活动受限，双手指、前臂感觉减退，双上肢肌力正常，双下肢肌力感觉正常，生理反射存在，病理反射未引出。

【诊疗经过】

1. 入院实验室检查 血常规（2016.05.04）：白细胞5.0×10^9/L，中性粒细胞比值60.90%；血沉：12.00mm/h；全程超敏CRP：1.38mg/L；T-SPOT检查：抗原孔（T）20个，阳性对照孔（P）25个，T-SPOT阳性。

2. 入院影像学检查 颈椎CT（图4-47）：颈椎生理曲度存在，$C_{5\sim6}$椎体破坏伴增生，椎旁脓肿不明显，相应椎间隙狭窄。颈椎MRI（图4-48）：颈椎生理曲度存在，$C_{5\sim6}$椎体破坏可见长T_1长T_2信号，椎间隙变窄，椎旁软组织肿胀，相应椎管受压、狭窄。

3. 诊断 $C_{5\sim6}$椎体结核。

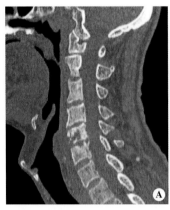
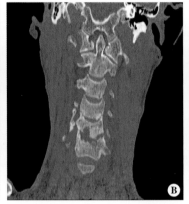
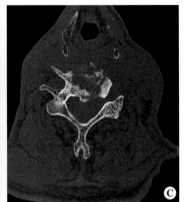

图 4-47　颈椎 CT 三维重建
A. 矢状面；B. 冠状面；C. 横断面

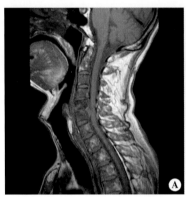
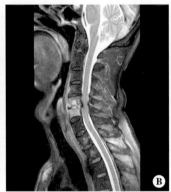
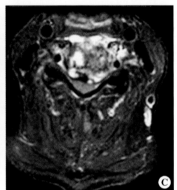

图 4-48　颈椎 MRI
A. 矢状面 T_1WI；B. 矢状面 T_2WI；C. 横断面 T_2WI

4. 治疗方案

（1）药物治疗：利福平（0.45g qd）、异烟肼（0.3g qd）、乙胺丁醇（0.75g qd）、吡嗪酰胺（0.5g tid）。

（2）手术治疗：完善相关检查后，于 2016 年 5 月 5 日在麻醉下行"前路颈椎结核病灶清除＋髂骨取骨植骨＋前路钢板固定术"，术后继续规范抗结核治疗 18 个月。

5. 术后化验

（1）术中标本特异性病原菌检测结果：结核分枝杆菌复合群（Xpert-MTB）阳性。

（2）术后病理：（C_5 椎体病灶）肉芽肿性炎伴凝固性坏死，提示结核可能。

6. 术后影像学检查

（1）术后 3 个月颈椎 X 线（图 4-49）：$C_{5\sim6}$ 椎体术后钢板内固定中，椎间隙植骨融合，颈椎生理曲度存在，余椎间隙未见明显狭窄。

（2）术后 3 个月颈椎 CT（图 4-50）：$C_{5\sim6}$ 椎体术后改变，可见高密度内固定影及 $C_{5\sim6}$ 椎间隙植骨融合好，内固定位置好。椎管内未见明显异常。

（3）术后 3 个月颈椎 MRI（图 4-51）：$C_{5\sim6}$ 椎体结核金属内固定中，$C_{5\sim6}$ 椎体信号明显好转，椎体间植骨融合，脊髓未见受压，椎旁软组织无明显肿胀，余椎体未见明显异常信号。

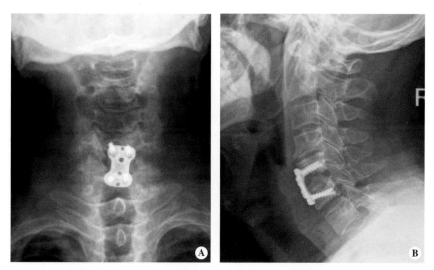

图4-49 术后3个月颈椎X线正位片（A）和侧位片（B）

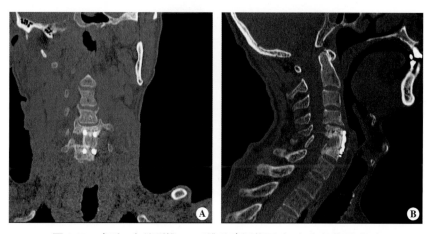

图4-50 术后3个月颈椎CT三维重建冠状面（A）和矢状面（B）

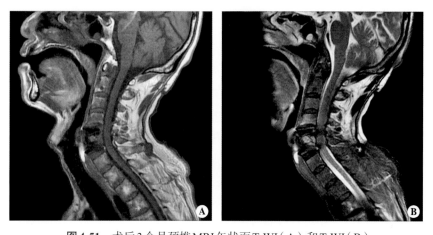

图4-51 术后3个月颈椎MRI矢状面T_1WI（A）和T_2WI（B）

7. 转归 治愈。

【讨论与分析】 颈椎结核发病率较胸腰椎低，其周围解剖结构复杂，颈椎毗邻食管、椎动脉、胸导管、迷走神经、喉返神经等重要结构，故手术难度高、风险大，是脊柱结核外科治疗的难点。如病情得不到及时控制，后期即表现为后凸畸形，使脊髓张力增加，血管收缩可造成脊髓缺血；加之楔变椎体、脓肿、肉芽组织对颈脊髓的直接压迫，使得脊髓功能受到不同程度损害，严重者可出现截瘫，甚至危及生命。颈椎结核外科治疗主要目的为彻底清除病灶、解除神经压迫、重建脊柱稳定性。手术入路的选择需兼顾这三个方面。单纯颈前路手术是目前治疗颈椎结核较为常用的手术方式，可有效实现病灶清除减压和椎体重建矫形。其主要优势：①易于彻底清除病灶、直视下减压。因结核病变多累及椎体前中柱、椎间盘，前路手术可在直视下清除脓肿、死骨、干酪样物质、肉芽组织、坏死的椎间盘，从而直接解除脊髓前方的压迫。②创伤小。经解剖间隙的微创显露，切口多在5～10cm，且对周围肌肉损伤较小，出血量少。术中要注意的事项：切开椎体前筋膜时需注意沿中线处切开，向两边剥离，远离侧方的横突前结节，避免损伤椎动脉、颈神经根；术中暴露病椎节段时可使用注射器针头协助定位；由于食管毗邻颈椎椎体前方，食管壁长期受结核脓肿侵犯易出现慢性炎症性改变，有粘连的可能，要仔细分离，向对侧牵开，避免术中过度用力牵拉和长时间牵拉，否则可能导致食管瘘形成而影响治疗效果。前后路联合手术综合了前路病灶清除彻底、直视下减压及后路三柱固定、矫形效果好的优势，但该入路亦存在不足，如手术创伤较大、操作较为复杂等。通常前路固定不够牢靠的情况下才采用前后路联合手术。

颈椎结核椎体破坏大多以前中柱为主，严重者将造成脊柱失稳、畸形，有效的椎间植骨对颈椎结核术后远期疗效至关重要。但是选择何种植骨融合材料来重建力学稳定性目前仍存在较大分歧。常用植骨材料包括自体髂骨或肋骨、钛网及同种异体骨等。通过三面皮质髂骨植骨支撑和钢板固定比较常用和可靠，颈椎可获得良好的即刻稳定性，为植骨融合提供很好的保障，术后患者在颈托保护下也可早期下地活动，促进患者快速康复。颈椎病灶清除后，根据缺损的长度采用钛网加自体骨、人工骨、同种异体骨植骨支撑，前路钢板或后路再加强内固定也有较多的应用，能获得良好的临床疗效。

| 病 例 3 |

【病史】 患者，男性，78岁，2个月前出现胸背部疼痛，1个月前出现双下肢麻木，胸腰段MRI提示$T_{8\sim9}$椎体破坏伴椎旁脓肿，考虑结核。3周前开始抗结核等治疗，患者服药后曾因皮肤瘙痒短暂停药，后逐一试药无明显不适，遂予以规范抗结核治疗。专科检查：脊柱居中，未见明显后凸畸形，下胸椎压痛明显，椎旁组织压痛，第12肋水平以下感觉减退，腹壁反射减退，提睾反射减退，右下肢感觉减退，右下肢肌力2级。

【诊疗经过】

1. 入院实验室检查 CRP（2017.11.22）：21.79mg/L；血沉：80.00mm/h；血常规：白细胞4.5×10^9/L，中性粒细胞比值79.30%；T-SPOT阳性，抗原孔（T）22个。

2. 入院影像学检查 胸椎CT（图4-52）：$T_{8\sim9}$椎体骨质呈虫蚀状骨质破坏，有死骨形成，部分突入椎管内。椎旁软组织肿胀，椎体附件未见明显骨破坏。

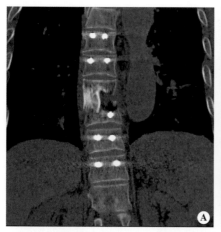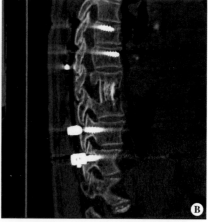

图4-55 术后6个月胸椎CT三维重建冠状面（A）和矢状面（B）

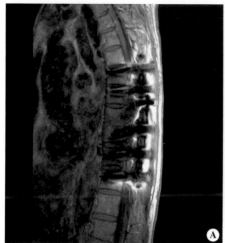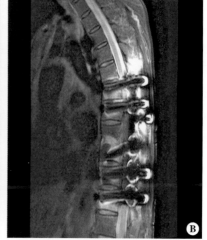

图4-56 术后6个月胸椎MRI矢状面T$_1$WI（A）和T$_2$WI（B）

7. 转归 2019年7月25日末次随访时患者脊髓损伤未完全恢复，脐上6cm水平以下感觉减退，双下肢肌力4级，足趾背伸肌力4级，跖屈肌力5级，肌张力正常。复查胸椎X线片、胸椎CT及MRI均提示内固定稳定、无松动，植骨已经融合，血沉、CRP、肝肾功能等化验均正常。

【讨论与分析】 胸椎是脊柱结核好发部位，其解剖关系复杂、毗邻重要结构，椎体破坏后易引起后凸畸形与脊髓压迫。目前，常规药物抗结核治疗仍是脊柱结核的基础治疗方法，但对于一些脊柱明显畸形、巨大脓肿及存在神经损害的病例，手术治疗是重要的辅助治疗方法。随着脊柱外科技术进步，多种术式被用于治疗胸椎结核，在后凸矫形和脊髓减压方面均取得良好临床疗效。基于不同手术入路，可分为经胸腔病灶清除植骨融合内固定术、侧前方胸膜外入路病灶清除植骨融合内固定术、上胸椎劈胸骨入路病灶清除植骨融合内固定术、后路椎弓根系统内固定联合前路病灶清除植骨融合术、后路经肋横突病灶清除植骨融合内固定术等。各术式在后凸矫形及脊髓减压方面，各有优劣，如何选择合理术式仍存争议。

手术治疗脊柱结核的主要目的为彻底清除结核病灶、解除脊髓神经压迫、矫正脊柱畸形、恢复脊柱的稳定性。对于椎体破坏轻、无明显神经损害者，单纯抗结核化疗即可获得优良效果。然而，如何准确界定胸椎结核的手术指征仍存争议。目前，学界共识手术指征应包括对化疗反应差、耐多药结核、严重后凸畸形或后凸进行性加重、合并进行性脊髓损害。采用单纯前路经胸手术可充分显露病椎，具备视野清晰、病灶清除彻底、植骨操作方便等优势。然而前入路存在干扰肺脏、胸膜粘连者剥离时出血多、内固定可靠性差、后凸矫形效果差等缺陷，临床上使用越来越少。单纯后路手术对椎体破坏程度小、后凸畸形较轻患者的治疗效果满意，不仅可有效改善患者的神经功能，也能有效矫正患者后凸畸形。但术中经过一侧关节突切除暴露结核病灶的范围受限，完全清除病灶较难，不适合椎体破坏范围较大或者多节段胸椎结核，也增加了脊髓损伤的风险。

该病例胸椎后路椎弓根螺钉固定后，采用同一切口内后外侧经肋骨横突胸膜外侧入路属于后入路范畴。该术式可自椎体破坏较重或椎旁脓肿较多侧入路，切除目标节段下位椎体横突、肋骨头、肋骨头以远8～10cm，结扎肋间血管，可切除肋间神经，为病灶清除及植骨融合创造充分空间。该术式具有以下优点：减压较彻底，能清除椎管及神经根管内病变组织，有利于脊髓神经功能恢复；椎弓根螺钉系统矫正后凸畸形效果良好，可以重建后柱稳定；手术时间短，创伤少，有利于患者早期康复。手术注意事项：脊柱结核患者脊髓血供较差。结扎肋间血管有脊髓缺血损害的风险，特别是经左侧入路。结扎2束以上的，需要特别小心，建议选择右侧入路。该手术入路，术后常见胸腔积液。建议1周内行胸部X线检查，胸腔积液较多时，及时放置胸管引流。

| 病 例 4 |

【病史】 患者，女性，23岁，因"胸壁脓肿切排术后2周，左下腹痛3天"，于2016年12月10日以"左下腹痛待查，胸壁结核"收入结核外科。患者2周前因"发现胸壁肿块3天"到当地医院就诊，在局麻下行胸壁脓肿切开引流术，术中可见干酪样坏死，考虑结核可能。行HRZE抗结核治疗，出现药物过敏后停药（具体不详）。入院后予以HRXE四联抗结核、护肝等对症治疗后于2016年12月28日转入骨科。专科检查：胸椎轻度后凸畸形，T_{12}～L_2棘突及椎旁组织压痛（＋），双下肢肌力5级，肌张力无殊，双下肢末梢感觉正常，病理反射未引出。

【诊疗经过】

1. 入院实验室检查 血常规、血沉、快速CRP（2016.12.12）：白细胞$6.4×10^9$/L，中性粒细胞比值67.50%，CRP 65.00mg/L，血沉65.00mm/h；T-SPOT检查：抗原孔（T）70个，阳性对照孔（P）30个，T-SPOT阳性。

2. 入院影像学检查 腰椎CT（图4-57）：$L_{1～2}$椎体局部后凸，L_2椎体明显变扁，$L_{1～2}$椎体骨质破坏并见点片状高密度死骨影，椎体破坏、边缘硬化，椎间隙变窄。椎旁软组织明显肿胀，后缘累及椎管，两侧腰大肌内见囊状低密度影及点片状钙化影。

腰椎增强MRI（图4-58）：$L_{1～2}$椎体破坏，椎间隙显示不清，脓肿局部后突入椎管，脊髓明显受压，椎旁软组织肿胀，有脓肿形成。

3. 穿刺活检结果

（1）标本特异性病原菌检测结果：Xpert结核分枝杆菌*rpoB*突变及耐药快速检测结核分枝杆菌阳性，利福平敏感。

（2）术后病理结果：（腰椎病灶）破碎组织中见大量凝固性坏死，灶区呈肉芽肿样炎性改变，结核性炎首先考虑。

4. 诊断 $L_{1\sim2}$椎体结核。

5. 治疗方案

（1）药物治疗：利福平（0.45g qd）、异烟肼（0.3g qd）、乙胺丁醇（0.75g qd）、吡嗪酰胺（0.5g tid）。

（2）手术治疗：完善相关检查后，于2017年2月7日在麻醉下行"$L_{1\sim2}$椎体结核后路椎弓根螺钉固定+前路病灶清除+取髂骨植骨术"，术中先俯卧位经后路行椎弓根钉内固定，随后翻身改侧卧位。经腹中线腹部小切口腹膜后入路行$L_{1\sim2}$椎体结核病灶清除+取髂骨植骨术。术后抗结核治疗18个月。

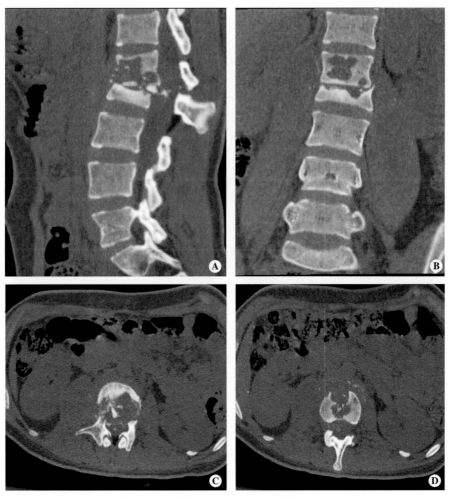

图4-57 腰椎CT三维重建

A. 矢状面；B. 冠状面；C、D. 横断面

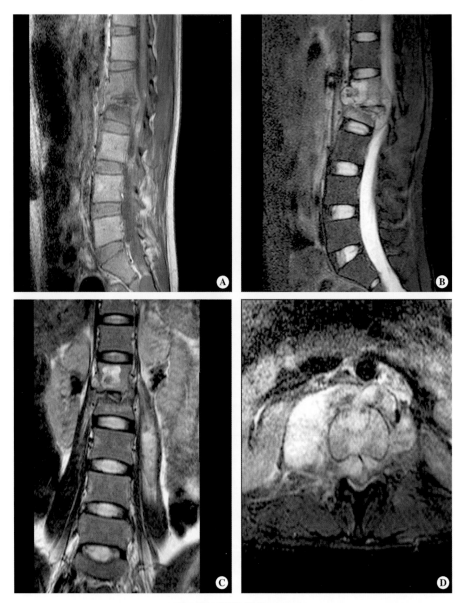

图 4-58 腰椎增强 MRI
A. 矢状面 T_1WI；B. 矢状面 T_2WI；C. 冠状面；D. 横断面

术后检验：细菌培养及鉴定示结核分枝杆菌；结核分枝杆菌快速药敏试验：链霉素敏感，异烟肼敏感，利福平敏感，乙胺丁醇敏感，吡嗪酰胺敏感。

6. 术后影像学检查

（1）术后3天腰椎X线正侧位（图4-59）：$L_{1～2}$椎体结核金属内固定术后，位置好，植骨块在位。

（2）术后3个月腰椎CT（图4-60）：$L_{1～2}$椎体结核金属内固定术中，内固定稳定、无松动，植骨块已融合。

（3）术后3个月腰椎MRI（图4-61）：腰椎结核术后所见，$L_{1～2}$椎间隙模糊，见植入骨块影，其椎旁软组织稍肿胀，椎体信号未见异常。

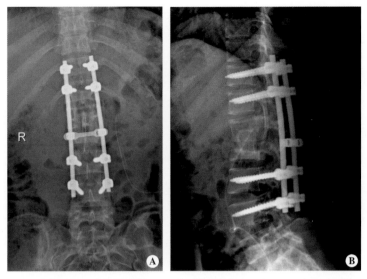

图4-59 术后3天腰椎X线正位片（A）和侧位片（B）

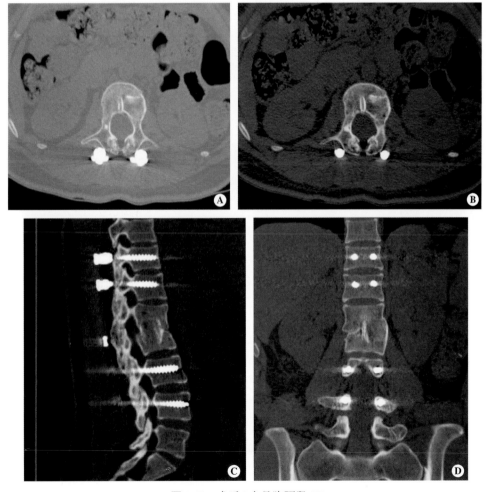

图4-60 术后3个月胸腰段CT

A、B.横断面；C.三维重建矢状面；D.三维重建冠状面

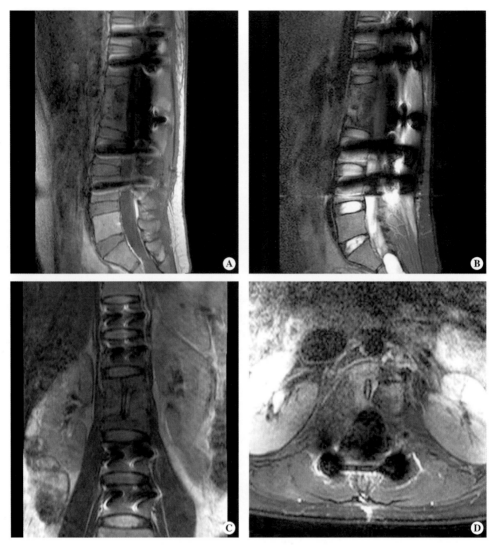

图4-61 术后3个月腰椎MRI
A. 矢状面T_1WI；B. 矢状面T_2WI；C. 冠状面；D. 横断面

7. 转归 治愈。术后1年拆除内固定（图4-62）。

【讨论与分析】 胸腰段脊柱通常是指T_{12}～L_2，是脊柱结核的好发部位，若治疗不当极易形成胸腰椎畸形，影响患者形体美观，并可致永久性残疾。胸腰段解剖结构具有以下特点：①为固定的胸椎与活动较大的腰椎的转折点，躯干复杂的运动集中于此段；②胸椎的生理后凸由此向下转变为生理前屈，胸背部以上的负重应力集中于此；③小关节面的朝向由冠状面转为矢状面；④椎体前面为胸腹腔的交界，术中在处理肋骨及膈角时易损伤胸膜和肺。上述解剖结构上的特点，使得其处于不稳定状态，易遭受损伤及细菌的侵袭。脊柱结核绝大多数为椎体结核，易破坏脊柱的主要稳定结构。脊柱稳定性的维护与重建是脊柱结核远期疗效优劣的关键，脊柱稳定性的严重破坏，会影响病椎之间的骨性融合。因此，在脊柱结核病灶清除后，重建脊柱稳定，预防后凸畸形继发的迟发性截瘫具有重要意义。多数学者认为病灶清除后应同期做椎间植骨和内固定，以解决脊柱稳定性问题。

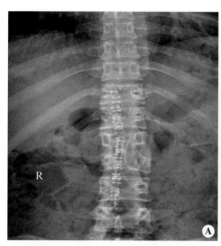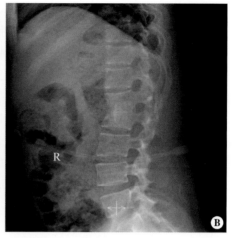

图4-62 内固定拆除后腰椎X线正位片（A）和侧位片（B）

脊柱结核手术方式要根据患者具体情况确定。自20世纪60年代Hodgson首次提出前路病灶清除、植骨融合术以来，前路手术已成为脊柱结核外科治疗的常用方法。该技术的优点是直接显露病变椎体，病灶清除彻底，植骨充分确实，适用于椎体破坏严重，椎旁或椎管内较大脓肿形成的活动期或静止期无明显后凸畸形的患者。但一期前路病灶清除植骨融合术后再行前路内固定术，存在手术创伤大、操作技术复杂、胸腹腔脏器并发症高及内固定稳定性差等不足，尤其是病变位于颈胸、胸腰和腰骶交界区，不仅在临床应用上存在一定困难，而且需要更长的学习曲线。目前有很多国内外学者报道单纯经后路进行前方病灶清除和植骨术式，然而大多数学者指出后路手术视野过小，需要通过扩大"减压窗"来实现较彻底的减压和植骨。该技术可能存在病灶清除不彻底、植骨困难和神经、脊髓损伤的风险。另外，行关节突半椎板或全椎板切除所造成的严重后柱破坏容易导致医源性的脊柱不稳。前后路或后前路联合手术具备前路和后路手术的优点，在达到彻底结核病灶清除、充分植骨融合的基础上，可以获得良好的畸形矫正并维持脊柱的稳定性。但传统前后路联合手术创伤大，手术时间长、风险高，而且儿童、老年等体弱、心肺功能及营养不良者不宜采取前后路联合手术。对于该病例，笔者在临床中选用后路椎弓根螺钉固定+椎板间植骨；前路病灶清除手术采用腋中线第11肋骨部位的横切口：术中切除第11肋4～6cm肋骨，切口向腋前线方向延伸4～6cm。顺腹外斜肌、腹内斜肌和腹横肌肌纤维走行方向分离至腹膜，用纱布球在后腹膜和腰大肌之间进行分离，显露病灶，彻底清除死骨、脓液、干酪样坏死组织，同时可行椎间植骨术。该切口小，不用或少部分切开膈肌即可清楚暴露T_{12}、L_1、L_2甚至L_3椎体，不仅可以实现充分的病灶清除，而且手术创伤较小，术后并发症较少。

｜病 例 5｜

【病史】 患者，女性，20岁，因"腰痛伴活动不利半年余，加重1周"，于2020年7月16日以"$L_{4\sim5}$椎体结核"收入院。患者半年多前开始出现腰背疼痛，弯腰活动不利，疲劳后腰痛加重，当时无发热，无畏寒寒战，无咳嗽咳痰，偶有双下肢麻木等不适，遂至当地医院就诊，予抗炎镇痛对症治疗（具体不详），疼痛症状略有缓解。1周前无明显诱因再次出现腰背痛加重，到某三级医院就诊，行腰椎CT提示L$_{4\sim5}$椎体破坏，伴两侧腰大肌肿大，考虑腰椎结核伴两侧腰大肌冷脓肿形成可能。转入医院骨科住院治疗。专科检查：L$_{4\sim5}$椎体棘突压痛，叩击痛阳性，右侧腹股沟可触及约3cm×2cm包块，双下肢股四头肌肌力正常，肌张力无亢进，双下肢直腿抬高试验阴性，病理反射未引出。

【诊疗经过】

1. 入院实验室检查 血常规（2020.07.17）：白细胞7.1×10^9/L，中性粒细胞比值68.40%；CRP 19.78mg/L；血沉50.00mm/h；T-SPOT阳性。

2. 入院影像学检查 腰椎CT（图4-63）显示腰椎生理曲度存在，L$_{4\sim5}$椎体明显不规则骨质破坏，可见死骨、破坏，边缘骨质硬化，周围及两侧腰大肌、髂腰肌内见片状低密度影，相应椎间隙稍狭窄。

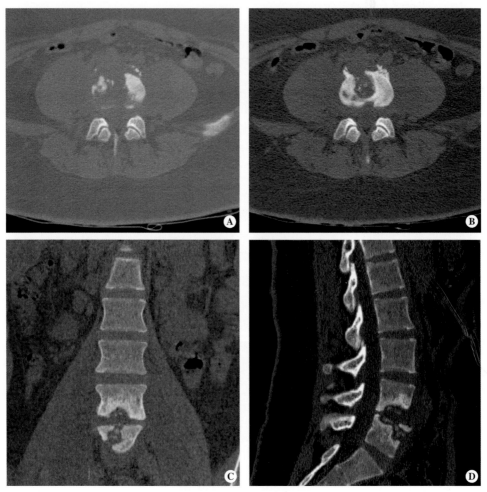

图4-63 腰椎CT三维重建

A、B. 横断面；C. 冠状面；D. 矢状面

腰椎MRI（图4-64）：腰椎顺列，生理曲度存在，L$_{3\sim5}$椎体在T$_1$WI上信号减低，T$_2$WI为不均匀高信号，T$_2$W-SPAIR序列呈高信号，累及椎间隙，L$_{4\sim5}$椎间盘呈不均匀长

T_2高信号；脊髓无受压，形态及信号无殊。两侧腰大肌、髂腰肌旁可见不均匀长T_2信号影，提示有脓肿形成。

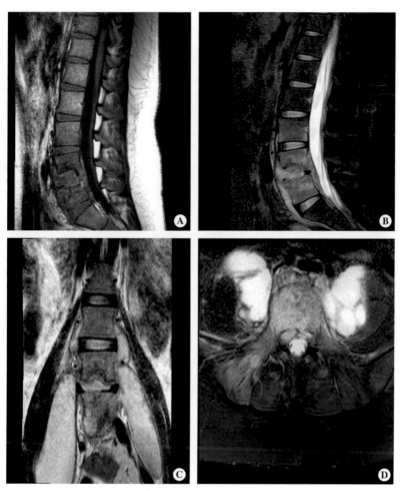

图4-64 腰椎MRI
A. 矢状面T_1WI；B. 矢状面T_2WI；C. 冠状面；D. 横断面

3. 穿刺引流术 2020年7月20日在B超引导下行"髂窝脓肿穿刺引流术"。

标本特异性病原菌检测结果：Xpert结核分枝杆菌*rpoB*突变及耐药快速检测结核分枝杆菌阳性，利福平敏感。结核及非结核分枝杆菌DNA测定：结核分枝杆菌DNA阳性；结核分枝杆菌RNA测定：结核RNA弱阳性。

4. 治疗方案

（1）药物治疗：利福平（0.45g qd）、异烟肼（0.3g qd）、乙胺丁醇（0.75g qd）、吡嗪酰胺（0.5g tid）。

（2）手术治疗：于2020年8月7日在麻醉下行"腰椎后路椎弓根钉内固定术+前路病灶清除+取髂骨植骨+髂窝脓肿病灶清除引流术"，术后继续抗结核治疗18个月。

（3）术后病理结果：（$L_{4\sim5}$病灶组织）肉芽肿性病变伴坏死，提示结核可能。

5. 诊断 $L_{4\sim5}$椎体结核。

6. 术后影像学检查

（1）术后3个月复查腰椎X线（图4-65）：腰椎生理曲度存在，$L_3 \sim S_1$椎弓根螺钉及钉棒固定，未见松动，$L_{4\sim5}$椎间植骨块位置好。

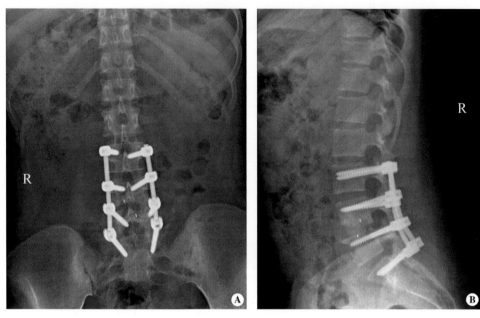

图4-65 术后3个月腰椎X线正位片（A）和侧位片（B）

（2）术后3个月腰椎CT（图4-66）：腰椎生理曲度存在，内固定可见，植骨块位置好，植骨块两端部分骨痂连接。

（3）术后3个月腰椎MRI（图4-67）：腰椎顺列，生理曲度存在，L_3、L_4、L_5椎体内见金属内固定影，周围可见金属伪影，L_4、L_5破坏区见植骨块，后方椎管未见明显狭窄，脊髓无受压，形态及信号无殊。两侧腰大肌、髂腰肌旁可见少量长T_2信号影，两侧竖脊肌内见不均匀长T_2信号，椎体及周围组织包括腰大肌信号趋于正常。

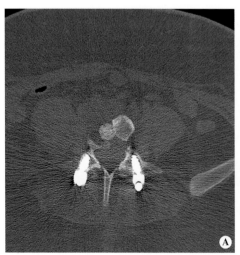 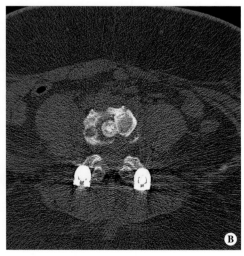

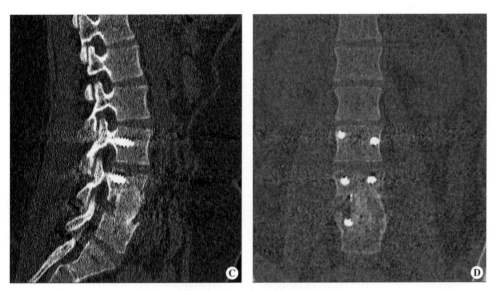

图4-66 术后3个月腰椎CT
A、B. 横断面；C. 三维重建矢状面；D. 三维重建冠状面

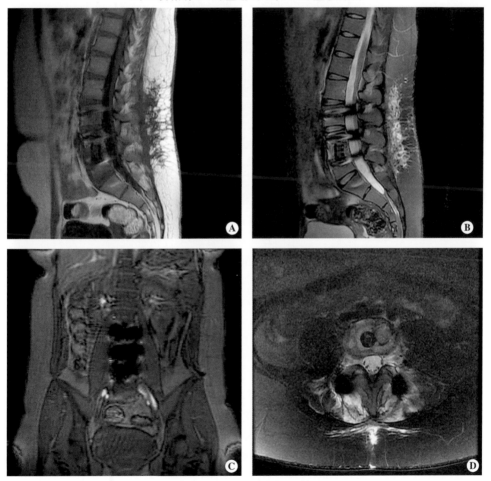

图4-67 术后3个月腰椎MRI
A. 矢状面T_1WI；B. 矢状面T_2WI；C. 冠状面；D. 横断面

7. 转归　治愈。

【讨论与分析】　腰椎结核在脊柱结核中的发病率较高，约占脊柱结核37%，其中绝大多数为椎体结核。结核分枝杆菌主要破坏腰椎椎体的前柱及中柱，以松质骨的破坏为主，松质骨破坏吸收后遗留的椎体缺损或楔形改变会导致脊柱后凸畸形。后凸畸形显著增加了脊髓受压的风险，尤其是对于生长发育期的儿童其后果往往会比成人更加严重，病变组织通过椎间隙或破坏的椎体突入椎管，压迫马尾及神经根，从而引发相应症状，严重者可引起不同程度的瘫痪。

腰椎结核最基本的非手术治疗主要包括严格的卧床休息、全身支持疗法及规范的抗结核化疗。张祥英等认为非手术治疗结核的指征如下：①早期诊断病例、单纯椎体型结核、无明显寒性脓肿、无神经脊髓压迫者。②小儿和老年人脊柱结核。③合并全身严重疾病不能耐受手术者。金大地等认为年龄不是保守治疗的条件，手术方案要根据患者具体情况而制订。研究者认为年龄是在决定治疗方案时应该考虑的问题，但不是非手术治疗的绝对指征，应该根据患者的具体情况决定，对于腰椎结核伴有后凸畸形明显或神经功能损伤的患者，在正规抗结核化疗的基础上行手术治疗仍应是首选。目前，腰椎结核的主要手术入路有单纯前方入路、单纯后方入路、后前联合入路及微创介入治疗等。该病例采用后路椎弓根螺钉固定，L$_{4\sim5}$椎板间植骨。再行前路腹膜后入路病灶清除，取自体髂骨植骨。前路手术切口约5cm。沿着肌纹理钝性分离腹外斜肌、腹内斜肌、腹横肌及后腹膜。暴露腰大肌和腰椎间隙病灶的手术创伤小、出血少。自体髂骨植骨支撑强度好，融合可靠。该入路要注意，暴露L$_5$椎体下1/2时，有损伤髂动静脉的可能，相对来说动脉容易辨认，静脉更容易损伤。

| 病　例　6 |

【病史】　患者，女性，72岁，2月余前无明显诱因出现腰背部疼痛，伴低热及左足底麻木感，无咳嗽咳痰，无结核病史。1周前于当地医院就诊，行腰椎MRI增强检查示L$_5\sim$S$_1$椎体破坏伴周围软组织信号改变，考虑感染性病变可能。为进一步治疗来笔者所在医院就诊，以"L$_5\sim$S$_1$感染"于2019年3月13日收入骨科住院治疗。专科检查：脊柱居中，腰部活动受限，腰骶椎体棘突压痛，叩击痛（＋），左下肢踇背伸肌力4级，余肌力正常，四肢肌张力无特殊，左足底感觉减退，双下肢生理反射存在，病理征未引出。

【诊疗经过】

1. 入院实验室检查　血沉（2019.03.14）：86.00mm/h；血常规：中性粒细胞比值79.40%，白细胞8.5×10^9/L；T-SPOT检查：抗原孔（T）18个，阳性对照孔（P）5个，T-SPOT阳性。

2. 入院影像学检查　腰骶椎CT（图4-68）：L$_5\sim$S$_1$椎体骨质破坏，边缘硬化，有死骨形成，其他椎体骨质疏松，椎旁软组织肿胀。

腰骶椎增强MRI（图4-69）：腰椎顺列，生理曲度存在，L$_5\sim$S$_2$椎体在T$_1$WI上信号减低，S$_1$椎体骨质破坏伴椎体缺损，T$_2$WI为不均匀高信号，T$_2$W-STIR序列呈高信号，L$_5\sim$S$_1$椎间盘呈不均匀长T$_2$高信号，周围软组织明显肿胀，增强扫描病灶呈明显强化；L$_5\sim$S$_2$水平椎管内可见脓肿，增强扫描呈多发蜂房样强化。

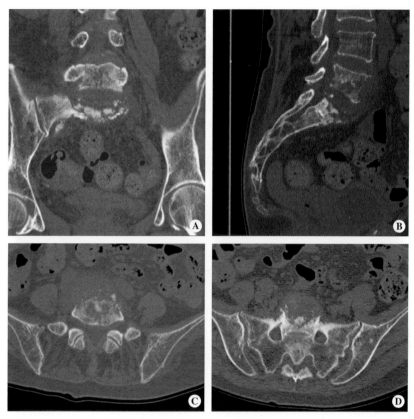

图 4-68 腰椎 CT 三维重建
A. 冠状面；B. 矢状面；C、D. 横断面

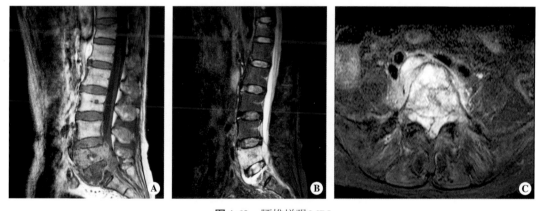

图 4-69 腰椎增强 MRI
A. 矢状面 T_1WI；B. 矢状面 T_1WI；C. 横断面

3. 穿刺活检结果

（1）病理报告：（$L_5 \sim S_1$ 椎体病灶）退变的纤维软骨组织，碎骨组织间见慢性肉芽肿性炎伴凝固性坏死，提示结核可能。

（2）特异性病原菌检测结果：Xpert 结核分枝杆菌 *rpoB* 突变及耐药快速检测结核分枝杆菌阳性，利福平敏感；结核分枝杆菌 960 液体快速培养及药敏结果：结核分枝杆菌，链霉素敏感，异烟肼敏感，利福平敏感，乙胺丁醇敏感。

4. 诊断 L$_5$～S$_1$椎体结核。

5. 治疗方案

（1）药物治疗：利福平（0.45g qd）、异烟肼（0.3g qd）、乙胺丁醇（0.75g qd）、吡嗪酰胺（0.5g tid）。

（2）手术治疗：完善相关检查后，于2019年4月16日行"L$_5$～S$_1$椎体结核伴椎旁脓肿后路钉棒内固定+椎板间植骨融合+前路病灶清除+取自体髂骨植骨术"，术后继续抗结核、护肝等对症治疗，疗程18个月。

6. 术后影像学检查 术后9个月复查腰骶椎X线（图4-70）：L$_5$～S$_1$结核术后钉棒内固定未见松动，L$_5$～S$_1$椎间隙模糊。

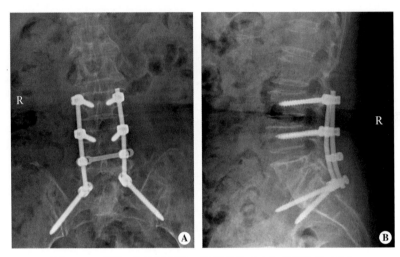

图4-70 术后9个月腰骶椎X线正位片（A）和侧位片（B）

术后9个月复查腰骶椎CT（图4-71）：L$_5$～S$_1$结核术后内固定中，L$_5$～S$_1$椎体骨质破坏，椎体间植骨块位置良好，未见塌陷移位，L$_5$～S$_1$椎体间已经融合，内固定位置好，未见松动。

术后9个月复查腰骶椎MRI（图4-72）：S$_1$、S$_2$椎体T$_1$WI信号减低，局部骨质破坏，压脂T$_2$WI为不均匀混杂信号，L$_5$～S$_1$椎间盘呈不均匀长T$_2$高信号，周围软组织肿胀，伴不规则囊状长T$_2$W信号影，异常信号较前明显好转，已趋正常。

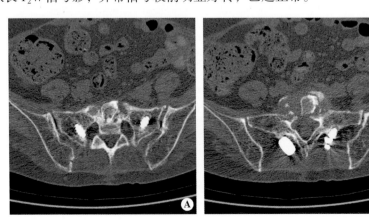

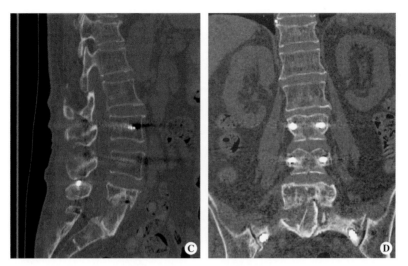

图 4-71 术后 9 个月腰骶椎 CT
A、B. 横断面；C. 三维重建矢状面；D. 三维重建冠状面

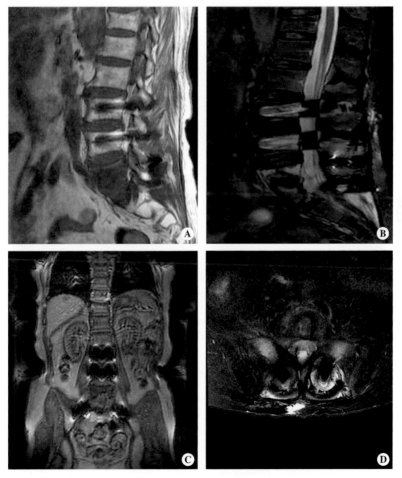

图 4-72 术后 9 个月腰椎 MRI
A. 矢状面 T_1WI；B. 矢状面 T_2WI；C. 冠状面；D. 横断面

7.转归 治愈。

【讨论与分析】 腰骶段结核发病率低于脊柱其他部位,占脊柱结核的2%~10%。该部位前方解剖结构复杂,主要有髂血管和骶神经及输尿管等重要结构通过,病灶清除时容易损伤这些重要组织。与胸腰椎结核相比,腰骶段很少发生后凸畸形。以往有文献报道腰骶段结核可以通过抗结核化疗而治愈。但腰骶段结核单纯抗结核治疗,愈后往往残存腰部疼痛症状,其原因与腰骶生理前凸减小或后凸有关。因此,腰骶部结核治疗中,保留腰椎的生理学前凸和减少后凸畸形有重要意义。一些学者报道了单纯前路手术病灶清除、植骨和内固定治疗腰骶段结核的结果,显示前路手术可以彻底清除病灶并且安全进行内固定重建。然而在腰骶段前方进行内固定需要更广泛的显露,有损伤大血管和损伤上腹下交感神经丛而导致逆行性射精的风险,而且一旦手术失败翻修将非常困难。有学者采用单纯后路椎弓根螺钉固定并病灶清除治疗腰骶椎结核获得了较好的疗效。该手术方式具有手术创伤较小、术后恢复较快等优点,医生对该路径比较熟悉,且可避免前路手术并发症的发生。但单纯后路手术存在病灶清除视野狭窄,对于椎体前柱、椎体前方病灶清除的彻底性也难以保证,较大的支撑植骨困难,还存在将病灶带入椎管内和后柱的风险。

前后路联合手术综合了单纯前路、后路的优点,目前应用较广泛。Jiang等报道了一期前后路联合手术方式治疗腰骶段结核,取得了良好的效果。对腰骶段结核内固定节段的选择,Jain等建议至少包括上下方各1个正常椎体。当结核病灶破坏了L_5~S_1椎间盘及S_1大部分椎体时,单纯L_5~S_1短节段固定的力学强度不够,尤其对合并骨质疏松症的老年患者很难起到支撑重建的作用,如何增加腰骶交界区内固定系统的力学强度和稳定性成为难题。本例患者采用骶髂螺钉延长固定至髂骨是一种可靠的选择。以往,在病灶远端通过S_1和S_2椎弓根螺钉行单纯脊柱固定,其椎体前后径较小,螺钉在骨性结构行程较短,骨质疏松患者固定强度难以达到要求。传统髂骨钉由于其软组织剥离较广,植入后螺钉尾端潜行于皮下,软组织覆盖不足,极易出现骶尾部不适症状,甚至反复摩擦螺钉造成皮肤破损,以及内固定装置外露情况发生。同时脊柱与髂骨之间连接器结构烦琐,给操作带来一定困难。

S2AI螺钉最早由Chang和Sponseller等于2009年提出。由于S2AI螺钉穿透3层骨皮质,因此在固定强度上具有较好的生物力学特性,国内刘臻等也利用该固定技术对成人脊柱侧后凸畸形进行矫正,既能够满足坚强固定,又可起到纠正骨盆倾斜的作用,术后可以获得满意的畸形矫正和平衡重建。其优势如下:①低切迹;②不需要向外侧广泛暴露,可减少软组织损伤和降低感染风险;③不需要额外转接卡即可直接与S_1的螺钉相连;④三面皮质螺钉固定,同时控制了骶骨与髂骨(即Brien所定义的骶髂第二与第三区域),生物力学强度与传统髂骨螺钉相当;⑤不会影响髂后上棘取自体骨。

该病例采用前后路联合手术,一方面通过前路腹正中切口腹膜外入路手术彻底清除病灶,有利于局部血运循环重建和抗结核药物的渗透。另一方面通过后路内固定实现了腰骶段的坚强固定,增加了脊柱的稳定性。采用S2AI螺钉技术固定腰骶段脊柱结核达到坚强的固定及满意的临床效果,减少了传统椎弓根螺钉带来的相应并发症。术前要对腰骶椎CT三维重建、髂血管CT血管成像(CTA)及MRI进行仔细分析,判断结核死骨、脓肿范围及髂总动脉分叉的位置，以利于手术暴露和病灶清除。L₅～S₁ 节段结核手术需综合评估后路或前路对病灶彻底清除的可行性，对于 L₅～S₁ 较局限的病灶，选择单纯后路内固定、病灶清除、椎间植骨融合术也是合理的选择。术前影像评估后路难以彻底清除的较大病灶，建议采用后前路联合手术，先后路内固定，再从前路行病灶清除、椎体间植骨融合术。

（石仕元　胡金平　费　骏　张丹丹　姜朱琪）

参 考 文 献

陈树金，马向阳，杨进城，等，2017. 经口咽病灶清除联合后路融合内固定治疗上颈椎结核. 中国脊柱脊髓杂志，27（5）：406-411.

楚戈，张宏其，黄佳，等，2015. 布鲁菌性脊柱炎与脊柱结核临床影像学表现的对比. 中华传染病杂志，33（6）：335-338.

董伟杰，秦世炳，兰汀隆，等，2019. 传统组织病理学检查与 Xpert MTB/RIF 检测在脊柱结核诊断中的作用. 中国脊柱脊髓杂志，29（8）：692-697.

费骏，胡金平，胡胜平，等，2017. 经第 11 肋腹膜外改良小切口治疗腰椎 1～2 结核的疗效分析. 中国防痨杂志，39（4）：370-377.

高延征，邢帅，高坤，等，2016. 颈前咽后入路病灶清除联合后路寰枢椎融合治疗寰枢椎结核的疗效观察. 中华医学杂志，96（19）：1495-1499.

戈朝晖，王自立，魏敏吉，2005. 脊柱结核病灶中抗痨药物浓度的测定. 中华骨科杂志，25（2）：97-101.

葛新江，刘晓峰，马英，等，2016. 一期前路结核病灶清除内固定植骨融合治疗多节段颈椎结核. 中国中医骨伤科杂志，24（1）：55-57.

郝定均，郭华，许正伟，等，2010. 腰骶段脊柱结核的手术治疗. 中国脊柱脊髓杂志，20（10）：806-808.

胡明，王聪，李大伟，等，2018. 一期前路病灶清除植骨融合内固定术治疗胸腰椎脊柱结核. 中国矫形外科杂志，26（2）：132-137.

姜传杰，杨永军，谭远超，等，2010. 一期后路病灶清除椎体钉内固定治疗中上胸椎结核. 中国脊柱脊髓杂志，20（4）：326-330.

蒋瑞华，肖和平，2018. 脊柱结核抗结核药物化学治疗的思考. 中国防痨杂志，40（2）：140-144.

金阳辉，石仕元，郑琦，等，2017. Xpert MTB/RIF 在脊柱结核诊断及利福平耐药检测中的应用价值. 中国骨伤，30（9）：787-791.

剧松立，廖文波，2017. 胸腰椎结核影像学分型方法及其对临床治疗的意义. 中国临床研究，30（6）：735-739.

赖震，石仕元，费骏，等，2016. 手术治疗胸腰段结核的中期随访研究. 中国骨伤，29（2）：157-161.

赖震，石仕元，费骏，等，2018. 术前经皮置管引流治疗腰椎结核合并腰大肌脓肿的可行性研究. 中国骨伤，31（11）：998-1004.

李爱芳，崔晓利，康磊，等，2020. 荧光 PCR 探针熔解曲线法检测结核分枝杆菌耐药性的价值. 中国防痨杂志，42（9）：998-1002.

李昱，张宏其，王昱翔，等，2020. 后柱缩短钛网植骨治疗活动期胸腰段结核成角后凸. 中国矫形外科杂志，28（13）：1191-1194.

林斌，戴立林，陈志达，等，2017. Ⅰ 期前路与后路病灶清除内固定治疗胸腰段结核的疗效比较. 中国骨伤，30（9）：792-798.

刘家明，陈宣银，杨东，等，2018. 后路椎板减压病灶清除钛网植骨内固定术治疗胸椎结核. 脊柱外科杂志，16（4）：222-226.

刘金华，关海山，2020. 一期后路病灶清除楔形截骨联合椎体间颗粒骨植骨融合术治疗伴严重后凸畸形的活动期胸腰椎结核. 脊柱外科杂志，18（2）：98-103.

刘小玉，戴希勇，盛健，等，2019. 五种病原学检测技术在合并不同类型坏死的结核性肉芽肿病理标本中阳性率比较. 中华病理学杂志，48（6）：472-475.

卢彬，李力韬，崔旭，等，2021. 胸椎结核伴截瘫患者术后神经功能恢复的影响因素. 中国矫形外科杂志，29（9）：809-813.

罗伟，李康，许少策，等，2017. 梯形切口一期前外侧经肋横突入路手术治疗胸椎结核的临床研究. 中国脊柱脊髓杂志，27（10）：889-896.

马文鑫，朱禧，王骞，等，2015. 后前路手术中应用病椎间与超病椎间固定治疗儿童胸腰椎结核的疗效观察. 中国脊柱脊髓杂志，25（2）：128-136.

买尔旦·买买提，牙克甫·阿不力孜，2016. 后路经椎间孔入路病灶清除、椎体间融合内固定治疗胸腰段脊柱结核. 中华骨科杂志，36（11）：672-680.

盛杰，古甫丁，古丽比克·木拉提，等，2019. GeneXpert MTB/RIF 与线性探针技术检测骨关节结核及利福平耐药性的价值. 中国防痨杂志，41（4）：394-398.

盛伟斌，郭海龙，买尔旦，等，2007. 后路楔形截骨矫形治疗重度结核性胸腰椎后凸或侧后凸畸形. 中华骨科杂志，27（9）：662-668.

施建党，王骞，王自立，等，2014. 患椎间手术治疗非连续性多椎体脊柱结核. 脊柱外科杂志，12（6）：343-347.

施建党，王自立，耿广起，等，2011. 单纯应用抗结核药物治疗早期脊柱结核的疗效观察. 中国脊柱脊髓杂志，21（10）：798-801.

石仕元，2020. 脊柱结核外科治疗学. 北京：科学出版社，15-88.

石仕元，胡胜平，费骏，等，2017. 腰骶部结核改良倒L形切口腹膜外手术入路的临床应用. 中国骨伤，30（9）：799-804.

宋向伟，梁强，马文鑫，等，2018. 影响脊柱结核术后超短程化疗方案的因素分析. 中国矫形外科杂志，26（2）：144-149.

宋向伟，王骞，施建党，等，2013. 手术并超短程化疗治疗脊柱结核的 5 年以上疗效观察. 中国脊柱脊髓杂志，23（6）：481-487.

孙麟，宋跃明，刘立岷，等，2012. 颈椎前路手术并发食管瘘的原因及处理. 中华骨科杂志，32（10）：906-910.

孙庆鹏，肖娟，皮红林，等，2020. 前路病灶清除植骨融合内固定治疗下颈椎结核. 中国骨伤，33（2）：149-153.

覃佳强，张德文，王忠良，等，2004. 儿童脊柱畸形的支具治疗. 中国矫形外科杂志，23（Z1）：24-26.

唐明星，张宏其，王昱翔，等，2018. 单纯经后路病灶清除椎体间植骨术治疗脊柱结核的大样本临床研究. 中国矫形外科杂志，26（2）：101-107.

汪翼凡，郑琦，刘飞，等，2016. 胸椎结核手术捆绑式多折段肋骨植骨和髂骨植骨比较分析. 浙江中西医结合杂志，26（6）：547-549.

王聪，崔旭，马远征，等，2017. 经骶2骶髂关节螺钉固定技术在腰骶段脊柱结核中的应用. 中华骨科杂志，37（2）：96-104.

王会仁，周晓刚，董建，等，2012. 经椎弓根精确截骨治疗脊柱胸腰段后凸畸形. 中华骨科杂志，32（12）：1110-1115.

王林峰，申勇，丁文元，等，2014. 腰椎结核的一期后路经椎间隙病灶清除内固定术. 中华骨科杂志，2（34）：137-142.

王文礼，刘海波，李小军，2007. 侧前路病灶清除植骨和单侧钉棒系统固定治疗腰骶段脊柱结核. 中国脊柱脊髓杂志，17（6）：413-415.

王向阳，徐华梓，池永龙，等，2016. 改良枢椎椎板螺钉置钉方法的临床应用. 脊柱外科杂志，14（4）：216-219.

王自立，施建党，2014. 胸、腰椎脊柱结核手术方式选择的基本问题. 中华骨科杂志，34（2）：232-239.

王自立，王骞，2010. 脊柱结核的手术策略. 中华骨科杂志，30（7）：717-723.

王自立，武启军，金卫东，等，2010. 脊柱结核病灶清除单节段植骨融合内固定的适应证及疗效. 中国脊柱脊髓杂志，20（10）：811-815.

肖增明，贺茂林，詹新立，等，2007. 前方经胸骨入路治疗上胸椎结核. 中华骨科杂志，27（9）：657-661.

闫应朝，章增杰，王向阳，2018. 上颈椎结核外科手术诊疗的研究进展. 脊柱外科杂志，16（4）：242-247.

应小樟，郑琦，石仕元，等，2016. 前路小切口病灶清除联合后路内固定治疗腰椎结核. 中国骨伤，29（6）：517-521.

张泽华，陈非凡，李建华，等，2016. 不同类型腰骶椎结核手术治疗方式的有效性和安全性研究. 中华骨科杂志，36（11）：662-671.

张庄，修鹏，胡博文，等，2019. 前路与后路手术治疗上胸椎结核的临床疗效及并发症对比. 中国脊柱脊髓杂志，29（8）：684-691.

章宏杰，陈宣维，吴文策，等，2019. 前路与后路手术治疗合并神经损伤胸椎结核的比较. 中国骨与关节损伤杂志，34（7）：686-689.

赵涛，彭茂轩，方海林，2018. 脊柱结核合并神经功能受损的手术时机. 中国矫形外科杂志，26（23）：2157-2162.

Bankar S, Set R, Sharma D, et al., 2018. Diagnostic accuracy of Xpert MTB/RIF assay in extrapulmonary tuberculosis. Indian J Med Microbiol, 36（3）：357-363.

Chan J J, Shepard N, Cho W, et al., 2019. Biomechanics and clinical application of translaminar screws fixation in spine: a review of the literature. Global Spine J, 9（2）：210-218.

Cho W, Le J T, Shimer A L, 2015. The insertion technique of translaminar screws in the thoracic spine: computed tomography and cadaveric validation. Spine J, 15（2）：309-313.

Cui X, Ma Y Z, Chen X, et al., 2013. Outcomes of different surgical procedures in the treatment of spinal tuberculosis in adults. Med Princ Pract, 22（4）：346-350.

Hammami F, Koubaa M, Feki W, et al., 2021. Tuberculous and brucellar spondylodiscitis: comparative analysis of clinical, laboratory, and radiological features. Asian Spine J, 15（6）：739-746.

Hassan M G, 2003. Anterior plating for lower cervical spine tuberculosis. Int Orthop, 27（2）：73-77.

Hou X, Sun X, Zhang Z, et al., 2014. Computed tomography-guided percutaneous focal catheter infusion in the treatment of spinal tuberculosis. Acta Orthop Belg, 80（4）：501-507.

Jain A K, Sundararaj G D, 2009. Simultaneous anterior decompression and posterior instrumentation of the tuberculous spine using an anterolateral extrapleuralapproach. J Bone Joint Surg Br, 91（5）：702-703.

Jain R, Sawhney S, Berry M, 1993. Computed tomography of vertebral tuberculosis: patterns of bone destruction. Clin Radiol, 47（3）：196-199.

Jin W, Wang Z, 2012. Clinical evaluation of the stability of single segment short pedicle screw fixation for the reconstruction of lumbar and sacral tuberculosis lesions. Arch Orthop Trauma Surg, 132（10）：1429-1435.

Jurczyszyn A, Olszewska-Szopa M, 2017. The most recent developments in diagnosis and treatment of multiple myeloma. Przegl Lek, 74（1）：30-36.

Konstam P, 1982. Is your operation necessary// Leach RE, Hoaglund FT, Riseborough EJ. Controversies in Orthopaedic Surgery. New York: Oxford University Press, 487-489.

Kumar M N，Joseph B，Manur R，2013. Isolated posterior instrumentation for selected cases of thoraco-lumbar spinal tuberculosis without anterior instrumentation and without anterior or posterior bone grafting. Eur Spine J，22（3）：624-632.

Lacoma A，Garcia-Sierra N，Prat C，et al.，2008. GenoType MTBDRplus assay for molecular detection of rifampin and isoniazid resistance in *Mycobacterium tuberculosis* strains and clinical samples. J Clin Microbiol，46（11）：3660-3367.

Lee C H，Hyun S J，Kim M J，et al.，2013. Comparative analysis of 3 different construct systems for single-level anterior cervical discectomy and fusion：stand-alone cage，iliac graft plus plate augmentation，and cage plus plating. J Spinal Disord Tech，26（2）：112-118.

Li J H，Zhang Z H，Shi T，et al.，2015. Surgical treatment of lumbosacral tuberculosis by one-stage debridement and anterior instrumentation with allograft through an extraperitoneal anterior approach. J Orthop Surg Res，10：62.

Luk K D，2011. Commentary：instrumentation in the treatment of spinal tuberculosis，anterior or posterior? Spine J，11（8）：734-736.

Luo F，Zhang Z H，Sun D，et al.，2015. One-stage anterior approach with archplate to treat lumbosacral tuberculosis. Orthop Surg，7（4）：354-358.

Matsukawa K，Yato Y，Hynes R A，et al.，2017. Cortical bone trajectory for thoracic pedicle screws：a technical note. Clin Spine Surg，30（5）：E497-E504.

Matsukawa K，Yato Y，Kato T，et al.，2014. *In vivo* analysis of insertional torque during pedicle screwing using cortical bone trajectory technique. Spine（Phila Pa 1976），39（4）：E240-E245.

Mehta J S，Bhojraj S Y，2001. Tuberculosis of the thoracic spine. A classification based on the selection of surgical strategies. J Bone Joint Surg Br，83（6）：859-863.

Molliqaj G，Dammann P，Schaller K，et al.，2019. Management of craniovertebral junction tuberculosis presenting with atlantoaxial dislocation. Acta Neurochir Suppl，125：337-344.

Moon M S，Moon Y W，Moon J L，et al.，2002. Conservative treatment of tuberculosis of the lumbar and lumbosacral spine. Clin Orthop Relat Res，（398）：40-49.

Notomi T，Okayama H，Masubuchi H，et al.，2000. Loop-mediated isothermal amplification of DNA. Nucleic Acids Res，28（12）：E63.

Oguz E，Sehirlioglu A，Altinmakas M，et al.，2008. A new classification and guide for surgical treatment of spinal tuberculosis. Int Orthop，32（1）：127-133.

Patel V J，Desai S K，Maynard K，et al.，2016. 128 Application of cortical bone trajectory instrumentation for juvenile and adolescent idiopathic scoliosis. Neurosurgery，63（Suppl1）：152-153.

Qureshi M A，Afzal W，Khalique A B，et al.，2013. Tuberculosis of the craniovertebral junction. Eur Spine J，22（Suppl 4）：612-617.

Rauf F，Chaudhry U R，Atif M，et al.，2015. Spinal tuberculosis：our experience and a review of imaging methods. Neuroradiol J，28（5）：498-503.

Santoni B G，Hynes R A，McGilvray K C，et al.，2009. Cortical bone trajectory for lumbar pedicle screws. Spine J，9（5）：366-373.

Shi J D，Wang Z L，Geng G Q，et al.，2012. Intervertebral focal surgery for the treatment of non-contiguous multifocal spinal tuberculosis. Int Orthop，36（7）：1423-1427.

Shi S Y，Ying X Z，Zheng Q，et al.，2018. Application of cortical bone trajectory screws in elderly patients with lumbar spinal tuberculosis. World Nurosurgery，5（168）：117：e82-e89.

Shi S，Ying X，Fei J，et al.，2022. One-stage surgical treatment of upper thoracic spinal tuberculosis by posterolateral costotransversectomy using an extrapleural approach. Arch Orthop Trauma Surg，142（10）：

2635-2644.

Sinha P，Banerjee T，Srivastava G N，et al.，2019. Rapid detection of drug-resistant *Mycobacterium tuberculosis* directly from clinical specimens using allele-specific polymerase chain reaction assay. Indian J Med Res，150（1）：33-42.

Sinha S，Singh A K，Gupta V，et al.，2003. Surgical management and outcome of tuberculous atlantoaxial dislocation：a 15-year experience. Neurosurgery，52（2）：331-338.

Yang P，Zang Q，Kang J，et al.，2016. Comparison of clinical efficacy and safety among three surgical approaches for the treatment of spinal tuberculosis：a meta-analysis. Eur Spine J，25（12）：3862-3874.

Yin X H，Liu S H，Li J S，et al.，2016. The role of costotransverse radical debridement，fusion and postural drainage in the surgical treatment of multisegmental thoracic spinal tuberculosis：a minimum 5-year follow-up. Eur Spine J，25（4）：1047-1055.

Zhang H Q，Lin M Z，Gun H B，et al.，2013. One-stage surgical management for tuberculosis of the upper cervical spine by posterior debridement，short-segment fusion，and posterior instrumentation in children. Eur Spine J，22（1）：72-78.

Zhao C，Luo L，Liu L，et al.，2020. Surgical management of consecutive multisegment thoracic and lumbar tuberculosis：anterior-only approach vs. posterior-only approach. J Orthop Surg Res，15（1）：343.

第五章

化脓性脊柱炎

化脓性脊柱炎，也称脊柱化脓性骨髓炎（pyogenic discitis and vertebral osteomyelitis，PDVO），是特殊部位骨髓炎中的一种，临床少见，占所有骨髓炎的2%～7%，包括化脓性脊椎炎、椎间盘炎和硬膜外脓肿等，大约有95%的化脓性脊柱炎涉及椎体和（或）椎间盘，只有5%涉及脊柱后柱。其发病部位以腰椎最为常见，其次为胸椎、颈椎、骶椎。化脓性脊柱炎早期起病隐匿且缺乏特异性表现，因此早期诊断困难、误诊率较高。虽然病死率低，但未治疗的化脓性脊柱炎可能进一步恶化，导致脓肿形成扩散到相邻结构，包括传播进入椎管，形成硬膜外脓肿；此外，还可导致椎间盘和椎体的破坏，引起脊柱不稳定，椎体压缩导致后凸畸形、压迫神经；骨或相邻的脓肿压迫神经及感染性血栓形成或炎性浸润引起的脊髓缺血性损伤均可导致瘫痪。应尽早诊断、尽早治疗以降低不良后果。

第一节　概　　述

一、流行病学

脊柱化脓性感染易发生于老年人，青壮年或免疫系统受损伤的患者也容易发生，发病高峰既可以在20岁以下，也可在50～70岁，男女发病比例为2∶1，且发生率近些年呈现上升趋势。Pola等报道发病率在（0.4～2.4）/100 000，Kimiaki Sato等报道发病率在（0.4～2.0）/100 000。丹麦的一项研究发现，在过去10余年中，化脓性椎间盘炎年发病率从2.2/10 000上升至5.8/10 000。Akiyama等也报道了日本的化脓性椎间盘炎发病率从2007年至2010年增长了140%。Lora-Tomayo等报道西班牙的脊柱化脓性感染的发病率也逐步上升。其发病率的增加可能是由于易感人群（特别是既往有脊柱手术史的患者）的增加、诊断准确性的提高，以及介入、微创手术等医源性有创操作的增加。术后椎间盘炎占所有化脓性脊柱椎间盘炎病例的30%。2020年1篇文献报道化脓性脊柱炎约占全身骨骼系统感染的1%，国内学者李永贤等及胡波等均报道化脓性脊柱炎约占所有骨髓炎的4%。脊柱各节段均可被感染，最常见于腰椎（45%～50%），其次为胸椎（35%）、颈椎（3%～20%）和骶椎。死亡率为2%～4%。

二、发病机制

（一）易感因素

化脓性脊柱炎易感因素包括性别、年龄、肥胖、糖尿病、HIV感染、免疫抑制剂应用、慢性肾衰竭、肝硬化、败血症及心血管疾病、肺结核、风湿性疾病、肿瘤等。追溯病史则多可发现引起感染的危险因素，如吸毒、血液透析、静脉注射、支架手术术后或身体某部位感染史（如泌尿生殖系统感染、呼吸系统感染、皮肤感染等）、脊柱手术史等。不同年龄的人群感染源也不相同，老年人多由血管内留置物及泌尿系统感染引起，甚至有报道泌尿系统感染病史者约占52%。而年轻人中则以静脉注射、心内膜炎或结核病接触史者居多。血管介入手术，特别是腹部大动脉支架放置后脊柱不同细菌感染患者并不少见。

（二）感染途径

根据感染的机制，感染可分为血源性感染、种植感染和直接扩散三类。脊柱化脓性感染以血源性感染为主，其次为种植感染。

（1）血源性感染：脊柱化脓性感染有多种途径，以血源性感染最常见。血源性感染是由已知或未知的菌血症所引起。血源性感染通常源于皮肤、呼吸道、泌尿生殖系统、胃肠道或口腔的感染。病原微生物可通过两种不同的血源性播散途径进行扩散，即滋养动脉系统和椎旁静脉丛系统。

为了阐明椎体感染的致病途径。Batson在1940年、Wiley和Trueta在1959年分别描述了椎体旁静脉丛和动脉吻合的解剖。在1926年，当时正在研究颅内板障静脉丛解剖的Batson，转向Breschet在1828年研究的关于椎旁静脉丛与颅内静脉丛之间相互交通的脉管丛解剖的研究。Breschet确认有一条长且大的纵向的椎静脉丛与静脉窦相连，并延伸至颅内静脉窦。根据Breschet的研究和病理学家关于通过静脉途径病灶转移扩散的报道，Batson认为椎静脉丛与盆腔静脉丛之间存在联系。在生理状态下，腹压的改变，如咳嗽用力时，会造成静脉系统之间的血液逆流。现代研究证实，脊柱全长均有致密的静脉系统（又称Batson静脉系统），其是位于硬膜及脊椎周围无瓣膜的静脉丛，属腔静脉、门静脉、奇静脉外的独立系统，但又与上、下腔静脉有许多交通支直接相连。脊椎静脉系统内血流缓慢，可以停滞，甚至逆流。因此任一静脉系统内有细菌栓子均可到达脊椎内；或当腹腔压力增高时，盆腔肿瘤或感染可沿上述Batson静脉系统引起脊柱感染。研究发现，血液由盆腔静脉丛逆流到椎体周围静脉丛是脊柱感染的主要渠道。由于阴茎背静脉和前列腺静脉丛与脊椎静脉相通，所以泌尿系统感染可合并脊椎感染。而颈椎的椎前咽静脉丛是头部和颈部感染细菌传播的潜在途径，也可直接侵犯脊柱。

Wiley和Trueta强调，椎体干骺端由一套含丰富动脉吻合系统发出的末梢滋养动脉供应营养。脊柱的动脉通过椎间孔在椎间盘水平进入椎管，动脉的升支和降支通过后方滋养孔为上方和下方椎体提供滋养。一个节段性动脉可供应较高椎体的下部和相邻较低椎骨的上部。因此，化脓性脊柱炎通常涉及两个相邻椎骨和椎间盘。与Batson静脉系统相比，血源性感染经动脉系统更为常见。通过造影剂对比显示滋养动脉比椎旁静脉丛更容易显影。这说明椎旁静脉丛感染是一种较少见的传播途径。

而成人和儿童脊柱感染的病理机制是不同的。7岁之前，椎间盘的血液供应来自穿过椎体终板到达椎间盘区域的穿支血管，发生血源性感染时椎间盘最先受累。因此，儿童血源性感染可以椎间隙感染为首发表现。7～8岁之后，这些血管会消失，椎间盘内属于无血管组织，此时椎间盘细胞营养的获取依赖于富含血管的椎体终板，故病原体直接侵入邻近椎间盘干骺端的动脉内，最先累及椎体终板下骨，直接扩散至椎间盘。另外，病原体也可以从椎体传抵韧带下的椎体前等位置。由于椎间盘破坏影响了脊柱稳定性，脊柱后柱的一些组织结构就有可能压迫脊髓和神经，引起一系列其他症状。

（2）种植感染：又可称为接触感染或术后感染。医源性感染可能发生于侵入性诊断或治疗后，占14%～26%。也有外伤如子弹贯通伤所造成的继发化脓性脊柱感染。直接接种感染通常发生在术后，如椎管麻醉及镇痛、椎间盘造影、椎间盘髓核摘除术、椎间融合术后等。直接接种感染可引起首发椎间隙感染，如果病情进展可蔓延至邻近终板及椎体，导致椎体炎，这一途径与常见的血源性感染途径恰好相反。脊柱植入物术后感染的发生是致病菌、植入物材料和人体三者相互作用的结果。植入物相关感染中，细菌黏附素和生物膜的形成很大程度上取决于植入物表面的特性和感染微生物的种类。植入物的细菌依附性从大到小依次是聚醚醚酮、钢和钛等制成物。而植入物是不能被粒细胞完全吞噬的大型异物，可诱导产生粒细胞的功能缺陷，聚集在内置物周围的粒细胞部分去粒化，过氧化物生成减少，从而使杀灭细菌的能力受损。植入物周围的粒细胞甚至无法清除极少量的细菌。引起植入物周围感染最常见的致病菌是葡萄球菌属，表皮葡萄球菌是最重要的病原体之一。

（3）直接扩散：颈椎椎前咽静脉丛是头部和颈部感染细菌传播的潜在途径，也可直接侵犯脊柱，包括直接扩散和医源性感染，前者可能发生于靠近口、咽的高位颈椎，如因鼻咽癌放疗咽壁变薄，甚至缺陷，导致菌群直接入侵。腹主动脉夹层瘤支架植入后支架周围感染的直接扩散，导致后方腰椎椎体感染。

三、微生物学

化脓性脊柱炎可由多种微生物引起，最常见的致病菌来自体表、体内和周围。其常由细菌的血源性传播引起，主要来自皮肤、呼吸道、泌尿生殖道、消化道或口腔，细菌进入血液可导致菌血症。临床上常见的致病菌有金黄色葡萄球菌（20%～80%）、大肠埃希菌、链球菌及肺炎克雷伯菌等。耐甲氧西林金黄色葡萄球菌（MRSA）感染所致化脓性脊柱炎的患病率呈上升趋势，高达40%～57.1%。与甲氧西林敏感的金黄色葡萄球菌（MSSA）相比，男性、合并多种疾病和非脊柱手术患者是MRSA致化脓性脊柱炎的重要危险因素。致病菌种其次是肠杆菌科（7%～33%）、链球菌（5%～20%）、凝固酶阴性葡萄球菌（5%～16%）。Graham等报道革兰氏阴性菌感染所致椎体骨髓炎的发生率为12.7%，包含大肠埃希菌、铜绿假单胞菌、肺炎克雷伯菌、沙门菌等，其中肠杆菌科是最常见的种类。革兰氏阴性杆菌感染常常是泌尿生殖道、胃肠道感染及高龄、免疫力低下、合并糖尿病等患者的致病原因，大肠埃希菌和变形杆菌可能出现在尿路感染患者中。静脉药物滥用所致脊椎骨髓炎患者病原体以铜绿假单胞菌为主。沙门菌所致的骨髓炎则最可能出现于免疫功能缺陷者和镰状细胞贫血患儿。凝固酶阴性葡萄球菌中表皮葡萄球菌最常见，它常与术后感染或心脏术后内置物引起的脓毒症有关，多见于术后1个月以上的患者。低毒性的葡萄球菌和链球菌可能会引起无痛性感染。厌氧菌感染所致化脓性脊柱炎只占3%，常见于糖尿病患者，脊柱穿透性创伤患者亦容易感染。硬膜外脓肿病原体与脊椎化脓性骨髓炎病原体基本相同，单纯椎间隙感染病原体多与穿刺或开放性手术相关。而免疫功能缺陷患者脊椎骨髓炎病原体则更为复杂，肉芽肿性脊椎骨髓炎（非脊椎化脓性骨髓炎）的病原体有结核分枝杆菌、布鲁氏菌、真菌及寄生虫（棘球绦虫），以结核分枝杆菌为主。在感染的流行区域和先前感染过的患者中，应考虑MRSA感染的可能。大多数化脓性脊柱炎都是由单一致病菌引起的，多种病原体复合感染较为罕见，这类患者通常患有消耗性疾病和免疫力低下，也可能是由压疮、溃疡感染灶的邻近播散所致。在1/3的病例中，感染病原体不明确。Rutges等报道社区获得型化脓性脊柱炎主要致病菌为革兰氏阳性球菌，而医院获得型的主要致病菌则是MRSA和革兰氏阴性杆菌。

值得注意的是，有时会在培养物中发现低毒力的病菌，如皮肤菌群，很难确定它们是污染物还是致病菌。应该警惕，这些微生物可能导致椎体骨髓炎，因此应谨慎称之为污染物。

第二节　诊断与鉴别诊断

化脓性脊柱炎起病隐匿，患者的症状和临床表现缺乏特异性且有很大的差异性，早期发现主要依赖于影像学检查，而病灶或血培养分离出致病菌才是诊断的"金标准"。但随着抗生素的广泛应用，很多患者往往无法取得病原学依据，诊断较为困难，误诊率较高，近年来误诊现象屡有报道。误诊原因：①由于致病菌种属、感染部位及机体的免疫力等差异，临床表现、实验室检查结果及影像学表现复杂多样，差异很大；②病原微生物检出率较低，部分患者容易被误诊为结核或肿瘤；③若为低毒力细菌感染，大部分病例经保守疗法而获得治愈，缺乏组织细菌培养和活检的病理支持。

化脓性脊柱炎一般考虑采用以下诊断标准：①疑似化脓性脊柱炎的临床症状（活动后背部疼痛及休息后疼痛不能缓解、出现神经症状等）；②MRI特征与化脓性脊柱炎一致（终板破坏、椎间盘炎症、椎间隙和椎旁软组织及硬膜外存在坏死或者脓肿）；③主要的炎症指标：ESR增快（>20mm/h）、CRP水平升高（>10mg/L）、发热（>38℃）等炎症迹象；④血培养2次阳性；⑤脊柱或者椎旁间隙分离出病原体。前三项中任意一项加上⑤，则可确诊化脓性脊柱炎；前三项中任意一项加上④，则高度怀疑化脓性脊柱炎；前三项中任意两项也可考虑化脓性脊柱炎可能。

一、诊　断

（一）临床表现

1. 症状　化脓性脊柱炎最常见的部位是腰椎（58%），其次是胸椎（30%）、颈椎

（11%）和骶尾部。其发病分为3种类型：急性（高热、剧烈疼痛、不适等严重症状）、亚急性（发热、中度疼痛、轻度不适等中度症状）和隐匿性（轻度症状，体温和局部疼痛不影响一般情况）。与由结核分枝杆菌引起的缓慢发展的隐匿性压迫症状相反，化脓性脊柱炎通常会突然发作。其最常见的症状是疼痛，大多数表现为剧烈的局部疼痛。Hopkinson和Patel报道腰椎化脓性脊柱炎中具有持续腰背部疼痛的患者超过91%。一些患者有发热症状，其他症状包括恶心、呕吐、厌食、体重减轻、嗜睡和神志不清等。总体而言，疼痛是其主要特征。因此，在遇见临床表现为背部或颈部疼痛的老年或慢性病患者时，应高度怀疑化脓性脊柱炎。

一般从发病到出现临床表现平均需要30～90天，部分患者经治疗后仍会复发或残留神经系统后遗症。据报道，有34%的患者出现神经系统损害症状，如神经根性症状、四肢无力或瘫痪、感觉异常甚至丧失，以及尿潴留等。偶可见吞咽困难，这是累及颈部化脓性脊柱炎的咽后脓肿引起。多数患者在患化脓性脊柱炎之前，大多存在原发性感染病灶，发病多早于脊柱骨髓炎本身引起的典型背部疼痛。在大约50%的患者中，原发感染部位多见于皮肤、呼吸系统、口腔、泌尿道、胃肠道、血管系统，或合并心内膜炎、关节炎等。有研究表明，在化脓性脊柱炎患者中，有1/3的人患有心内膜炎。一些研究报告显示，有19%～47%的化脓性脊柱炎患者曾接受过脊柱手术。许多化脓性脊柱炎患者都有潜在的基础疾病，如糖尿病、冠状动脉疾病、免疫抑制疾病或恶性肿瘤病史。

2. 体征 体格检查往往有棘突压痛、局部叩击痛及脊柱僵直，但伴随出现神经系统症状并不常见，10%～50%的患者会表现为肌肉无力和感觉缺失等，可出现椎管内神经刺激征象如节段性放射痛、肌痉挛等。有研究表明，有35%～60%的患者会出现发热等全身症状，但并不具有特异性。

（二）实验学检查

实验室检查中，白细胞计数及中性粒细胞计数不是敏感指标。Yoon等对2011年1月至2013年12月117例化脓性脊柱炎患者进行回顾性分析指出，仅42.6%～81.3%的患者白细胞计数升高。国内甫拉提·买买提等的研究则显示，化脓性脊柱炎患者中有58%的患者出现白细胞及中性粒细胞计数升高。相比而言，ESR和CRP敏感性更强，ESR和CRP敏感度分别为98%和100%，但两者特异度较差。Fantoni等发现在化脓性脊柱炎患者中ESR和CRP水平显著增高。然而有学者研究发现，感染急性期常有ESR和CRP水平升高，而伴慢性疾病的患者则可不升高。近来有研究发现，细菌感染后CRP阳性率可达80%～90%，而非细菌性感染升高不明显，有效治疗感染后，CRP比ESR更快地降低，因此监测CRP的动态变化，有助于早期诊断、鉴别和评估疗效。CRP水平在判断抗感染治疗方面比ESR更具有特异性，因为它在细菌感染的6h内上升，在对感染进行充分治疗后，CRP水平比ESR恢复得更快。这些指标在手术后没有任何并发症的情况下也会因正常的炎症反应而增加。在一些病例中，ESR在手术后约5天达到峰值，3周内恢复正常，CRP在术后2～3天达到最大值，术后6～14天恢复正常。因此，有文献报道CRP和（或）ESR均不应被视为脊柱化脓性感染的特定指标，而是作为脊柱感染诊断和治疗中一种好的监测指标。另外，还有研究发现化脓性脊柱炎患者的CRP水平明显高于脊柱结核患者，化脓性脊柱炎和脊柱结核患者CRP检测值的中位数分别为70mg/L和29mg/L。

降钙素原（procalcitonin，PCT）作为炎症指标，在感染性疾病中发挥着重要作用，而其在化脓性脊柱炎诊断中的价值国内外则少有研究。PCT > 0.5ng/L是化脓性感染的准确指标，作为炎症检测的新兴指标，已被证明在多种感染性疾病中具有一定的诊断价值，但国内外采用PCT对化脓性脊柱炎进行诊断的研究很少，PCT在脊柱感染诊断的敏感性不如CRP。Maus等研究发现PCT对脊柱感染的诊断或治疗反应监测没有帮助，且无法区分脊柱细菌性感染和无菌性炎症。因此，PCT不推荐用于化脓性脊柱炎的诊断。但国外Yoon等比较了117例化脓性脊柱炎及60例脊柱结核患者的临床检验结果，显示化脓性脊柱炎血清PCT浓度均数（59ng/L）高于脊柱结核患者（11ng/L），差异具有统计学意义，因此得出结论认为PCT可以作为鉴别化脓性脊柱炎及脊柱结核的一项检验指标。

淀粉样蛋白A（SAA）作为炎症指标，在感染性疾病中发挥着重要的作用，SAA是急性期蛋白，机体受感染后4～6h即可迅速升高约1000倍，清除病原体后又可迅速降至正常水平，是反映机体感染情况和炎症恢复的敏感指标；SAA水平升高见于病毒、支原体、细菌感染，且敏感度高于CRP，在细菌感染性疾病中，SAA与CRP相比优势是上升早、幅度大、敏感度高，尤其是在急性细菌感染早期，检测SAA的优势更加显著。

由于化脓性脊柱炎大多数是血源性感染，因此尽快获得血培养很重要。血培养在化脓性脊柱炎中结果呈阳性，可用于诊断，但阳性检出率较低，25%～59%的患者血培养阳性并可确定致病微生物，故需要进行多次采血培养，一般2～3次血培养阳性结果才有意义；且最好在发热高峰或寒战时期，对血液行细菌培养、菌种鉴定及药敏试验，提高血培养的阳性率。同时研究证实双臂采血比单臂采血阳性率高。以往文献显示，在抗菌治疗前，化脓性脊柱炎患者的血培养阳性率约为70%。但实际情况却是来住院的患者大多已经过院外抗生素药物治疗，这明显降低了血培养的阳性检出率。因此，穿刺取病理组织进行活检应作为入院后的常规检查方法，穿刺的标本或手术中获取的标本需做常规细菌培养和药敏试验，同时要做结核、非结核分枝杆菌培养和药敏试验。在难以于现有实验室中明确病原菌的情况下，建议进行宏基因组二代测序（mNGS）。mNGS与常规培养手段相比，可显著提高样本检测阳性率，目前检测阳性率可达60%～75%；mNGS可作为一种诊断结核、非结核分枝杆菌感染的重要补充手段；对非特异性（化脓性）感染的诊断具有更加重要的意义，特别是对临床上少见或罕见的、不易培养或无法培养的细菌，其优势明显。临床上要注意的是，不管是细菌培养还是mNGS结果都有假阳性的存在，也有两种方法结果不一致的情况，需要医生综合考虑予以甄别，当然更需要技术的改进来提高阳性率，降低假阳性率。

（三）影像学检查

1. X线检查　在化脓性脊柱炎的早期，X线片无骨破坏表现，大多数患者常表现为椎体退行性变化或终板炎改变。典型表现一般在发病后2周左右才显现，最常见的X线改变是椎间隙变窄；晚期，由于感染由受累变窄的椎间盘蔓延至相邻椎体，常出现椎体塌陷，在某些节段有后凸畸形（图5-1）。过伸过屈位X线检查可以帮助确定脊柱稳定性。

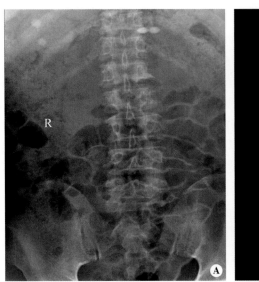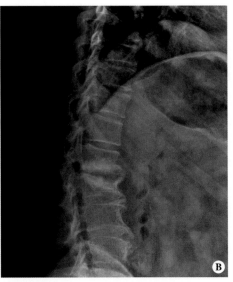

图5-1 L$_{1\sim2}$金黄色葡萄球菌感染X线片

L$_{1\sim2}$椎间隙变窄，L$_2$椎体前方塌陷，椎体上、下缘骨质硬化

2. CT 虽然MRI对于早期诊断比 CT 更敏感，但 CT扫描也有其优势：①可用于对MRI有禁忌证的患者；②有助于决定被感染的坏死组织的清创程度，因为MRI可能过高估计感染的范围；③用于引导穿刺活检。化脓性脊柱炎的CT特征性改变为椎体周围粗大棘状骨质增生甚至形成骨桥，并且出现骨质破坏、硬化。CT 能为早期诊断化脓性脊柱炎提供可靠的影像学依据，通常对骨质破坏、椎管形态、钙化及死骨的显示更为清晰（图5-2）。

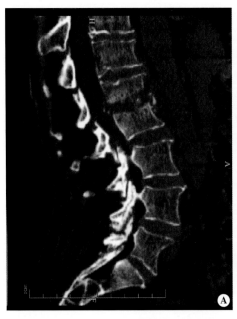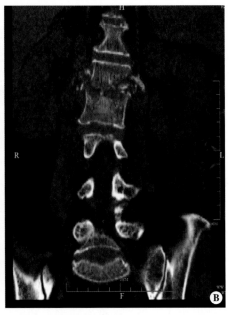

图5-2 L$_{1\sim2}$金黄色葡萄球菌感染CT

L$_{1\sim2}$椎体上、下缘骨质破坏，可见死骨，边缘毛糙，有多个囊状低密度区，局部示骨质硬化征象。A.矢状位；B.冠状位

3. MRI 最具特异性，MRI是化脓性脊柱炎最敏感的影像学检查手段（图5-3）。在感染早期阶段当其他成像方式仍正常或没有特异性时特别有用。美国传染病学会（Infectious Diseases Society of America，IDSA）在2015年发布的成人椎体骨髓炎诊断和治疗临床实践指南中推荐使用MRI检查，其MRI诊断脊柱感染的敏感度、特异度和准确率分别为96%、92%和94%。它在化脓性脊柱炎早期炎症渗出期具有明显优势，而且MRI具有较高的软组织分辨率，对显示软组织、椎管内外病变均有较强的优势，尤其对骨髓病变者，其敏感度高，从而可帮助确定手术入路、减压和固定范围等。此外，MRI对显示并发的椎管内脓肿、蛛网膜炎甚至脊髓炎也较X线片和CT有优势。其特征性表现为椎间盘高度丢失，椎体终板边界模糊，T_1WI上椎体及椎间盘呈低信号，T_2WI上椎体及椎间盘呈高信号，脂肪抑制像仍呈高信号。MRI检查的缺点在于患者运动时图像清晰度会减弱，并有伪影出现；而对于佩戴心脏起搏器、幽闭恐惧症、体内有金属内置物者等，则为其禁忌证。

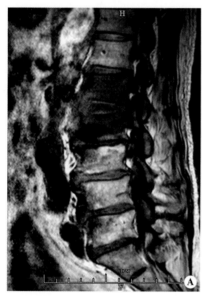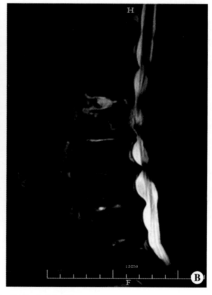

图5-3 $L_{1\sim2}$金黄色葡萄球菌感染MRI

A. T_1WI $L_{1\sim2}$椎体及椎间盘内低信号，椎间隙变窄；B. T_2WI $L_{1\sim2}$椎体及椎间盘内高信号，椎间隙变窄

（四）B超

B超不是诊断化脓性脊柱炎的常规方法，但是对于存在椎旁脓肿或者死骨及窦道的患者，初步无创评估病变的范围，以及经过治疗后评估是否存在窦道复发、脓肿复发的情况，B超亦存在自己的优势。

（五）放射性核素检查

放射性核素检查在诊断化脓性脊柱炎方面有很好的敏感度及特异度，其敏感度约为94%，而特异度也高达95%，核素骨扫描法通常在疾病早期即可发现病变，即病变部位显示浓集，因此更多学者主张使用核素骨扫描法。In-biotin显像法在诊断化脓性脊柱炎方面有较好的敏感度及特异度。Lazzeri等研究显示，In-biotin显像法与MRI和CT检查结果相比具有更高的诊断准确性。在71例出血性脊椎感染和39例手术后脊柱感染的患者中，使用In-biotin显像法的敏感度分别为84%和100%，特异度分别为98%和84%。Lazzeri等的早期研究中，对于34例脊柱炎患者，其敏感度为94.12%，特异度也高达95.24%。另外，Masuda等报道，对19例化脓性脊柱炎患者采用In-biotin显像法检查，其敏感度为82%，特异度为90%。因此更多学者主张临床诊断使用In-biotin显像法。但是由于该方法需要先注射放射性药物，等骨骼充分吸收，一般需2～3h后再用探测放射性的显像仪器检测，给患者及临床工作带来不便，因此该法较少应用于实际临床中。

（六）组织病理学检查

组织病理学检查可有效地检出致病菌而确诊，是诊断化脓性脊柱炎的重要依据。取病灶做细菌培养及药敏试验，选取敏感抗生素抗感染治疗。在遇到脊柱炎症类疾病时，应首选穿刺组织病理活检。组织活检（CT引导下和开放手术）有更高的检出率[77%（47%～100%）]，当血培养阴性时可以考虑进行活检。有研究得出CRP水平升高能提高穿刺活检的检出率；再次活检的阳性检出率只有14.7%，故再次活检的价值有限。然而不同文献中所报道的阳性率不尽相同。国外Lazzeri等报道的穿刺活检阳性率达89%；Spira等报道在34例化脓性脊柱炎患者中行CT引导下穿刺活检阳性率为82.3%。国内相关报道结果类似，郑焕东等报道在12例化脓性脊柱炎患者中行经椎弓根穿刺活检，阳性率为83.3%；刘禹等报道在18例化脓性脊柱炎患者中行CT引导下穿刺活检的阳性率为80%。而Sapieo等的研究发现穿刺活检约有30%的患者表现为阴性，术中病理也有14%的患者表现为阴性。其原因在于脊柱旁的软组织是低信号区，在使用上述技术手段诊断化脓性脊柱炎时应注意从脊柱或终板进行穿刺。另外，有研究发现，抽吸获取标本会降低阳性率，推荐使用打孔活检针，可明显提高检出阳性率。但由于该检查方式为有创检查，部分患者不能接受，加上基层医院相关操作技术经验不足而难以开展。因此，临床上需要通过症状、体征及相关辅助检查来诊断化脓性脊柱炎。

在活检之前抗生素的使用不影响检出率，所以即使接受过抗生素治疗，也可进行活检。①活检标本：应进行革兰氏染色、需氧及厌氧培养、结核分枝杆菌培养、真菌培养及组织病理学检查等。②活检的部位：Spira等对34个化脓性脊柱炎病例进行CT引导下穿刺活检，其中椎旁炎症浸润的敏感度为100%，硬膜外浸润或椎旁脓肿的发生在CT引导下活检中显示出对病原菌检测的高特异度（特异度分别为83.3%和90.9%）。因此，椎旁间隙炎性浸润提示能提高CT引导下活检病原菌的检出率，硬膜外浸润或椎旁脓肿的发生增加了特异性。Kim等对椎体和软组织（椎间盘、椎旁脓肿或腰肌脓肿）进行穿刺活检，椎体和软组织的培养阳性率分别为39.7%（29/73）和63.5%（40/63）（$P < 0.05$），得出软组织是穿刺活检的最佳场所。③针刺活检的选择：经皮穿刺活检可有细针抽吸或空心针活检，在对359例肌肉骨骼病变患者使用细针抽吸和空心针活检的研究中，空心针活检的准确率显著高于细针抽吸（分别为74%和63%）。

二、鉴别诊断

（一）与脊椎结核鉴别

近些年来研究表明，累及骨关节系统的肺外结核约占结核病总例数的10%，脊柱结核占骨关节结核的70%。以往有学者认为90%以上的脊柱结核继发于肺结核，但浙江省中西医结合医院近5年的统计表明，目前临床上47.0%的骨关节结核患者有明确的肺结核病史，23.8%的患者有肺相关疾病。早期不易鉴别者，详细追问病史，结合肺部有无结核较为重要。以往认为本病好发于儿童和青年人，但近年来，60岁以上老年人发生脊柱结核的比例明显上升。发病部位以腰椎最为多见，其次依次为胸椎、颈椎和骶椎。脊椎结核以骨质破坏为主，常侵犯椎体前部，呈虫蚀状，多伴有骨质疏松，可见小块及砂粒状死骨，常有囊砂样死骨及干酪样钙化，以致信号混杂。脊柱成角畸形及椎旁寒性脓肿，椎旁脓肿多见，为较大薄壁寒性脓肿，具有流注性，有时脓肿内可见钙化。化脓性脊椎炎较易出现椎间隙变窄，椎体骨质破坏较结核轻且慢，椎旁脓肿为多发厚壁小脓肿，造成脊柱成角畸形的概率低，后期自发性融合的概率高。

（二）与布鲁氏菌病鉴别

布鲁氏菌病是由布鲁氏菌属的小型、非运动性、革兰氏阴性、需氧和兼性胞内球菌引起的，受感染动物中的布鲁氏菌通过未经高温消毒的牛奶或乳制品等直接传播给人类，人类接触受感染的动物也可能受感染。人布鲁氏菌病在农民、兽医和实验室工作人员或动物饲养者中是一种较为普遍的职业病，常见于胸椎或腰椎，在颈椎区域较少出现。可导致布鲁氏菌相关的椎管硬膜外脓肿、局限性脓肿。标准试管凝集试验（SAT）多用于半定量和定量试验，常用已知一定量的抗原（细菌、细胞等）与一系列被稀释的患者血清混合，在保温放置后观察结果，以判定受检血清有无相应抗体及其效价。如果SAT＞1∶100为阳性，则可判断为布鲁氏菌病。

通过对病理组织显微特点与MRI征象的观察，化脓性脊柱炎早期病理以中性粒细胞浸润为主，无明显死骨；椎骨松质骨的丰富血供使该处成为椎骨感染的首发部位，病变经血管扩散到椎间盘的周缘或破坏终板进入椎间盘，椎体和椎间盘分界模糊不清，呈弥漫的异常信号，以后椎间隙变窄，间盘高度减小，形态异常。椎旁脓肿壁厚而不规则，可形成多个脓肿灶。急性期主要为脓肿形成和骨质破坏而无死骨形成，破坏处周围随之出现骨质增生硬化，T_2WI表现为低信号。后期椎体骨质增生，产生骨桥和椎体间融合。布鲁氏菌性脊柱炎早期病理以淋巴细胞浸润为主，早期即可有死骨与新生骨；椎间盘破坏相对较轻，常侵及多个椎体，骨破坏灶小（2～5mm）而多发，较大破坏灶呈"岛屿状"，病灶周围明显增生硬化，新生骨组织中又有新破坏灶形成，增生椎体边缘呈花边状，椎体形态多无明显变化，一般受累椎间盘轻度变窄，少或无椎旁脓肿形成，尤其无死骨形成应予以重视。椎旁软组织异常信号范围较小，椎旁脓肿壁较薄而不规则，多为单个脓肿灶。椎体前缘或后缘可见韧带骨化。脊柱布鲁氏菌性骨髓炎一般2个月左右出现骨改变，晚于脊柱化脓性感染。

病理学及MRI在鉴别早期化脓性脊柱炎与布鲁氏菌性脊柱炎中具有较高价值，对于细菌培养阴性患者早期试验性治疗方案的拟定更有帮助。

（三）与脊柱转移瘤鉴别

脊柱转移瘤常为多椎体、多附件连续性或跳跃性破坏，破坏后被软组织肿块充填或包埋；椎体高度变化小，脊柱后凸畸形少；罕见椎间盘受累，可能与肿瘤嗜营养而椎间盘无血供有关；椎旁脓肿及死骨极少见；患者年龄较大，多数可查见原发灶。

（四）与脊柱退行性变鉴别

Modic Ⅰ型脊柱退行性变的MRI表现与早期脊柱感染相似，均有T_1WI椎体低信号、T_2WI椎体高信号改变，但脊柱退行性变患者椎体终板边界一般清晰，且椎间盘信号一般正常或偏低，而不会像脊柱感染那样呈T_2WI椎间盘高信号。Eguchi等研究报道，应用MRI弥散加权成像（DWI）可很好地鉴别脊柱退行性变与脊柱感染，其敏感性与PET检查几乎相同。此外，实验室检查也有助于两者的鉴别诊断。脊柱退行性变多见于老年人，骨质疏松骨小梁发生微骨折、终板破坏可导致骨髓水肿，类似感染的表现，但临床多无感染的表现，症状相对较轻，椎体无破坏表现。增强扫描强化不明显，椎旁无脓肿形成。

（五）与类风湿关节炎鉴别

累及胸腰段的类风湿关节炎并不多见，其典型X线表现为骨破坏所致椎体终板形态异常，骨破坏区域常有反应性新骨形成所组成的骨性边界，且患者常有相关病史及其他部位类风湿关节炎。

（六）与Schmorl结节鉴别

影像学上Schmorl结节与脊柱感染有相似之处，均表现为椎体终板形态不规则、椎间隙变窄。但Schmorl结节仅限于软骨内，且椎体信号改变区域局限，不会出现椎旁软组织脓肿。

（七）与慢性肾脏病鉴别

慢性肾脏病接受血液透析患者影像学上可观察到椎间隙变窄、椎体软骨下骨破坏及新骨形成，但椎间盘在MRI T_1WI及T_2WI上多呈低信号，且无椎旁软组织脓肿形成。患者病史可为慢性肾脏病与脊柱感染的鉴别提供充分依据。

第三节 治 疗

一、全身支持疗法

化脓性脊柱炎早期可能伴有菌血症，如感染未有效控制，可能出现感染性休克，严重者将危及患者生命。化脓性脊柱炎全身支持治疗在于提高全身机体免疫力、维持心肺功能稳定，纠正全身生理功能紊乱，提高患者对药物、手术等治疗的耐受性。全身支持治疗作为感染非特异性（支持性）治疗的主要手段，将为特异性（抗感染）治疗赢得宝贵时机。其主要包括循环支持、激素替代、机械通气、严格控制血糖等。

循环支持主要包括体液复苏、血管活性药物的运用，其中体液复苏常用晶体、胶体（白蛋白、羟乙基淀粉等），传统观点认为体液复苏、维持循环稳定先晶体后胶体，但近年来越来越多的研究提示，两者并无传统认为的显著性差异。因此，对于复苏时的液体选择目前仍无定论。在感染早期应用大剂量有效抗生素的同时，患者应严格卧床休息，加强营养，进高蛋白、高维生素饮食。根据需要可少量多次输血，给予适量镇静剂、镇痛剂或退热剂。对中毒症状严重者或危重患者应同时配合激素治疗。

二、局部制动

化脓性脊柱炎早期建议绝对卧床，直至腰部剧烈疼痛症状改善。研究报道，约30%的患者在感染后6～8周发生脊柱畸形，75%的患者通过非手术治疗治愈后，6～24个月出现自发椎体融合。外部支具固定有助于维持脊柱稳定、缓解疼痛，有助于局部炎症控制，可一定程度上预防脊柱畸形发生或加重，降低由长期卧床导致的相关并发症发病率。

三、全身抗感染治疗

由于抗生素的问世，化脓性脊柱炎的发病率有所下降，并且由化脓性脊柱炎导致的死亡率也显著降低。多数化脓性脊柱炎均可通过保守治疗治愈；对于无椎管内脓肿的椎间盘炎及椎体骨髓炎，一般选择非手术治疗，抗生素是治疗的基础与关键，在取得细菌培养材料后应该立即给予抗生素治疗，同时辅助以非药物治疗，如固定、制动等。然而，对于严重的败血症，应该立即经验性使用广谱抗生素，需根据感染的部位、特点合理选择抗生素的种类、剂量、疗程及给药途径等。

（一）药物治疗原则

脊柱化脓性感染多数可通过抗感染治疗和支具固定治愈，早期诊断和多途径干预是脊柱化脓性感染治疗的基本原则。目前已达成的共识是，在确定病原体（获取病灶标本）之后，再行抗感染治疗。

（二）常用治疗药物及方案

1. 抗菌药物的选择及疗程　化脓性脊柱炎目前临床最常见的病原微生物为葡萄球菌、大肠埃希菌、肺炎克雷伯菌及链球菌，经验性抗生素包括青霉素或第一代头孢菌素，用于覆盖常见感染性生物体，也就是针对葡萄球菌和链球菌感染为主的抗菌谱。免疫缺陷和静脉注射毒品患者应使用更广谱的抗生素，如第三代头孢菌素，从而覆盖革兰氏阴性菌。克林霉素、万古霉素、喹诺酮类、四环素、磺胺甲噁唑也有良好的骨渗透性能时，应该考虑用于治疗脊髓感染，尤其是对β-内酰胺类抗生素过敏的患者，同时，近年来利奈唑胺在脊柱革兰氏阳性菌感染中良好的疗效已获得临床验证，特别是其口服生物效价与静脉给药接近，有助于患者离院后延续抗感染治疗。而作为抗结核药物的利福平，除了具有良好的骨浓度，可积极对抗细菌和生物膜植入，与其他β-内酰胺类抗生素还有协同作用，尤其对革兰氏阳性球菌感染特别有效。抗生素的选择可根据细菌培养结果进行调整，微生物学家认为优化抗生素覆盖，识别菌血症的来源非常重要。

对于抗菌药物有效性的评估，一般急性感染者，有效抗菌药物应用2～3天后，ESR及CRP水平即可显著下降，同时局部疼痛、体温等均可明显改善，提示抗感染有效。

关于抗生素的治疗疗程，目前各研究并不一致。对于化脓性脊柱炎患者，大多数研究建议静脉滴注抗生素6～8周，后继续口服抗生素6周；也有研究表示，静脉滴注抗生素4～6周即可，此时临床体征及实验室检查结果均可恢复正常。而Seyman等研究发现静脉滴注抗生素>6周，再改口服抗生素继续治疗8周可以明显减少感染复发，后期复查CRP、ESR以监控已明确诊断患者的疾病发展方向。由于成年患者ESR受全身伴发疾病及年龄增长造成的非特异性增快的影响，50%的成年患者经非手术治疗1个月后，虽然病情已控制，但ESR水平未明显下降，而CRP水平显著降低，因此CRP对抗感染治疗疗效的评估更具有临床意义。

2. 病原微生物不明确者的抗感染方案制订　对于培养阳性或通过分子生物学技术（PCR、二代或三代测序技术等）明确病原菌者，抗菌药物的选择可以根据药敏结果及该病原微生物种类进行规范。但文献报道，化脓性脊柱炎血培养阳性率在30%～50%，而病灶穿刺标本培养阳性率也低于60%。文献认为，依赖传统方法诊断脊柱感染性疾病，仍有25%～60%的感染病原微生物不能明确。对于这类患者的治疗，抗生素的选择只能凭借经验及病原微生物的分布情况，而抗生素的调整也只能根据患者的临床表现和实验室检查指标，这给治疗带来了很大的困难。对于该类患者，如何进行诊断性抗感染治疗？根据脊柱感染常见病原微生物，建议首选第一代头孢菌素静脉滴注治疗3～5天，如患者ESR、CRP水平下降，则考虑诊断性抗感染有效，继续该抗感染方案用药，同时结合患者年龄、肝肾功能等情况，可加用利福平协同抗感染。如抗感染治疗后ESR、CRP水平无显著下降，或不降反升，则可改用万古霉素或利奈唑胺抗感染治疗，抗感染治疗3～5天后再次评估ESR、CRP指标。如相关炎症指标持续下降，则继续该方案进行抗感染治疗。但若规范应用以上抗感染方案后，患者症状体征及相关炎症指标均无明显改善，则不考虑革兰氏阳性菌感染，建议针对革兰氏阴性菌感染进行诊断性抗感染治疗。

对可疑革兰氏阴性菌感染者（抗革兰氏阳性菌感染治疗无效、近期其他部位存在明确革兰氏阴性菌感染史），如其他脏器感染有明确病原菌及药敏结果者，根据药敏结果选择合适抗菌药物进行抗感染治疗。无药敏结果者首选第三代头孢菌素静脉给药治疗3～5天，如患者ESR、CRP水平明显下降，则继续应用该抗感染方案，同时可联合应用左氧氟沙星抗感染治疗。如第三代头孢菌素抗感染治疗无效，改为亚胺培南西司他丁钠静脉抗感染治疗3～5天，评估ESR、CRP水平下降情况。

同时，对于发病后存在多种广谱抗生素应用史，局部症状轻微，ESR、CRP水平轻度升高者，考虑化脓性感染进入慢性期，病原菌低水平复制患者，应用诊断性抗感染药物后，建议适当延长评估时间，这类患者对抗菌药物敏感性较低，短期3～5天用药后ESR、CRP水平往往无显著变化，可将抗菌药物有效性评估时间延长至10天甚至2周以上。

（三）中医药治疗

《诸病源候论·骨疽瘘候》中记载："骨疽瘘者，或寒热之气搏经脉所成，或虫蛆之气因饮食入人脏腑所生。以其脓溃，侵食于骨，故名骨疽瘘也。"化脓性脊柱炎作为骨关节感染的一部分，传统中医理论称为无头疽、骨痈疽、附骨疽等，认为其是由热毒余邪随气血运侵犯脊椎，聚而不散，筋腐骨蚀而发生的深部脓疡。

传统中医理论认为，化脓性脊柱炎多由风寒湿热之邪外袭，化热搏结于骨节；或由于疔疮走黄，疽毒内陷；或病后余毒不清，湿热内盛，其毒深窜入里，留于筋骨；或由于外来直接伤害，局部骨骼损伤，复因感染邪毒，瘀热搏结，凝滞筋骨而成。

根据患者疾病不同阶段及感染类型不同，主要分为风热炽盛型、湿热瘀滞型、气血两虚型。

（1）风热炽盛型：以清热解毒，疏风通络为治。方药：仙方活命饮合黄连解毒汤加减，其中白芷、贝母、防风、赤芍药、当归尾、甘草节、皂角刺（炒）、天花粉、乳香、没药、金银花、陈皮清热解毒，消肿溃坚，活血止痛，黄连、栀子、黄柏、黄芩泻火解毒。

（2）湿热瘀滞型：以清营托毒，化湿开郁为治。方药：金银花散加味。金银花、甘草、茯苓、苍术、黄柏、薏苡仁、土茯苓、皂角刺、蒲公英、象贝母。

（3）气血两虚型：多见于化脓性脊柱炎后期，患者气血两虚，以调补气血、扶正托毒为治。方药：神功内托散合黄连解毒汤，其中当归、白术、黄芪、人参、白芍、茯苓、陈皮、附子、川芎、木香、炙甘草温补托里，黄连、栀子、黄柏、黄芩泻火解毒。

四、手术治疗

对于化脓性脊柱炎，有效、规范、足疗程的抗感染治疗是基础，但除了抗感染治疗外，10%～20%的患者需通过外科手术治疗。对于感染病程大于2周，影像学检查提示椎间盘组织已经有感染信号，感染中毒症状明显，椎管硬膜外脓肿形成及有神经功能改变等表现者，大多数学者主张早期手术治疗。同时，化脓性脊柱炎常以上下终板破坏为主，容易造成脊柱不稳，手术治疗的目的在于清除感染病灶，重建脊柱稳定性，解除脊髓神经压迫。

手术适应证：①出现脊髓、马尾受压，神经根性症状，经保守治疗无效；②椎管内外空间改变，并且邻近椎体骨组织受损；③椎间隙、椎体破坏明显，脊柱形态改变，出现畸形；④腰部可触及明显脓肿包块或者硬膜外出现脓肿；⑤持续性疼痛（即给予抗生素静脉滴注治疗6周后，患者疼痛症状不减或加重）；⑥抗生素静脉滴注及口服治疗效果欠佳及反复复发。

有研究显示，即便患者处于急性感染期，如出现神经压迫症状，亦可实施减压及内固定手术；如果患者仅是单纯的脊柱畸形、不稳，无神经压迫症状，可根据患者具体情况选择内固定手术；如果患者疼痛明显，同时伴有脊柱畸形，可以抗生素治疗后行矫形固定术。

（一）手术方法

手术方法主要包括内固定病灶清除、减压、脊柱矫形、植骨融合等，根据患者个体情况个性化选择。

1. 病灶清除术 对于大部分化脓性脊柱炎患者而言，手术治疗主要目的为清除感染病灶。彻底清除感染组织是手术成功的关键，不论采取何种术式，都应首先考虑彻底清除病变组织。感染病灶常位于脊柱前柱，常见感染部位为椎间盘及椎体，脊柱后柱少见感染病灶。大多化脓性脊柱炎感染由腹侧向椎管进展，因此临床医生多从前方清除病灶。根据病变部位决定手术侧别，腰椎若双侧均被感染，通常选择左侧入路，进而避免腹腔静脉等损伤。选择前侧入路可以使感染部分充分暴露，病灶部分显而易见，进而能充分彻底地清除坏死及感染组织。同时该术式适用于腰大肌脓肿及硬膜外脓肿，术毕应充分引流，避免感染灶清洗不净及致病菌的繁殖。由于手术过程中需要充分暴露视野，因此该术式伤口较大，术后患者绝对卧床时间较其他手术长，术后并发症，如栓塞等发生风险高，尤其对于老年人而言风险增加。与此同时，肺部感染及压疮等并发症也不容小觑，需谨慎护理。有研究表明后侧入路手术效果同样理想。其优势在于手术暴露小、伤口小，对于有慢性病变及老年患者而言，可明显缩短术后绝对卧床时间，进而减少卧床导致的并发症。然而由于该种手术方式清创不够彻底，仅适用于病变累及椎间盘或者少量骨质受损者。

也有学者认为，单纯后路手术可以有效清除感染的椎间盘、椎体及椎旁脓肿，便于显露硬膜囊和神经根，神经减压充分，减少手术创伤，避免术中改变患者体位，是有效的手术方式。对于并发硬膜外脓肿的患者，如果在抗感染治疗的同时出现神经功能障碍进行性加重，需尽早进行手术治疗。手术入路取决于脓肿的位置，因为硬膜外脓肿通常位于椎体后方，通常采取后路椎板切除减压术，尽可能保留关节突关节以维持脊柱稳定，如果减压超过2个节段，需行后路椎弓根螺钉固定。

2. 减压与矫形 化脓性脊柱炎造成脊髓神经损害的原因大致有以下几种：①病灶组织的直接压迫，包括脓液、肉芽、死骨和坏死的间盘组织等引起脊髓或神经根功能障碍。②椎管内肉芽组织机化，纤维组织增生，硬膜增厚，压迫脊髓。③脊柱后凸畸形，脊髓同时受到纵向牵张和后凸顶点对应部位的横向压迫，当脊髓受压超过代偿极限时会引起脊髓功能损害。④病理组织压迫脊髓动脉，使受压局部和该动脉所供应的脊髓组织缺血，严重者动脉可发生栓塞，脊髓软化坏死。⑤病灶穿破硬膜，在蛛网膜内形成局限性炎症，脊髓本身被脓液或肉芽组织包裹、破坏。对前3种原因手术治疗效果较好，后2种情况则手术治疗效果相对较差。针对造成脊髓损害的原因，减压手术治疗的原则是彻底的病灶清除和椎管减压。脊柱感染合并神经功能障碍患者手术的主要目的是清除椎管内的致压物，解除脊髓压迫、矫正后凸畸形、植骨融合，重建脊柱稳定。按照减压手术入路的不同，大致可分为前路减压、后路减压和后外侧减压3种减压方式。此外，近年来随着脊柱微创技术的发展，有许多学者尝试将椎间孔镜技术运用于胸腰椎结核的椎管减压，并取得了一定的疗效。

矫形的手术适应证：①椎体破坏＞1/2，Cobb角＞50°或进行性加重的后凸畸形；②脊髓受压致神经功能障碍；③椎体破坏继发脊柱不稳；④脊柱感染合并完全截瘫；⑤不完全截瘫经抗感染治疗3～4周后无缓解。

3. 植骨融合 感染病灶清除后，需要同期修复骨缺损。行椎体间植骨融合术治疗的患者，一般病情较重，病灶部位通常骨质破坏明显。由于术中需要切除病变椎间盘及椎体，因此会在病变部位产生较大空腔，需要移植骨组织填充，从而增加脊柱的稳定性，防止脊柱畸形的出现，最终避免神经压迫损伤。有研究显示彻底清除感染灶及坏死组织后，在原位进行骨组织移植较为安全，并且不会造成感染症状的持续及增加反复发作的风险。植骨材料包括自体骨、同种异体骨、人造骨、钛网、聚醚醚酮树脂椎间融合器。骨组织移植一般分为带血蒂移植和未带血蒂移植，虽然带血蒂移植能充分营养骨组织，使其更好地融合，但因受技术的制约，临床医生通常选用不带血蒂骨组织移植。骨块移植包括自体骨移植和同种异体骨移植，一般患者选择自体骨块移植，可避免排斥反应发生，预后较好。自体移植骨块首选髂骨，其次为肋骨。有研究显示，自体移植骨组织融合率可达到100%。Wiltberger在1952年首次报道了椎体切除后同期行自体骨移植融合术，已经证明无论哪种病原体感染，这种方法均是安全和有效的。髂嵴是比肋骨更好的自体骨移植材料，但是如果在经胸腔入路手术过程中已经取下一段肋骨，只要没有明显的后凸畸形或者不需要跨越很大范围的植骨，肋骨移植也是足够的。

化脓性脊柱炎患者，如果病变仅累及颈椎或者胸椎单个椎体，自体移植髂骨往往适用，但患者病变部位为腰椎或者多个累及时，自体移植往往难以实现，因此该种情况需要进行同种异体骨移植，而排斥反应的存在使得骨组织融合效果较自体骨稍差，融合率为95%。也有研究表明，当使用自体骨组织难以获得满意的手术效果时，可选用钛网，在其空隙内填充碎骨块，从而进行骨组织融合。该方式尤其适用于前柱感染较重的患者，其优势不仅在于自体骨块用量少，并且其在稳定性方面也较为突出，可承受更大的压力，同时避免单纯自体移植中骨块再吸收问题，与单纯自体骨块移植相比，术后感染率及反复发作可能性没有升高，有报道骨融合率也几乎达到100%。同时钛网不受感染环境中降解酶的影响，可以提供有效的前柱支撑，重建脊柱序列，而且细菌对钛网的黏附性较低。与自体骨相比，钛网更适于修复大的骨缺损，以重建脊柱矢状面平衡。Tschoke等报道在腰椎化脓性脊柱炎患者中，应用聚醚醚酮树脂椎间融合器行椎间融合，取得了满意的疗效。

4. 器械内固定 有研究显示，如果病变发生在椎体，或者由清创导致脊柱稳定性较差时，需后侧入路行内固定术。内固定术可增强脊柱稳定性，避免移植骨块移位，进而避免脊柱畸形及神经压迫损伤的出现。内固定术在增加脊柱稳定性的同时，也可明显缩短患者绝对卧床时间，避免长期卧床导致的并发症，进而改善患者预后情况及提升患者生活质量。目前经前侧入路器械安置仍存在较大争议，有学者认为该种手术方式可导致炎症迁延不愈和反复发作。但是也有少部分病例报告显示前侧入路清创骨移植与内固定同时实行可取得较好疗效。内固定材料应选择钛合金，与不锈钢材料相比，其表面孔隙较多，利于软组织融合，同时也利于抗生素渗入，清除病灶效果佳。

5. 微创手术 据最新研究表明，微创手术（minimally invasive surgery，MIS）经皮内镜下清创术联合经皮椎弓根螺钉固定，为化脓性脊柱炎的治疗提供了一种替代方法。虽然内固定装置在手术中的使用存在争议，但与传统的开放式手术相比，MIS的优点明显，包括减少肌肉创伤、并发症及失血较少、手术时间缩短等。Matsubara等的研究发现，经皮抽吸引流术（percutaneous suction aspiration and drainage，PSAD）能取样进行病原学鉴定、组织病理学诊断，甚至可以进行同步治疗。对于因硬膜外脓肿出现神经功能障碍的患者，当全身情况不佳而不能耐受全麻时，应强烈建议使用PSAD。Omran和Ibrahim对25例腰椎化脓性椎间盘炎患者采用后路经椎间孔彻底清创、减压、椎间融合术，术后融合率、疼痛和神经功能改善均获得满意的效果。Korovessis等研究说明，前路清创、钛网支撑重建后行后路微创内固定可以缩短手术时间，减少出血量；在其包括连续24例患者的研究中，其中8例患者在后路固定、旁正中肌间入路横突间融合治疗、开放后路固定手术过程中的平均出血量为540ml；而应用微创技术，平均出血量只有70ml，两者比较差异有统计学意义（$P < 0.001$）。脊柱微创手术为年老体弱的患者提供了新的选择。

在不使用内固定的情况下，灌注冲洗持续引流治疗化脓性椎间盘炎在临床已有成功报道。张西峰等经皮置管持续冲洗治疗椎间隙感染患者21例，冲洗时间为7～50天，平均21天，仅1例复发。Yang等采用经皮内镜椎间盘切除并置管引流术治疗椎间隙感染患者15例，13例术后腰痛立即缓解，其中2例在术后1个月及8个月腰痛复发，行二次手术；剩余2例因伴有进行性后凸畸形，分别于经皮内镜术后1周及2周行前路病灶清除、自体骨植骨融合术。Fu等同样使用经皮内镜椎间盘切除并置管引流术治疗椎间隙感染患者6例，其中5例在术后1周内腰痛缓解，1例患者术后腰痛缓解不明显，在2～22周内6例患者CRP水平均降至正常；术后采用MRI随访复查，未发现椎旁及硬膜外脓肿，无手术相关并发症发生。Hadjipavlou等使用经皮内镜椎间盘切除并置管引流术治疗原发性椎间隙感染患者28例，75%的患者疼痛症状于术后即刻缓解，经过长期随访，该组治疗成功率为68%。因此，我们认为MIS是未来需要进一步研究、发展的方向。

（二）手术入路的选择

据报道，化脓性脊柱炎的手术方法有很多种，还没有一项随机对照研究试验能证明一种手术方法的疗效优于另一种方法。而手术入路的选择仍存在争议。前方入路可以使感染部分充分暴露，可以直接清楚地看到病变组织，进而能充分彻底清除坏死及感染组织，同时可以对并发的脓肿进行充分引流，从而可以防止残留感染灶和细菌；但由于前路的内固定不够坚强及其感染风险较大，容易导致手术失败。也可经由后路进行清创并获得较为理想的治疗效果，神经根减压、畸形矫正适合采用后路手术的方式。前后路联合手术也是化脓性脊柱炎手术方式的常用选择，但由于创伤较单一入路稍大、手术时间延长，需要评估个体全身情况使用。

（刘 飞 胡胜平 魏 建）

第四节　典型病例

| 病 例 1 |

【病史】　患者，男性，64岁，因"腰痛伴发热"于2018年7月24日在笔者所在医院首次住院治疗。患者2018年5月无明显诱因下出现腰痛，以腰部胀痛为主，起初无发热及下肢麻木，未重视，后腰痛无缓解，且出现低热（37.3～38.3℃），在多家医院治疗，当时诊断为"腰大肌脓肿"。外院治疗期间曾多次行脓肿穿刺细菌培养及基因检测，结果均未发现病原体。予以诊断性抗感染治疗，药物包括"利奈唑胺、头孢菌素"等，因治疗效果不佳，血常规及CRP水平持续增高，转至笔者所在医院入院治疗。专科查体：T 37.1℃，脊柱未见明显畸形，胸腰椎棘突未及明显压叩痛，腰椎活动无明显受限，右侧椎旁软组织略隆起，皮温正常，可及压痛，无放射痛，双下肢肌力及浅感觉无特殊。

既往史：2018年3月在外院有"腹主动脉瘤支架植入术"史，手术顺利出院。

【诊疗经过】

1. 入院实验室检查　血T-SPOT阴性，CRP 20.41mg/L，血沉73mm/h，白细胞$6.8×10^9$/L，中性粒细胞比值73.1%。

2. 入院影像学检查　2018年7月26日CT、MRI检查：$L_{2～4}$椎体局部骨质破坏，椎旁肌肉内、主动脉支架旁、背部皮下可见脓肿形成（图5-4）。

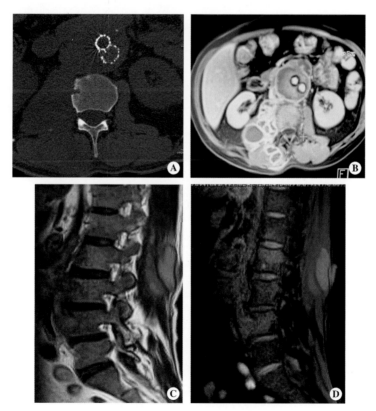

图5-4　2018年7月26日CT、MRI检查

A. CT：椎体边缘骨破坏，部分硬化，腰大肌可见脓肿；B. MRI：主动脉支架旁脓肿，沿着椎体、腰大肌向背部流注至皮下；

C、D. $L_{2～4}$椎体内信号不均匀，椎旁及背部软组织内脓肿形成

3. B超引导下脓肿穿刺　特异性病原菌检测结果：结核分枝杆菌960液体培养、结核Xpert、结核和非结核分枝杆菌DNA鉴定及普通细菌培养等，结果均为阴性。

4. 诊断　考虑"非结核分枝杆菌"感染可能。

5. 治疗方案　给予异烟肼、乙胺丁醇、利福喷丁、阿奇霉素抗感染治疗，炎症指标下降后，2018年9月17日行腰椎前路腰大肌脓肿切排引流。再次行普通细菌培养、结核分枝杆菌培养、结核Xpert、结核及非结核分枝杆菌DNA等病原学检测，均为阴性。

病理报告提示：（右腰大肌脓肿）纤维、肉芽组织囊壁包裹性坏死组织及变形坏死组织，提示特殊感染，请结合临床及相关实验室检测除外结核等特殊感染。抗酸分枝杆菌阴性，PAS、PAM及阿尔辛蓝（AB）染色阴性。综合考虑非结核分枝杆菌感染可能性大，故按照非结核分枝杆菌感染进行治疗，症状缓解，炎症指标逐渐下降，并趋于正常。

定期在门诊复查，均未发现明显异常，且患者无明显腰痛等不适主诉。坚持用药（异烟肼、乙胺丁醇、利福喷丁、阿奇霉素）1年后，医嘱予以停药。在整个停药的20个月期间复查，患者体温正常，无明显腰痛不适，且血常规、血沉、CRP均在正常范围。2021年4月22日MRI等检查也未发现明显异常（图5-5）。

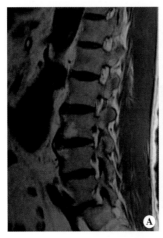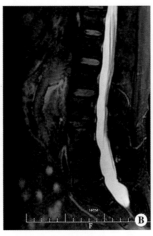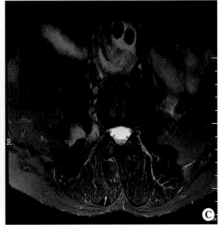

图5-5　2021年4月22日MRI显示原有脓肿基本吸收

2021年6月初，患者劳累后出现腰痛，自认为腰肌劳损，经休息及自行艾灸治疗，效果欠佳，于门诊复查，MRI：腰大肌脓肿及腰椎信号异常（图5-6）。于2021年6月23日（停药22个月）再次入院。CT及血管造影提示血管支架植入术后，椎旁可见右侧腰大肌脓肿，脓肿复发（图5-7）。

入院后即行B超引导下脓肿穿刺的宏基因组二代测序，结果提示贝纳柯克斯体感染（图5-8）。根据《抗菌药物临床应用指导原则（2015年版）》予以多西环素及利福喷丁治疗。指南推荐利福平，但患者之前使用利福平出现药物热，因此改用利福喷丁。此外，为验证基因检测可靠性，2021年7月6日行腰椎后方脓肿切排置管引流术（图5-9），术后从引流管中抽取脓液送另一家基因检测公司，检测结果同样为贝纳柯克斯体感染。术后患者腰痛症状缓解，复查B超及MRI显示脓腔范围持续缩小。经治疗，CRP、血沉呈下降趋势，并稳定在正常范围。10月10日拔除引流管，目前用药15个月，复查情况正常。

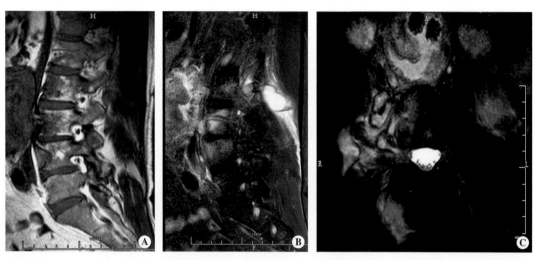

图5-6 MRI（2021.06.23）：$L_{2\sim4}$椎体感染，腹主动脉支架旁脓肿增大，腰大肌及背部软组织内脓肿复发

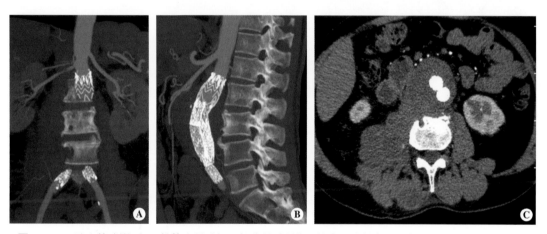

图5-7 CT及血管造影：$L_{2\sim4}$椎体少量破坏，部分骨质硬化；椎旁、支架旁、腰大肌、背部皮下可见脓肿

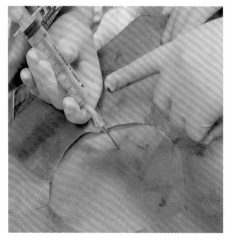

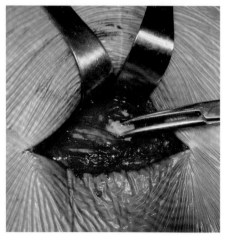

图5-8 B超引导下脓肿穿刺：黄白色脓液　　**图5-9** 术中见肌肉内有黄白色质稍稠脓液

6. 最终诊断 ①腰椎化脓性脊柱炎伴腰大肌脓肿（贝纳柯克斯体感染）；②腹主动脉瘤支架植入术后。

7. 治疗方案 多西环素及利福喷丁口服抗感染治疗，推荐疗程3年。术后放置引流管，因一直有黄白色稠厚液体在活动时挤出，3个月后才拔除引流管，拔除后仍有少量淡脓外渗，8个月后窦道愈合。患者无明显症状，血常规、血沉、CRP等炎症指标保持正常已3个月。

8. 术后影像学检查 术后50天MRI见图5-10。

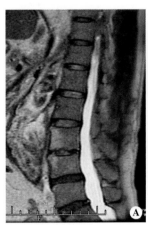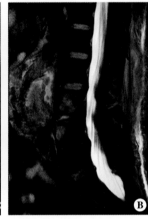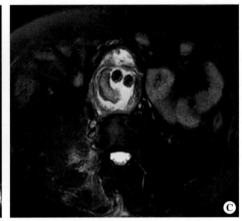

图5-10 第2次术后50天（2021.08.24）MRI：腰大肌及背部脓肿较前明显吸收，椎体信号较前好转

【讨论与分析】 贝纳柯克斯体（*Coxiella burnetii*）感染是一种在全球范围内普遍存在的人畜共患疾病，这种疾病首次记录于1935年，当时在澳大利亚昆士兰州的某个屠宰场出现了一种以发热为主要临床表现，但发热原因不明的疾病，当时的澳大利亚学者Edward Derrick将其命名为"查询热"（Q热）。在与之相近的时间点，美国学者Herald Cox在一项从蜱虫体内分离引起落基山斑点热（Rocky mountain spotted fever）的病原体立克次体（rickettsia）的实验中，发现了一种新的病原体。在后续研究中，人们证实这种新发现的病原体与导致澳大利亚Q热的病原体是同一种病原体。Rolla Dyer在研究中意外感染了这种新发现的病原体，他通过记录自己的症状变化，首次向人们介绍了这种可以使人类致病的病原体。为了纪念这两位学者，这种病原体最终被命名为贝纳柯克斯体。蜱既是寄生宿主也是储存宿主，又是动物间的传播媒介，受感染家畜是主要传染源，临床表现类似流感、原发性非典型病原体肺炎，其发病突然，表现为高热寒战，也常有剧烈头痛、肌肉酸痛和食欲减退。

致病特点：贝纳柯克斯体是一种小型的专性细胞内革兰氏阴性菌，在真核细胞中柯克斯体在液泡内复制，在哺乳动物中则在单核细胞和巨噬细胞复制。在受感染的细胞中，贝纳柯克斯体以两种不同的形式存在，一种是代谢形式的、无活性的，命名为"小细胞变体"（SCV），另一种是代谢活跃的，命名为"大细胞变体"（LCV）。LCV形式具有代谢活性，并且可以通过孢子以SCV形式分化。SCV对干燥剂和普通消毒剂等理化剂具有高度抵抗力，也就拥有更多的机会接触人类并导致感染。根据研究表明人类对贝纳柯克斯体十分易感，有报道称贝纳柯克斯体的最小感染剂量约为1.18个细菌，小于10个即可感染。细胞破裂后，以孢子形式释放到外部环境中，因此在环境中表现出高度的持久性，易于形成气溶胶（贝纳柯克斯体是立克次体中唯一可不借助媒介节肢动物，而通过气溶胶使人及动物发生感染的病原体），是该病传播的重要途径之一。

致病途径：①动物与人之间的传播。因接触受污染的物质而发生感染。可分为"与受感染动物的直接接触"、"吸入含贝纳柯克斯体的气溶胶"及"食用带有贝纳柯克斯体的动物源性食品"三大途径。人类感染的主要途径为呼吸道，即吸入受贝纳柯克斯体污染的气溶胶。而气溶胶的形成则主要是由受贝纳柯克斯体感染动物导致的。动物在受贝纳柯克斯体感染之后，细菌在其体内繁殖，并通过受感染动物的胎盘、乳汁、粪便及羊水等排出体外，然后弥散在空气中，形成气溶胶。②动物与动物之间的传播。大致跟动物与人之间的传播方式相同，同样以空气传播为主要途径。同时，蜱虫也起着十分重要的作用。③人与人之间的传播。人际传播就理论而言是可能发生的，但是就目前的记录资料来看，人际传播罕见。

发病特点：动物与人类在感染后表现大有不同。在动物中主要为慢性感染，主要临床表现可能为生殖障碍，如后代虚弱、不育、早产、流产或者死胎。人类贝纳柯克斯体感染的临床表现具有多样性。60%的人在感染后不会出现症状，20%的人会出现急性感染的表现，仅有不足5%的人呈现为慢性感染，还有约20%的人介乎二者之间。慢性感染多表现为心内膜炎，之后发展为动脉瘤感染（多为腹主动脉），此时一般还未能发现贝纳柯克斯体感染，作为动脉瘤的一般处理进行手术后，病情可有好转，但感染没有得到根除。后续随着病情进展，会再次出现血管移植物的感染。

以腹主动脉瘤为局部感染灶的患者，起初可无明显症状，随着感染扩散，可出现腰痛症状，可伴有或不伴有发热，这个过程一般可长达数年，随后发展为腰大肌和硬膜外脓肿，最终由于骨质破坏出现椎体骨折。这与本例患者的病情病史非常接近，因此考虑患者腹主动脉瘤的产生与贝纳柯克斯体感染有关。慢性感染的起病十分隐匿，其中最常见的表现是心内膜炎，约占贝纳柯克斯体持续性局灶感染的74%，其次是血管感染和骨髓炎，分别占19%和7%，另外还可见噬血细胞综合征、淋巴结炎、胆囊炎及神经系统受累（脑膜炎、视神经炎）等表现。虽然在实验室检查中可以监测到患者的血象升高，但是由于贝纳柯克斯体的特殊生存方式，细菌培养往往呈阴性，所以很难把这些似乎毫不相干的因素联系在一起，不过可以观察到的是，就像咽喉炎可能会导致颈椎病一样，腹主动脉瘤同样会造成腰椎疾病。在长时间诊断不明时，应考虑不典型病原体感染的可能。

贝纳柯克斯体感染的分布因性别、年龄、免疫力、妊娠等而存在一定差异，通常男性感染的概率大于女性，年龄越大的人感染风险越高，免疫力低下者更易感染，妊娠妇女对贝纳柯克斯体具有易感性。预先存在心脏瓣膜疾病、主动脉瘤、血管移植物、免疫功能低下状态和处于妊娠期的人群发展为慢性感染的风险会更高。

抗生素是治疗细菌感染的特效药物，但这对贝纳柯克斯体也许并不起作用。第一，贝纳柯克斯体是一种细胞内寄生菌，它无法在普通培养皿上生长，药敏试验也就变得困难。目前推荐的仍是经验用药——多西环素。第二，贝纳柯克斯体是一种细胞内寄生菌，可以藏匿在细胞内而免受抗生素的药物作用。所以单纯的抗生素治疗效果并不好，在治疗效果不佳时可以考虑与羟氯喹、利福平等其他药物联合治疗来提高疗效。急性Q热具有自限性，一般可在2周内自愈。虽然没有证据显示，服药能够降低慢性感染的风险，但是有研究证明服药治疗能够缩短急性感染的病程，但是仍然建议连续服药2～3周。而慢性感染如果失于治疗则有可能导致严重后果包括死亡。至少需要服药18个月，在服药期间应当定期监测血药浓度以确保疗效，必要时选择终身服药。贝纳柯克斯体的骨感染不能仅用药物治疗，还需要清除局部感染灶，加快感染的控制和疾病的康复。

贝纳柯克斯体的妊娠期感染对妊娠结局是否会产生不利影响还未有定论，但是对此持有肯定态度的学者已经展开了一系列研究，并给出了治疗建议：在妊娠期以复方新诺明替代多西环素与羟氯喹并长期服用。

（朱　博）

┃病　例　2┃

【病史】　患者，男性，75岁，2017年9月因"腹主动脉瘤"于某医院行腹主动脉及双侧髂动脉支架植入术，住院期间突然出现高热，咳嗽、咳痰及腰痛。查肺CT及腰椎CT示双肺多发斑片，伴左肺下叶空洞。同时腰椎CT示 $L_{3\sim4}$ 椎体骨质破坏，右侧腰大肌脓肿，考虑结核可能。门诊以" $L_{3\sim4}$ 椎体骨质破坏伴右侧腰大肌脓肿：结核？"收入院。专科查体情况：下腰椎棘突间可及压痛及叩击痛，无放射痛，椎旁软组织轻压痛，局部无明显包块，皮温正常，双下肢肌力5级，浅感觉无殊，病理反射未引出。

【诊疗经过】

1. 入院影像学检查　见图 5-11 和图 5-12。

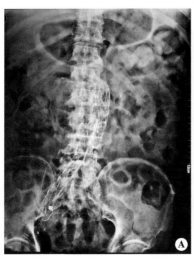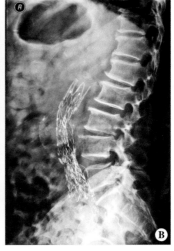

图 5-11　腰椎正侧位 X 线片可见血管支架植入，腰椎退行性变

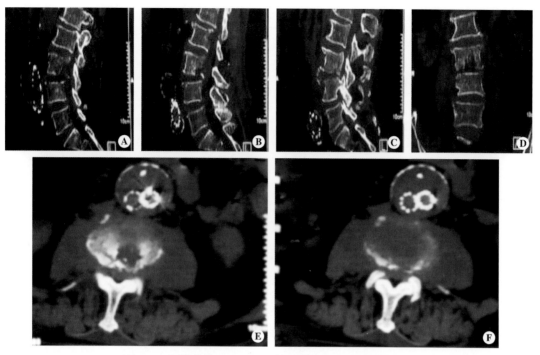

图 5-12 腰椎椎体 CT：L$_{3\sim4}$ 椎体骨质破坏，椎旁脓肿形成

在完善相关常规入院检查后，考虑腰椎感染性病变及椎旁脓肿形成，于2018年3月16日行左腹膜外 L$_{3\sim4}$ 椎体病灶清除、钛网置入、钉棒内固定术。术后病理发现曲霉菌菌丝，考虑真菌性脊柱炎，给予伏立康唑抗感染治疗3个月。术后3个月，左侧切口破溃，形成窦道。复查X线片（图5-13）、腰椎CT：右侧腰大肌、骶棘肌脓肿形成（图5-14）。考虑腰椎感染复发。

2018年7月初因发热再次复诊，当时体温为38.0～40.2℃，血沉增快，CRP水平明显升高。

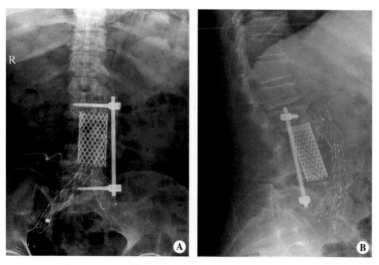

图 5-13 腰椎X线片：L$_{3\sim4}$ 椎体病灶清除术后改变，钛网置入位置可，钉棒固定可

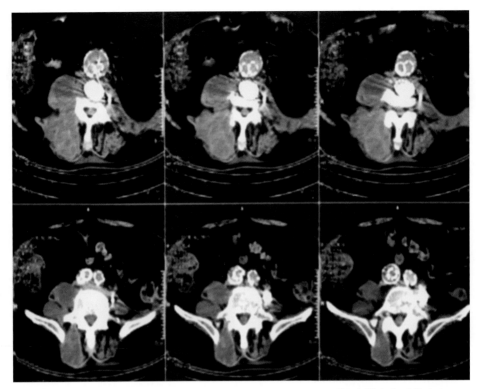

图5-14 腰椎CT：右侧腰大肌、骶棘肌脓肿形成，脓肿沿着椎旁横突向后背流注

2. B超引导下椎旁脓肿置管引流

3. 病原学检测 将脓液送普通细菌培养、结核分枝杆菌基因检测、抗酸染色，结果均为阴性。脓液标本宏基因组二代测序：诺卡菌感染。

4. 最终诊断 ①$L_{3\sim4}$椎体诺卡菌感染伴右侧腰大肌脓肿；②腹主动脉及双侧髂动脉支架植入术后。

5. 治疗方案 予以磺胺嘧啶4g PO，每天2次（bid）及环丝氨酸（0.25g PO bid）联合硫酸阿米卡星（0.4g ivgtt qd）抗感染治疗。症状缓解，血沉减慢，CRP水平明显下降，切口愈合后出院。出院1个月后复查CT（图5-15）。

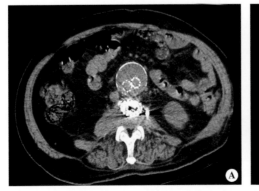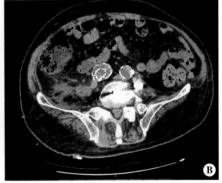

图5-15 腰椎CT复查：经抗感染治疗1个月后，椎体旁脓肿明显吸收

【讨论与分析】 诺卡菌（*Nocardia*）属于放线菌下的一个菌属，又名原放线菌属，菌体呈多向的分枝丝状菌，抗酸染色阴性，弱抗酸染色阳性。其最早由 Edmond Nocard 于 1888 年发现，是一组需氧的革兰氏阳性菌，在自然界广泛存在，于土壤、灰尘、污染的水源和腐烂的植物中都有发现。

诺卡菌病是由放线菌目中诺卡菌引起的人或动物中少见的感染性疾病。诺卡菌是一种机会致病菌，一般不引起内源性感染。体内分离获得的诺卡菌病病原体中，35% 为星形诺卡菌，其他还有巴西诺卡菌（*N. brasiliensis*）、鼻疽诺卡菌（*N. farcinica*）、豚鼠诺卡菌（*N. caviae*）等，可引起局灶性或播散性感染。

局部外伤、手术、静脉置管、动物抓伤或被昆虫叮咬是诺卡菌感染的常见途径。人诺卡菌感染大多通过呼吸道吸入或损伤的皮肤直接接触感染，可引起感染部位的化脓性炎症、坏死，严重者可通过血液播散至全身，进而形成脓毒血症，病死率为 18%～33%，若扩散至中枢神经系统，则会显著提高病死率。目前还没有确切的诺卡菌病全球发病率数据，美国每年有 500～1000 例诺卡菌病报道，其可发生于各人种及各年龄组，男女比为 2 : 1～3 : 1。它主要累及人体的皮肤、肺和脑组织，肺是主要受累部位，通常发生于免疫抑制患者，如长期使用糖皮质激素、恶性肿瘤、饮酒、器官移植、HIV 感染等患者，并且容易出现播散性诺卡菌病。细胞介导的免疫反应是机体抵御诺卡菌感染的主要方式。

由于患者的临床症状、实验室检查和影像学表现均无特异性，容易被误诊为结核、真菌感染、肿瘤等其他疾病，从而延误疾病治疗的最佳时机，导致治疗失败，甚至引起死亡。肺是诺卡菌感染的最常见部位，因此内科临床中当免疫功能受损患者出现不明原因的咳嗽、咳脓痰及高热等表现，胸部 CT 提示为双侧实变、多发结节影或有空洞形成时，临床医师需要考虑诺卡菌病的可能，并向微生物实验室提出怀疑方向，以便提高疾病的诊断率，及时进行相关治疗。在骨关节感染中诺卡菌感染病例报道较少，有文献报道合并皮肌炎激素治疗的患者，在接受膝关节穿刺药物注射治疗后出现膝关节脓肿，并确诊为诺卡菌感染，有膝关节置换术后感染证实为诺卡菌感染的报道，同时，也有少量皮肤软组织诺卡菌感染的报道，这类患者大多有外伤或手术病史，符合该病的传播途径的特点。通过治疗，一般预后良好。

根据药敏结果选用恰当药物进行治疗，并遵循足量、长期、联合抗感染的原则，以降低该病病死率是最佳选择。磺胺嘧啶（SD）是诺卡菌病的一线治疗药物，该药在大多数组织间隙中穿透能力强（包括中枢神经系统），口服用药后血药浓度较高。推荐剂量为每日甲氧苄啶 5～10mg/kg 加磺胺甲噁唑 20～50mg/kg，分 2～4 次给予。给药途径主要依据患者的临床状态。给予最初治疗，7～10 天起效，后根据临床缓解情况于 3～6 周后改为维持治疗。诺卡菌感染有复发的趋向，治疗疗程需充足。文献报道免疫功能正常的局限性感染者，建议疗程为 3 个月；若存在免疫抑制，建议治疗 6 个月；免疫功能正常的播散性或中毒性感染者，建议疗程 6 个月；若存在免疫抑制，建议治疗 12 个月。TMP-SMX 可单独使用，但推荐联合用药至患者临床症状改善后继续单药治疗。阿米卡星、亚胺培南、米诺环素、利奈唑胺、头孢菌素类药物可作为联合用药或替代治疗。有报道，小剂量的利奈唑胺成功治疗了中枢神经系统诺卡菌感染。但也有报道经

4周利奈唑胺治疗后，血中药物浓度易达中毒剂量，故不能用于常规治疗。如使用利奈唑胺，建议除常规检验外，同时监测血药浓度，以避免或减少不良反应的发生。此外，成功治愈诺卡菌病需联合内科药物及适时的外科引流手术。该例患者使用磺胺嘧啶、环丝氨酸及硫酸阿米卡星治疗，疗效较好，临床症状和影像学均明显改善。

（秦世炳 唐恺）

| 病 例 3 |

【病史】 患者，男性，86岁，因"腰痛40天"入院。患者40天前有腰部扭伤病史，无发热、恶寒等情况，自认为扭伤所致，未引起重视，经卧床休息，症状一直无明显缓解，前往某医院就诊，予以CT检查：未见明显骨折，$L_{1\sim5}$椎间盘突出，$L_5\sim S_1$椎间盘突出伴椎管狭窄。予以消炎镇痛药物保守治疗，效果欠佳，3周后转至第二家医院就诊，予以MRI检查：$L_{2\sim5}$椎间盘突出，$L_5\sim S_1$椎间盘突出伴椎管狭窄；$L_{1\sim5}$椎体及附件信号改变。建议住院，患者再转至第三家医院就诊，考虑感染可能，予以血液炎症指标测定，血CRP 81.01mg/L，并多次复查均明显高于正常，考虑结核可能，给予HRZE抗结核治疗。患者服用抗结核药物后，胃肠道反应明显，且腰痛症状无明显缓解，后转至笔者所在医院并以"脊柱感染"收治住院。专科查体情况：腰椎无明显后凸畸形，下腰椎棘突间可及压痛及叩击痛，无放射痛，椎旁软组织轻压痛，局部无明显包块，皮温正常，双下肢肌力5级，右下肢皮肤感觉略减退，左下肢皮肤浅感觉无殊，病理征未引出。

【诊疗经过】

1. 入院时实验室检查 2021年3月23日血CRP 81.01mg/L，血沉114mm/h。

2. 入院前影像学检查 腰椎CT（2021.02.25）：$L_{4\sim5}$及$L_5\sim S_1$椎间盘变性，椎间隙不同程度狭窄，椎体局部骨质密度增高及条状裂隙（图5-16）。入院前腰椎MRI检查（2021.03.10）：提示$L_{1\sim2}$脊柱感染（图5-17）。

3. 入院后实验室检查 血T-SPOT、组织Xpert结核分枝杆菌及结核分枝杆菌DNA、RNA等检测均阴性。查血化验提示炎症指标仍在增高，且肝功能损伤明显，故停止抗结核治疗。

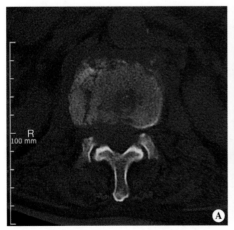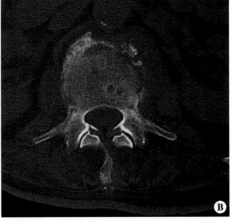

图5-16 CT可见椎体内局部骨质密度增高及条状裂隙影，椎体边缘锯齿样不平，似见双边影

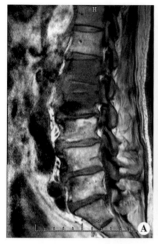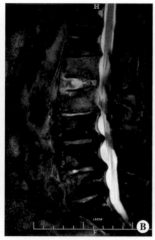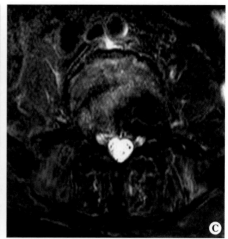

图5-17　MRI示T_1WI $L_{1\sim2}$椎体内低信号，T_2WI $L_{1\sim2}$椎体及椎间盘高信号，提示感染可能

4. 腰椎椎体穿刺活检

（1）病理检测结果：L_2椎体破碎骨组织、软骨组织、增生纤维组织伴出血，急慢性炎症细胞浸润，抗酸染色阴性。

（2）特异性病原菌检测结果：术中标本送常规细菌培养、组织Xpert结核分枝杆菌及结核分枝杆菌DNA、RNA等检测均阴性。

（3）基因二代测序报告：微小小单胞菌（序列数1032，相对丰度77.59%）。

5. 最终诊断　腰椎化脓性脊柱炎（微小小单胞菌感染）。

6. 治疗方案　予以替硝唑口服抗感染。治疗3天后，患者疼痛症状明显减轻，且复查提示血炎症指标呈进行性下降，提示抗感染有效，住院3周后出院。继续用药，疗程为8周。治疗2个月后复查CT、MRI（图5-18）。

7. 转归　治愈。1年后随访，患者无明显腰痛等不适。

【讨论与分析】　微小小单胞菌（*Parvimonas micra*）是一种机会致病菌，主要存在于口腔黏膜，属于革兰氏阳性厌氧球菌，其菌株大多呈球形，成对或链状排列，其直径为$0.3\sim0.7\mu m$。在体外试验中，可以与牙龈卟啉单胞菌共同组成网状结构，与梭杆菌结合构成玉米棒状结构。微小小单胞菌具有广泛的肽酶活性，可以代谢血清糖蛋白，产生氨基酸和多肽。其细胞壁成分可以刺激人类巨噬细胞释放一系列细胞因子，释放某些炎症递质包括TNF-α、IL-1β、IL-6等，继而引发和参与炎症反应，因此其具有炎症刺激作用。此外，其还具有蛋白水解作用，与慢性牙周炎发生具有直接关系。

微小小单胞菌是正常口咽菌群的一部分，也可以是胃肠道或泌尿生殖道的共生菌，很少引起严重感染。微小小单胞菌感染主要发生在多种微生物感染的情况下，最常见的感染是牙髓感染、口咽脓肿，多呈局灶感染，很少发生其他部位的感染，但也可见到脓胸和腹腔内脓肿、菌血症、心内膜炎及脊柱、关节的感染。这些感染多通过血源性传播向远处转移，在一项系统文献回顾中，50%的病例怀疑有牙源性病灶。同时，老年患者、合并恶性肿瘤和糖尿病等疾病的免疫功能低下患者是其好发人群。由于微小小单胞菌实验室鉴定困难，临床上很少有口腔感染以外部位感染的报道，因此容易导致误诊误治。

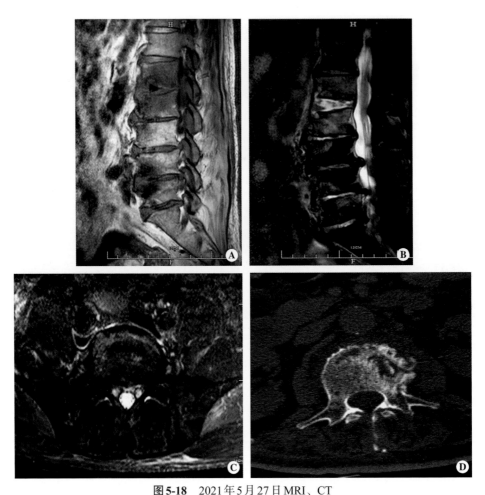

图5-18 2021年5月27日MRI、CT

A. MRI T₁WI矢状位；B. MRI T₂WI矢状位；C. MRI T₂WI横断位，异常信号均改善；D.CT横断位显示椎体边缘锯齿样不平，椎体内骨质破坏，病灶周围骨质硬化明显

随着检测手段的发展、基因二代测序甚至三代测序的技术应用，其检出率正逐渐升高，脊柱感染并不罕见。经过正确的治疗，通常可以取得良好的预后。

由微小小单胞菌感染引起的脊柱椎间盘炎没有特异性的临床表现，症状多是腰痛，伴腰部活动受限、负重时加重等常见腰部症状，少数可伴腰大肌脓肿，故在诊断时容易出现漏诊、误诊。根据2015年美国传染病学会（IDSA）临床实践指南建议，对于新发脊椎疼痛或加重的患者，伴有发热、血沉或CRP水平异常、神经症状或其他感染性疾病（尤其是心内膜炎等心血管系统感染）中任何一项者都应该怀疑脊柱感染。对于已经怀疑脊柱感染的患者，则应进行运动/感觉神经查体，脊柱MRI及血常规、CRP、血沉、血培养等检查，并对可疑病灶穿刺采样，进行培养，培养应覆盖需氧菌、厌氧菌、真菌和分枝杆菌的筛查。

本例患者在腰痛症状发生之前，因牙龈炎及蛀牙曾在外院口腔科就诊，有拔牙病史。结合微小小单胞菌在牙周感染中常见的特点，符合其病理特点，推测患者的脊柱感染可能由此引起。

　　椎间盘感染的治疗与单纯性化脓性脊柱椎间盘炎的治疗相一致，优先推荐非手术治疗。在一项比较手术与保守治疗化脓性脊柱椎间盘炎的回顾性研究中发现，非手术治疗对90%的患者有效，诚然，手术治疗具有在短期内使患者更快恢复、更早活动、获得更高生活质量等优点，但在比较9个月后手术治疗与非手术治疗的质量时，未发现手术治疗有明显的长期额外益处。考虑患者年事已高，且椎体破坏不严重，因此该病例选用了保守治疗。

　　抗生素的疗程一般建议至少6周，静脉滴注治疗2周，然后口服药物治疗4周。抗生素的选择应从广谱抗生素开始，经验性用药，后续根据病原菌培养的药敏结果选用恰当药物进行治疗。检索文献提示，微小小单胞菌对青霉素、阿莫西林克拉维酸、碳青霉烯类、左氧氟沙星、克林霉素、多西环素、万古霉素、甲硝唑、替硝唑较为敏感。因此，临床上一般选用青霉素、克林霉素、甲硝唑、替硝唑等药物。手术治疗应当遵循手术适应证：神经根受压，脊柱稳定性受损及保守治疗效果不佳。该例患者选用替硝唑片口服治疗8周，目前1年随访，血炎症指标及影像学检查恢复正常。该病例提示，患有牙周疾病时应及时治疗，并根据实际需要加强感染控制，防止再感染及远处感染，以提高临床治疗效果，避免严重并发症。

（朱　博）

｜病　例　4｜

　　【病史】　患者，男性，70岁，因"腰背部疼痛8周，加重2周余"，以"$L_{4\sim5}$椎体感染"收入院。患者于8周前无明显诱因下出现腰部疼痛不适，当时无发热，无畏寒寒战、咳嗽咳痰、肢体麻木等不适，至某医院就诊，考虑为骨质增生，予以对症治疗后（具体药物及剂量不详），腰背部无明显好转。2周前感腰部疼痛加重，再次到该院就诊，予腰椎MRI检查提示$L_{4\sim5}$椎体破坏，考虑结核。来笔者所在医院骨科住院。专科查体情况：$L_{4\sim5}$椎体棘突轻压痛，叩击痛阳性，直腿抬高试验左侧阳性、右侧阴性，左大腿外侧及小腿前外侧浅感觉减退，生理反射存在，病理反射未引出。

　　【诊疗经过】

　　1. 入院实验室检查　血常规：白细胞3.7×10^9/L，中性粒细胞3.2×10^9/L，血沉95mm/h，CRP 23.75mg/L，T-SPOT阴性，结核抗体三项（抗结核抗体、抗结核LAM抗体、抗结核38ku抗体）阴性，抗核抗体阳性，抗可溶性核抗原阳性，环瓜氨酸肽（CCP）阴性，HLA-B27阴性，GM试验阴性，肿瘤标志物无异常。

　　2. 入院影像学检查　X线：腰椎生理曲度变直，腰椎退行性改变，余未见明显异常（图5-19）；腰椎CT：$L_{4\sim5}$椎体间隙狭窄，L_5椎体右前方骨质破坏，椎旁软组织肿胀（图5-20）；MRI：$L_{4\sim5}$椎体相邻间隙斑片状长T_1长T_2信号影，抑脂序列呈高信号，DWI呈高信号，$L_{4\sim5}$椎间隙变窄，并呈长T_1长T_2信号改变，椎旁软组织片絮状长T_2信号（图5-21）。

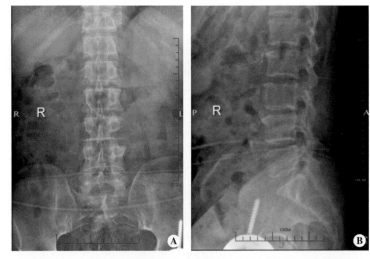

图5-19 X线检查：腰椎生理曲度变直，余未见明显骨质异常

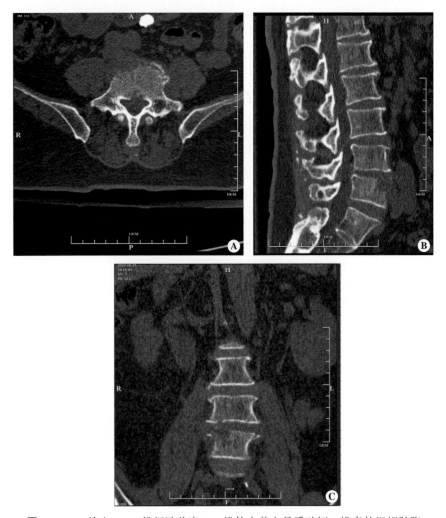

图5-20 CT检查：L$_{4\sim5}$椎间隙狭窄，L$_5$椎体右前方骨质破坏，椎旁软组织肿胀

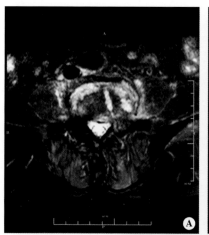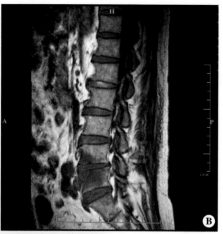

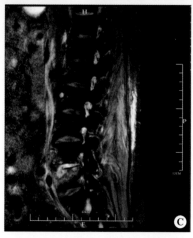

图5-21 MRI检查：$L_{4\sim5}$椎体相邻缘斑片状长T_1长T_2信号影，抑脂序列呈高信号，DWI呈高信号，$L_{4\sim5}$椎间隙变窄，并呈长T_1长T_2信号改变，椎旁软组织片絮状T_2信号

在完善相关常规入院检查后，考虑腰椎感染性病变，结核待排，予局麻下行腰椎穿刺活检术。

3. 穿刺活检结果

（1）病理学结果：提示炎性纤维组织，未见明确肉芽肿性炎及凝固性坏死，感染可疑。

（2）宏基因组二代测序：阴道加德纳菌感染。

（3）非特异性病原菌培养结果：阴性。

（4）特异性病原菌培养结果：结核分枝杆菌960液体培养阴性；Gene-Xpert阴性；结核/非结核分枝杆菌DNA阴性，结核分枝杆菌RNA阴性。

4. 最终诊断 $L_{4\sim5}$脊柱阴道加德纳菌感染。

5. 治疗方案

（1）药物治疗：给予利福平0.45g qd，甲硝唑0.5g tid抗感染，疗程3个月。

（2）手术治疗：考虑患者为$L_{4\sim5}$椎体阴道加德纳菌感染，患者腰部疼痛明显，严重影响生活质量，术前给予利福平0.45g qd，甲硝唑0.5g tid抗感染治疗3周后，行"腰椎后路椎弓根螺钉内固定+前路病灶清除取髂骨植骨融合术”，术中见$L_{4\sim5}$间隙炎性肉芽增生明显，L_4下部椎体和L_5上部椎体均有不同程度的骨质破坏，伴少量死骨形成。术中清除坏死组织、脓肿及死骨后反复用冲洗枪稀释聚维酮碘溶液冲洗病灶区，准备好植骨床后取相应大小髂骨植骨。

（3）术后患者于腰椎支具保护下站立行走，术后继续给予利福平0.45g qd，甲硝唑0.5g tid抗感染治疗，术后患者切口愈合良好，术后2周拆线后出院。

6. 术后影像学检查　出院后6个月复查，腰椎X线：椎弓根螺钉和植骨在位，未见松动移位（图5-22）；CT：椎弓根螺钉和植骨未见松动移位，病灶区内未见死骨形成，植入髂骨已经与上下椎体融合（图5-23）；MRI：钉棒系统和椎体周围软组织未见明显肿胀，T_1WI、T_2WI信号已基本正常（图5-24）。

7. 转归　患者术后3个月停止抗感染治疗，持续随访至12个月，未见复发。

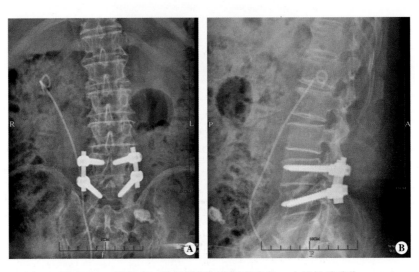

图5-22　X线检查：椎弓根螺钉和植骨在位，未见松动移位

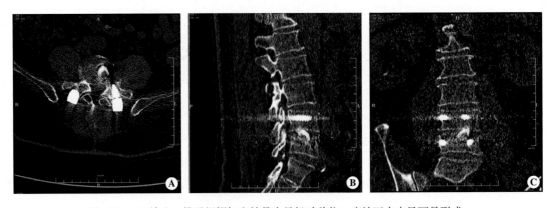

图5-23　CT检查：椎弓根螺钉和植骨未见松动移位，病灶区内未见死骨形成，
植入髂骨已与上下椎体融合

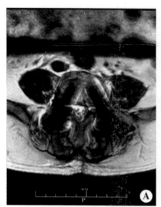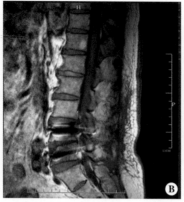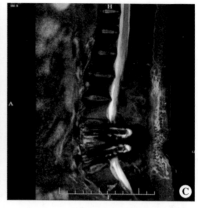

图5-24 MRI检查：钉棒系统和椎体周围软组织未见明显肿胀，T_1WI、T_2WI信号已基本正常

【讨论与分析】 阴道加德纳菌（*Gardnerella vaginalis*，GV）最初是1954年Gardner从阴道炎患者的阴道分泌物中分离出来的与非特异性阴道炎相关的致病菌。几十年来，国内外学者研究表明，该菌还可以引起宫颈炎、术后感染、尿道感染等多种疾病，是一种性传播疾病的病原菌和机会致病菌。由于初分离培养此菌营养要求高，故临床实验室少见培养阳性结果。诊断方法多采用1983年Amsel等提出的诊断标准，有的实验室仅做单项实验。近年阴道加德纳菌国外报道甚多。虽已阐明了该菌的分类学和治疗等问题，但有关其感染的流行病学、无症状带菌和致病机制等，尚待进一步澄清。其致病可能与厌氧菌共同作用有关，除引起细菌性阴道病以外，阴道加德纳菌还可致早产、产褥热、新生儿败血症、绒毛膜羊膜炎、产后败血症、脓毒血症、尿路感染、肾周脓肿及膀胱炎等。阴道加德纳菌是一种大小为（1.5～2.5）μm×0.5μm、多形性、无荚膜、无鞭毛、革兰氏染色不稳定的细菌；在普通琼脂培养基上不生长，在血琼脂培养基、巧克力培养基上生长，但不需X因子、V因子、辅酶因子；兼性厌氧，在充足CO_2环境中，容易生长；生长最适温度为35～37℃，pH为6.0～6.5；S型菌落，呈β溶血；触酶阴性，氧化酶阴性，GC2为（43±1）mol%。脊柱阴道加德纳菌感染较罕见，目前尚无专门且统一的临床诊断标准，需要脊柱外科医生充分结合患者临床表现、实验室检查、病原学培养结果和各种存在的危险因素，才能做出可能的诊断。脊柱感染的症状通常是非特异性的，这可能会延误诊断。几乎所有脊柱阴道加德纳菌感染患者都有疼痛的主诉，由于局限性脊椎疼痛和肌肉痉挛，体格检查上表现为脊柱的活动范围受限。疼痛可能为轴向性疼痛，位于病变椎体附近，少数严重患者也可能放射到四肢。大多数患者不会出现全身性疾病或败血症，因此发热并不是诊断脊柱阴道加德纳菌感染的可靠依据。阴道加德纳菌感染由于症状不典型，其诊断往往被延误。虽然脊柱阴道加德纳菌感染很少导致严重的骨质破坏，少数病程时间长，感染严重时骨质破坏逐渐加重，当脊柱破坏在影像学上清晰表现出来时，患者已经处在脊柱畸形不稳甚至脊髓压迫的危险中。当疑诊脊柱阴道加德纳菌感染时，初步选择的实验室检查应包括血常规、ESR和CRP。在开始使用抗生素治疗之前，应留取血液标本送检培养。白细胞计数并不能作为指示脊柱阴道加德纳菌感染的单独指标，根据宿主免疫系统和病原体类型的不同，白细胞计数可能升高、降低或正常。

和白细胞计数相似，ESR对于判定脊柱阴道加德纳菌感染同样缺乏特异性，CRP作为传统且可靠的感染标志物，是监测患者阴道加德纳菌感染情况的常用指标，相比ESR，CRP更敏感且更稳定。实验室检查有革兰氏染色法、吖啶橙染色荧光法、分离培养鉴定法和PCR检测法等。革兰氏染色寻找线索细胞仍是一种诊断细菌性阴道病的常规方法。吖啶橙染色荧光法能清晰地检测出加德纳菌在上皮细胞上聚集的现象，并做出精确的诊断。分离培养鉴定法是国际确认的金指标，临床上由于不正规地应用抗生素，导致许多病原体在一定程度上受到抑制，给分离培养带来困难，造成分离培养阴性结果，建议做分离培养时应取材于治疗前的标本，需要专用的高营养培养基，以提高分离培养的阳性检出率。PCR技术具有高度的特异性和敏感性。诊断脊柱阴道加德纳菌感染最有价值的实验室方法是活检，在活检前需常规留取两份血培养，若两份血培养均为阳性且结果一致，鉴于皮肤定植菌可能会混淆浅表伤口，通常选择在X线或者CT引导下经皮穿刺以获取感染区域的深部组织培养。当然，最准确的培养应该是静脉内抗菌治疗前应用清创术获得的组织培养，但很大比例的感染患者并不需要手术干预，因此通过手术活检培养很少见。除了血液和活检外，当怀疑感染原发灶位于脊柱外时，应该留取相关标本进行培养。近年来，宏基因组二代测序技术应用于临床感染病例辅助诊断，研究报道，宏基因组二代测序在感染性疾病的诊断与菌种鉴定方面较传统细菌培养具有明显的准确性和优势性，标本检测理论上2h即可出报告，远远少于细菌培养所需的时间，对感染性疾病的早期诊断具有非常重要的意义。本病例采用宏基因组二代测序技术，穿刺术后第二天即提示有阴道加德纳菌，序列数非常高，基本即可确诊本病例为阴道加德纳菌感染。脊柱阴道加德纳菌感染X线表现：早期为小骨质稀疏灶，数周后出现骨质缺损病灶，较大的病灶呈岛屿状。椎体中心亦可被侵犯，通常椎体中心病灶迅速硬化，不形成深部骨质破坏缺损，以后逐渐被新生骨代替，无椎体压缩征象。脊柱阴道加德纳菌感染多发生于邻近病变椎体，骨质破坏不规则，椎体间隙进行性变窄以至消失。CT显示为椎体破坏灶小而多发，多局限于椎体边缘，椎间盘破坏呈等密度影，关节面增生硬化，相邻骨密度增高，有椎旁少量的脓肿形成。MRI显示病变椎体T_1WI呈低信号，T_2WI呈低等或等高信号或低等高混杂信号。增强扫描病变椎体明显强化，与周围正常增强的椎体信号类似或更高。压脂像椎体、间盘、附件及椎管内呈不均匀高信号，可有相应平面脊髓受压。脊柱阴道加德纳菌感染出现临床症状的时间很大程度取决于病原菌的种类，在获得适当的培养样本之前，进行经验性的抗生素治疗会影响培养阳性率。脊柱阴道加德纳菌感染很少导致严重的骨质破坏，大部分患者经及时有效的抗感染治疗后可痊愈，少数严重脊柱阴道加德纳菌感染患者出现椎体明显骨质破坏、死骨形成，造成脊柱不稳定，影响生活质量，保守治疗疗效有限，往往需要进一步手术治疗。

（赖　震）

| 病　例　5 |

【病史】　患者，女性，59岁，因"腰骶部疼痛伴臀部放射痛2月余"以"$L_4 \sim S_1$椎体感染"收入院。患者2个月前无明显诱因下出现腰骶部疼痛伴双侧臀部放射痛，当时无发热，无畏寒、寒战等不适，在家休息后疼痛未见明显缓解，遂至当地医院就诊，腰椎MRI示L_4～S_1椎体破坏，考虑感染性病变，建议至上级医院就诊，患者未予重视，自行口服消炎镇痛药后腰部疼痛无明显缓解，2个月来反复腰背痛，先后到多家医院就诊，症状无明显缓解。之后来笔者所在医院就诊。专科查体：脊柱无明显后凸畸形，L_4～S_1椎体棘突压痛，叩击痛阳性，双下肢肌力5级，双下肢直腿抬高试验阴性，加强试验阴性，膝腱反射、跟腱反射正常，病理反射未引出。

【诊疗经过】

1. 入院实验室检查 血常规：白细胞$6.1×10^9$/L，中性粒细胞$5.26×10^9$/L；血沉76mm/h；CRP 63.13mg/L。T-SPOT阴性，结核抗体三项检查阴性，布鲁氏菌病试管凝集试验阴性，GM试验阴性。

2. 入院影像学检查 X线：腰椎生理曲度变直，腰椎退行性改变（图5-25）；腰椎CT：L_5椎体和S_1上缘骨硬化明显，L_5椎体破坏为主，L_4～S_1椎间隙狭窄，椎旁软组织略肿胀（图5-26）；MRI：L_4～S_1椎体相邻缘斑片状长T_1WI、T_2WI信号影，抑脂序列呈高信号，DWI呈高信号，L_4～S_1椎间隙变窄，并呈长T_1WI、T_2WI信号改变，椎旁软组织片絮状长T_2WI信号（图5-27）。

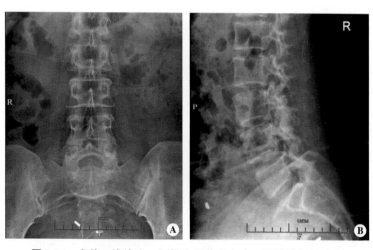

图5-25 术前X线检查：腰椎生理曲度变直，腰椎退行性改变

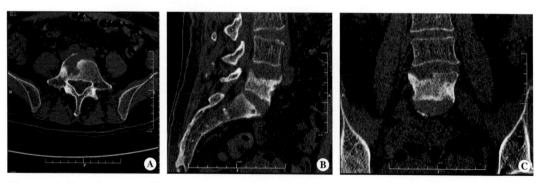

图5-26 术前CT检查：L_5椎体和S_1上缘骨硬化明显，L_5椎体破坏为主，L_4～S_1椎体间隙狭窄，椎旁软组织略肿胀

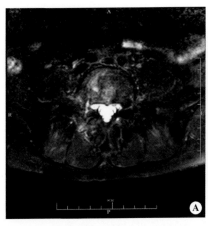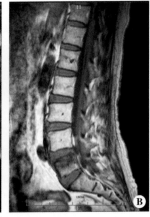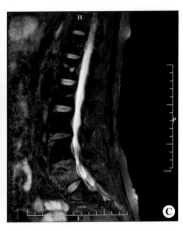

图5-27 术前MRI检查：$L_4 \sim S_1$椎体相邻缘斑片状长T_1WI、T_2WI信号影，抑脂序列呈高信号，DWI呈高信号，$L_4 \sim S_1$椎间隙变窄，并呈长T_1WI、T_2WI信号改变，椎旁软组织片絮状长T_2WI信号

3. 穿刺活检结果

（1）病理学结果：提示炎性纤维组织，未见明确肉芽肿性炎及凝固性坏死，感染可疑。特殊染色结果：PAS、PAM、抗酸染色及瑞-吉染色阴性。

（2）宏基因组二代测序：黏质沙雷菌感染。

（3）非特异性病原菌培养结果：阴性。

（4）特异性病原菌培养结果：结核分枝杆菌960液体培养阴性；Gene-Xpert阴性；结核/非结核分枝杆菌DNA阴性，结核分枝杆菌RNA阴性。

4. 最终诊断 $L_4 \sim S_1$脊柱黏质沙雷菌感染。

5. 治疗方案

（1）药物治疗：予以头孢哌酮钠舒巴坦钠（3g ivgtt）每12h 1次（q12h）、左氧氟沙星（0.5g qd），抗感染疗程6个月。

（2）手术治疗：考虑患者腰部疼痛明显，站立行走时疼痛加重，严重影响患者生活质量，术前给予头孢哌酮钠舒巴坦钠（3g ivgtt q12h）、左氧氟沙星（0.5g qd），抗感染治疗2周后，复查提示血沉明显减慢，CRP炎症指标明显降低，行"腰椎后路椎弓根螺钉内固定+前路病灶清除取髂骨植骨融合术"，术中见$L_{4\sim5}$间隙和L_5椎体炎性肉芽组织明显，椎间盘和部分椎体破坏。术中清除坏死组织、脓肿及死骨后反复用冲洗枪稀释聚维酮碘溶液冲洗病灶区，准备好植骨床后取相应大小髂骨植骨。

（3）术后继续给予头孢哌酮钠舒巴坦钠（3g ivgtt q12h）、左氧氟沙星（0.5g qd）抗感染治疗，术后患者疼痛感较术前明显减轻，可在腰椎支具保护下站立行走，患者切口愈合良好，术后2周拆线后出院。

（4）患者出院后予以左氧氟沙星（0.5g qd），口服5个月。持续随访至18个月，未见复发，患者已经恢复正常生活。

6. 术后影像学检查 出院后6个月复查，腰椎X线：椎弓根螺钉和植骨在位，未见松动移位（图5-28）；CT：椎弓根螺钉和植骨未见松动移位，病灶区内未见死骨形成，植入髂骨已经与上下椎体融合（图5-29）；MRI：钉棒系统和椎体周围软组织未见明显肿胀，

T₁WI、T₂WI信号已基本正常（图5-30）。

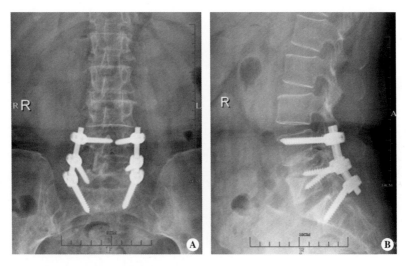

图5-28 腰椎X线检查：椎弓根螺钉和植骨在位，未见松动移位

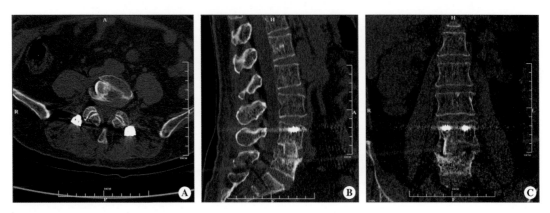

图5-29 CT检查：椎弓根螺钉和植骨未见松动移位，病灶区内未见死骨形成，植入髂骨已经与上下椎体融合

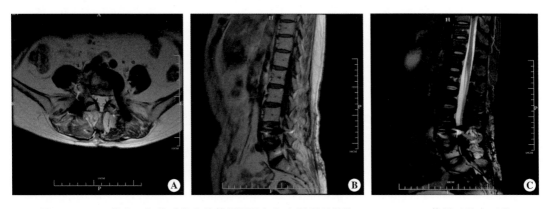

图5-30 MRI检查：钉棒系统和椎体周围软组织未见明显肿胀，T₁WI、T₂WI信号已基本正常

【讨论与分析】 脊柱黏质沙雷菌感染属于脊柱罕见的感染之一，早期无明显症状，体格检查上表现为脊柱的活动范围受限，症状通常是非特异性的，可能导致延误诊断。几乎所有脊柱黏质沙雷菌感染患者都有疼痛的主诉，由于局限性脊椎疼痛和肌肉痉挛，体格检查上表现为脊柱的活动范围受限。疼痛可能为轴向性疼痛，位于病变椎体附近，少数严重患者也可能放射到四肢。脊柱黏质沙雷菌感染患者常出现亚急性或者慢性腰背部疼痛，但没有发热症状，可伴乏力、盗汗、食欲缺乏等症状。大多数患者不会由黏质沙雷菌脊柱感染而引起全身性疾病或败血症，因此发热并不是诊断脊柱黏质沙雷菌感染的可靠依据。病变在脊柱不同部位表现为相应神经根放射痛或脊髓受压症状，有时出现少量的腰大肌脓肿，但很少出现硬膜外脓肿而致截瘫。

黏质沙雷菌（*Serratia marcescens*）又称灵杆菌，是一种产生鲜红色素的细菌，存在于空气和水中，可生长在动、植物性食品中。其为细菌中最小者，约0.5×（0.5～1.0）μm，近球形短杆菌，但形态多样。革兰氏染色阴性，周身鞭毛，能运动。无荚膜，无芽孢，在普通琼脂平板上于25～30℃培养1～2天出现黏性、中心颗粒状、有恶臭的菌落。约半数菌株能产生红色的灵菌素（prodigiosin）。黏质沙雷菌是沙雷菌属的代表菌，一般不致病，属于机会致病菌。在脊柱感染中比较少见。用传统的物理或化学消毒方法不易完全清除环境中的黏质沙雷菌。它易在患者之间传播，已成为医院人群中的机会致病菌，近年来黏质沙雷菌所致的医院感染逐渐增多。研究显示，黏质沙雷菌感染病例以散发病例为主，多引起泌尿系统、下呼吸道、伤口感染，骨关节感染及菌血症，多发生于机体抵抗力低下、免疫功能不全、慢性虚弱患者，感染因素有广谱抗菌药物治疗、严重原发病、高龄、气管切开及机械通气、激素应用等，可能由于临床使用广谱抗菌药物杀灭了患者体内大量敏感的细菌，破坏了不同菌群之间的相互制约关系。有些高龄患者伴有严重的原发病、全身免疫功能低下，甚至长期应用激素，进一步降低了患者免疫功能，机械通气使呼吸道正常的防御屏障作用消失，黏质沙雷菌易在呼吸道定植，并繁殖致病。

对于脊柱黏质沙雷菌感染，目前尚无专门且统一的临床诊断标准，当疑诊脊柱黏质沙雷菌感染时，初步选择的实验室检查应包括血常规、ESR和CRP。根据宿主免疫系统和病原体类型的不同，白细胞计数可能升高、降低或正常。和白细胞计数相似，ESR对于判定脊柱黏质沙雷菌感染同样缺乏特异性，CRP作为传统且可靠的感染标志物，是监测患者黏质沙雷菌感染情况的常用指标。诊断脊柱黏质沙雷菌感染最有价值的实验室方法是病灶穿刺活检，该方法和血培养一起用于特异性和非特异性细菌培养及分子生物学检测。当通常的微生物培养或血清学检测不能做出明确诊断时，NGS技术可能有助于识别病原体，分析其具体组成、亚种、耐药基因和进行药敏试验等，这有助于脊柱外科医生对抗菌剂和治疗方案做出最优选择。

脊柱黏质沙雷感染影像学的X线表现：早期为小骨质稀疏灶，数周后出现骨质缺损病灶，较大的病灶呈岛屿状。病灶为软组织密度灶，边缘清晰锐利，呈不规则虫蚀状破坏或刀锯样外观，后期硬化、增生形成骨刺，呈鸟嘴状向外或邻近椎体缘伸展，形成骨桥。椎体中心亦可被侵犯，通常椎体中心病灶迅速硬化，不形成深部骨质破坏缺损，以后逐渐被新生骨代替，无椎体压缩征象。CT显示为椎体破坏灶小而多发，多局限于椎体边缘，病灶周围明显增生硬化，新生骨组织中有新破坏灶形成，椎间盘破坏呈等密度影，关节面增生硬化，相邻骨密度增高，椎旁少量脓肿形成。MRI显示病变椎体T_1WI呈低信号，T_2WI呈低等或等高信号或低等高混杂信号。增强扫描病变椎体明显强化，与周围正常增强的椎体信号类似或更高。压脂像椎体、间盘、附件及椎管内呈不均匀高信号，相应平面脊髓受压。脊柱黏质沙雷感染可能很难控制，通常需要延长住院时间，以及抗生素治疗的使用时间，甚至通过手术清创并冲洗感染区域。感染首选抗革兰氏阴性菌的抗菌药物，如氨基糖苷类、氨曲南或氟喹诺酮类。氨基糖苷类抗生素有链霉素、庆大霉素、妥布霉素、阿米卡星等。喹诺酮类抗生素有左氧氟沙星、莫西沙星、环丙沙星等。推荐首先使用左氧氟沙星0.5 qd，根据抗感染效果再选择是否联合其他抗生素。

（赖 震）

| 病 例 6 |

【病史】 患者，男性，40岁，因"腰部疼痛进行性加重2月余"，以"L_5～S_1化脓性脊柱炎"收入院。患者2月余前开始出现胸腰背部疼痛，疼痛不剧，当时未重视，后感腰背部疼痛进行性加重，痛处固定，至某社区医院就诊，考虑腰椎间盘突出症，予以药物治疗，效果不佳。1个月前始感腰背部加重，不能弯腰，行走困难，床上不便翻身，来笔者所在医院骨科门诊就诊。腰椎CT提示L_5、S_1椎体相邻缘骨质破坏累及椎间隙，感染性病变考虑。专科查体：脊柱居中，腰椎轻度后凸畸形，L_5～S_1椎体棘突轻压痛，叩击痛阳性，无神经压迫症状。

【诊疗经过】

1. 入院实验室检查 血沉21.00mm/h，白细胞$5.9×10^9$/L，CRP 1.48mg/L，T-SPOT阴性。

2. 入院影像学检查 见图5-31和图5-32。

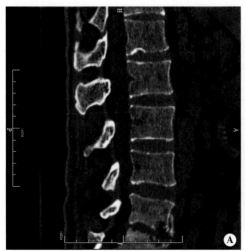
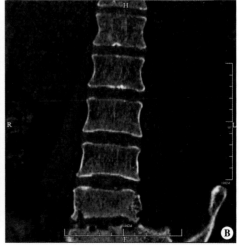

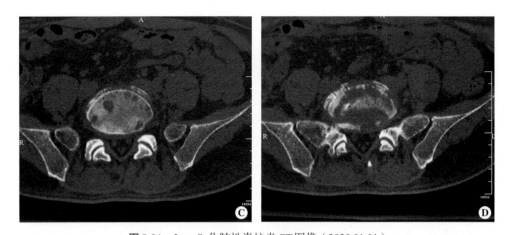

图5-31 L₅～S₁化脓性脊柱炎CT图像（2020.01.01）

A、B. 矢状面及冠状面示L₅～S₁椎体相邻缘骨质破坏，相邻椎间隙变窄；C、D. 横断面示L₅及S₁椎体骨质破坏，轻度硬化

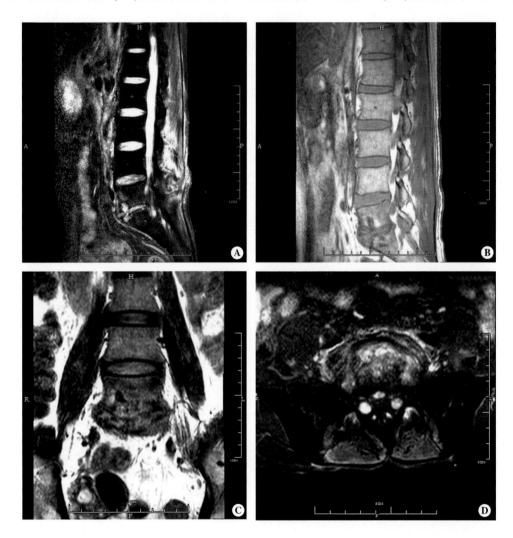

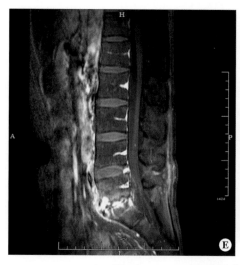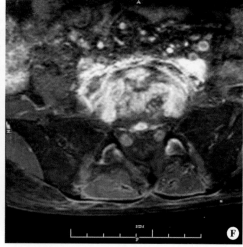

图5-32 L$_5$～S$_1$化脓性脊柱炎增强MRI（2020.01.03）

A、B. 矢状面T$_1$WI及T$_2$WI示L$_5$、S$_1$椎体相邻缘明显不规则虫蚀样骨质破坏，相邻椎间隙变窄；C、D. 冠状面及横断面示周围
软组织肿胀；E、F. 矢状面T$_1$WI及横断面增强示病灶明显强化，椎间隙脓肿形成伴周围软组织肿胀

2020年1月3日，在局麻下行"L$_5$～S$_1$椎体骨质破坏穿刺活检术"，术中穿刺工具到
达S$_1$上缘及L$_5$～S$_1$椎间隙病灶，并取出少许坏死组织、炎性组织及灌洗液。

3. 穿刺活检结果

（1）病理学结果：（L$_5$～S$_1$病灶组织）骨小梁之间见炎性纤维组织增生，局灶较多浆
细胞、淋巴细胞浸润，未见明确肉芽肿性炎及凝固性坏死。特殊染色结果：PAS、PAM、
抗酸染色及瑞-吉染色阴性。

（2）宏基因组二代测序：咽峡链球菌，序列数212。

（3）非特异性病原菌培养结果：阴性。

（4）特异性病原菌培养结果：结核分枝杆菌960液体培养阴性；Gene-Xpert阴性；结
核/非结核分枝杆菌DNA阴性，结核分枝杆菌RNA阴性。

4. 最终诊断 L$_5$～S$_1$化脓性脊柱炎。

5. 治疗方案

（1）药物治疗：左氧氟沙星0.4g ivgtt qd。

（2）手术治疗：患者疼痛剧烈，要求行手术治疗，于2020年1月9日在全麻下行"腰
椎化脓性脊柱炎后路椎弓根钉固定+前路病灶清除+植骨融合术"，术中见L$_5$～S$_1$椎间隙
炎性肉芽增生明显。术后病理：（L$_5$～S$_1$椎体病灶组织）纤维软骨组织，边缘见较多瘤样
增生血管纤维组织，灶区见水肿变性、坏死、化脓，未见明确肉芽肿性炎及凝固性坏死。
特殊染色结果：PAS、PAM、抗酸染色及瑞-吉染色阴性。术后标本检查结果：一般细菌
培养示无细菌生长，无真菌生长；Xpert阴性；结核/非结核分枝杆菌DNA阴性；予左氧
氟沙星（0.4g ivgtt qd）抗感染治疗。术后复查腰椎正侧位片显示L$_5$、S$_1$椎体内固定在位，
植骨块位置良好（图5-33）。2020年1月23日血化验：CRP 4.96mg/L，白细胞6.7×10^9/L，
血沉35.00mm/h。患者腰背部疼痛明显缓解，2020年1月23日给予左氧氟沙星片（0.5g
qd）带药出院。

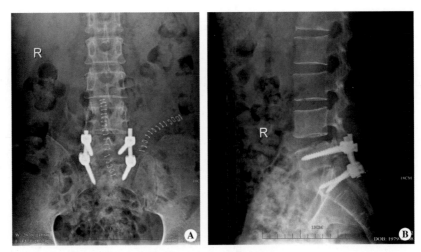

图5-33 $L_5 \sim S_1$化脓性脊柱炎X线正侧位片（2020.01.20）

$L_5 \sim S_1$椎体化脓性脊柱炎内固定术后

8个月后患者再次回门诊复查，结果显示血沉及CRP正常。胸椎椎体MRI提示脊髓无受压，周围软组织稍肿胀，信号基本正常（图5-34）。嘱停用左氧氟沙星，每个月于当地医院复查血常规、血沉及CRP。

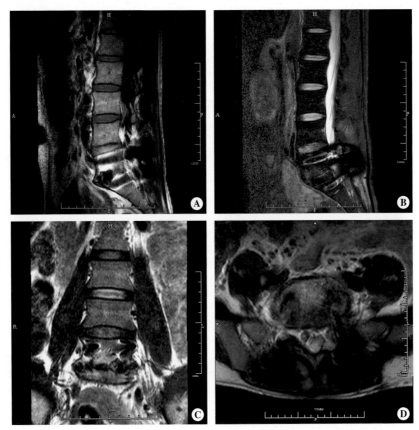

图5-34 $L_5 \sim S_1$椎体化脓性脊柱炎MRI（2020.09.21）

$L_5 \sim S_1$骨质无进一步破坏，椎间隙变窄，椎旁脓肿吸收，植骨融合，周围软组织稍肿胀，信号趋于正常。A. 矢状面T_1WI；

B. 矢状面T_2WI；C. 冠状面；D. 横断面

2022年1月10日，患者要求拆除内固定而住院治疗，查血示全程超敏CRP 4.43mg/L，白细胞 5.6×10⁹/L，血沉 2.00mm/h，胸椎椎体CT示 $L_5 \sim S_1$ 椎体化脓性脊柱炎术后内固定改变，髂骨植骨块完全融合，局部椎间隙变窄，椎体前缘及侧方骨桥连接（图5-35）。胸椎椎体MRI提示脊髓无受压，内固定位置良好，椎间隙变窄，脓肿完全吸收（图5-36）。2022年1月13日在全麻下行"$L_5 \sim S_1$ 化脓性脊柱炎内固定拆除术"，术中见内固定牢靠，螺钉无明显松动，螺钉周围无明显炎性组织。

【讨论与分析】 咽峡炎链球菌在1906年由 Andrewes 和 Horder 首次报道，属米勒链球菌群（*Streptococcus milleri* group），该菌群包括咽峡炎链球菌（*Streptococcus anginosus*）、中间链球菌（*Streptococcus intermedius*）、星座链球菌（*Streptococcus constellatus*）。咽峡炎链球菌是一种兼性细菌，既是需氧菌，又是厌氧菌。咽峡炎链球菌是革兰氏阳性球菌，呈矛头状、成双或短链状排列，在琼脂平板上于37℃培养24h后，形成直径0.5～1mm大小、灰白色、半透明、表面光滑的圆形突起，周围有 α 溶血小菌落。触酶试验阴性。产生羟基丁酮使伏-波试验（VP试验）阳性，水解精氨酸和七叶苷，发酵多种糖、醇类化合物，但不发酵山梨醇、甘露醇、核糖。透明质酸酶是咽峡炎链球菌重要的致病因子，与化脓性感染有密切联系。从脓肿中或化脓性病灶中分离出的菌株，以及 β 溶血的菌株更易产生透明质酸酶。透明质酸酶的作用机制是溶解细胞间质和结缔组织的重要成分透明质

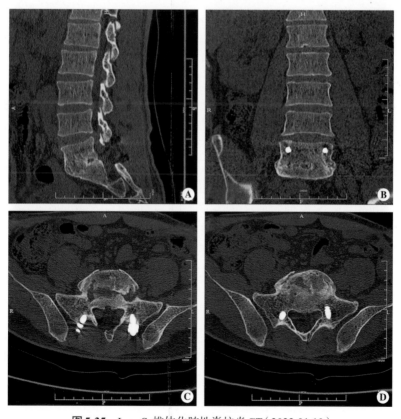

图5-35 $L_5 \sim S_1$ 椎体化脓性脊柱炎CT（2022.01.10）

A、B. 矢状面示 $L_5 \sim S_1$ 椎体化脓性脊柱炎内固定术后，植骨块融合，骨桥形成；C、D. 横断面示2个髂骨植骨块位置可，未突入椎管压迫脊髓

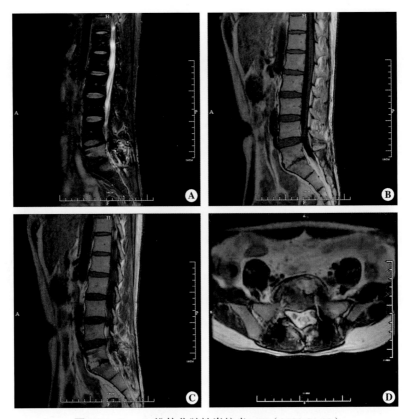

图5-36 L$_5$～S$_1$椎体化脓性脊柱炎MRI（2022.01.12）

A. 矢状面T$_1$WI；B、C. 矢状面T$_2$WI；D. 横断面：L$_5$～S$_1$椎体、椎间隙及周围信号正常

酸，破坏组织细胞，有助于脓肿形成。另外，多糖荚膜、免疫抑制蛋白、硫酸软骨素解聚酶、脱氧核糖核酸酶、黏多糖降解酶、唾液酸酶、脂肪酶等胞外溶解酶也是咽峡炎链球菌的毒力因子。

咽峡炎链球菌群是人体口腔、上呼吸道、消化道、泌尿生殖道正常菌群，毒力较低。随着广谱抗生素、免疫抑制剂及介入治疗的广泛应用，人体的微生态环境常常受到破坏，使得咽峡炎链球菌群成为机会致病菌，即使没有任何明显的创伤或感染部位，仍可侵入血液循环，感染范围包括从轻微的口腔感染（如咽炎）到肺、脑、肝、肾或软组织脓肿的多部位化脓性感染。其引起的常见疾病包括成人肺脓肿、儿童鼻窦炎引起的颅内感染、外科手术感染引起的脓毒症及感染性心内膜炎等。咽峡炎链球菌群所致脓肿与一些基础疾病（如糖尿病、肝硬化或肿瘤）或一些医学操作（如拔牙、针灸或痔切除术）有关。1996年Casariego等报道咽峡炎链球菌导致的菌血症患者中56%为化脓性感染，19%为心内膜炎。近年来，国内也有报道。2002年赵建平等报道了咽峡炎链球菌脑膜炎1例；2003年陈洪山等报道了米勒链球菌和阴沟肠杆菌导致的医源性膀胱感染1例。

咽峡炎链球菌导致的化脓性脊柱炎报道较少。临床症状缺乏特异性，主要是胸腰背部疼痛，剧烈的疼痛常提示硬膜外脓肿的存在。X线片可显示骨破坏的程度，早期可发现终板模糊和椎间隙高度降低；CT表现为骨密度增高，病变椎体上、下缘骨质破坏、毛糙，可见多个囊状低密度区、局部骨质硬化、椎间隙变窄、骨桥形成等征象；MRI的典型表现为椎间盘高度丢失，椎体终板边界模糊，T_1WI呈低信号和T_2WI呈中高信号，脂肪抑制像仍呈高信号。

咽峡炎链球菌对大多数抗生素敏感，尤其对青霉素及其衍生物有较高敏感性。药敏试验的选药原则：首选青霉素或氨苄西林，其次是红霉素、氯霉素、克林霉素、氧氟沙星、万古霉素、头孢曲松等抗生素。治疗类似其他化脓性细菌感染，治疗周期长。除抗生素治疗外，脓肿切开引流也是重要的治疗方法，一旦出现神经损害、脊柱脓肿、脊柱不稳，建议行手术治疗。手术入路根据术者手术技巧来选择，尽量彻底清创、防止复发。此外，坚强内固定是保证植骨融合、防止脊柱后凸畸形的重要手段。

本例患者腰背部疼痛2月余，无下肢神经症状，就诊时体温正常，结合患者CT及MRI影像学资料，首先考虑化脓性脊柱炎。予以穿刺活检，经宏基因组二代测序明确为咽峡炎链球菌。根据致病菌对药物的敏感性，选用有效抗菌药物。本例患者使用左氧氟沙星，后期效果良好。

（金阳辉）

| 病 例 7 |

【病史】 患者，男性，28岁，因"发热，腰痛40天"于2019年7月25日以"$L_{3\sim4}$脊柱感染"入院。患者于40天前出现腰背部疼痛不适，未就诊，入院前1个月发热，体温38℃，在某医院行腰椎CT、MRI检查发现$L_{3\sim4}$椎体骨质破坏，给予利奈唑胺（0.6g PO qd）治疗3天，体温恢复正常，但腰痛仍存，考虑骨结核可能，予以HRZE方案抗结核2周，疼痛感略缓解，转至笔者所在医院住院。专科检查：$L_{3\sim4}$棘突叩击痛阳性，右侧直腿抬高试验阳性。

【诊疗经过】

1. 入院实验室检查 T-SPOT阴性，血沉79mm/h，CRP 30.6mg/L，白细胞计数$10.3\times10^9/L$，中性粒细胞计数$8.2\times10^9/L$，布鲁氏菌病试管凝集试验阴性。

2. 入院影像学检查 见图5-37～图5-39。

综合分析考虑化脓性脊柱炎可能，于2019年7月29日在手术室无菌下行"$L_{3\sim4}$椎体间病灶穿刺活检术"，术中穿刺工具到达L_4椎体上缘及$L_{3\sim4}$椎间隙病灶，并取出少许脓苔、坏死组织，分别送结核分枝杆菌Xpert RIF/MTB、结核分枝杆菌DNA和RNA检测，以及结核分枝杆菌960液体快速培养、一般细菌培养+药敏试验、宏基因组二代测序、病理检查。

3. 穿刺活检结果

（1）穿刺病理学结果：少量骨组织及炎性纤维组织，未见明确肉芽肿性病变。特殊染色结果：PAS、PAM、抗酸染色及瑞-吉染色阴性。

（2）非特异性病原菌培养结果：阴性。

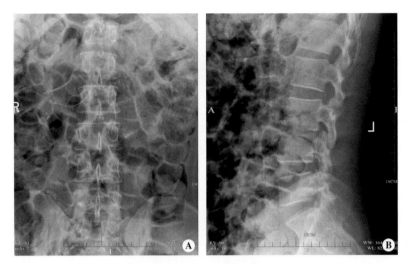

图5-37 入院时腰椎正侧位片

显示L$_{3\sim4}$椎间隙模糊，上下终板骨破坏

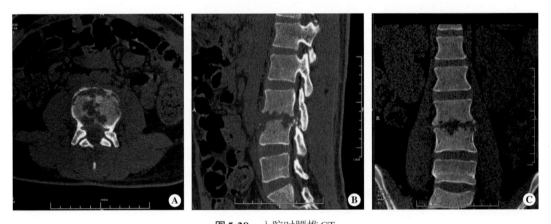

图5-38 入院时腰椎CT

入院时腰椎CT横断位（A）、矢状位（B）、冠状位（C）：L$_3$下缘、L$_4$上缘呈不规则锯齿状骨质破坏，椎间隙狭窄，右侧靠椎间孔位置有少量死骨存在

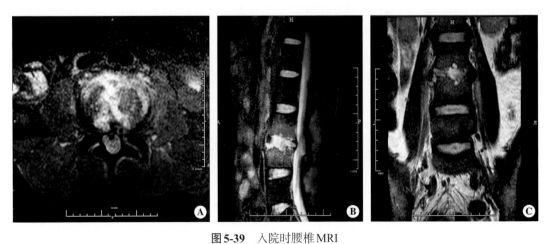

图5-39 入院时腰椎MRI

入院时腰椎MRI横断位（A）、矢状位（B）、冠状位（C）：T$_2$WI见L$_{3\sim4}$椎间隙高信号，椎间隙上下终板破坏

（3）特异性病原菌培养结果：结核分枝杆菌960液体培养阴性；Gene-Xpert阴性；结核/非结核分枝杆菌DNA阴性，结核分枝杆菌RNA阴性。

（4）宏基因组二代测序：侵蚀艾肯菌，序列数597，相对丰度87.39%。

4. 最终诊断　$L_{3\sim4}$椎体感染（侵蚀艾肯菌）。

5. 治疗方案

（1）药物治疗：左氧氟沙星（0.5g ivgtt qd）抗感染。1周后CRP 20.23mg/L，血沉54mm/h，较入院时明显下降。2周复测CRP 9.95mg/L，血沉38mm/h。总疗程3个月。

（2）手术治疗：患者腰痛较前减轻，但活动受限。于2019年8月14日在全麻下行"$L_{3\sim4}$椎体后路椎弓根钉内固定术+前路侧前方病灶清除+取髂骨植骨融合"。

6. 术后影像学检查　见图5-40和图5-41。

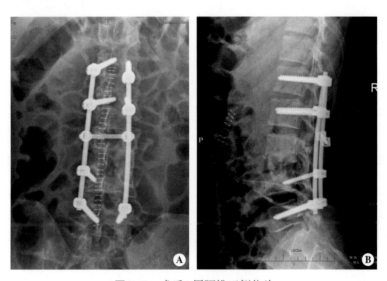

图5-40　术后1周腰椎正侧位片

$L_{3\sim4}$病灶清除术后改变，椎体间植骨块位置良好，$L_{1\sim5}$椎弓根钉棒固定位置佳

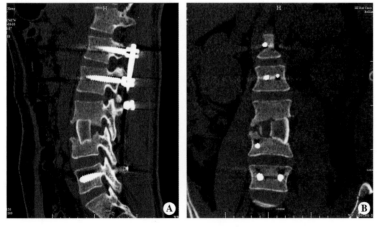

图5-41　术后1周腰椎CT

腰椎CT二维重建的矢状位（A）、冠状位（B）显示$L_{3\sim4}$椎间隙病灶清除术后，椎间隙左侧髂骨植骨支撑位置好

患者的手术切口均一期愈合，背痛明显减轻。术后1周可下地行走，于2019年8月30日出院，出院带药左氧氟沙星片（0.5g qd）抗感染治疗。

术后3个月，患者来院复查影像（图5-42，图5-43）。

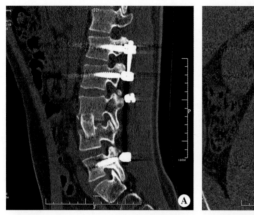
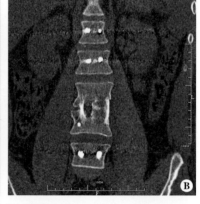

图5-42　术后3个月腰椎CT
腰椎CT二维重建矢状位（A）、冠状位（B）显示L$_{3\sim4}$植骨后已融合，未见新的骨破坏灶

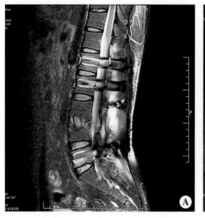
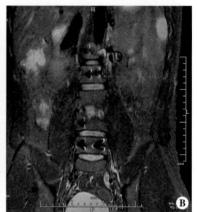

图5-43　术后3个月腰椎MRI
腰椎MRI矢状位（A）与冠状位（B）T$_2$WI显示L$_{3\sim4}$椎间略高信号，较前明显好转

术后2年无明显症状，前来拆内固定。术前CT、MRI检查见图5-44和图5-45。

【讨论与分析】 国内文献未有侵蚀艾肯菌感染脊柱引起化脓性脊柱炎的报道，国外文献有较多报道该菌感染的病例，但多发生在拳打伤导致的皮肤关节感染、牙周炎、血管移植、心内膜炎、颅脑炎、尿道炎等。然而，由于侵蚀艾肯菌引发的脊柱椎体感染报道较少，从20世纪90年代至今，分别于1976年、1983年、1987年、1993年、2000年、2002年、2003年、2013年、2014年有个案报道。这些个案报道中可分4种诱因：其一，牙病或口腔手术，黏膜感染，通过血行播散至受伤的脊柱部位；其二，动物咬伤，经过皮肤组织感染至脊柱手术部位；其三，鱼骨刺破咽喉部黏膜，局部感染波及脊柱；其四，外科手术植入材料，如腹部或血管支架植入，感染入血播散。像本病例无外伤、动物咬

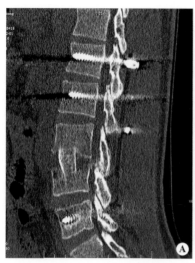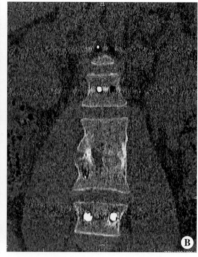

图 5-44 术后 2 年腰椎 CT

腰椎 CT 二维重建矢状位（A）、冠状位（B）显示 $L_{3\sim4}$ 髂骨植骨块完全融合

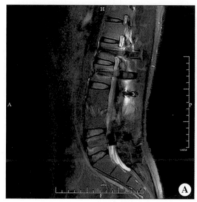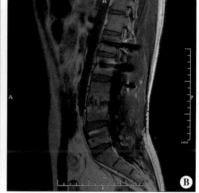

图 5-45 术后 2 年腰椎 MRI

腰椎 MR 矢状位显示 $L_{3\sim4}$ 信号正常，椎间隙及椎旁未见病灶

伤、牙科手术等诱因，且年龄较轻、无基础疾病，腰椎侵蚀艾肯菌感染罕见，可能是另外一种感染机制，目前感染原因尚未清楚。侵蚀艾肯菌是兼性厌氧革兰氏阴性菌，在 $3\%\sim10\%CO_2$ 环境下生长，在琼脂培养基上形成较小的陷于琼脂培养基下的浅灰色菌落，且常被生长较好的需氧或厌氧菌覆盖，难以鉴别，细菌室明确报告困难。本病例同样在培养基上未发现该菌落，而是通过宏基因组测序明确诊断。

侵蚀艾肯菌对青霉素、头孢菌素类、碳青霉烯类、四环素、复方磺胺甲噁唑类和氟喹诺酮类抗菌药物敏感，但对克林霉素、甲硝唑等针对一般厌氧菌的药物却不敏感，对氨基糖苷类、万古霉素和红霉素也有抗药性。根据美国的指南，治疗上选用头孢曲松或氟喹诺酮；根据欧洲的治疗指南，选用头孢曲松或氨苄西林（如果敏感）联合庆大霉素，也可在咨询传染病专家后选用氟喹诺酮类药物。依据革兰氏阴性杆菌，可注射 β- 内酰胺类或口服环丙沙星。椎体感染侵蚀艾肯菌抗生素使用时间无系统证据，多数研究者建议抗生素使用 6 周以上，但对于置入内植物或病程较长的，建议抗生素使用 8～12 周。近些年阿莫西林克拉维酸也被列入治疗指南。有文献报道，对于椎体感染，全面病灶清创的情况下，使用阿莫西林克拉维酸6周后，2个月未见病灶复发，但是强调了全面清创的必要性。

该病例就诊时病程不长，有发热过程，影像学显示$L_{3\sim4}$椎体骨质及椎间盘均有破坏，首先考虑椎体化脓性感染，但经过利奈唑胺抗感染治疗约4周，疼痛并未减轻，又转而考虑脊柱结核感染，予以HRZE诊断性抗结核治疗2周，仍感腰痛症状明显，疗效不佳。经椎体穿刺活检，宏基因组二代测序诊断侵蚀艾肯菌感染，选用敏感抗生素联合手术治愈。

（马鹏飞）

｜病　例　8｜

【病史】　患者，男性，54岁，因"胸背部疼痛半年，加重1个月"于2020年7月1日以"$T_{10\sim11}$椎体感染"入院。患者半年前无外伤下出现胸背部疼痛，无发热，无咳嗽咳痰，于当地医院就诊，考虑脊柱退行性变，给予非甾体镇痛抗炎药口服，疼痛未缓解。1个月前感胸背痛加重，伴有双下肢麻木，未去就诊。4天前于当地医院行胸椎MRI检查显示$T_{10\sim11}$椎体骨质破坏伴椎旁脓肿形成，考虑结核。遂来笔者所在医院住院诊治。专科检查：$T_{10\sim11}$椎体棘突叩击痛阳性，双下肢股四头肌肌力4级，脐部以下感觉减退，病理征未引出。既往有糖尿病、乙肝病史，否认结核病史。

【诊疗经过】

1. 入院实验室检查　血沉26mm/h，白细胞$4.6\times10^9/L$，CRP 9.27mg/L，中性粒细胞$2.6\times10^9/L$，结核抗体三项阴性，T-SPOT阴性。

2. 入院影像学检查　见图5-46～图5-48。

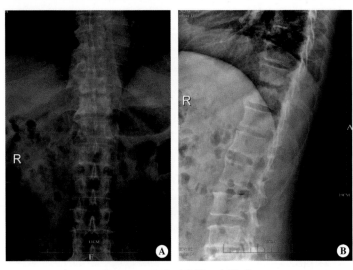

图5-46　入院时胸椎正侧位片

$T_{10\sim11}$间隙病变，上下终板锯齿状破坏，骨质硬化

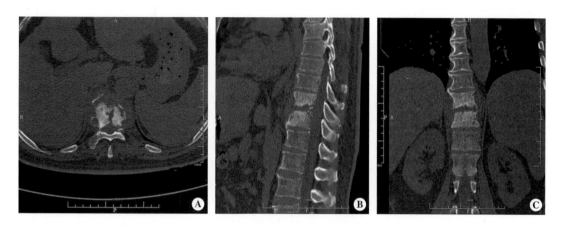

图5-47　入院时胸椎椎体CT影像

胸腰段椎体CT横断面（A）、矢状面（B）、冠状面（C）显示$T_{10\sim11}$椎体部分硬化，间隙上下出现骨质破坏，硬化骨与死骨并存，椎管内无硬性占位

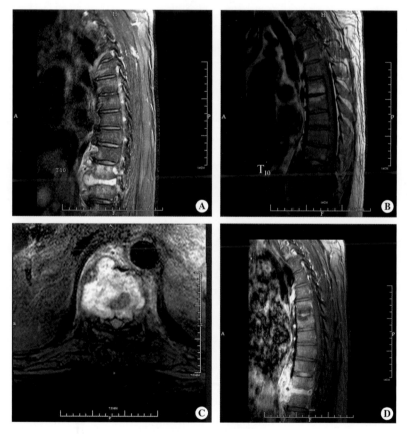

图5-48　入院时胸椎MRI

A～C. 胸腰椎MRI矢状位T_1WI、矢状位T_2WI与横断位T_2WI，可见T_{10}椎体下缘与T_{11}椎体上缘矢状位T_1WI低信号、T_2WI高信号，椎间隙与前缘脓肿，横断位T_2WI见椎体及椎旁弥漫脓肿，脓肿压迫硬膜脊膜前缘；D. 胸椎增强MRI矢状位T_2WI，显示$T_{10\sim11}$病变区域信号增强，椎体前方脓肿

入院后初始考虑$T_{10\sim11}$椎体结核，予HRZE诊断性抗结核治疗。于2020年7月14日在局麻下行"$T_{10\sim11}$病灶穿刺活检术"，术中穿刺工具到达T_{11}体上缘及$T_{10\sim11}$椎间隙病灶，并取出少许坏死组织及炎性组织。

3. 穿刺活检结果

（1）病理检查结果：（$T_{10\sim11}$椎体病灶）炎性纤维组织，未见典型干酪样坏死。特殊染色结果：PAS、PAM、抗酸染色及瑞-吉染色阴性。

（2）非特异性病原菌培养结果：大肠埃希菌，对头孢曲松、左氧氟沙星敏感。

（3）特异性病原菌培养结果：Gene-Xpert阴性；结核、非结核分枝杆菌DNA阴性。

（4）宏基因组二代测序（mNGS）：大肠埃希菌，序列数9。

4. 最终诊断　$T_{10\sim11}$椎体感染（大肠埃希菌感染）。

5. 治疗方案

（1）药物治疗：头孢曲松（2.0g ivgtt qd）抗感染治疗。

（2）手术治疗：抗感染治疗1周后，白细胞4.3×10^9/L、CRP 2.67mg/L、血沉17mm/h（呈明显下降趋势），患者背痛症状较前减轻，体温正常。考虑患者骨破坏伴椎旁脓肿，于2020年7月29日（头孢曲松抗感染10日）在全麻下行"胸椎后路椎弓根钉内固定+经肋骨横突椎旁入路病灶清除+聚酰胺66复合骨笼放入自体肋骨植骨融合术"，术中取病灶坏死组织送细菌培养结果：大肠埃希菌，对头孢曲松、左氧氟沙星敏感。切口一期愈合出院。出院继续左氧氟沙星（0.5g PO qd）治疗。抗感染疗程3个月。

6. 术后复查　术后3个月门诊复查胸椎MRI显示$T_{10\sim11}$椎体感染椎间和椎旁脓肿基本吸收（图5-49）。停止左氧氟沙星0.5g抗感染治疗。

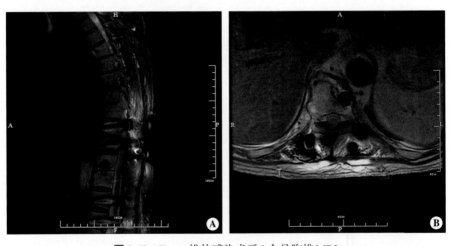

图5-49　$T_{10\sim11}$椎体感染术后3个月胸椎MRI

$T_{10\sim11}$椎体矢状位T_2WI（A）及横断位T_2WI（B），见原病灶区域脓肿消失，椎体及椎旁信号基本正常

术后9个月门诊复查，患者无症状，血沉16mm/h，白细胞5.4×10^9/L，中性粒细胞2.6×10^9/L，CRP 3.0mg/L，影像学显示病灶已经吸收，植骨融合无松动（图5-50~图5-52）。

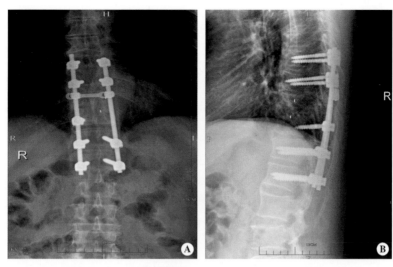

图5-50　T$_{10\sim11}$椎体感染术后9个月胸椎X线正侧位片

未见螺钉松动及后凸畸形

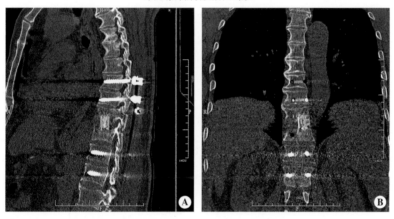

图5-51　T$_{10\sim11}$椎体感染术后9个月胸椎CT

T$_{10\sim11}$胸椎CT矢状位（A）、冠状位（C）示T$_{10\sim11}$植骨已完全融合

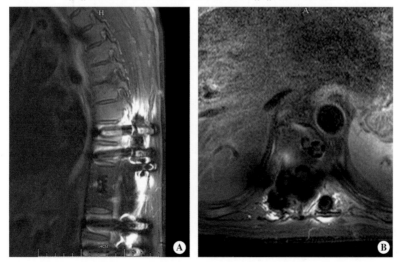

图5-52　T$_{10\sim11}$椎体感染术后9个月胸椎MRI

T$_{10\sim11}$胸椎MRI矢状位T$_2$WI（A）及横断位T$_2$WI（B）示椎体、椎间隙及椎旁信号正常，无脓肿

【讨论与分析】 大肠埃希菌，又名大肠杆菌，为革兰氏阴性短杆菌，是人和动物肠道中的正常栖居菌。大肠埃希菌的致病物质之一是血浆凝固酶。大肠埃希菌根据致病与否，主要分为共生菌株、肠外致病菌株（ExPEC）及肠道致病菌株。引起脊柱感染的主要为肠外致病菌株，其与共生大肠菌相似，通常可以在正常健康个体的肠道内发现，且不会引起胃肠道疾病。但当它通过定植部位进入无菌的肠外部位时，即可产生致病性。研究表明，发病机制可能与肠外致病性菌株存在编码多种外毒力因子的基因相关，该基因使其能在正常或免疫抑制宿主中出现大肠埃希菌的肠外感染。

传统观点认为大肠埃希菌在肌肉骨骼的感染多见于压疮感染、下肢慢性溃疡及伤口感染，软组织感染持续扩散继发骨髓炎。但近年来笔者医院的脊柱非特异性感染病例中，大肠埃希菌位居前三，感染数量仅次于葡萄球菌感染。大肠埃希菌引发化脓性脊柱炎，主要与大肠埃希菌引起的菌血症相关，大肠埃希菌菌血症可由任何肠外部位的原发感染引起，如静脉输液留置、直肠前列腺活检、各类黏膜损伤引起的炎症及创伤或烧伤等。多数研究指出，虽然大肠埃希菌在人体中可正常定植，但其与金黄色葡萄球菌是最具有临床意义的血液分离株，当我们通过血培养获取大肠埃希菌时，几乎可以明确其菌血症的发生。

该患者整个病史接近半年，加重1月余。在脊柱化脓性感染中，病史进展较为缓慢，且整个发病过程中未见发热、畏寒寒战等菌血症表现，入院时患者CT检查提示椎间隙破坏，椎体骨质硬化明显；MRI检查示椎间隙周围脓肿形成，未见明显寒性脓肿流注。根据病史、影像学资料均无法判断感染的类型。相关实验室检查，包括血培养同样无法明确诊断。因此在局麻下对患者进行了穿刺活检，最终获取病灶内脓血送检，mNGS获得了低丰度核酸条列数，考虑可能与患者病史较长、存在抗生素使用史及穿刺标本质量相关。然而，通过病灶穿刺液的培养成功获取病原微生物证据，和mNGS相互印证结果，最终确诊大肠埃希菌感染。需注意手术台上取标本及分装标本的整个过程均须无菌操作，尽量减少标本与空气的接触时间，降低假阳性发生率。

该病例根据药敏结果，采用头孢曲松进行抗感染治疗10天，明确抗感染治疗有效后手术，术后1年随访，患者脊柱功能恢复良好，感染无复发。

（马鹏飞）

| 病 例 9 |

【病史】 患者，女性，13岁，因"突发腰背部疼痛不适2周余"于2020年1月14日以"$L_{1\sim2}$脊柱感染"收治入院。患者2周前无明显诱因下突感腰背痛，弯腰时明显，同时发病前有一过性高热，最高体温39.6℃，于当地医院就诊，腰椎MRI示$L_{1\sim2}$椎体异常信号，考虑感染性病变。腰椎CT示$L_{1\sim2}$椎体骨质破坏，结核待排。卧床并口服镇痛药2周无缓解来住院治疗。专科查体：腰椎生理曲度略直，$L_{1\sim2}$椎体棘突压痛及叩击痛阳性，腰椎活动受限，双下肢感觉、肌力正常。

【诊疗经过】

1. 入院实验室检查 T-SPOT阴性，血沉50mm/h，白细胞$6.3\times10^9/L$，中性粒细胞$3.2\times10^9/L$，CRP 26.35mg/L，结核抗体三项阴性。

2. 入院影像学检查 见图5-53和图5-54。

入院后于2020年1月16日在局麻下行"L₂椎体病灶穿刺活检术"，术中在L₂椎体上缘左侧取出少许脓苔、坏死组织，脓液3ml。

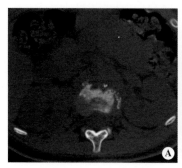
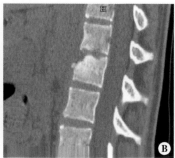
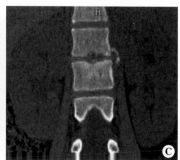

图5-53 入院时L₁~₂椎体CT图像

入院时腰椎CT横断位（A）、矢状位（B）、冠状位（C）显示L₁~₂椎间隙变窄，L₂椎体前上缘骨质破坏、稍硬化，L₁椎体下终板少量骨破坏

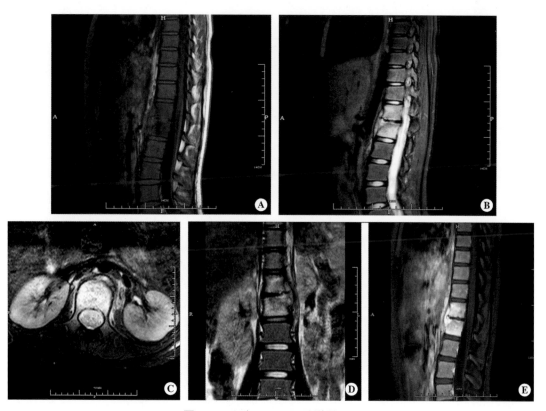

图5-54 入院L₁~₂ MRI及增强MRI

A、B. L₁~₂椎体T₁WI低信号、T₂WI高信号，椎间隙狭窄，椎前及腰大肌少量脓肿，椎管内未见异常信号；C、D. 腰椎增强T₂WI示脊髓未受压迫，L₁~₂椎体强化高信号，椎间隙前缘偏左侧脓肿形成；E. 腰椎增强T₂WI示L₁~₂椎体强化高信号，椎间隙前缘与前纵韧带下脓肿形成

3. 穿刺活检结果

（1）穿刺病理学结果：（L₂椎体）炎性纤维组织增生，伴大量浆细胞、中性粒细胞浸润，

未见明确肉芽肿性炎及凝固性坏死。染色结果：PAS、PAM、抗酸染色及瑞-吉染色阴性。

（2）非特异性病原菌培养结果：涂片镜检提示革兰氏阳性球菌；培养结果为金黄色葡萄球菌，对利福平、左氧氟沙星、利奈唑胺、万古霉素敏感。

（3）特异性病原菌培养结果：结核分枝杆菌960液体培养阴性；Gene-Xpert阴性；结核/非结核分枝杆菌DNA阴性，结核分枝杆菌RNA阴性。

4. 最终诊断 $L_{1\sim2}$椎体感染（金黄色葡萄球菌）。

5. 治疗方案 穿刺术后第2天，患者体温38.3℃，肺部CT显示两侧少许胸腔积液。涂片镜检提示革兰氏阳性球菌，予以哌拉西林/他唑巴坦联合利福平经验性抗阳性球菌感染。术后第4天，细菌培养报告为金黄色葡萄球菌，改用利奈唑胺联合利福平抗感染治疗3周后（2020.02.08）血沉27mm/h，CRP 0.65mg/L。症状缓解，无发热。出院予以利福平胶囊（0.45g qd）、利奈唑胺（每日0.6g bid）口服治疗。术后3个月来院复查，患者已无胸腰痛症状，可正常行走及弯腰活动。查血沉18mm/h，CRP 0.67mg/L。复查MRI显示脊柱感染节段信号趋于正常（图5-55）。予以停药。

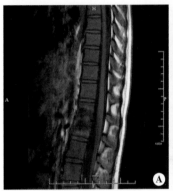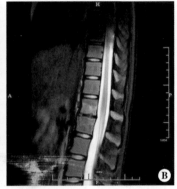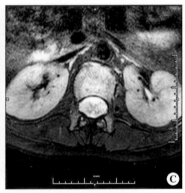

图5-55 抗感染治疗3个月腰椎MRI

A、B. 腰椎MRI矢状位T_1WI低信号、矢状位T_2WI稍高信号；C.T_2WI横断位示L_2椎体稍高信号，较3个月前好转，椎旁脓肿吸收

6. 停药3个月后复诊 患者无胸腰痛，可正常行走及弯腰活动。血沉15mm/h（正常范围0～20mm/h），CRP 0.65mg/L。影像学检查：CT、MRI示脊柱感染节段基本治愈（图5-56，图5-57）。

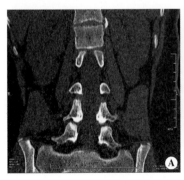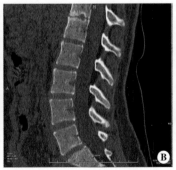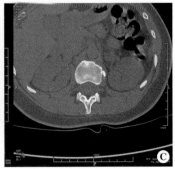

图5-56 停药3个月时腰椎CT

腰椎CT冠状位（A）、矢状位（B）、横断位（C）示$L_{1\sim2}$终板硬化，椎间隙狭窄

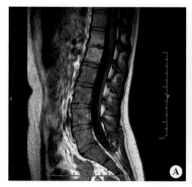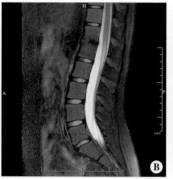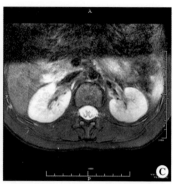

图5-57 停药3个月时腰椎MRI

A. 矢状位T_1WI呈稍高信号；B、C. 矢状位及横断位T_2WI信号正常

【讨论与分析】 金黄色葡萄球菌（*Staphylococcus aureus*）简称金葡菌，隶属于葡萄球菌属，是革兰氏阳性菌代表，常寄生于人和动物的皮肤、鼻腔、咽喉、肠胃、痈、化脓疮口中，空气、污水等环境中也存在，为一种常见的食源性致病微生物。金黄色葡萄球菌也是医院感染的常见细菌之一，许多国家都设有专门机构应对金黄色葡萄球菌的医院感染问题。随着内酰胺类抗生素的广泛应用，耐甲氧西林金黄色葡萄球菌（MRSA）随之增加，且引起的感染和病死率有逐年增加的趋势。MRSA可通过接触途径传播，即易感人群从携带者或感染者身上获得MRSA，导致传播流行。金黄色葡萄球菌对高温有一定的耐受能力，在80℃以上的高温环境下30min才可以将其彻底杀死，另外，金黄色葡萄球菌可以存活于高盐环境，代谢类型为需氧或兼性厌氧，对环境要求不高，能在各种恶劣环境中存活下来，因此用一般的营养琼脂即可正常培养细菌，正是因为易于常规细菌培养，所以临床确诊率也较其他细菌高。

金黄色葡萄球菌感染治疗的药物种类较多。可以选择青霉素类抗生素、第一代头孢菌素、第二代头孢菌素及红霉素、林可霉素、克林霉素等革兰氏阳性球菌敏感的抗生素，疗效均较为理想。但金黄色葡萄球菌出现耐药的比例在逐渐升高，耐药菌引起的感染需选择万古霉素或利奈唑胺等更敏感的抗生素。根据细菌培养加药敏结果选择敏感的抗生素才能取得可靠的临床治疗效果。

金黄色葡萄球菌是脊柱感染最常见的病原菌，据报道占全部脊柱感染的20%～80%。儿童金黄色葡萄球菌血源性感染多累及长骨干，引起急性骨髓炎多见；成年人血源性感染则多见于脊柱感染，引起椎体骨髓炎。金黄色葡萄球菌引起的化脓性脊柱炎早期通常表现为剧烈腰背部疼痛、活动障碍，同时伴有发热，严重者出现寒战。实验室检查其白细胞、中心粒细胞计数升高，血沉加快、CRP水平升高。但临床上也可表现不典型，该患者早期出现剧烈腰背部疼痛、一过性高热，但白细胞计数未见升高，仅表现为血沉加快、CRP水平升高。

该患者入院后，根据患者CT、MRI影像学信息，椎体破坏较为局限，以上下终板的锯齿样破坏为主，同时MRI检查提示局部脓肿形成，但未见明显脓肿流注现象，结合患者早期高热、局部剧烈疼痛，病史较短，同时血沉加快、CRP水平升高。综合考虑首先诊断脊柱化脓性感染，因病原菌不明，遂行局麻下穿刺活检术，标本培养提示金黄色葡萄球菌感染。根据药敏结果，早期采用利奈唑胺联合利福平抗感染治疗，用药后体温很快恢复正常，血沉减慢、CRP水平下降显著，抗感染疗效满意，同时考虑患者脊柱稳定性可，未予手术内固定和病灶清除术，药物治疗6周后血沉、CRP完全恢复正常，继续用药满12周后予以停药，感染治愈无复发。

（马鹏飞）

| 病 例 10 |

【病史】 患者，男性，76岁，因"腰背部疼痛9月余，加重10天"，于2020年7月13日以"L$_{4\sim5}$脊柱感染"收入院。患者于9个月前无明显诱因下出现腰背部疼痛，无发热、畏寒寒战，无咳嗽咳痰，于当地医院就诊，给予活血止痛保守治疗（具体不详），感腰痛略有缓解。入院前10天突感腰痛急性加重，伴左下肢麻木不适，仍无发热恶寒等，再到当地医院就诊，腰椎MRI提示L$_{4\sim5}$椎体破坏，考虑感染病变。前来笔者医院住院。专科查体：L$_{4\sim5}$棘突及棘突旁叩击痛阳性，左大腿外侧及小腿前外侧感觉减退，双下肢踇背伸肌力及踇屈肌力4级。既往有帕金森综合征、冠状动脉粥样硬化性心脏病经皮冠脉介入术（PCI）术后、脑梗死后遗症、前列腺增生、睡眠障碍、便秘、血吸虫病等。

【诊疗经过】

1. 入院时实验室检查 结核抗体三项阳性，T-SPOT阴性，血沉80mm/h，白细胞计数4.7×10^9/L，中性粒细胞计数3.6×10^9/L，CRP 24.75mg/L，GM试验阴性。

2. 入院时影像学检查 见图5-58和图5-59。

入院后给予利福平（0.45g qd）+左氧氟沙星（0.4g qd）经验性抗感染治疗。2020年7月17日于局麻下行"病灶穿刺活检术"（图5-60）。术中取出少许坏死组织及脓苔样组织，分送结核分枝杆菌Xpert RIF/MTB，结核分枝杆菌DNA、RNA，结核分枝杆菌960液体快速培养，一般细菌培养+药敏试验及宏基因组二代测序等检查。

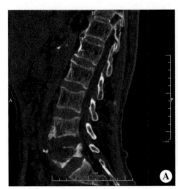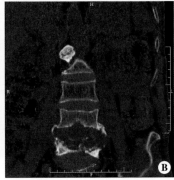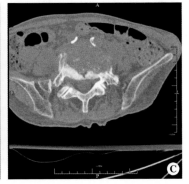

图5-58 入院时腰椎CT

腰椎CT重建的矢状位（A）、冠状位（B）与横断位（C）显示L$_{4\sim5}$椎体骨质破坏，L$_5$椎体仅残留下终板及部分椎体后缘，L$_{4\sim5}$椎体两侧及前缘骨质增生呈骨桥趋势

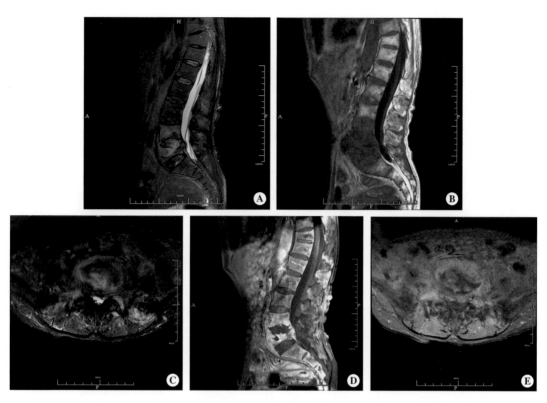

图5-59 入院时腰椎MRI

A、B. 腰椎MRI矢状位T_2WI与T_1WI，T_2WI显示$L_{4\sim5}$椎体及椎间盘高信号，T_1WI呈低信号，L_5椎体后缘凸向椎管，硬膜受压；C. L_5病椎MRI横断位T_2WI，显示椎体弥漫高信号伴椎管狭窄；D、E. 腰椎增强MRI矢状位、横断位T_2WI，见L_4椎体下缘、L_5椎体上缘呈锯齿状骨破坏，相应面骨质增生伴硬化，椎旁软组织肿胀，未见明显脓肿

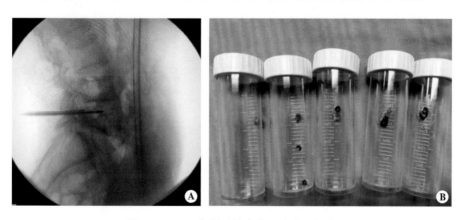

图5-60 $L_{4\sim5}$穿刺活检术中X线片及标本

3. 穿刺活检结果

（1）穿刺病理学结果：（L_5椎体病灶）病理退变纤维软骨样组织、变性纤维组织、少量炎性坏死渗出物、血凝块，未见肉芽肿。特殊染色结果：PAS、PAM、抗酸染色及瑞-吉染色阴性。

（2）非特异性病原菌培养结果：阴性。

（3）特异性病原菌培养结果：结核分枝杆菌960液体培养阴性；Gene-Xpert阴性；结核/非结核分枝杆菌DNA阴性，结核分枝杆菌RNA阴性。

（4）宏基因组二代测序：停乳链球菌，序列数17859，相对丰度95.23%。

4. 最终诊断　$L_{4\sim5}$脊柱感染（停乳链球菌感染）。

5. 治疗方案　给予利福平（0.45g ivgtt qd）、左氧氟沙星（0.5g ivgtt qd）抗感染治疗。3周复测CRP 9.95mg/L，血沉68mm/h，较用药前明显好转，因为腰痛明显，全身基础疾病多，2020年8月12日在全麻下单纯行"$L_{4\sim5}$椎体后路椎弓根钉内固定术"。出院继续口服利福平胶囊、左氧氟沙星片，疗程3个月。

6. 预后　术后3个月，患者在当地医院复查CRP 10.4mg/L，血沉29mm/h。予以停用抗生素。

术后9个月复查，腰背部无疼痛感。CRP 6.7mg/L，血沉20mm/L。影像学显示病灶消失，椎旁及椎体前方骨桥连接，骨桥量明显多于术前，形成椎缘融合（图5-61～图5-63）。

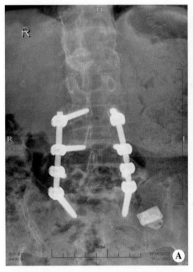
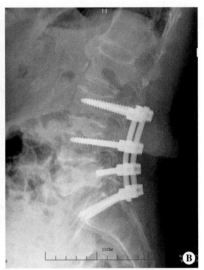

图5-61　腰椎后路椎弓根螺钉固定术后9个月腰椎X线正侧位片

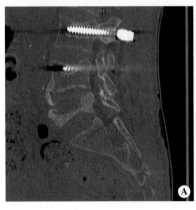
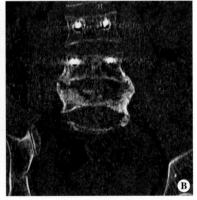

图5-62　腰椎后路椎弓根螺钉固定术后9个月腰椎CT：椎体两侧及前缘均骨桥连接

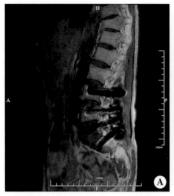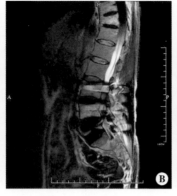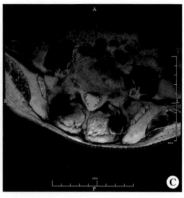

图 5-63 腰椎后路椎弓根螺钉固定术后 9 个月腰椎 MRI

矢状位 T_1WI（A）与 T_2WI（B）、横断位 T_2WI（C）示 $L_{4\sim5}$ 椎体无信号异常，椎管受压明显改善

【讨论与分析】 停乳链球菌为革兰氏阳性球菌，可引起菌血症、心内膜炎、脑膜炎、脓毒症、关节炎、呼吸道和皮肤感染等疾病，因在患乳腺炎的动物中被发现而得名。停乳链球菌致病毒力低，通常不使成年健康人患病。该患者是老年患者，既往存在心脏内置物、血吸虫病、长期睡眠障碍等，并长期饮用鲜牛奶。国外文献报道美国、日本曾因饮用发病动物乳制品发生流行性疾病。另外，停乳链球菌在女性生殖道中并不罕见，20世纪70年代以来，停乳链球菌逐渐成为欧美发达国家围产期感染性疾病的主要致病菌，美国疾病控制与预防中心统计的新生儿停乳链球菌感染发生率为0.118%，死亡率为4%。而在骨关节感染中报道较少，在化脓性脊柱炎中报道更少。治疗上首先是抗生素药物治疗，其治愈率较高。通常首选青霉素，其次可选择头孢菌素、氯霉素、克林霉素、氧氟沙星、万古霉素、头孢曲松等抗生素。余丽阳等通过对92株停乳链球菌进行研究，认为停乳链球菌对青霉素、阿莫西林为100%敏感，对克林霉素耐药率呈逐年上升趋势，对红霉素全耐药，建议临床治疗停乳链球菌首选青霉素类药物。然而，也有学者通过对457株停乳链球菌感染进行研究，结果显示，停乳链球菌对红霉素、青霉素、氨苄西林的耐药性较高，对利奈唑胺、万古霉素比较敏感。研究中还发现，停乳链球菌对抗菌药物的耐药性发生变化，对氨苄西林、头孢唑林耐药性呈增高趋势，对复方磺胺甲噁唑、环丙沙星、庆大霉素、左氧氟沙星耐药性呈明显下降趋势。因此，目前停乳链球菌药物的耐药性，不同地域的研究结果尚未形成统一。本病例检测出停乳链球菌，在既往文献报道的耐药性研究基础上，依据细菌室细菌耐药性分析，结合其他科室临床既往停乳链球菌感染病例治疗经验，使用抗革兰氏阳性菌的利福平联合左氧氟沙星抗感染治疗，动态检测患者的血象及炎症指标变化，在治疗初期即提示有效。因此，临床在治疗停乳链球菌感染的病例时，建议在参考文献报道的同时，结合所在医院的细菌分析情况选用合适的抗菌药物。若所在医院无相关统计数据作为参考，建议采用宏基因组二代测序行耐药检测，治疗尽可能选择合适药物，若能培养出细菌，依据药敏结果选择敏感药物。

分析本病例，从患病到至本院就诊历经9个月，入院时的白细胞计数及CRP水平并不是非常高，且整个患病病程中并未出现过高热、寒战等全身感染典型症状，仅表现为慢性下腰痛，入院10天前才突感腰痛加重伴活动受限，结合患者入院时MRI与CT，以及

$L_{4\sim5}$椎体骨质破坏、感染性炎症表现，容易误诊为腰椎结核。病灶穿刺活检后，病灶标本特异性与非特异性培养结果均为阴性，给诊断增加了一定的难度。因为停乳链球菌在普通培养基上培养时几乎不生长，还与A族化脓性链球菌菌落形态相似，也是环境致病菌，容易被视为环境污染菌，分离与鉴别均不容易，难以给临床诊断提供帮助。采用宏基因组二代测序技术经DNA比对报告为停乳链球菌感染，且丰度较高，检测结果可信度较高。因腰痛长期卧床，基础疾病多，免疫力低下，长期卧床并发症难以预防控制。影像学表现为$L_{4\sim5}$椎体骨质破坏较多，尤其L_5仅剩下终板，脊柱稳定性差。因此在抗生素治疗同时，采用单纯$L_3\sim S_1$后路椎弓根螺钉内固定重建患者脊柱稳定性，术后继续抗感染治疗，炎症指标渐趋正常，CT显示椎体缘在术后3个月开始形成骨桥，术后9个月可见椎旁骨桥融合，未再复发。

目前停乳链球菌化脓性脊柱炎的抗生素治疗疗程尚未有统一建议，这里经验性使用12周。一般轻症的脊柱感染抗生素治疗即可，对于合并神经症状或脊柱不稳的，可采取手术减压、病灶清除、植骨融合、内固定等组合方式。

（马鹏飞）

| 病 例 11 |

【病史】 患者，男性，61岁，因"胸背肋间痛，活动不利2个月"于2020年1月4日以"$T_{10\sim11}$椎体感染"收治入院。患者2个月前发热，无咳嗽咳痰，下胸背两旁及肋间放射痛，床上不能左右翻身，站立不能转体活动，在某医院住院，查尿常规提示尿白细胞增多，诊断为尿路感染，在泌尿外科行抗感染治疗，后未再发热，尿常规示尿白细胞正常后出院。但下胸背及肋间痛加重，2周前到另一家医院就诊，考虑"带状疱疹"，予以激素及局部封闭治疗，疼痛无缓解。胸椎MRI发现$T_{10\sim11}$椎体骨质破坏，结核待排。来笔者所在医院入院治疗。专科查体：脊柱轻度后凸，$T_{10\sim11}$棘突及棘旁叩击痛阳性，双下肢感觉、肌力正常。

【诊疗经过】

1. 入院时实验室检查　结核抗体三项阴性，T-SPOT阴性，尿常规白细胞65/μl（正常范围0～12/μl），血沉66mm/h，白细胞计数4.7×10^9/L，中性粒细胞计数3.6×10^9/L，CRP 41.18mg/L，GM试验阴性，布鲁氏菌病试管凝集试验阴性。

2. 入院时影像学检查　胸椎CT：$T_{10\sim11}$椎体骨质破坏，椎间隙狭窄（图5-64）；MRI：$T_{10\sim11}$椎体感染性病变（图5-65）。

3. 穿刺活检结果　入院后第3日（2020年1月6日）在局麻下行"$T_{10\sim11}$穿刺活检术"，术中取出病灶区域少许死骨、脓苔样组织。

（1）病理检查结果：（$T_{10\sim11}$椎体病灶）纤维软骨、炎性纤维组织增生伴坏死，未见典型肉芽肿性炎。

（2）宏基因组二代测序：铜绿假单胞菌，序列数2267，相对丰度42.13%。

（3）非特异性病原菌培养结果：铜绿假单胞菌，对哌拉西拉他唑巴坦、左氧氟沙星、第一代和二代头孢菌素、美罗培南、阿米卡星敏感。

（4）特异性病原菌培养结果：结核分枝杆菌960液体培养阴性；Gene-Xpert阴性；结核/非结核分枝杆菌DNA阴性，结核分枝杆菌RNA阴性。

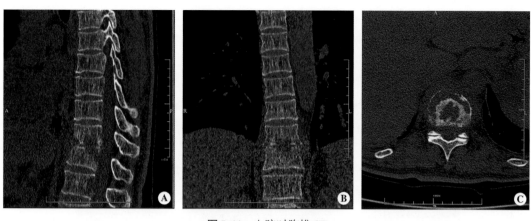

图5-64 入院时胸椎CT

胸椎矢状位（A）、冠状位（B）、横断位（C）示 $T_{10\sim11}$ 椎体骨质破坏，边缘不清，椎间隙变窄

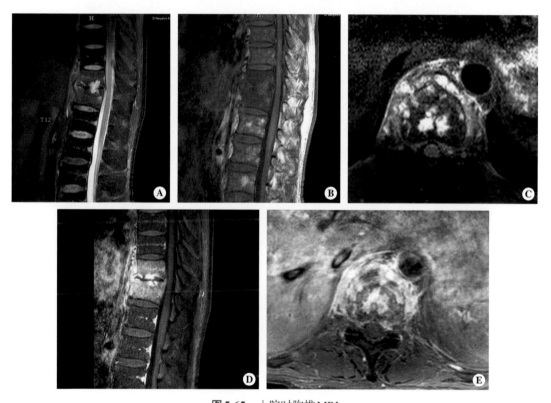

图5-65 入院时胸椎MRI

A、B. 矢状位 T_2WI、T_1WI 示 $T_{10\sim11}$ 椎体骨质破坏、椎间隙狭窄，椎前软组织肿胀，椎管内无脓肿；C. 横断位示弥漫软组织高信号改变；D、E. 增强MRI矢状位 T_2WI、横断位 T_2WI 示 $T_{10\sim11}$ 椎间隙狭窄，椎体、椎间隙信号明显增高，椎旁软组织可见环形脓肿表现

4. 最终诊断 $T_{10\sim11}$ 椎体感染（铜绿假单胞菌）。

5. 治疗方案

（1）药物治疗：哌拉西林他唑巴坦（4.5g ivgtt q6h）。

（2）手术治疗：抗感染治疗1周，患者疼痛未见缓解，血沉106mm/h，CRP 124.73mg/L。脐以下感觉开始减退，双下肢皮肤感觉麻木，右下肢肌力从5级降至4级，于2020年1

月22日在全麻下行"胸椎后路椎弓根螺钉内固定+经肋骨横突侧方入路$T_{10\sim11}$病灶清除+自体肋骨植骨融合术"。术中取出病灶标本送细菌培养+药敏结果：铜绿假单胞菌。

术后1周双下肢皮肤麻木感减轻，右下肢肌力恢复至5级。术后10天复查血沉17mm/h，CRP 7.8mg/L；术后2周患者切口一期愈合拆线后出院。出院继续口服左氧氟沙星片（0.5g PO qd）抗感染3个月。术后6个月来门诊复查血沉、CRP正常，患者正常日常生活，胸背部无疼痛。

6. 预后 术后9个月随访，患者正常生活，无相关症状，实验室检查血沉、CRP连续4个月正常。影像学检查：X线片、CT、MRI示$T_{10\sim11}$椎体间骨性融合，无感染性信号（图5-66～图5-68）。

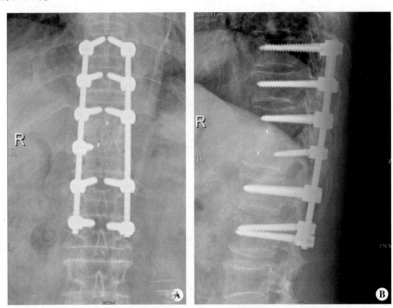

图5-66 术后9个月胸椎正侧位

$T_8\sim L_1$椎弓根螺钉内固定无松动，$T_{10\sim11}$椎间植骨融合

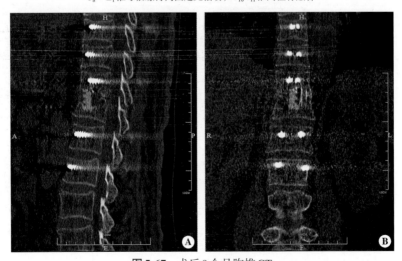

图5-67 术后9个月胸椎CT

矢状位（A）、冠状位（B）示病灶清除后椎间隙植骨已经融合

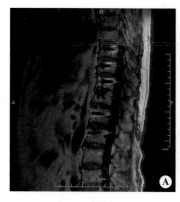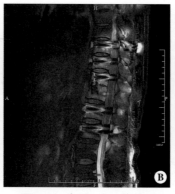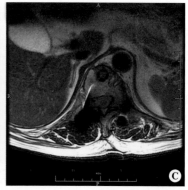

图5-68　术后9个月胸椎MRI

矢状位T_1WI（A）、矢状位T_2WI（B）与横断位T_2WI（C）显示$T_{10\sim11}$椎体、椎间隙及脊柱周围无异常信号

【讨论与分析】　化脓性脊柱感染占所有骨关节感染的0.15%～3.90%，尽管这一比例相对较低，但化脓性脊柱感染可导致严重的背痛、脊柱后凸畸形和神经功能损害，甚至瘫痪等严重后果。文献报道，革兰氏阳性菌是最常见的非特异性脊柱感染致病菌，主要感染致病菌是金黄色葡萄球菌，其次是表皮葡萄球菌与链球菌。铜绿假单胞菌引起的脊柱化脓性感染较为少见，20世纪60年代以来仅报道过数例由铜绿假单胞菌所致化脓性脊柱感染，部位为颈椎，这可能与上臂静脉注射毒品、颈部静脉给药有关。

铜绿假单胞菌（*Pseudomonas Aeruginosa*）原称绿脓杆菌，为革兰氏阴性杆菌，是一种常见的机会致病菌，广泛存在于自然环境及人的皮肤、呼吸道和肠道中。脊柱感染病灶标本的细菌培养很容易受到患者皮肤，检测人员呼吸道、手部，环境等因素影响，因此容易被认为是环境背景菌。所以获取标本时需严格控制条件，做到无菌操作，尽量减少标本与空气的接触时间。该菌生长对营养要求不高。普通琼脂培养基上生长18～24h可以见到扁平、湿润的菌落，所以实验室中培养的阳性率较高。本病例是在手术室中采用专用椎体活检钳取病灶标本，取出后立即装入无菌封装瓶，送细菌室行细菌培养，再用–80℃的干冰壶冷藏送检二代测序。二代测序结果与两次不同时间获取的标本细菌培养结果均相同，为铜绿假单胞菌感染。

临床抗感染的治疗经验表明，单一抗菌药物对大多数革兰氏阴性杆菌，尤其是铜绿假单胞菌的治疗是不理想的，很快就会出现耐药株，容易导致治疗失败。铜绿假单胞菌对抗菌药物的高耐药性给临床治疗造成了极大困难，特别是多重耐药铜绿假单胞菌和泛耐药铜绿假单胞菌的出现给临床抗感染治疗带来了巨大挑战。不同地区、不同医院和不同时间分离的铜绿假单胞菌耐药性差异较大。有研究报道了铜绿假单胞菌的耐药性情况，认为铜绿假单胞菌对头孢唑啉、呋喃妥因、头孢呋辛酯、头孢呋辛、复方磺胺甲噁唑和氨苄西林耐药率均为100%；MDR-PA耐药率较高的有亚胺培南（100%）、哌拉西林（72%）、庆大霉素（69%）和妥布霉素（69%）。铜绿假单胞菌对左氧氟沙星、环丙沙星、头孢吡肟、头孢他啶保持着较好的敏感性和抗菌活性。但本病例的药敏结果显示哌拉西林他唑巴坦与左氧氟沙星均敏感，选择哌拉西林他唑巴坦住院静脉滴注抗感染治疗，出院后用左氧氟沙星片口服抗感染，效果满意，未见脊柱感染复发。

（马鹏飞）

| 病 例 12 |

【病史】 患者，男性，56岁，因"腰痛活动受限1年，双下肢酸痛半年"，以"L$_{3\sim4}$椎体感染"入院。患者1年前出现腰痛，不能长距离行走，行走约百米需要休息，当地医院MRI检查提示"腰椎间盘突出，L$_{3\sim4}$椎体终板炎"。长期在诊所行火罐、火针、推拿等治疗，近来症状加重，行走20步即感腰痛伴行走困难，到当地骨伤医院就诊，行MRI检查提示L$_{3\sim4}$椎体骨质破坏，椎管狭窄，椎旁脓肿。怀疑脊柱结核，来笔者所在医院住院。专科查体：L$_{3\sim4}$椎体棘突压痛阳性，腰椎活动受限，双下肢感觉、肌力正常，病理反射未引出。

【诊疗经过】

1. 入院时实验室检查 白细胞计数7.8×10^9/L，CRP 42mg/L，血沉75mm/h，GM试验阴性，布鲁氏菌病试管凝集试验阴性。

2. 入院时影像学检查 CT、MRI检查显示L$_{3\sim4}$椎体破坏、硬化，有死骨、脓肿形成（图5-69，图5-70）。

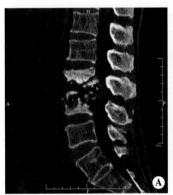
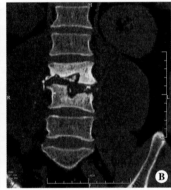
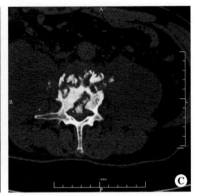

图5-69 入院时腰椎CT

二维重建矢状位（A）、冠状位（B）、横断位（C）见L$_3$椎体下1/2及L$_4$椎体上1/2骨质破坏、椎体硬化，病灶可见死骨形成，部分死骨挤入椎管

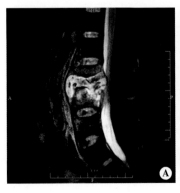
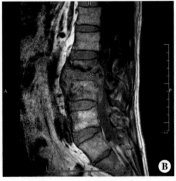
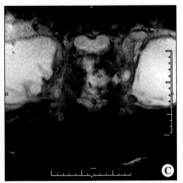

图5-70 入院时腰椎MRI

矢状位T$_2$WI（A）、矢状位T$_1$WI（B）、横断位T$_2$WI（C）示L$_{3\sim4}$椎体骨质破坏病灶内可见混杂信号，脓肿及死骨突入椎管，压迫硬膜囊，椎体前方和双侧腰大肌内可见巨大脓肿形成

3. 穿刺活检术 入院后于2020年8月12日在局麻下行"L₃椎体骨质破坏灶穿刺活检术",在病灶区域有少许死骨、脓苔样组织。

（1）病理检查结果：急、慢性炎症细胞浸润，未见明显肉芽肿形成。

（2）宏基因组二代测序（mNGS）：路邓葡萄球菌（穿刺术后第2天报告），序列数为86，相对丰度17.17%。

（3）非特异性病原菌培养结果：路邓葡萄球菌。利福平、克林霉素、利奈唑胺、左氧氟沙星、万古霉素、替加环素、莫西沙星均敏感。

（4）特异性病原菌培养结果：结核分枝杆菌960液体培养阴性；Gene-Xpert阴性；结核/非结核分枝杆菌DNA阴性，结核分枝杆菌RNA阴性。

4. 最终诊断 L₃₋₄椎体感染（路邓葡萄球菌感染）。

5. 治疗方案

（1）药物治疗：左氧氟沙星（0.5g ivgtt qd）。抗感染1周复查血沉43mm/h，CRP 4.3mg/L，均有下降，腰痛明显减轻。

（2）手术治疗：因患者骨质破坏严重，硬脊膜受死骨、脓肿压迫，双下肢出现神经症状，于2020年8月19日在全麻下行"后路椎弓根螺钉内固定+前外侧入路L₃₋₄病灶清除+取髂骨植骨融合术"，术后2周查血沉12mm/h，CRP 5.2mg/L，切口愈合出院，出院继续口服左氧氟沙星片，疗程6个月。术后半年，患者开始恢复一定强度的工作，未感腰部不适。查血沉及CRP已经连续3个月均正常，予以停药。

6. 术后影像学检查 术后3个月复查CT见L₃₋₄椎体间植骨融合（图5-71）；MRI显示L₃₋₄椎间植骨块后方和右侧椎旁少量T₂WI高信号（图5-72）。

术后1年随诊复查X线片、CT、MRI，结果见图5-73～图5-75。

7. 预后 治愈，随访2年未复发。

【讨论与分析】 路邓葡萄球菌（*Staphylococcus lugdunensis*）是凝固酶阴性葡萄球菌，由Ereney于1988年从多种样本中分离，最常见于皮肤和软组织。其致病性远高于表皮葡萄球菌，而类似于金黄色葡萄球菌。既往文献报道有路邓葡萄球菌引起的菌血症、脑脓肿、腹膜炎、血管支架术后感染、心内膜炎，在骨关节感染中较少被报道。路邓葡萄球菌引起的化脓性脊柱感染，报道最早于1996年在一名接受长期类固醇治疗的老年妇女身上发现。

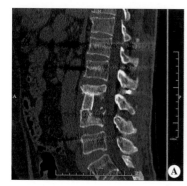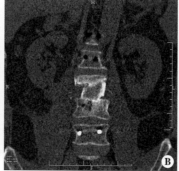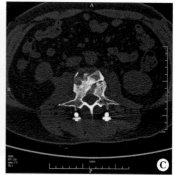

图5-71 术后3个月腰椎CT

二维重建矢状位（A）、冠状位（B）、横断位（C）见L₃₋₄间髂骨植骨块已融合

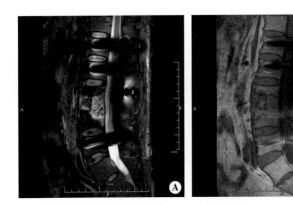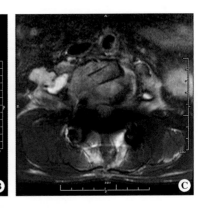

图5-72 术后3个月腰椎MRI

A～C分别为矢状位T_2WI、T_1WI及横断位T_2WI，T_1WI均呈等信号，T_2WI椎体植骨块后方及右侧椎旁少量高信号，硬脊膜无受压

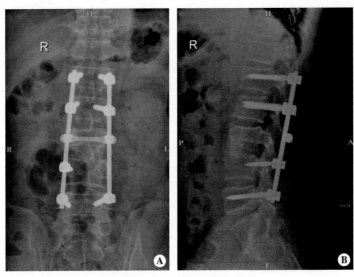

图5-73 术后1年腰椎X线正侧位片

$L_{3～4}$椎间隙髂骨植骨已经融合，椎弓根钉无松动

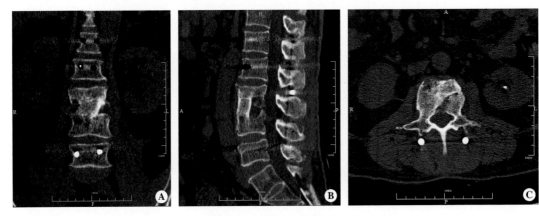

图5-74 术后1年腰椎CT

二维重建冠状位（A）、矢状位（B）、横断位（C）见$L_{3～4}$椎间髂骨植骨块完全融合

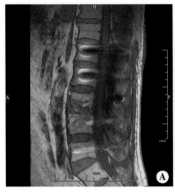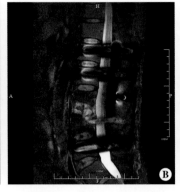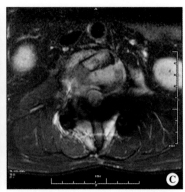

图 5-75　术后 1 年腰椎 MRI

腰椎矢状位 T_1WI（A）、T_2WI（B）及横断位 T_2WI（C）未见椎体及椎旁脓肿、腰大肌脓肿，信号均正常

路邓葡萄球菌的致病机制尚不明确，可能与其产生的毒力因子、黏附物、生物膜有关。健康人通常很难感染路邓葡萄球菌，被感染者通常存在一定的风险因素，如糖尿病、HIV 感染、恶性肿瘤、肾功能不全、接受免疫抑制剂治疗或脊柱创伤、脊柱退行性变等。尿路感染可通过 Batson 静脉丛回流至硬膜外腔。心内膜炎可导致血行播散，从而导致原发性硬膜外感染或相关腰肌脓肿、椎间盘炎和骨髓炎的扩散。感染的全身表现略同于金黄色葡萄球菌感染，通常血沉增快，血白细胞计数、CRP 水平等升高。

因为路邓葡萄球菌是凝固酶阴性葡萄球菌，在一些不具备鉴定凝固酶阴性葡萄球菌的实验室，路邓葡萄球菌感染的发生率很难报告给临床医生，多数情况下把表皮葡萄球菌定为真正的病原体。在一例 229 株路邓葡萄球菌分离研究中，仅有 15% 的菌株被认为是污染或定植菌，所以检测出路邓葡萄球菌对治疗的意义重大。临床上在需要的情况下送检前联系实验室进行凝固酶阴性葡萄球菌检测，以提高诊断正确性。实验室不具备鉴定凝固酶阴性葡萄球菌的情况下，也可采用宏基因组测序进行菌种鉴定，目前的方法中其准确性、快捷性较好。有鉴定技术的实验室鉴定出路邓葡萄球菌后，一定要进行药敏试验，以为临床选用药物提供参考依据。

路邓葡萄球菌毒力强，破坏椎体骨质速度较快，1～3 个月即可穿透椎间盘到达邻近椎体，形成邻近椎体椎板破坏，进而导致椎体骨质破坏，脓肿形成，脊柱不稳，形成后凸畸形，甚至脓肿压迫神经，导致相应的神经功能受损。当压迫性硬膜外脓肿导致进行性神经功能受损时，通常需要及时手术减压。若硬膜外无压迫，椎体稳定性不受影响，敏感抗生素确切可靠，可接受抗生素治疗和密切神经系统监测，无须手术干预。在本病例中，由于不存在相关手术风险因素，脊柱骨质破坏明显，脓肿在硬膜外形成并压迫神经，功能受损，采用手术干预非常必要。

在应用抗生素的问题上，由于路邓葡萄球菌具有黏附性生物膜形成能力，在原发性椎体骨髓炎中，IDSA 的现行指南建议至少静脉注射抗生素 6 周，国内外学者建议静脉注射抗生素的疗程更长（6～12 周）。当涉及有内植物的手术时，抗生素持续时间通常延长，关节感染的 IDSA 指南建议静脉注射抗菌药物联合利福平至少 6 周，然后口服抑制性抗生素 6 个月。

（马鹏飞）

| 病 例 13 |

【病史】 患者，男性，68岁，因"腰背痛4个月"，于2021年8月26日门诊以"T$_{10\sim11}$椎体感染"收治入院。患者4个月前无明显诱因下开始感到腰痛，偶有下肢放射痛，在当地医院就诊查MRI提示"腰椎间盘突出"，血沉55mm/h，CRP 34g/L，无发热等，予以抗炎镇痛药口服后疼痛缓解。4个月来腰背痛逐渐加重，2021年8月16日于另一医院就诊，以"腰椎间盘突出症"住院，8月18日复查胸椎椎体MRI提示T$_{10\sim11}$椎体骨质破坏，椎管脓肿压迫硬脊膜，椎旁脓肿，转感染科抗感染治疗，腰痛无缓解。后患者来笔者所在医院住院治疗。专科查体：脊柱后凸畸形，T$_{10\sim11}$椎体棘突压痛、叩击痛阳性，左下肢肌力4级，右下肢肌力5-级，无病理反射。患者既往有高血压、2型糖尿病、肾脏病V期血液透析治疗史，否认肺结核病史。

【诊疗经过】

1. 入院时实验室检查　白细胞计数8.1×10^9/L，中性粒细胞6.18×10^9/L，血沉105mm/h，CRP 24.13mg/L，T-SPOT阳性，结核抗体三项阴性，布鲁氏菌病试管凝集试验阴性，GM试验阴性。

2. 入院时影像学检查　CT、MRI显示T$_{10\sim11}$椎体破坏、硬化，椎间隙周围脓肿形成，压迫脊髓（图5-76，图5-77）。

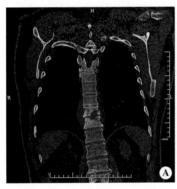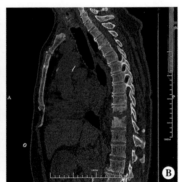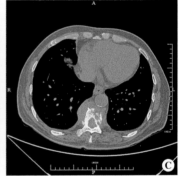

图5-76　入院时胸椎CT

胸椎CT的冠状位（A）、矢状位（B）和横断位（C）可见T$_{10\sim11}$椎体呈虫蚀样骨质破坏，其中T$_{10}$椎体中下1/2椎体破坏，左侧椎弓根已受累，椎管内无死骨压迫

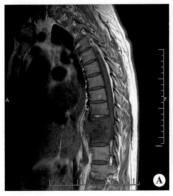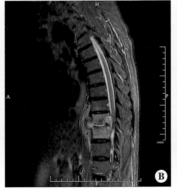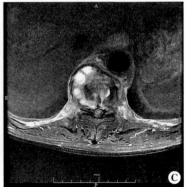

图5-77　入院时胸椎MRI

A、B. 分别为矢状位T$_1$WI、矢状位T$_2$WI，T$_1$WI T$_{10\sim11}$椎体病灶低信号，T$_2$WI T$_{10\sim11}$椎体及椎间盘高信号，椎体前方及椎管内脓肿占位，椎间隙变窄；C. 横断位T$_2$WI显示T$_{10}$椎体内骨质破坏伴椎旁脓肿，向胸膜后弥漫

3. 穿刺检查结果　入院后第2天（2021.08.27）在局麻下行"$T_{10\sim11}$椎体骨质破坏区穿刺活检术"，术中取出病灶区域少许脓液（图5-78）。

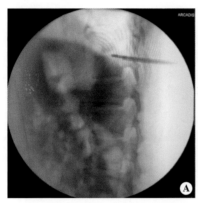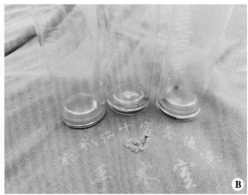

图5-78　$T_{10\sim11}$穿刺术中X线片及脓液标本

（1）病理检查结果：术后4天病理结果提示炎性纤维组织，未见明确肉芽肿性炎及凝固性坏死，感染可疑。

（2）宏基因组二代测序：中间普雷沃菌，序列数289，相对丰度92.63%。

（3）非特异性病原菌培养结果：阴性。

（4）特异性病原菌培养结果：结核分枝杆菌960液体培养阴性；Gene-Xpert阴性；结核/非结核分枝杆菌DNA阴性，结核分枝杆菌RNA阴性。

4. 最终诊断　$T_{10\sim11}$椎体感染（中间普雷沃菌）。

5. 治疗方案

（1）药物治疗：利福平（0.6g qd）联合甲硝唑（0.1g bid）。

（2）手术治疗：患者2021年9月1日出现双下肢肌力急剧下降，双下肢肌力2+级，下肢麻木，于9月2日在手术室全麻下行"胸椎体感染后路椎弓根螺钉内固定+左侧肋骨横突椎体侧方入路$T_{10\sim11}$病灶清除+自体肋骨植骨融合术"。

（3）术后治疗：术后继续利福平联合甲硝唑抗感染治疗，疗程6个月。肾脏病V期血液透析治疗，每周3次。术后1周，患者双下肢肌力恢复至5级，胸背痛较术前明显缓解，可在支具保护下徐步无搀扶行走；术后2周切口一期愈合，查血沉30mm/h，CRP 6.71mg/L，予以出院。

术后3个月患者来门诊复查，白细胞计数7.5×10^9/L，血沉13mm/h，CRP 10.51mg/L。

术后1年患者再次复查，白细胞计数8.2×10^9/L，血沉9mm/h，CRP 7.63mg/L。患者一般情况好，无明显症状。

6. 术后影像学结果　术后约3个月（2021.12.27）MRI检查显示$T_{10\sim11}$脊柱及周围信号基本正常（图5-79）；术后约1年（2022.10.31）CT检查显示$T_{10\sim11}$椎体间完全融合（图5-80）。

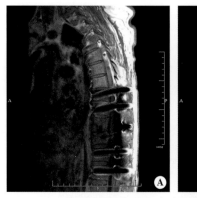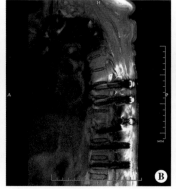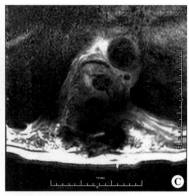

图5-79 术后约3个月MRI显示$T_{10\sim11}$脊柱及周围信号基本正常

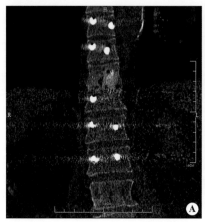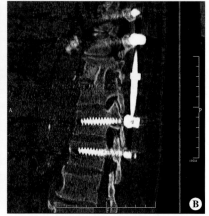

图5-80 术后约1年CT检查显示$T_{10\sim11}$椎体间完全融合

【讨论与分析】 普雷沃菌（*Prevotella*）为革兰氏阴性短球杆菌，专性厌氧，是正常寄生于人体的机会致病菌，包括洛氏普雷沃菌、产黑普雷沃菌、中间普雷沃菌和双路普雷沃菌等。一般情况下只引起寄生部位的感染，偶尔可迁移到身体其他部位引起感染，形成脓肿。作为一种厌氧菌，普雷沃菌很难分离，需要合适的方法进行样本收集、转运和培养。含血红素铁的化合物包括血红素、人血红蛋白、牛血红蛋白和牛过氧化氢酶可促进中间普雷沃菌的生长，而无机铁和铁结合蛋白如转铁蛋白和乳铁蛋白不支持中间普雷沃菌的生长，因此中间普雷沃菌的培养条件特殊。进行细菌培养时，普通培养皿中无血红素，难以发现该菌，除非很有经验的临床工作者高度怀疑中间普雷沃菌感染，行含血红素培养皿培养。目前宏基因组二代测序（mNGS）技术对厌氧菌感染的病原体评估较培养更敏感、更快捷，在厌氧菌感染的精准化诊断方面具有一定优势。该病例两次标本细菌培养均阴性，最后也是通过mNGS诊断。

化脓性脊柱骨髓炎中最常见的致病菌是金黄色葡萄球菌，报道约占化脓性脊柱疾病的50%以上；其次是链球菌，约占20%；厌氧菌感染所致化脓性脊柱炎仅有少数病例报道，仅占2%～3%。该病例报道的致病菌是中间普雷沃菌，在脊柱化脓性感染中罕见，仅有1例由国外学者Duda于2003年发表的个案报道。普雷沃菌感染脊柱，从而导致化脓性脊柱炎的机制尚未明确。当怀疑普雷沃菌易位感染时，需要仔细询问既往史，进行合适的辅助检查，以明确特定的感染途径。分析该病例脊柱感染的危险因素：为老年患者，患有肾衰竭，每周3次血液透析治疗。普雷沃菌具有天然抵抗抗生素基因，静脉药物的长期使用必然会增加普雷沃菌感染发生率，尤其是慢性肾脏病长期血液透析患者，血行扩散是化脓性脊柱炎感染的途径之一；中间普雷沃菌是口腔寄生菌，患者脊柱感染前曾种牙治疗，当时有牙龈红肿、发热，进行抗感染治疗后缓解。

对于普雷沃菌引起的感染，甲硝唑是首选治疗药物，其次是利福平。一项多中心的普雷沃菌耐药性调查显示，普雷沃菌对甲硝唑、亚胺培南、美罗培南、哌拉西林/他唑巴坦、氨苄西林/舒巴坦、头孢西丁和替加环素敏感，而对氨苄西林、克林霉素、四环素和莫西沙星耐药。具体治疗疗程取决于治疗的临床反应和影像学改善情况，推荐6个月疗程。当脊柱骨质破坏较多，脊柱稳定性受到影响，后凸畸形，神经脊髓受压迫时，可以采取病灶清除减压、内固定联合植骨融合重建脊柱稳定性的方式治疗。本病例住院后出现进行性肌力下降，MRI显示$T_{10\sim11}$椎体骨质破坏，椎管脓肿压迫脊髓，及时采用后路椎弓根螺钉内固定、肋骨横突椎体侧方入路病灶清除肋骨植骨术，术后1周肌力恢复至5级，胸背痛缓解。末次随访术后14个月，未见感染复发。

（马鹏飞）

| 病　例　14 |

【病史】　患者，男性，30岁，因"腰背痛2月余"，于2020年8月5日以"$L_{4\sim5}$椎体感染"入院。2个月前开始出现腰背部疼痛，弯腰时明显，当地某医院MRI检查提示"腰椎间盘突出症"，给予镇痛药物治疗后症状缓解，后腰部症状反复发作，入院前一天在当地医院再行腰椎MRI检查提示$L_{4\sim5}$椎体信号异常，$L_{4\sim5}$椎间盘破坏。怀疑脊柱结核，来笔者所在医院入院治疗。专科查体：$L_{4\sim5}$椎体棘突周围压痛，无神经损伤体征。

【诊疗经过】

1. 入院时实验室检查　白细胞计数6.3×10^9/L，中性粒细胞计数3.4×10^9/L，CRP 12.4mg/L，血沉18mm/h，结核抗体三项阳性，T-SPOT阳性，GM试验阴性，布鲁氏菌病试管凝集试验阴性。

2. 入院时影像学检查　CT、MRI检查显示$L_{4\sim5}$椎体相邻终板骨质破坏，椎间隙变窄；椎间隙及周围少量脓肿（图5-81，图5-82）。

3. 穿刺检查结果　入院后于2020年8月10日在手术室铺巾、局麻下行"$L_{4\sim5}$椎体骨质破坏穿刺活检术"，在病灶区域有少许死骨、脓苔样组织。

（1）病理检查结果：术后4天病理结果提示炎性纤维组织伴个别核异型细胞。

（2）宏基因组二代测序：空肠弯曲菌，序列数72。

（3）非特异性病原菌培养结果：阴性。

（4）特异性病原菌培养结果：结核分枝杆菌960液体培养阴性；Gene-Xpert阴性；结核/非结核分枝杆菌DNA阴性，结核分枝杆菌RNA阴性。

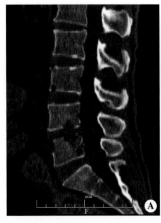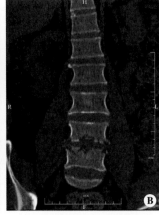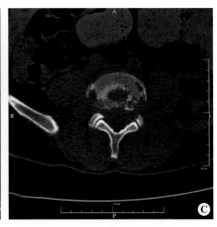

图5-81　入院时腰椎CT

二维重建矢状位（A）、冠状位（B）见L$_{4\sim5}$椎体相邻终板骨质破坏，椎间隙变窄；横断位（C）见椎体中后部骨破坏，破坏区域边缘少许硬化，椎管内无死骨

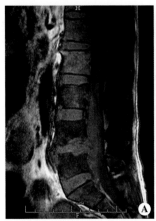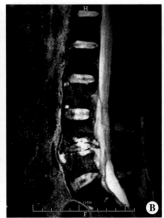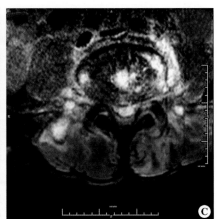

图5-82　入院时腰椎MRI

A、B. 分别为矢状位T$_1$WI、矢状位T$_2$WI，T$_1$WI显示L$_{4\sim5}$椎体病灶低信号，T$_2$WI显示L$_{4\sim5}$椎体稍高信号及椎间盘高信号，椎管内脓肿占位明显，椎间隙变窄；C. 横断位T$_2$WI显示L$_{3\sim5}$水平椎管内脓肿形成

4. 最终诊断　L$_{4\sim5}$脊柱感染（空肠弯曲菌感染）。

5. 治疗方案

（1）药物治疗：给予红霉素（0.5g bid）抗感染治疗。抗感染1周复查血沉26mm/h，CRP 6.0mg/L较前下降，腰痛较前略减轻。

（2）手术治疗：因患者椎体后脓肿压迫椎管，于2020年8月18日在全麻下行"经椎间孔镜下L$_{4\sim5}$椎体感染病灶清除＋置管引流术"，术区取出病灶再次送检，进行结核分枝杆菌鉴定、一般细菌培养＋药敏试验、病理检查。结果均和穿刺活检结果相同。

（3）术后治疗：术后继续红霉素静脉滴注抗感染，庆大霉素病灶冲洗1周后拔管。患者感腰痛减轻。抗感染治疗2周，血沉12mm/h，CRP 1.67mg/L，腰侧切口无红肿，拆线后出院。出院继续阿奇霉素抗感染治疗。疗程3个月。

6. 术后影像学检查　术后3个月CT、MRI检查结果见图5-83和图5-84。

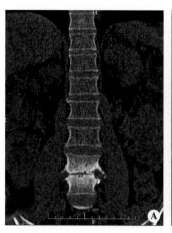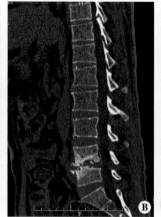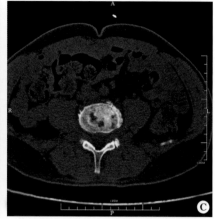

图5-83　术后3个月腰椎CT

二维重建冠状位（A）、矢状位（B）、横断位（C）显示L₄~₅椎间隙狭窄，上、下椎体硬化明显，椎体边缘骨质增生，未见新的破坏灶

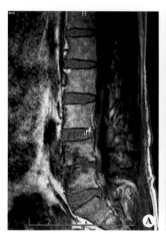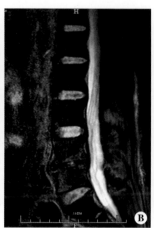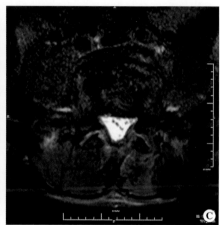

图5-84　术后3个月腰椎MRI

矢状位T₁WI（A）、矢状位T₂WI（B）、横断位T₂WI（C）显示L₄~₅椎体及椎间隙信号正常，病灶及椎旁脓肿已吸收

　7. 预后　治愈。

【讨论与分析】　空肠弯曲菌（*Campylobacter jejuni*）菌体轻度弯曲似逗点状，是一种革兰氏阴性菌。该菌抵抗力不强，易被干燥、直射日光及弱消毒剂所杀灭，对低温敏感，室温下（20～23℃）很快死亡，在30℃以下不繁殖。空肠弯曲菌是多种动物如牛、羊、犬及禽类的正常寄居菌，大量存在于哺乳动物或家禽的空肠肠腔内。人食用这些哺乳动物或家禽内脏、肠腔组织时，存在感染的概率，夏季较容易发生。空肠弯曲菌感染常引起腹泻，是腹泻等疾病的主要致病菌之一，其所致发病数量远多于大肠埃希菌，但具有一定的自限性，时间较短，较少引起菌血症，通常无须使用抗生素。在免疫力低下患者或长期使用免疫抑制剂患者中，可引发肠外感染，甚至菌毒血症。空肠弯曲菌的肠外感染包括脓毒性关节炎、骨髓炎、软组织感染和最常由胎儿弯曲杆菌引起的胎儿（胎盘）感染。空肠弯曲菌的脊柱感染报道较少，相关的脊椎骨髓炎罕见。文献仅报道2例：学者Puljiz于2017年报道一名59岁男性患者，下腰痛，合并梅尼埃病，最终血培养提示空肠弯曲菌；日本学者

Nakatani于2022年报道一名56岁的男性C$_{3\sim4}$椎体感染空肠弯曲菌。

空肠弯曲菌一部分是微需氧型,一部分是嗜二氧化碳型,需要3%～10%氧气和5%～10%二氧化碳的大气条件才能实现最佳生长,生长温度为30～47℃。该菌为氧化酶阳性,能量通常来自氨基酸或三羧酸循环中间体而非碳水化合物的利用,故临床上细菌培养较为困难,不易诊断。本病例也未在先后两次标本细菌培养中获得阳性结果。空肠弯曲菌与大肠埃希菌的基因片段不同,可通过基因测序技术、PCR扩增技术进行分辨,诊断的准确性非常高,本例患者最后也是通过mNGS诊断。空肠弯曲菌在脊柱感染中致病缓慢,早期椎体骨质破坏并不严重,发热不明显,脓肿不多,难以与脊柱结核在影像学上进行分辨,很容易被误诊为脊柱结核。近些年,耐药脊柱结核的发生率逐年增加,喹诺酮类药物作为新的二线抗结核药物被使用,然而喹诺酮类药物,如环丙沙星通常用于治疗空肠弯曲菌感染,故空肠弯曲菌感染的化脓性脊柱炎会被误诊为脊柱结核,进行经验性抗结核治疗而治愈。

空肠弯曲菌对红霉素、新霉素、庆大霉素、四环素、氯霉素、卡那霉素等抗生素敏感,近年发现了不少耐药菌株及多重耐药菌株。喹诺酮类如环丙沙星、大环内酯类药物如红霉素具有良好的抑制空肠弯曲菌作用,而兽医及饲养过程广泛使用喹诺酮类抗生素,使得空肠弯曲菌对喹诺酮类药物的敏感性逐年下降。红霉素被认为是治疗弯曲杆菌胃肠炎的首选药物,环丙沙星和四环素被用作替代药。全球四环素和环丙沙星耐药性的广泛发展导致其临床应用减少。克拉霉素通常不用于治疗弯曲杆菌感染,有几项研究报道了阿奇霉素对弯曲杆菌的体外活性,然而与红霉素相比,阿奇霉素的效价并未增加。本病例在药物使用上与文献报道相同,住院期间首选静脉滴注红霉素治疗,待病情控制稳定后,出院带阿奇霉素进行抗感染治疗直至病灶治愈。

本病例腰痛剧烈,MRI显示L$_{4\sim5}$椎体骨质破坏,椎管内脓肿范围广,但脊柱稳定性尚可,椎管内无硬性压迫神经受压表现,未出现神经症状。治疗并未采取后路内固定术,仅单纯采用微创技术,行椎间孔镜下病灶清除、置管冲洗引流手术。该方式较为微创,创伤小、出血少。术后患者腰痛明显减轻,血沉、CRP恢复至正常范围,目前已经痊愈。

(马鹏飞)

| 病 例 15 |

【病史】 患者,女性,66岁,因"左髋部疼痛,活动受限4月余",以"骶髂关节感染"入院。患者4月余前无诱因下出现左髋部疼痛、活动受限,当时未重视,2个月前无明显诱因下出现左骶髂部肿块,轻微红肿热痛,无明显恶寒发热,无咳嗽咳痰,无双下肢不适,之后肿块红肿热痛加剧,并出现局部皮肤破溃,窦道形成。遂至当地医院就诊,骶髂关节MRI示左侧骶髂关节骨质破坏伴脓肿形成,左侧臀大肌窦道形成。专科检查:左骶髂部轻微红肿,局部皮温轻度升高,局部按压存轻微波动感,未见明显渗出,骨盆挤压、分离试验阴性,双髋关节"4"字试验阴性。3年前曾因宫颈癌在当地医院行手术治疗。

【诊疗经过】

1. 入院实验室检查 白细胞计数3.9×10^9/L,血沉76mm/h,CRP 41.31mg/L,T-SPOT阳

性，结核抗体阴性。

2. 入院影像学检查　见图5-85～图5-87。

3. 第一次入院诊疗方案　患者入院后局部窦道口取渗出液进行病原微生物培养、结核分枝杆菌960液体培养、Xpert、结核DNA和RNA等分子生物学检测，均未能获得明确病原微生物，根据患者病史及影像学检查，临床诊断为结核分枝杆菌感染，予HRZE诊断性抗结核治疗，用药3周后，在全麻下行"左骶髂关节病灶清除+自体髂骨植骨术"，术中取病灶组织送病理学检

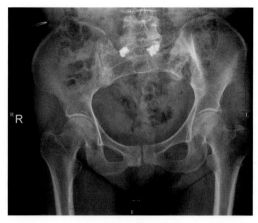

图5-85　术前骶髂关节X线正位片，左侧骶髂关节局部低密度影，考虑骶髂关节破坏，L₅椎体成形术后改变（2020.10.09）

查，同时再次取深部脓血送相关实验室检测，进一步寻找病原菌。然而，术中标本实验室检测均为阴性，依然未明确病原微生物。

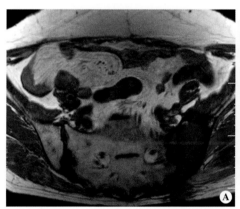
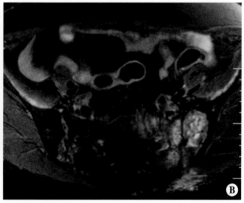

图5-86　骶髂关节MRI（2020.10.09）
A. T₁WI横断位示左骶髂关节低信号；B. T₂WI横断位呈高信号，脓肿形成

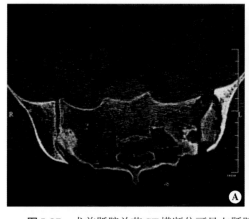
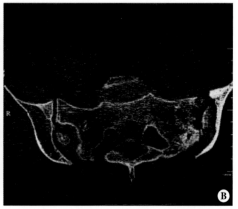

图5-87　术前骶髂关节CT横断位可见左骶髂关节破坏，有死骨形成，破坏边缘骨硬化

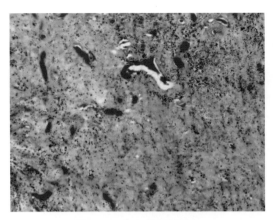

图 5-88 术中病理学染色

术后 1 周，患者局部切口渗出明显，予拆除 1 针缝合线后引流，根据患者病史及相关影像学检查（局部寒性脓肿、无典型红肿热痛，多次送检 Xpert 及结核 DNA、RNA 检测均未见阳性结果），高度怀疑患者存在非结核分枝杆菌感染，予加用左氧氟沙星 +HRZE 方案继续口服治疗后出院。

术中病理学结果：（左骶髂关节病灶）慢性化脓性炎伴纤维素样渗出，小血管增生、扩张及少量死骨形成，未见典型肉芽肿。特殊染色结果：PAS、PAM、抗酸染色及瑞 - 吉染色阴性（图 5-88）。

4. 第二次入院诊疗方案 初次术后 3 月余，患者因初次术后骶髂部窦道经久不愈再次入院（其间门诊多次取渗出液行结核/非结核分枝杆菌 DNA 检测均阴性），同时经左氧氟沙星 +HRZE 抗感染方案治疗后，血沉、CRP 未见明显下降。

入院后在局麻下刮取窦道深部肉芽 + 组织液送宏基因组二代测序检测，测序提示人型支原体 465。补充检测人型支原体抗体阴性，肺炎支原体 IgM 抗体弱阳性，支原体培养阴性。临床考虑患者长期带窦道生活，不排除泌尿道污染导致假阳性可能。与患者沟通后，最终给予左氧氟沙星 + 阿奇霉素诊断性抗支原体感染治疗，用药 2 周后患者血沉明显减慢，CRP 水平显著下降，在全麻下行"左骶髂关节感染清创术"。术后切口一期愈合，继续原方案口服抗感染治疗后出院，术后 8 周患者血沉、CRP 恢复正常，继续用药 8 周后停药。

5. 第三次入院诊疗过程 二次手术后 9 月余（停药 6 月余），患者自述切口局部再次出现脓肿，但未破溃，收治入院后，在全麻下行"左骶髂关节感染清创术"，术中再次取病灶内肉芽组织液混合物送宏基因组二代测序，再次检出人型支原体，序列数 10，相对丰度 66.67%。与第二次手术中送检标本二代测序结果相符，同时本次标本采集前无窦道形成，排除泌尿生殖系统污染可能。术后继续给予左氧氟沙星 + 阿奇霉素抗支原体感染治疗。

6. 第三次手术后影像 2022 年 6 月 22 日 MRI 示左侧骶髂关节破坏，病灶呈 T_1 低信号 T_2 高信号像。病灶异常信号范围比 3 个月前 MRI 影像缩小（图 5-89）。同日 CT 示骶髂关节破坏，为陈旧性破坏，未见新的破坏灶，破坏边缘硬化明显，与 3 个月前 CT 比较无明显变化（图 5-90）。

7. 最终诊断 左侧骶髂关节支原体感染。

8. 预后 该患者第二次手术后抗支原体感染治疗 14 个月后停药，停药后持续随访 5 个月，血沉、CRP 均正常。

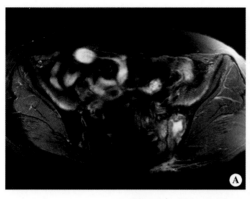
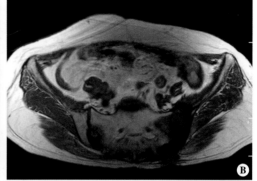

图5-89 第三次术后骶髂关节MRI（2022.06.22）

A. T₁WI横断位；B. T₂WI横断位

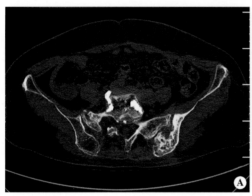
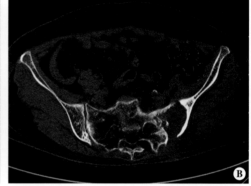

图5-90 骶髂关节CT横断位影像（2022.06.22）

【讨论与分析】 支原体（mycoplasma）是一类没有细胞壁、高度多形性、能通过滤菌器、可用人工培养基培养增殖的最小原核细胞型微生物，由于能形成丝状与分枝形状，故称为支原体。比起细菌，它们的大小（150～350nm）更接近病毒；然而，与病毒不同的是，支原体可在无细胞培养基中生长，是能够独立进行复制的最小微生物，但由于缺乏与氨基酸、脂肪酸代谢和胆固醇合成相关的基因，支原体通过寄生或腐生方式依赖宿主获得外源性营养，因此必须用非常复杂而考究的培养基进行支原体培养。支原体革兰氏染色为阴性，但不易着色，一般用吉姆萨染色，可染成淡紫色。其主要通过二分裂方式繁殖，亦可以出芽方式繁殖，分枝形成丝状后断裂呈球杆状颗粒。大部分支原体繁殖速度比细菌慢，适宜生长温度为35℃，最适pH为7.8～8.0。在固体培养基上培养，形成典型的"荷包蛋"状菌落。

支原体广泛存在于人和动物体内，大多不致病，对人致病的支原体主要有肺炎支原体、解脲支原体、人型支原体、生殖支原体等。巨噬细胞、IgG及IgM对支原体均有一定的杀伤作用。支原体抵抗力较弱，对热、干燥敏感，对75%乙醇、甲酚皂溶液敏感。

支原体通常被认为是一种细胞外病原体，尽管人们已发现这种微生物存在于人体细胞内并能在细胞内进行复制，但未明确这些细胞内事件是否与发病机制相关。目前研究发现人型支原体感染主要引起盆腔炎、产后和流产后感染及部分少见的非泌尿生殖系统感染，如脑脓肿、伤口感染、胸骨切开后纵隔炎、心内膜炎和新生儿脑膜炎等。同时，在免疫缺陷患者中，还可导致败血症性关节炎。对于非肺炎支原体，培养和PCR技术是分离支原体的推荐方法，不建议使用血清学检测对非肺炎支原体感染进行临床诊断。但是支原体培养对培养基的要求极高，需要特殊的技术支持；因此，PCR技术，特别是宏基因组测序技术的进步，为支原体感染的早期发现提供了可能，尤其是为非常规部位支原体感染的筛查提供了便捷。

1992年，Kayser首次报道了一名45岁女性在子宫切除术后出现急性下腰部疼痛，临床及实验室检查证实为L_5～S_1椎旁软组织感染人型支原体，该患者在出现症状前2周，曾行子宫肌瘤性子宫切除术。近年来，在微生物培养技术及基因测序技术的推动下，在个别急性关节炎患者的关节中分离出了支原体（类风湿关节炎、赖特综合征、成人起病的斯蒂尔病），考虑相关疾病的致病因素与支原体相关。但明确的关节支原体感染，除在脊柱发现偶发感染外，感染更多集中在人工关节置换术后，但也仅限于个案报道。总体来说，支原体引起的骨与关节感染罕见。当然，对于支原体骨关节感染诊断的困难，不仅在于病例数量本身较少，同时考虑与目前常规培养阳性率低相关，少数临床经验建议，对于多次培养阴性，排除非特异性感染，以及结核、非结核分枝杆菌等特异性感染的情况下，并且通过标准经验抗生素、抗结核治疗无效者，有必要与实验室沟通，进行支原体的特殊培养，有条件者建议进行基因测序。

目前骨关节支原体感染的原因不明，但临床报道提示，绝大多数骨关节支原体感染患者既往存在相关手术史，因为怀疑可能存在尿液引起的创口污染或与已发生支原体感染泌尿生殖系统进行有创操作有关。其中，包括该操作导致支原体入血形成菌血症，由于免疫力低下或缺陷，最终导致远处骨关节感染；手术操作导致支原体在邻近器官直接播散传播，如本病例患者即存在子宫切除手术史，不排除支原体直接播散导致感染可能，以及伴有支原体病原菌的尿液通过手术创口直接污染。

支原体感染的抗菌药物选择见表5-1。

表5-1 支原体感染的抗菌药物选择

病原体	药物
肺炎支原体	阿奇霉素、克拉霉素、红霉素、多西环素、左氧氟沙星、莫西沙星、吉美沙星（非环丙沙星或氧氟沙星）
解脲支原体与微小支原体	阿奇霉素、克拉霉素、红霉素、多西环素
人型支原体	多西环素、克林霉素
生殖支原体	阿奇霉素

人型支原体感染的治疗一般首选多西环素与克林霉素，氟喹诺酮类药物也有效，通常对大环内酯类（红霉素、克拉霉素、阿奇霉素）和磺胺类报道耐药较多，药物疗程目前临床尚无确切的经验与数据，现有文献报道疗程最短6周，少部分带内植物生存病例甚至需长期服药。

（胡胜平）

参 考 文 献

杜斌，2008．重症感染的支持治疗．中华消化外科杂志，7（5）：395-397．

李永贤，张顺聪，莫凌，等，2016．化脓性脊柱炎的诊疗研究进展．脊柱外科杂志，14（5）：316-320．

叶禾，蓝海洋，杨智杰，等，2018．脊柱化脓性骨髓炎的诊疗进展研究．医学信息，31（2）：23-28．

张永远，孙宏慧，郝定均，2019．脊柱化脓性感染的诊断和治疗进展．中国脊柱脊髓杂志，29（8）：747-750．

Aboobakar R, Cheddie S, Singh B, 2018. Surgical management of psoas abscess in the human immunodeciency virus era. Asian J Surg, 4l（2）: 131-135.

Abreu C, Rocha-Pereira N, Samento A, et al., 2015. *Nocardia* infections among immunomodulated innammatory bowel disease patients: a review. World J Gastmenterol, 2l（21）: 6491-6498.

Akiyama T, Chikuda H, Yasunaga H, et al., 2013. Incidence and risk factors for mortality of vertebral osteomyelitis: a retrospective analysis using the Japanese diagnosis procedure combination database. BMJ Open, 3（3）: e002412.

Arricau-Bouvery N, Rodolakis A, 2005. Is Q fever an emerging or re-emerging zoonosis? Vet Res, 36（3）: 327-349.

Beaman B L, BealIlan L, 1994. *Nocardia* species: host-parasite relationships. Clin Microbiol Rev, 7（2）: 213-264.

Berbari E F, Kanj S S, Kowalski T J, et al., 2015. Executive summary: 2015 Infectious Diseases Society of America（IDSA）clinical practice guidelines for the diagnosis and treatment of native vertebral osteomyelitis in adults. Clin Infect Dis, 61（6）: 859-863.

Berbari E F, Kanj S S, Kowalski T J, et al., 2015. 2015 Infectious Diseases Society of America（IDSA）clinical practice guidelines for the diagnosis and treatment of native vertebral osteomyelitis in adults. Clin Infect Dis, 61（6）: e26-e46.

Canouï E, Zarrouk V, Canouï-Poitrine F, et al., 2019. Surgery is safe and effective when indicated in the acute phase of hematogenous pyogenic vertebral osteomyelitis. Infect Dis（Lend）, 5l（4）: 268-276.

Carcopino X, Raoult D, Bretelle F, et al., 2007. Managing Q fever during pregnancy: the benefits of long-term cotrimoxazole therapy. Clin Infect Dis, 45（5）: 548-555.

Conterno L O, Turchi M D, 2013. Antibiotics for treating chronic osteomyelitis in adults. Coehrane Database Syst Rev, （9）: CD004439.

Dias M, Nagarathna S, Mahadevan A, et al., 2008. Nocardial brain abscess in animmunocompetent host. Indian J Med Microbiol, 26（3）: 274-277 .

Duarte R M, Vaccaro A R, 2013. Spinal infection: state of the art and management algorithm. Eur Spine J, 22（12）: 2787-2799.

Duijvenbode D C, Kuiper J W P, Holewijn R M, et al., 2018. *Parvimonas* micra spondylodiscitis: a case report and systematic review of the literature. J Orthop Case Rep, 8（5）: 67-71.

Durovic A, Eberhard N, Schären S, et al., 2020. Parvimonas micra as a rare cause of spondylodiscitis-case series from a single centre. Swiss Med Wkly, 150: w20272.

Fiset P, Wisseman C L, Batawi Y E, 1975. Immunologic evidence of human fetal infection with *Coxiella burneti*. Am J Epidemiol, 101（1）: 65-69.

Ghobrial G M, Viereck M J, Margiotta P J, et al., 2015. Surgical management in 40 consecutive patients with cervical spinal epidural abscesses: shifting toward circumferential treatment. Spine, 40（17）: E949-E953.

Gouliouris T, Aliyu S H, Brown N M, 2010. Spondylodiscitis: update on diagnosis and management. J

Antimicrob Chemother, 65（3）: 11-24.

Graham S M, Fishlock A, Millner P, et al., 2013. The management gram-negative bacterial haematogenous vertebral osteomyelitis: a case series of diagnosis, treatment and therapeutic outcomes. Eur Spine J, 22（8）: 1845-1853.

Hee H T, Maid M E, Holt R T, et al., 2002. Better treatment of vertebral osteomyelitis using posterior stabilization and titanium mesh cages. J Spinal Disord Tech, 15（2）: 149-156.

Kehrer M, Pedersen C, Jensen T G, et al., 2014. Increasing incidence of pyogenic spondylodiscitis: a 14-year population-based study. J Infect, 68（4）: 313-320.

Kloppenburg G T, van de Pavoordt E D, de Vries J P, 2011. Endograft-preserving therapy of a patient with *Coxiella burnetii*-infected abdominal aortic aneurysm: a case report. J Med Case Rep, 5: 565.

Lazzeri E, Bozzao A, Cataldo M A, et al., 2019. Joint EANM/ESNR and ESCMID-endorsed consensus document for the diagnosis of spine infection（spondylodiscitis）in adults. Eur J Nucl Med Mol Imaging, 46（5）: 2464-2487.

López-Gatius F, Almeria S, Garcia-Ispierto I, 2012. Serological screening for *Coxiella burnetii* infection and related reproductive performance in high producing dairy cows. Res Vet Sci, 93（1）: 67-73.

Lora-Tamayo J, Euba G, Narváez J A, et al., 2011. Changing trends in the epidemiology of pyogenic vertebral osteomyelitis: the impact of cases with no microbiologic diagnosis. Semin Arthritis Rheum, 41（2）: 247-255.

Lundy P, Arnold P, Hance K, 2019. *Coxiella burnetii* infection of the spine requiring neurosurgical intervention. Surg Neurol Int, 10: 182.

Melenotte C, Million M, Raoult D, 2020. New insights in *Coxiella burnetii* infection: diagnosis and therapeutic update. Expert Rev Anti Infect Ther, 18（1）: 75-86.

Melenotte C, Protopopescu C, Million M, et al., 2018. Clinical features and complications of *Coxiella burnetii* infections from the French national reference center for Q Fever. JAMA Netw Open, 1（4）: e181580.

Merhej V, Tattevin P, Revest M, et al., 2012. Q fever osteomyelitis: a case report and literature review. Comp Immunol Microbiol Infect Dis, 35（2）: 169-172.

Mete B, Kurt C, Yilmaz M H, et al., 2012. Vertebral osteomyelitis: eight years experience of 100 cases. Rheumatol Int, 32（11）: 3591-3597.

Million M, Lepidi H, Raoult D, 2009. Fièvre Q: actualités diagnostiques et thérapeutiques ［Q fever: current diagnosis and treatment options］. Med Mal Infect, 39（2）: 82-94.

Mylona E, Samarkos M, Kakalou E, et al., 2009. Pyogenic vertebral osteomyelitis: a systematic review of clinical characteristics. Semin Arthritis Rheum, 39（1）: 10-17.

Nickerson E K, Sinha R, 2016. Vertebral osteomyelitis in adults: an update. Br Med Bull, 117（1）: 121-138.

Oliveira R D, Mousel M R, Pabilonia K L, et al., 2017. Domestic sheep show average *Coxiella burnetii* seropositivity generations after a sheep-associated human Q fever outbreak and lack detectable shedding by placental, vaginal, and fecal routes. PLoS One, 12（11）: e0188054.

Park K H, Cho O H, Lee J H, et al., 2016. Optimal duration of antibiotic therapy in patients with hematogenous vertebral osteomyelitis at low risk and high risk of recurrence. Clin Infect Dis, 62（10）: 1262-1269.

Pea F, Cojutti P, Pagotto A, et al., 2012. Successful long-term treatment of cerebral nocardiosis with unexpectedly low doses of linezolid in an immunocompromised patient receiving complex polytherapy. Antimicrob Agents Chemother, 56（6）: 3438-3440.

Pexara A, Solomakos N, Govaris A, 2018. Q fever and prevalence of *Coxiella burnetii* in milk. Trends Food

Sci Technol，71：65-72.

Pola E，Autore G，Formica V M，et al.，2017. New classification for the treatment of pyogenic spondyl-odiscitis：validation study on a population of 250 patients with a follow-up of 2 years. Eur Spine J，26（2）：479-488.

Rutges J P H J，Kempen D H，van Dijk M，et al.，2016. Outcome of conservative and surgical treatment of pyogenic spondylodiscitis：a systematic literature review. Eur Spine J，25（4）：983-999.

Sato K，Yamada K，Yokosuka K，et al.，2019. Pyogenic spondylitis：clinical features，diagnosis and treatment. Kurume Med J，65（1）：83-89.

Shousha M，Heyde C，Boehm H，2015. Cervical spondylodiseitis：change in clinical picture and operative management during the last two decades：a series of 50 patients and review of literature. Eur Spine J，24（3）：571-576.

Stokes W，Janvier J，Vaughan S，2016. Chronic Q fever in Alberta：a case of *Coxiella burnetii* mycotic aneurysm and concomitant vertebral osteomyelitis. Can J Infect Dis Med Microbiol，2016：7456157.

Tissot-Dupont H，Vaillant V，Rey S，et al.，2007. Role of sex，age，previous valve lesion，and pregnancy in the clinical expression and outcome of Q fever after a large outbreak. Clin Infect Dis，44（2）：232-237.

Tsai T T，Yang S C，Niu C C，et al.，2017. Early surgery with antibiotics treatment had better clinical outcomes than antibiotics treatment alone in patients with pyogenic spondylodiscitis：a retrospective cohort study. BMC Musculoskelet Disord，18（1）：175.

Turel M，Kerolus M，Deutsch H，2017. The role of minimally invasive spine surgery in the management of pyogenic spinal discitis. J Craniovert Jun Spine，8（1）：39-43.

Veloo A C，Welling G W，Degener J E，2011. Antimicrobial susceptibility of clinically relevant Gram-positive anaerobic cocci collected over a three -year period in the Netherlands. Antimicrob Agents Chemother，55（3）：1199-1203.

Virk A，Mahmood M，Kalra M，et al.，2017. *Coxiella burnetii* multilevel disk space infection，epidural abscess，and vertebral osteomyelitis secondary to contiguous spread from infected abdominal aortic aneurysm or graft：report of 4 cases acquired in the us and review of the literature. Open Forum Infect Dis，4（4）：ofx192.

Watanabe T，Hara Y，Yoshimi Y，et al.，2020. Clinical characteristics of bloodstream infection by Parvimonas micra：retrospective case series and literature review. BMC Infect Dis，20（1）：578.

Wilson J W，2012. Nocardiosis：updates and clinical overview. MayoClinic Proc，87（4）：403-407.

Zimmerli W，2010. Clinical practice. Vertebral osteomyelitis. N Engl J Med，362（11）：1022-1029.

第六章

布鲁氏菌性脊柱炎

布鲁氏菌病，简称布病，也称为地中海滞留症、马耳他热、波状热或热浪，是一种由布鲁氏菌引起的人畜共患、传染变态反应性疾病，是一种职业病、人畜共患的自然疫源性疾病，由受感染的动物（主要为驯养的反刍类动物和猪）直接或间接传染给人类。1886年，苏格兰病理学家和微生物学家大卫·布鲁氏（David Bruce），从死于"马耳他热"的士兵脾脏中首次确认并分离出了该细菌。因此，学者们为了纪念布鲁氏，就将这种细菌命名为布鲁氏菌。布鲁氏菌病是世界上最流行的人畜共患疾病，是全球特别是发展中国家面临的公共卫生问题。布鲁氏菌病在我国被归为人的乙类传染病、家畜二类传染病管理，也是WHO确定的致残率最高的动物源性人畜共患病。

布鲁氏菌病是一种可累及多个器官的全身感染，可引发严重危及人类和动物健康的流行病，每年全世界有超过50万人患上布鲁氏菌病。在我国，该病的主要传染源为牛、羊、猪3种牲畜，其中以羊型布鲁氏菌对人体的传播性最强，致病率最高，危害最为严重。它可以侵犯人体任何组织或器官，包括眼睛、肝脏、肺、神经系统、心血管系统、肌肉骨骼系统等，主要损害人、畜的生殖系统和骨与关节，其临床特点为长期发热、多汗、关节痛及肝脾肿大等。布鲁氏菌性脊柱炎（brucellar spondylitis）是慢性布病损害骨关节系统的主要表现之一，是布鲁氏菌性骨关节炎的一种，在布鲁氏菌病中的发生率为2%～53%，是布鲁氏菌病最常见的并发症，由Kulowski和Vinke于1932年首次描述。布鲁氏菌性脊柱炎约占脊柱感染的3%，主要影响腰椎和胸椎，颈椎受累罕见。多发生在牧区，平原地区发病率低，临床及影像医师对此疾病了解不充分，同时，尽管布病通常表现为急性发热，但其临床表现差异很大，特别是无特异性的症状、体征，诊断需获得血清学检测和（或）细菌学结果支持，因此早期诊断困难，极易造成误诊、漏诊。

第一节　概　　述

一、流　行　病　学

布鲁氏菌病是一种典型的人畜共患病，广泛分布于世界各国，在全球170多个国家流行。20世纪50～70年代，我国处于布鲁氏菌病流行高峰期，80年代疫情基本得到控制，发病率降至0.0008‰，近年来发病率又逐年快速上升，2008年全国布鲁氏菌病发病率达到0.0224‰。在我国布鲁氏菌病多见于内蒙古及西北、东北等半牧或纯牧区，内蒙古的布鲁氏菌病发病率多年来一直居于全国首位。随着当今社会交通的日益便利，人群流动性越来越大，疫情从牧区向半农半牧区、农区及城市蔓延，以多发的、分散的点状流行代替了大规模的暴发流行。除职业人群外，老年、青少年乃至儿童的发病风险有增高趋势。但许多国家对该病的诊断不精确、报告监测系统不全，因此人类布鲁氏菌病的实际全球流行率尚不清楚。

欧洲国家的调查提示，布鲁氏菌病在欧洲的发病率和一个国家国内生产总值成反比，而中东地区由于地区战乱或经济原因，防控的兽医不足，导致该病的重现与发生率增加，提示人类布鲁氏菌病的发病率可能与农村贫困和缺乏医疗保健资源有关。

在国内，羊为该病主要传染源，其次为牛和猪。人类布鲁氏菌病通常与职业暴露或与动物或其制品密切接触相关，牧民接羔为主要传染途径，为病畜接生的兽医、屠宰场或肉类加工企业员工也极易感染。剥牛羊皮、剪打羊毛、挤乳、切病毒肉、屠宰病畜、儿童与羊密切接触等均可受染，病菌从接触处的破损皮肤进入人体。实验室工作人员常可经皮肤、黏膜感染细菌，意外注射牛型布鲁氏菌活疫苗和羊型布鲁氏菌活疫苗也可导致发病。进食染菌的生乳、乳制品和未煮熟病畜肉类时，病菌也可自消化道进入体内。此外，病菌也可通过呼吸道黏膜、眼结膜和性器官黏膜而发生感染。在已经根除该病的国家，新发病例往往通过食用受污染的食物而感染，乳制品为最常见的感染源，尤其见于奶酪、未经高温消毒的牛奶和冰激凌。特殊情况下，生肉、动物骨髓也可以成为感染源，有罕见报道，因使用胎儿来源物质进行美容治疗而获得感染。

控制布鲁氏菌在人群中的感染，关键在于控制传染源，进一步降低动物中布鲁氏菌的感染率。但即使是在防控到位的情况下，驯养动物布鲁氏菌病的真实发病率可能仍比报告数高出10～20倍。世界各地动物布鲁氏菌病感染情况各不相同，北欧国家和英国、澳大利亚、日本、瑞士等国，均已将布鲁氏菌病从牛群中根除；而美国及多数西欧国家，也已将其降至较低水平，但在印度及我国部分地区仍有较高发生率。由于根除羊群中的布鲁氏菌病很大程度上有赖于疫苗的接种，而疫苗接种计划往往与国家经济以及政治局势稳定相关，如中东国家（以色列）羊型布鲁氏菌病曾经造成牛群的严重疫情，部分中亚及西亚地区、非洲及南中美洲地区，羊型布鲁氏菌病仍然是重大的公共卫生问题。

人群对布鲁氏菌病普遍易感，中年人和年轻人常受到侵袭。研究表明，2005～2010年，我国共报告155 979例病例，骨关节布鲁氏菌病（OB）的患病率为2%～77%。最主要的骨关节临床损害形式是骨髓炎、脊柱炎、骶髂炎、关节炎和滑囊炎。而布鲁氏菌性脊柱炎在布鲁氏菌病中的发生率为2%～53%。布鲁氏菌病未经治疗者的自然病程为3～6个月（平均4个月），但可短至仅1个月或长达数年以上。潜伏期一般为1～3周，平均为2周，少数患者在感染后数月或1年以上发病，实验室中受染者大多于10～50天内发病。

二、发 病 机 制

布鲁氏菌感染的典型机制是布鲁氏菌直接与皮肤或黏膜接触，同时有病例提示：摄入生奶酪、牛奶或未经巴氏消毒的奶制品也可能发生感染，同时通过吸入空气中的飞沫、传染性气溶胶也可能诱发感染。接触布鲁氏菌后，可以同时引起体液免疫和细胞介导的免疫反应，人感染布鲁氏菌后因感染菌株的毒力、感染阶段及菌种不同而出现不同的反应与预后。布鲁氏菌自皮肤或黏膜进入人体后，中性粒细胞首先出现，被吞噬的牛型菌可部分被杀死，但羊型菌不易被杀死。存活的布鲁氏菌沿淋巴管到达局部淋巴结，根据人体的抗病能力和侵入菌的数量及毒力，病菌或在局部被消灭，或在淋巴结中生长繁殖而形成感染灶。当病菌增殖达到相当数量后，即冲破淋巴结屏障而侵入血液循环，此时可出现菌血症、毒血症等一系列症状。

病菌进入血液循环后易在肝、脾、骨髓、淋巴结等网状内皮系统中形成新的感染灶，网状内皮系统内病菌又可多次进入血液循环而导致复发，发热呈波状型（故本病又称波状热）。布鲁氏菌主要寄生于巨噬细胞内，与其他寄生细胞内细菌所引起的慢性传染病一样，其发病机制以迟发型变态反应为主。

通过体液免疫，抗体可通过杀菌作用及促使吞噬细胞吞噬作用促进清除细胞外布鲁氏菌，但抗体本身并不能消灭感染，布鲁氏菌被巨噬细胞和其他细胞吸收后仍可形成持续的胞内感染。推测布鲁氏菌的最初复制与其他细胞内感染一样，发生于感染入侵部位的引流淋巴细胞内，虽然此途径最常累及网状内皮系统、肌肉骨骼组织及泌尿生殖系统，但布鲁氏菌入侵后引起的血行传播几乎可导致任何部位的局部慢性感染。

布鲁氏菌致病性的决定因素目前尚未完全明确，现有研究认为布鲁氏菌的毒力因子主要包括脂多糖（LPS）、Ⅳ型分泌系统（T4SS）、外膜蛋白（OMP）、双组分调控系统（TCS）和超氧化物歧化酶（SOD）等。

三、微生物学

布鲁氏菌（brucella）细小、两端钝圆，是一种革兰氏阴性的不运动细菌，一般为球状杆菌或短杆菌，无荚膜（光滑型有微荚膜），无鞭毛，触酶、氧化酶阳性，是在严格厌氧条件下不生长的绝对嗜氧菌，初次分离培养时需5%～10% CO_2，生长缓慢，最适生长温度为35～37℃，最适pH为6.6～6.8。在血琼脂平板或肝浸液琼脂平板上，37℃培养48h可长出透明、无色、光滑型S型小菌落，血琼脂平板上无溶血现象。能分解尿素和产生H_2S，根据产H_2S的多少和在含碱性染料培养基中的生长情况，可鉴别3种布鲁氏菌。可还原硝酸盐，细胞内寄生，可以在多种家畜体内存活。一般来讲，布鲁氏菌各个种的形态几乎一样，革兰氏染色常着色不佳，吉姆萨染色后呈紫色，在普通光学显微镜下呈微小的球状、球杆状和卵圆形。羊型布鲁氏菌以球形和卵圆形多见，大小为0.3～0.6μm。其他种布鲁氏菌多呈球杆状或短杆状，比羊型布鲁氏菌也大些，大小在0.6～2.5μm。涂片标本上无特殊排列，常单个存在，极少见到呈两个相连或短链排列。无鞭毛，不运动，无菌毛，不形成芽孢。

人类布鲁氏菌病由不同菌株的布鲁氏菌引起，其不同生物学变种表现出特定的宿主偏好。根据遗传基因学分析，认为仅有单一的羊型布鲁氏菌（*B. melitensis*），但由于布鲁氏菌在染色体结构与宿主偏好上存在明确的差异，因此这一观点目前重新受到质疑。而传统的命名系统目前更为大家所接受，该分类方式既可以反映出不同菌种存在的差异，又可密切反映其感染的流行病学特点。根据传统命名系统分类：羊型布鲁氏菌（*B. melitensis*），主要感染绵羊、山羊及骆驼，是最常见的导致人类疾病的菌株；牛型布鲁氏菌，通常易感染牛或水牛；犬型布鲁氏菌（*B. canis*），最常见于犬类；猪型布鲁氏菌（*B. suis*），通常来源于猪，但在啮齿类动物和驯鹿中也发现了其变种；绵羊附睾型布鲁氏菌（*B. ovis*），可导致绵羊生殖系统感染；沙林鼠型布鲁氏菌（*B. neotomae*），为沙漠啮齿类动物所特有，但未见人类感染发生。近年来，在海洋哺乳动物海豹和海豚中发现两个新的菌种：鲸型布鲁氏菌（*B. ceti*）和鳍型布鲁氏菌（*B. pinnipedialis*）。目前发现，海洋哺乳动物的布鲁氏菌感染似乎比既往认为的要更为普遍，随着目前诊断技术的提高，或许在将来，会发现更多的人与海洋哺乳动物共患病例。

第二节　诊　　断

布鲁氏菌病的临床表现无特异性，因此诊断需基于患者潜在的暴露接触史，症状、体征，以及相支持的实验室检验、影像学检查、病理学结果，特别是病原微生物的检出。根据布鲁氏菌病诊疗指南，将布鲁氏菌病诊断归为疑似病例、临床诊断病例、确诊病例、隐性感染病例四类。

1. 疑似病例　符合下列标准者为疑似病例。

（1）流行病学史：发病前与家畜或畜牧产品、布鲁氏菌培养物等有密切接触史，或生活在布鲁氏菌病疫区者。

（2）临床表现：发热、乏力、多汗、肌肉和关节疼痛，或伴有肝、脾、淋巴结和睾丸肿大等表现。

2. 临床诊断病例　疑似病例免疫学检测（平板凝集试验）阳性者。

3. 确诊病例　疑似或临床诊断病例出现免疫学检测、试管凝集试验（SAT）、补体结合试验（CFT）、布病抗人球蛋白试验中的一项或以上阳性和（或）分离到布鲁氏菌者。

4. 隐性感染病例　有流行病学史，符合确诊病例免疫学和病原学检查标准，但无临床表现。

一、临床表现

（一）症状

人类布鲁氏菌病可分为急性期和慢性期。布鲁氏菌性脊柱炎的临床症状主要分为全身症状及脊柱专科表现，临床表现变化多端，往往有非特异性症状，包括发热、寒战、盗汗、关节痛和肌痛，骨关节系统是人类最常见的受影响的系统之一。专科表现主要以脊柱发病节段局部疼痛为主，一般羊型和猪型布鲁氏菌病大多较重，牛型的症状较轻，但部分病例也可以不发热。

布鲁氏菌病急骤起病者一般占10%～30%。急性期的主要临床表现为发热、畏寒、寒战、多汗、乏力、关节炎等。少数患者可伴有感染前驱症状，如失眠、低热、食欲差、上呼吸道感染等，同时出现头痛、神经痛、肝脾肿大、淋巴结肿大、皮疹等，一般肝、脾累及淋巴结肿大多见于急性期病例。慢性感染表现以夜间盗汗、头痛、肌痛及关节痛为主，还可有疲乏、长期低热、寒战或寒意、胃肠道症状等，易被诊断为神经官能症。固定而顽固的关节痛多见于羊型布鲁氏菌感染，一般表现为顽固性关节疼痛，由羊型布鲁氏菌引起者疾病表现往往更为急骤，更具侵袭性；猪型布鲁氏菌感染多表现为化脓性感染，更易形成局灶性脓肿，猪型布鲁氏菌感染者起病更为隐匿，多造成慢性感染；而犬型布鲁氏菌感染多以急性胃肠道症状起病。

本病的潜伏期从1周至数月不等，除发热和大汗外，患者常表现为神疲、食欲减退、体重降低，同时可伴有非特异性肌痛、头痛和寒战。通常患者符合以下3种表现时需高度怀疑布鲁氏菌感染：①出现类似于伤寒但不太严重的畸形发热；②见于幼儿的发热和髋、膝关节单关节炎；③见于老年人的长期发热和髋部、腰部的慢性疼痛。患者病史中的诊断线索包括流行地区旅居史、畜牧接触史、食用未经高温消毒的乳制品或存在布鲁氏菌种接触史等及其他因素。

1. 发热 布鲁氏菌病发热以弛张型最为多见，体温可达39℃以上，但波状型最具特征性，其发热期为2~3周，继以3~5天至2周无热期后再起热，如此循环起伏而呈波状型。据报道，布鲁氏菌性脊柱炎者发热症状可占78%。同时常伴有寒战、头痛等症状，可见于各期患者。部分病例可表现为低热和不规则热型，且多发生在午后或夜间。发热伴多汗为本病的重要特点。

2. 多汗 发热伴多汗是本病的突出症状，且相较其他热性病更为显著。常于深夜清晨体温急剧下降后出现大汗淋漓，甚至可湿透衣被，常与热退相伴，高热时常无不适，热退后自觉症状反而加重。

3. 关节、肌肉疼痛 表现为全身多关节疼痛不适，可累及一个或数个关节，主要为骶髂、髋、膝、肩等大关节，急性期可呈游走性。刺痛为主，且应用镇痛药治疗无效。肌肉疼痛多见于两侧大腿和臀部，后者可出现痉挛性疼痛。

4. 其他 睾丸炎也是男性布鲁氏菌病的特征性表现之一，为睾丸及附睾被累及所致，大多呈单侧性，可大如鹅卵，伴明显压痛。女性病例可见卵巢炎，少数病例可有心、肾及神经系统受累表现。

5. 专科表现 在一些临床研究中，脊柱炎和椎间盘炎是布鲁氏菌性脊柱炎最常见的表现。下腰椎（特别是L$_{4~5}$节段）和下胸椎受累最为常见，颈椎相对少见。腰背痛和坐骨神经痛是患者最常见的主诉。累及腰、骶椎，影响腰骶神经根和坐骨神经根，疼痛放射至下肢，严重者可并发脑膜炎、脊髓炎。一般在感染急性期脊柱病变节段局部疼痛症状明显，甚至可表现为局部刺痛，严重者有局部活动障碍、强迫体位。

布鲁氏菌性脊柱炎感染后期，随着骨质破坏的加重、椎间隙狭窄，可出现脊柱后凸畸形，但布鲁氏菌性脊柱炎患者较少出现椎体塌陷，病灶周围脓肿不显著，因此一般出现脊柱后凸畸形较轻，神经症状以神经根炎性刺激为主，较少出现严重的脊髓、马尾受压症状，截瘫患者较为罕见。

（二）体征

布鲁氏菌性脊柱炎急性期病例多可见肝、脾及淋巴结肿大，局部体征表现为病变节段的后凸畸形，椎体棘突及棘旁的局部压痛、叩击痛，在感染的中后期，随着脓肿的形成、椎间隙狭窄、后凸畸形的产生，可出现局部脊髓、神经根的压迫症状，表现为臀部、下肢的放射性疼痛，少数严重者可出现神经支配区域的感觉减退、肌力下降，但出现截瘫、腱反射亢进、肌张力升高及相关病理征等较为罕见。

（三）临床分期

1. 急性期 具有上述临床表现及体征，病程在6个月以内。

2. 慢性期 病程超过6个月，且仍未痊愈者。

二、实验室检查

（一）常规血化验

布鲁氏菌性脊柱炎早期因疼痛刺激可出现一过性白细胞升高，但一般白细胞计数多正常或稍偏低，可出现淋巴细胞相对或绝对增多，有时可出现淋巴系统异常，少数病例红细胞、血小板减少，血沉、C反应蛋白在急性、慢性感染期均可见不同程度升高。作为一种脊柱感染性疾病，布鲁氏菌性脊柱炎在常规化验检查中，与其他非特异性感染相比无特异性改变。

（二）细菌学培养

布鲁氏菌培养阳性是诊断布鲁氏菌病的金标准，急性期羊型患者的血培养阳性率可达60%～80%，但在亚急性期及慢性感染期血培养阳性率较低。由于菌血症多表现为间歇性发作，因此一般血培养标本建议在体温上升、寒战期抽取，如培养4周后仍无生长可报阴性。血液、骨髓、关节液、脑脊液、尿液及淋巴组织均可培养分离到布鲁氏菌，研究表明骨髓培养的阳性率高于血液，慢性期犹然，但需更多临床病例验证。随着近年来脊柱穿刺技术水平的提高，病灶骨髓、组织液、脓液培养增多，但初步临床观察提示阳性率较低，考虑可能与穿刺技术、局部细菌浓度等存在相关性。

（三）血清免疫学试验

由于布鲁氏菌培养条件苛刻、耗时漫长，同时疾病不同时期培养阳性率差异巨大，因此布鲁氏菌病的诊断以血清学诊断为主，其原理是根据相应抗原抗体可以在体外发生特异性结合并呈现可见反应，用已知抗原（或抗体）检测体液中未知的抗体（或抗原）。而血清学检查通常是布鲁氏菌病唯一阳性的实验室检出结果，急性感染中，IgM抗体最早产生，IgG和IgA抗体随后产生，该阶段通过试管法、平板法和微凝集法，所有抗体在凝集试验中均有活性。随着疾病的发展，抗体水平、亲和力及亚分布发生变化，易导致凝集素滴度降低或无法检测到，此时可通过替代试验检测到抗体，包括补体结合试验、抗人球蛋白试验和酶联免疫吸附试验等。但血清学检查诊断效价没有明确的截断值，其结果需结合接触史与临床表现来解释。

1. 血清凝集试验 其原理是通过待测血清中抗布氏杆菌抗体与胶乳试剂相遇，发生抗原-抗体反应，出现肉眼可见的凝集反应。目前临床常用的血清凝集试验主要有平板凝集试验（PAT）、虎红平板凝集试验（RBPT）和试管凝集试验三类，其中最成熟、常用的为RBPT，RBPT成本较低、操作方便、检测快速，适用于群体布鲁氏菌病的普查。RBPT在国际贸易中是牛、羊、猪型布鲁氏菌病检测的指定试验，在我国也用于人布鲁氏菌病检测的初筛。检测布鲁氏菌病所用的虎红平板凝集抗原是用抗原性良好的布鲁氏菌菌株经培养、灭活、离心收集菌体用虎红染料染色后，悬浮于乳酸缓冲液中制备而成。试验原理：虎红平板凝集试验又称为班氏孟加拉红平板凝集试验。由于所用的是酸性（pH 3.6～3.9）带色的抗原，该抗原与被检血清作用时能抑制血清中的 IgM 类抗体的凝集活性，检查的抗体是 IgG 类，因此提高了反应的特异性。

疑似布鲁氏菌病患者 RBPT 及 PAT 检测中一项以上阳性可提示布鲁氏菌病诊断，但与 SAT 相比，RBPT 诊断的敏感度更高，虽然可用作检疫检验，但不能作为确诊依据。而 SAT 是一种血清学定量试验，研究报道 SAT 阳性检出的符合率为 93.8%，非流行区凝集效价一般大于 1 : 80 才有诊断意义；流行区和牧区凝集效价在 1 : 160 以上才有诊断意义；抗菌药物治疗 4 个月后滴度为 1 : 160 或更高，说明感染复发或耐药，其敏感性在急性期高于慢性期，但阴性者也不能排除布鲁氏菌病。

2. 酶联免疫吸附试验（ELISA） 其阳性率高于凝集试验，且检测 IgM 及 IgG 的敏感性相似。因慢性患者的抗体属 IgG 型，故该法可同时用于急、慢性患者的诊断。近来有研究采用亲和素酶联试验，较 ELISA 更敏感。

3. 2-巯基乙醇（2-ME）试验 该法可用于检测 IgG，以鉴别自然感染与细菌免疫。布鲁氏菌自然感染 1 个月后，体内凝集即以 IgG 型为主，IgG 对 2-ME 有耐受性；而免疫后 3 个月内的凝集素均以 IgM 为主，可为 2-ME 所破坏。

4. 补体结合试验 补体结合抗体亦属 IgG，病程第 3 周的效价可超过 1 : 16，但滴度大于 1 : 10 或更高时有临床意义。本试验的阳性率高于凝集试验，特异性亦高，但出现时间晚于凝集试验。

5. 布病抗人球蛋白试验 布鲁氏菌感染患者可产生一种不完全抗体，后者虽可与抗原结合，但肉眼不可见。当将抗人球蛋白免疫血清加入抗原-不完全抗体复合物中，即出现直接可见的反应。不完全抗体出现早而消失晚，故可用于急、慢性期患者的诊断，当滴度为 1 : 400 及以上时具有较大的临床意义，但该试验特异度高、敏感度低，操作技术复杂，一般不作为临床常规检查。

6. 布鲁氏菌素试验 采用皮试方法，注射布鲁氏菌素以诊断布鲁氏菌感染及检测布鲁氏菌疫苗的免疫反应。布鲁氏菌素皮试为一种迟发性超敏反应，注射后 24～48h 观察结果。仅有局部红晕而无肿块者为阴性，局部红肿和硬块的直径达 2～6cm 者为阳性。但皮试在病程 6 个月内的阳性率很低，慢性期患者几近 100% 呈阳性或强阳性反应。

7. 其他免疫试验 有反向间接血凝试验、放射免疫、间接免疫荧光试验等，因操作复杂，不适于普遍采用。

（四）基因学检查

传统细菌培养主要通过血培养实现，存在培养时间长、阳性率低等不足。1994年，Bricker等根据布鲁氏菌染色体中的遗传成分IS711种特异性定位引起的多态现象建立了一种PCR检测方法，该方法能鉴别布鲁氏菌牛型（1、2、4型）、羊型（1、2、3型）、猪型（1型）、绵羊附睾型，并将该方法称为AMOS（*abortus*，*melitensis*，*ovis*，*suis*）PCR。随着PCR技术和近年来二、三代宏基因组测序技术的进步与临床应用的成熟，以及脊柱穿刺技术的提高，可以实现对病变节段更为精准的穿刺，同时获得病灶的血液、组织液或脓液，采用该技术可以有效提高布鲁氏菌检测阳性率。

三、影像学检查

（一）X线检查

布鲁氏菌性脊柱炎对早期椎体骨质破坏不明显时使用X线检查诊断较为困难。对于中、晚期出现明显骨质破坏的患者，X线影像可表现为局部硬化和类似"鸟喙"的骨棘（有时形成骨桥）（图6-1）。发生椎体高度丢失、楔形性改变等较为少见，多表现为椎间隙狭窄，很少见死骨形成。X线检查对于判断脊柱畸形、椎体不稳具有较高的临床价值。

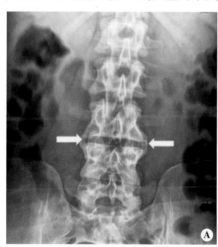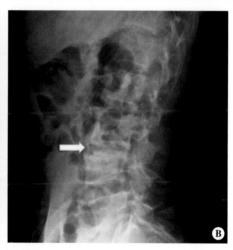

图6-1　布鲁氏菌性脊柱炎X线检查结果（患者，男性，39岁）

正位（A）和侧位（B）X线片显示L$_{3\sim4}$椎体病变，可见双侧椎体间"鸟喙"样增生，椎间隙狭窄，终板带和椎体硬化（白色箭头）

（二）CT检查

布鲁氏菌性脊柱炎的CT检查主要表现为椎体的破坏和硬化。有研究将该病分为急性期（2～3个月）、亚急性期（3～12个月）和慢性期（＞12个月）。骨溶解患者（终板和椎板层状骨溶解）的早期CT表现通常为多发椎体受累，局部椎体骨质破坏伴椎体周围轻度增生、骨赘形成。病灶多表现为低密度灶，呈斑片状、圆形或类圆形，骨质破坏的早期表现主要为局部骨质疏松灶，随着病变范围的扩大，微小病灶可呈"虫蚀样"改变，较大病灶可呈"岛屿状"形态。

亚急性、慢性期患者CT多表现为椎体增生、骨赘增生、椎体间骨桥形成、终板硬化，椎间盘和滑膜软骨破坏等致密影像。一般病变椎体边缘骨质破坏表现为小而多发，增生性和硬化区周围病变更明显，但很少发现死骨形成。晚期椎体边缘骨赘增生，可表现为椎体间骨桥形成，有报道布鲁氏菌性脊柱炎患者椎体CT可表现为骨破坏区域反应性新生骨形成的"花边椎"征，这种CT影像表现可能是该病特有的，同时病变椎体极少出现椎体压缩，椎体形态多完整，只有少数患者可伴有轻度的楔形改变（图6-2）。

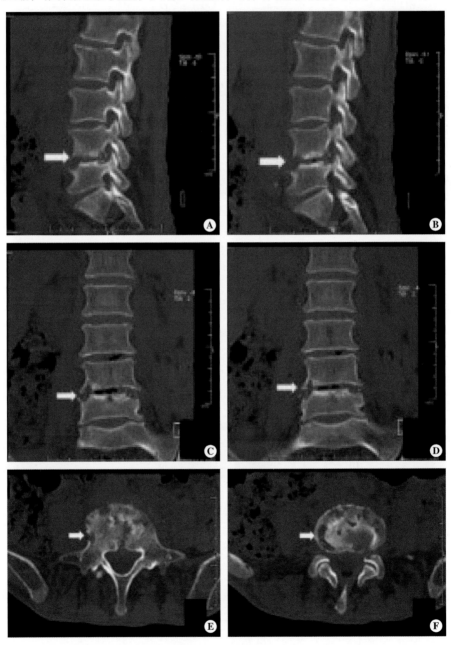

图6-2 布鲁氏菌性脊柱炎CT检查结果（患者，男性，77岁）

矢状位（A、B）和冠状位（C、D）图显示L$_{4\sim5}$水平的椎体病变。L$_4$椎体下终板、L$_5$椎体上终板和椎体均表现出双侧骨质破坏和椎体骨桥形成（白色箭头）。横断位图（E、F）显示椎体破坏、硬化（白色箭头）

布鲁氏菌性脊柱炎患者脓肿范围一般较为局限，局部脓肿很少超过受累椎体的范围，脓肿与椎体骨质破坏区相连，可挤压邻近的腰大肌及脊髓、硬脊膜，但布鲁氏菌性脊柱炎很少出现巨大的腰大肌脓肿流注现象。

（三）MRI检查

布鲁氏菌性脊柱炎早期，X线和CT常常难以发现病灶，病变椎体多无明显形态学改变。MRI检查对组织和蛋白质中水分的变化非常敏感，可以显示椎体骨和椎间盘的破坏，以及椎管内外的脓肿，因此MRI检查在布鲁氏菌性脊柱炎全周期均具有重要意义，可作为布鲁氏菌性脊柱炎影像学早期检查首选。

在早期疾病患者中，MRI能敏感地检测椎体和周围软组织的变化。通常，周边骨硬化区域的MRI信号T_1WI不受影响或减弱，T_2WI不受影响或增强，或T_1WI和T_2WI均减弱。软组织受累可降低T_1WI信号，不影响或升高T_2WI信号，并通过降低信号不均匀性与MRI推断的椎间盘受累或椎间隙狭窄相关。我们发现来自椎体和椎间盘的T_1WI信号普遍为低强度；高强度或混合强度的信号少见。在T_2WI上，受累椎体发出正常或高信号，椎间盘亦如此（图6-3）。来自椎体和椎间盘的脂肪相位信号很高。椎旁软组织阴影和硬膜前肉芽肿较常见，椎旁软组织可见程度不一的充血、水肿，一般边界不清，形态也欠规则，邻近的腰大肌受压，腰大肌内部分可有脓肿形成，但一般无脓肿流注征象。同时，布鲁氏菌性脊柱炎患者椎体极少出现高度丢失、塌陷，极少有脊柱后凸畸形，这是与结核感染、化脓性脊柱炎患者鉴别的重要特征。

此外，椎旁脓肿在磁共振冠状扫描上明显为泪滴状，这是以前很少报道的特征（图6-3）。由于MRI可以检测到椎体、椎间盘和软组织的早期异常信号，所以MRI是评估脊柱布鲁氏菌病患者的首选影像学检查，而增强MRI扫描提高了诊断的准确性。

（四）B超检查

B超检查可以作为诊断布鲁氏菌性脊柱炎的一种补充手段，对于椎旁脓肿较大者，B超检查有助于判断脓肿大小及范围。同时还可以作为一种辅助穿刺影像工具，对于脓肿巨大者，可以结合B超行脓肿穿刺引流。

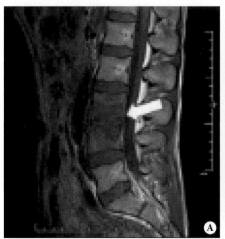
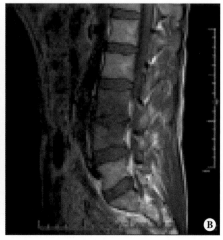

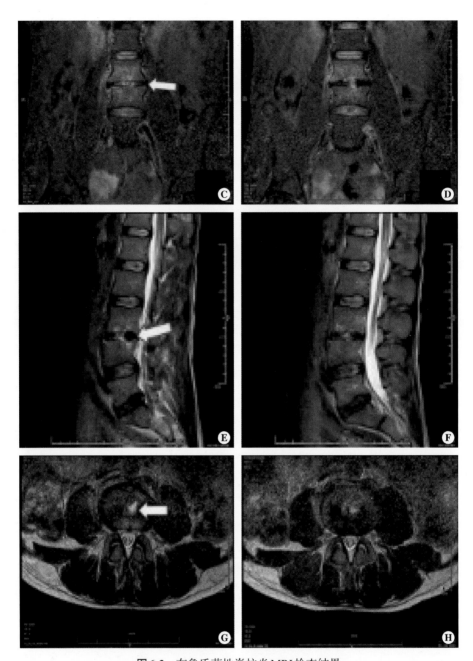

图6-3 布鲁氏菌性脊柱炎MRI检查结果

（患者，男性，39岁，L$_{3\sim4}$布鲁氏菌感染，白色箭头显示病变的位置）

矢状位（A、B），T$_1$WI成像的椎体和椎间盘的低级信号；冠状位（C、D），T$_2$WI图像上椎体和椎间盘的高低混杂信号；矢状位（E、F），T$_2$WI-FS成像揭示高强度信号分布于椎体和椎间盘；横断位（G、H），一个泪滴状脓肿明显的横断位图像

四、组织病理学检查

布鲁氏菌性脊柱炎的组织病理学检查是最终确诊的重要依据，可通过穿刺活检获取病灶内标本，或术中获取病灶标本进行检查。镜下可见病变组织大量炎症细胞浸润，包

含嗜酸性粒细胞、中性粒细胞、单核细胞和淋巴细胞，部分病例可见增殖性结节、肉芽肿形成及类上皮细胞组成的结节状病灶，吉姆萨染色通常可发现布鲁氏菌。

同时，组织病理学检查可为布鲁氏菌对脊柱破坏的严重程度进行分期，从而根据不同时期病理表现为临床治疗提供参考。而典型的脊柱结核病理变化为结核肉芽肿样改变（包括类上皮细胞、朗汉斯巨细胞、干酪样坏死等），不会出现中性粒细胞，抗酸染色一般为阳性，分子病理学检测可以进行菌种鉴定，借此可以对布鲁氏菌性脊柱炎与脊柱结核进行鉴别。

第三节　治　疗

一、全身支持疗法

布鲁氏菌性脊柱炎的全身治疗主要是注意休息，补充营养，进食高热量、多维生素、易消化饮食，维持水及电解质平衡。高热者可用物理方法降温，持续不退者可用退热剂等对症治疗。

二、局部制动

局部制动、卧床对布鲁氏菌性脊柱炎患者的治疗具有重要意义，早期卧床有助于缓解疼痛，减少对神经根、脊髓、马尾神经的压迫、刺激。

三、全身抗感染治疗

（一）药物治疗原则

布鲁氏菌性脊柱炎的药物治疗原则在于早期、联合、足疗程、规范用药，必要时适当延长疗程，以防止复发及慢性化。

（二）常用治疗药物及方案

1. 急性期治疗

一线药物：多西环素合用利福平或链霉素。

二线药物：对不能使用一线药物或效果不佳的病例，可选用多西环素联合复方磺胺甲噁唑或妥布霉素，利福平联合氟喹诺酮类。难治性病例可加用氟喹诺酮类或三代头孢菌素类。隐性感染病例是否需要治疗目前尚无循证医学证据，建议给予治疗。

2. 慢性期治疗

抗菌治疗：慢性期急性发作病例治疗多采用四环素类、利福霉素类药物，用法同急性期治疗，部分病例需要2～3个疗程。

3. 并发症治疗　合并睾丸炎病例抗菌治疗同上，可短期加用小剂量糖皮质激素。合并脑膜炎病例在上述抗菌治疗基础上加用三代头孢类药物，并给予脱水等对症治疗。合并心内膜炎、血管炎、脊椎炎、其他器官或组织脓肿病例，在上述抗菌药物应用的同时加用三代头孢菌素类药物；必要时给予外科治疗。

4. 特殊人群治疗

儿童：可使用利福平联合复方磺胺甲噁唑治疗。8岁以上儿童治疗药物选择同成年人。

孕妇：可使用利福平联合复方磺胺甲噁唑治疗。妊娠12周内选用三代头孢菌素类联合复方磺胺甲噁唑治疗。

5. 布鲁氏菌性脊柱炎治疗药物疗程 目前尚无统一意见，但绝大多数文献支持6～12周的用药疗程，同时需根据患者用药后ESR/CRP下降以及血培养情况判断最终停药时间。部分病例抗感染治疗后ESR/CRP反复升高者，允许延长抗感染治疗疗程。布鲁氏菌病抗菌治疗推荐方案见表6-1。

表6-1 布鲁氏菌病抗菌治疗推荐方案一览表

类别		抗菌治疗方案	备注
急性期	一线药物	①多西环素100mg/次，2次/天，6周；利福平600～900mg/次，1次/天，6周	可适当延长疗程
		②多西环素100mg/次，2次/天，6周；链霉素肌注15mg/kg，1次/天，2～3周	
	二线药物	①多西环素100mg/次，2次/天，6周；复方磺胺甲噁唑，2次/天，6周	
		②多西环素100mg/次，2次/天，6周；妥布霉素肌注1～1.5mg/kg，8小时1次，1～2周	
		③利福平600～900mg/次，1次/天，6周；左氧氟沙星200mg/次，2次/天，6周	
		④利福平600～900mg/次，1次/天，6周；环丙沙星，750mg/次，2次/天，6周	
难治性病例		一线药物＋氟喹诺酮类或三代头孢菌素类	
慢性期		同急性期	可治疗2～3个疗程
并发症	合并附睾炎	抗菌药物治疗同上	短期加用小剂量糖皮质激素对症治疗
	合并脑膜炎、心内膜炎、血管炎、脊椎炎等	上述治疗基础上联合三代头孢类药物	
特殊人群	儿童	利福平10～20mg/（kg·d），1次/天，6周；复方磺胺甲噁唑儿科悬液（6周至5个月）120mg、（6个月至5岁）240mg、（6～8岁）480mg，2次/天，6周	
	孕妇	①妊娠12周内：利福平600～900mg/次，1次/天，6周；三代头孢菌素类，2～3周	可适当延长疗程；8岁以上儿童治疗药物同成年人
		②妊娠12周以上：利福平600～900mg/次，1次/天，6周；复方磺胺甲噁唑，2片/次，2次/天，6周	复方磺胺甲噁唑有致畸或核黄疸的危险

（三）中医药治疗

布鲁氏菌病属于中医湿热痹症，因其具有传染性，故可纳入湿热疫病范畴。本病系感受湿热疫毒之邪，初期以发热或呈波状热，大汗出而热不退，恶寒，烦渴，伴全身肌肉和关节疼痛、睾丸肿痛等为主要表现，继而表现为面色萎黄，乏力，低热，自汗盗汗，心悸，腰腿酸困，关节屈伸不利等。其基本病机为湿热痹阻经筋、肌肉、关节，耗伤肝肾等脏腑。

1. 急性期

（1）湿热侵袭

1）临床表现：发热或呈波状热，午后热甚，恶寒，大汗出而热不退，烦渴，或伴胸脘痞闷、头身关节肿疼、睾丸肿痛，舌红，苔黄或黄腻，脉滑数。

2）治法：清热透邪，利湿通络。

3）参考方药：生石膏、知母、苍术、厚朴、生薏米、青蒿、黄芩、忍冬藤、汉防己、杏仁、广地龙、六一散。加减：恶寒身痛重者加藿香、佩兰；睾丸肿痛者加川楝子、元胡。

（2）湿浊痹阻

1）临床表现：发热，汗出，午后热甚，身重肢困，肌肉关节疼痛，肝脾肿大，睾丸肿痛，舌苔白腻或黄腻，脉弦滑或濡。

2）治法：利湿化浊，宣络通痹。

3）参考方药：独活、寄生、生薏米、汉防己、秦艽、桑枝、苍术、广地龙、赤芍、丹参、黄芩、生甘草。加减：热甚者加栀子、知母；关节痛甚者加刺五加、木瓜。

2. 慢性期

气虚络阻具体如下。

1）临床表现：病情迁延。面色无华，气短懒言，汗出，肌肉关节困胀，舌质淡，苔白，脉沉细无力。

2）治法：益气化湿，养血通络。

3）参考方药：生黄芪、党参、苍术、茯苓、山药、当归、白芍、威灵仙、鸡血藤、生薏米、白术、甘草。加减：腰痛重加杜仲、川断、骨碎补；肢体关节肿痛加用乌梢蛇、松节、泽泻；盗汗、五心烦热者，加生地；畏寒重者加巴戟天。

4）外治法：在局部疼痛部位，可进行针灸、熏蒸、热奄包及塌渍等方法治疗。

四、手术治疗

对于布鲁氏菌性脊柱炎的治疗，抗菌药物是关键，手术治疗建立在系统的药物治疗的基础上。但布鲁氏菌与结核杆菌有相同的细胞内繁殖的特性，故全身用药的药物难以进入液化、坏死的骨病灶核心区。手术治疗的目的在于，有助于有效清除病灶脓肿及坏死骨，改善病灶局部血液循环，维持与重建脊柱的稳定性，解除脊髓、硬膜囊或神经根压迫，减少并发症，提高抗菌药物治疗效果，促进患者早期康复及治愈病灶。

布鲁氏菌性脊柱炎的手术适应证目前暂无统一意见，目前公认的适应证是在规范化药物治疗的基础上，对有下列症状之一的患者采用手术治疗：①伴有难以吸收的较大椎旁脓肿或腰大肌脓肿；②经非手术治疗无法缓解腰背疼痛症状或椎间盘破坏致顽固性腰痛；③椎体破坏灶较大或关节突破坏或病理性骨折而影响脊柱稳定性；④椎管内脓肿或炎性肉芽肿或坏死椎间盘导致脊髓、神经根或马尾神经受压。

对于术前规范抗感染治疗时间，目前业内尚无共识，文献报道在1周至6个月不等，但术前规范抗感染治疗有效，患者发热、全身感染脓毒症状改善，血沉、C反应蛋白等相关炎症指标出现明显下降，成为手术时机选择的共识。同时，该病与脊柱结核一样，均为脊柱慢性感染性疾病，手术治疗方式同样包括前路手术、后路手术及前后路联合术式。目的在于完成感染病灶清除、矫正脊柱畸形（重建稳定性）、解除脊髓神经压迫、植骨融合内固定。手术中在坚持彻底病灶清除原则的同时，又要尽量保留正常椎体的完整性，植入内固定时应遵守在保证牢固的前提下尽可能减少正常运动单元固定的原则。

1993年Oga等研究证实，结核杆菌在不锈钢表面产生的黏多糖较薄，黏附能力较弱，故不影响抗结核药物对结核杆菌的杀灭作用，不会增加感染的风险，但布鲁氏菌性脊柱炎手术治疗病灶内植入内植物仍未获得实验理论支持。而笔者近年来通过对病椎置钉、病灶内人工支撑体植入病例的随访观察，认为在术前规范抗感染治疗前提下，感染灶内人工材料的植入经临床验证是安全的。

第四节　典型病例

| 病 例 1 |

【病史】　患者，女性，68岁，因"腰背部反复疼痛4月余，加重1个月"，以"$L_{2\sim5}$椎体感染待查"入院。患者4月余前开始感腰背部酸痛不适，翻身、弯腰活动均可，无咳痰，胸口无疼痛，当时有短期高热，最高体温不详，4个月来腰背疼痛反复，双大腿上段酸胀、乏力，多次至当地医院就诊，考虑腰椎间盘突出症，予以针推、药物治疗，治疗后有缓解。近1个月来感腰背部疼痛逐渐加重，夜间皮肤潮湿、流汗，身体疲乏，当地医院CT及增强MRI检查提示$L_{2\sim5}$相邻椎体骨质破坏，椎旁软组织肿胀，考虑腰椎结核。血沉140mm/h，T-SPOT阳性，入院最高体温37.4℃。专科检查见$L_1\sim S_1$椎体棘突压痛，叩击痛阳性，以$L_{2\sim5}$椎体棘突压痛为主，椎旁软组织压痛，左下肢肌力5级，右下肢肌力4级，左踇背伸肌力减退。

个人史：追问病史，患者半年前曾进行2周左右屠宰羊的工作。

【诊疗经过】

1. 入院实验室检查　白细胞计数4.5×10^9/L，血沉48mm/h，C反应蛋白36.9mg/L，T-SPOT（-），结核抗体（-），虎红平板凝集试验（+），布鲁氏菌IgG抗体检测（+），布鲁氏菌病试管凝集试验1：100。

2. 入院影像学检查　CT检查（图6-4）、MRI检查（图6-5）结果如下。

在完善相关常规入院检查后，考虑腰椎感染性病变，结核待排，予局部麻醉下腰椎穿刺活检术。

3. 穿刺活检结果

（1）病理学结果（图6-6）。穿刺病理学结果：（L_5椎体、$L_{4\sim5}$椎间隙病灶组织）变性碎骨组织间炎性纤维组织增生，并见少量不典型肉芽肿及微量不典型凝固性坏死，提示结核可能，请结合临床及实验室检查。特殊染色结果：抗酸染色（－），PAS染色（－），PAM染色（－），瑞-吉染色（－）。

（2）宏基因组二代测序（mNGS）：布鲁氏菌属，序列数632，相对丰度67.52%。

（3）非特异性病原菌培养结果：阴性。

（4）特异性病原菌培养结果：结核分枝杆菌960液体培养阴性；Gene-Xpert阴性；结核/非结核分枝杆菌DNA阴性，结核分枝杆菌RNA阴性。

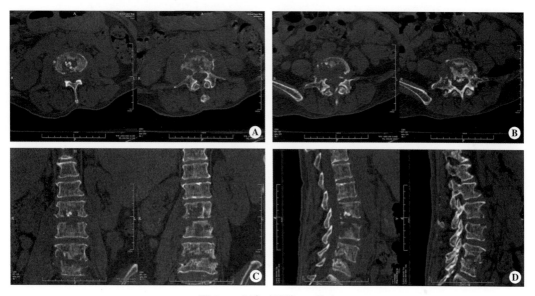

图6-4　入院时腰椎CT检查

A. L$_{2\sim3}$椎间隙CT横断位：椎体溶骨性、虫蚀样破坏，局部死骨形成，轻微椎体附件累及。B. L$_{4\sim5}$椎间隙CT横断位：椎体溶骨性、虫蚀样破坏，局部死骨突入椎管，右侧椎体附件破坏。C.腰椎CT冠状位：L$_{2\sim3}$椎体、L$_{4\sim5}$椎间隙破坏，椎体溶骨性、虫蚀样破坏，局部可见硬化死骨。D.腰椎CT矢状位：L$_{2\sim3}$、L$_{4\sim5}$椎间隙破坏，椎体溶骨性、虫蚀样破坏，L$_3$椎体大部分破坏，L$_{4\sim5}$椎间隙狭窄

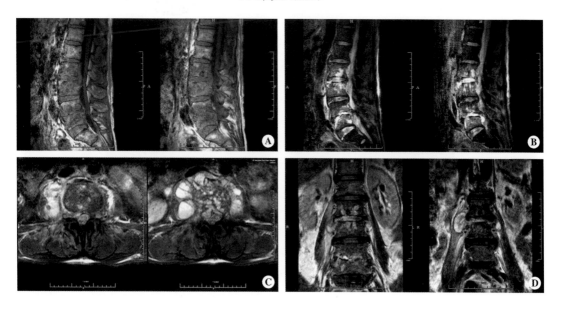

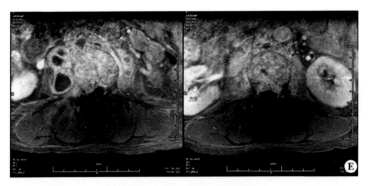

图6-5　入院时腰椎MRI检查

A. 腰椎MRI T_1WI矢状位：$L_{2\sim3}$椎体、$L_{4\sim5}$椎间隙破坏，可见T_1WI低信号影，局部可见不规则骨破坏。B. 腰椎MRI T_2WI压脂矢状位：$L_{2\sim3}$椎体、$L_{4\sim5}$椎间隙破坏，$L_{4\sim5}$椎间隙狭窄，椎体内及椎体前方、椎管内可见T_2WI高信号影，考虑局部脓肿，局部可见不规则骨质破坏。C. 腰椎MRI T_2WI压脂横断位：椎旁可见巨大T_2WI高信号影，椎体内可见混杂高信号影，考虑椎旁巨大脓肿，部分脓肿呈包裹状。D. 腰椎MRI T_2WI脂肪抑制像冠状位：$L_{2\sim3}$椎体、$L_{4\sim5}$椎间隙破坏，$L_{4\sim5}$椎间隙狭窄，椎体内可见T_2WI高信号影，考虑右侧腰大肌局部脓肿。E. 腰椎MRI压脂增强横断位：$L_{2\sim3}$椎体、$L_{4\sim5}$椎间隙内高信号，椎旁包裹性低信号，边缘增强影，考虑包裹性脓肿

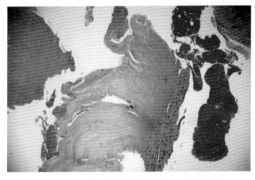

图6-6　穿刺病理学HE染色图片

4. 最终诊断　$L_{2\sim5}$布鲁氏菌感染。

5. 治疗方案

（1）药物治疗：利福平（0.45g ivgtt qd）、多西环素（200mg PO qd），抗感染疗程24周。

（2）手术治疗：考虑患者为多节段布鲁氏菌感染，同时患者为高龄老年人，予腰椎CBT（螺钉）联合椎弓根螺钉单纯内固定治疗。

6. 术后X线影像学检查（图6-7）

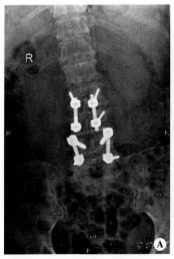
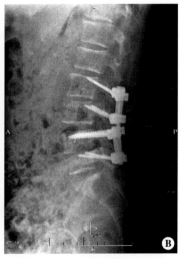

图6-7　术后腰椎正位X线片（A）和术后腰椎侧位X线片（B）

$L_{2\sim3}$椎体大部破坏，采用CBT螺钉固定，L_4椎体采用椎弓根螺钉联合L_5椎体CBT螺钉混合固定

【讨论与分析】 布鲁氏菌病的全身性反应主要表现为体温升高，呈波状热，伴有多汗、乏力、游走性关节痛，可有肝脾肿大。一般患处疼痛主要呈持续性胀痛，若侵犯椎管可有相应神经根性或脊髓症状，脊柱活动明显受限，椎旁肌压痛并呈痉挛状。该患者病史4月余，自述存在夜间皮肤潮湿、自汗、乏力外，未有明显的多汗与高热体征；且当地医院早期病史询问遗漏了患者屠宰羊工作史，同时CT、MRI检查均提示该患者为多发椎体破坏（病变累及4个椎体、2个椎间隙），MRI检查提示局部脓肿形成，结合相关实验室检查，ESR/CRP升高，因此极易与一般化脓性感染、结核感染等常见病原菌感染相混淆。由于地处南方平原非牧区，布鲁氏菌感染罕见，临床医生早期不易关注，因此该病容易发生误诊漏诊。

该患者进入我院后，通过阅片提示该患者为多发椎体、椎间隙破坏，MRI检查提示腰椎椎旁软组织肿胀，轻微脓肿形成，局部疼痛症状不明显，T-SPOT（＋），因此首先考虑化脓性感染不典型，同时不排除不典型结核感染相关。但结合患者入院后复测T-SPOT阴性（该检测对实验室质控要求较高，存在一定的实验室检测误差，特别是部分医院外送检测，存在血清运输时间、过程等不确定因素，假阳性与假阴性发生率较高）、结核抗体阴性等相关免疫学检测结果，肺部CT排除陈旧性/活动性肺结核感染史。临床诊断脊柱结核依据不足，考虑其他特异性感染可能，通过追问病史，得知患者有半年前在村里协助宰羊工作史，南方地区布鲁氏菌感染患者常无典型的牛羊接触史，通过常规的病史问询，极易出现病史缺失，只有当医生高度怀疑布鲁氏菌感染，追问病史时患者才可能提供有效的接触史信息（如该患者参与宰羊工作，只是过年期间农村的帮工，非固定职业），因此对医生病史询问技巧提出了更高的要求。在怀疑该患者存在布鲁氏菌感染的前提下，实验室检测提示虎红平板凝集试验（＋），布鲁氏菌IgG抗体检测（＋），布鲁氏菌病试管凝集试验1：100，高度怀疑布鲁氏菌感染。最终予穿刺活检，获取病灶标本病理组织、血液/脓液混合物送相关实验室检测，各项培养均阴性，病理检查未给予明确结果，最终mNGS检测提示存在布鲁氏菌序列，确诊布鲁氏菌感染。

在明确诊断后，予该患者利福平（0.45g ivgtt qd）、多西环素（200mg PO qd），用药3周后血沉、CRP出现显著下降，考虑患者为老年女性，骨质疏松严重，同时前方椎体破坏虽明显，但脓肿较为局限，以软组织肿胀为主，并且患者基础疾病较多，难以耐受长时间的病灶清创。因此，我们对病椎进行了短节段固定后，继续予利福平、多西环素口服药物治疗，12周后患者ESR、CRP均正常，继续用药8周后停药。

| 病 例 2 |

【病史】 患者，男性，45岁，因"腰痛4月余，椎间孔镜术后3月余"，以"$L_5 \sim S_1$椎间隙感染、$L_5 \sim S_1$椎间盘突出，内镜术后"入院。患者4月余前开始感腰痛，无发热，可缓慢行走，后疼痛逐步加重，不能行走，不能弯腰，无下肢放射痛，无麻木，3月余前至当地医院就诊，行MRI检查提示腰椎间盘突出，予以"椎间孔镜下$L_5 \sim S_1$椎间盘髓核摘除术"，术后疼痛未缓解，反复发热，相继应用地塞米松、头孢美他醇后体温下降，停药后体温再次升高，2周前至省级医院就诊，考虑椎间隙感染，建议回当地医院行抗生素抗感染治疗（使用广谱抗生素，具体不详）。专科检查$L_{3\sim5}$椎体棘突及椎旁软组织压痛，叩击痛阳性，双下肢直腿抬高试验阳性，最高体温39.6℃。

个人史：患病前曾从事养羊工作10年余。

【诊疗经过】

1. 入院实验室检查 白细胞计数$6.5×10^9$/L，血沉73mm/h，C反应蛋白81.65mg/L，T-SPOT检测（－），结核抗体（－），虎红平板凝集试验（＋），布鲁氏菌IgG抗体检测（＋），布鲁氏菌病试管凝集试验1：600（＋＋＋＋）。

2. 术前影像学检查

（1）椎间孔镜术前MRI：见图6-8。

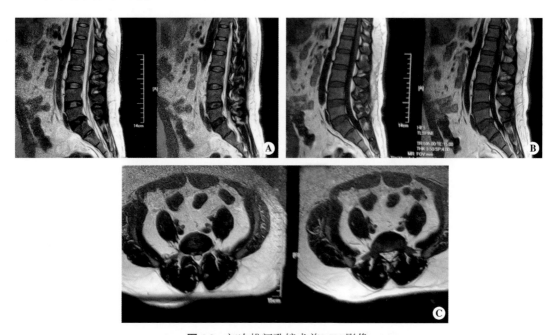

图6-8 初次椎间孔镜术前MRI影像

A. 腰椎MRI T_2WI矢状位：L_5～S_1椎间盘内混杂T_2低信号，L_5～S_1椎间盘突出，$L_{4～5}$椎间盘膨出，未见明显椎管狭窄。B. 腰椎MRI T_1WI矢状位：腰椎间盘混杂T_1低信号，L_5～S_1椎间盘突出。C. 腰椎MRI T_2WI横断位：L_5～S_1椎间盘内混杂T_2低信号，L_5～S_1椎体后缘部分T_2混杂高信号，考虑椎间盘中央型突出，关节突间可见T_2高信号

（2）椎间孔镜术后1周MRI：见图6-9。

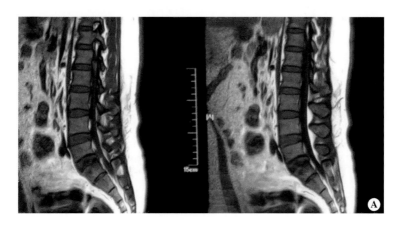

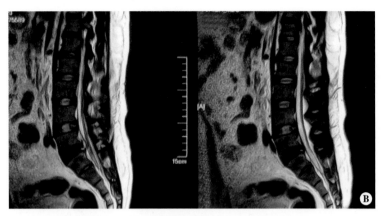

图6-9　初次椎间孔镜术后1周MRI影像

A. 腰椎MRI T₁WI矢状位：腰椎间盘混杂T₁低信号，S₁椎体内可见混杂T₁低信号，L₅～S₁椎间盘突出。B. 腰椎MRI T₂WI矢
状位：L₅～S₁椎间盘内混杂T₂低信号，L₅～S₁间隙椎体后缘局部高信号突出

（3）椎间孔镜术后3周MRI：见图6-10。

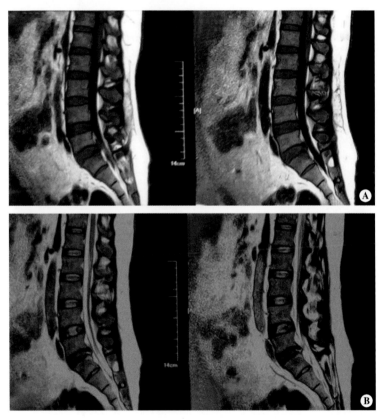

图6-10　初次椎间孔镜术后3周MRI影像

A. 腰椎MRI T₁WI矢状位：腰椎间盘混杂T₁低信号，S₁椎体内可见混杂T₁低信号，较术后1周未见明显进展，L₅～S₁椎间盘
突出。B. 腰椎MRI T₂WI矢状位：L₅～S₁椎间盘内混杂T₂低信号，L₅～S₁间隙椎体后缘局部高
信号突出，突出范围较前减小

（4）椎间孔镜术后8周MRI：见图6-11。

（5）椎间孔镜术后X线：见图6-12。

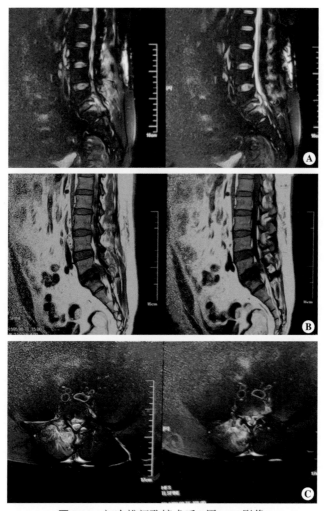

图6-11 初次椎间孔镜术后8周MRI影像

A. 腰椎MRI T_2WI压脂矢状位: L_5~S_1椎间盘内混杂T_2高信号, L_5~S_1间隙椎体后缘局部高信号向椎管内突出, 局部椎管内脓肿考虑。B. 腰椎MRI T_1WI矢状位: 腰椎间盘混杂T_1低信号, S_1椎体及椎管内可见混杂T_1低信号。C. 腰椎MRI T_2WI压脂横断位: L_5~S_1椎间隙混杂T_2高信号, 椎体左侧椎间孔区、椎体棘突及右侧椎旁、关节突, 椎管内大面积T_2高信号, 考虑局部脓肿

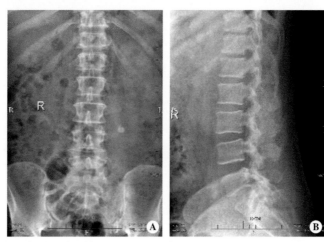

图6-12 腰椎正侧位X线影像, 腰椎退行性病变, 未见明显椎间隙狭窄, 未见脊柱畸形

（6）椎间孔镜术后4个月MRI：见图6-13。

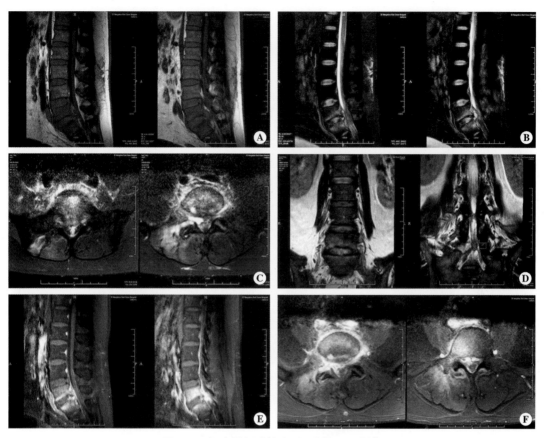

图6-13　初次椎间孔镜术后4个月MRI影像

A. 腰椎MRI T$_1$WI矢状位：L$_5$～S$_1$椎体在T$_1$WI上呈低信号，L$_5$～S$_1$椎间隙后方见低信号突出团块，椎间隙无狭窄。B. 腰椎MRI T$_2$WI压脂矢状位：T$_2$WI不均匀高信号，考虑椎管内脓肿。C. 腰椎MRI T$_2$WI压脂横断位：L$_5$～S$_1$椎间隙混杂T$_2$高信号，右侧附件及右侧竖脊肌内可见斑片状长T$_2$信号灶，椎管内硬膜外右侧侧隐窝可见液性信号灶，考虑局部脓肿。D. 腰椎MRI T$_2$WI压脂冠状位：L$_5$～S$_1$椎间隙混杂T$_2$高信号，右侧侧隐窝可见液性信号灶，考虑局部脓肿。E.腰椎MRI T$_1$WI矢状位增强：L$_5$～S$_1$椎体周围明显均匀强化，椎管内硬膜外积液无强化。F. 腰椎MRI T$_1$WI横断位增强：L$_5$～S$_1$椎体周围明显均匀强化，右侧竖脊肌积液无强化

（7）椎间孔镜术后4个月CT：见图6-14。

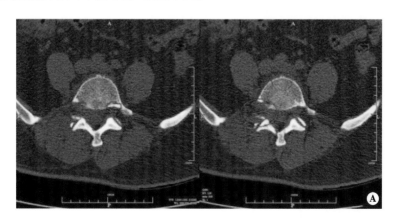

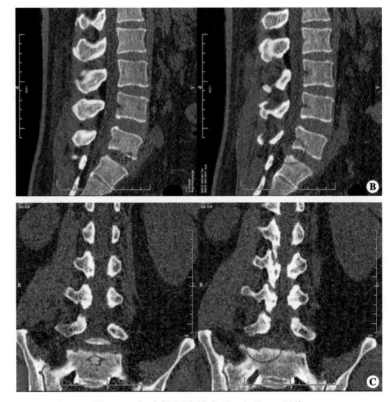

图6-14　初次椎间孔镜术后4个月CT影像

A. 腰椎CT横断位：S_1椎体后缘、左侧椎间孔区，关节突局部溶骨性破坏。B. 腰椎CT矢状位：S_1椎体后缘局部骨破坏。C. 腰椎CT冠状位：S_1椎体上缘毛糙，考虑局部骨质破坏

根据患者入院前相关影像学检查，同时结合相关实验室检查结果，诊断考虑腰椎间盘突出症术后、椎间隙感染，局部麻醉下行$L_5 \sim S_1$椎间隙穿刺活检。

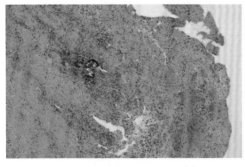

图6-15　穿刺病理学HE染色图片

3. 穿刺结果　穿刺病理学结果（图6-15）：

（1）（$L_5 \sim S_1$感染病灶）慢性化脓性炎伴炎性纤维组织增生，小灶钙化伴肉芽肿形成，请结合临床及实验室等相关检查。特殊染色结果：抗酸染色（－），PAS染色（－），PAM染色（－），瑞-吉染色（－）。

（2）宏基因组二代测序（mNGS）：布鲁氏菌属，序列数318，相对丰度42.19%。

（3）非特异性病原菌培养结果：阴性。

（4）特异性病原菌培养结果：结核分枝杆菌960液体培养阴性；Gene-Xpert阴性；结核/非结核分枝杆菌DNA阴性，结核分枝杆菌RNA阴性。

4. 最终诊断　$L_5 \sim S_1$布鲁氏菌感染，$L_5 \sim S_1$椎间孔镜术后。

5. 治疗方案

（1）药物治疗：利福平（0.45g ivgtt qd）、多西环素（200mg PO qd）及左氧氟沙星（0.5g PO qd）。抗感染疗程：14周。

（2）手术治疗：腰椎后路内固定、椎板减压＋前路病灶清除＋自体髂骨植骨融合术。

6. 术后影像学检查

（1）腰椎术后X线：见图6-16。

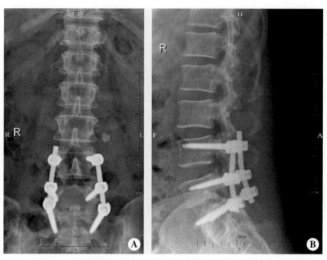

图6-16　术后腰椎正侧位X线片

（2）腰椎术后CT：见图6-17。

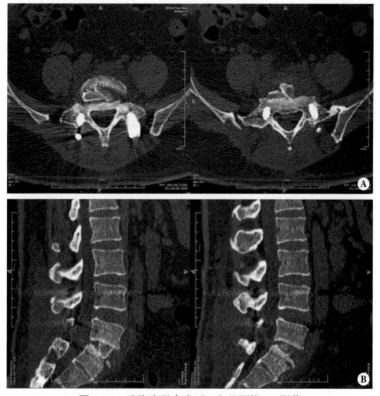

图6-17　后前路联合术后3个月腰椎CT影像

A. 术后3个月腰椎CT横断位影像，可见椎体内金属内固定影，三面皮质髂骨植入，位置良好，局部骨小梁模糊；B. 术后3个月腰椎CT矢状位影像，2块三面皮质髂骨植入，局部植骨块部分吸收，上下植骨床骨小梁通过

（3）腰椎术后MRI：见图6-18。

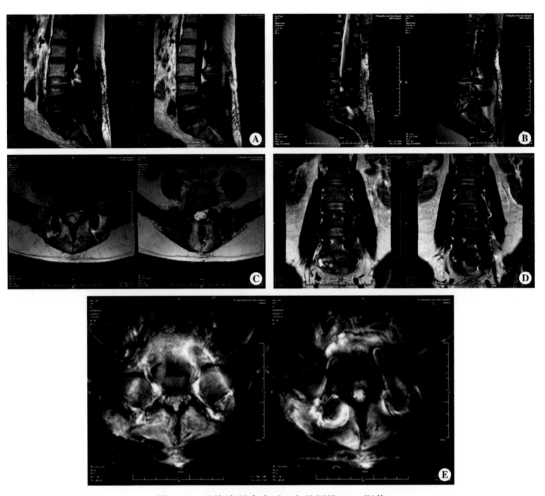

图6-18 后前路联合术后3个月腰椎MRI影像

A. 腰椎MRI T_1WI矢状位：$L_5 \sim S_1$间隙T_1WI低信号，椎间隙无狭窄。B. 腰椎MRI T_2WI压脂矢状位：$L_5 \sim S_1$椎体及间隙T_2WI不均匀高信号，椎管内未见明显脓肿。C. 腰椎MRI T_1WI横断位：$L_5 \sim S_1$椎间隙、右侧椎体附件区混杂T_2高信号，椎管内未见脓肿。D. 腰椎MRI T_2WI压脂冠状位：$L_5 \sim S_1$椎间隙混杂T_2高信号，腰大肌未见脓肿。E. 腰椎MRI T_2WI矢状位：$L_5 \sim S_1$椎体周围T_2WI混杂高信号，椎管内硬膜外无明显脓肿

【讨论与分析】 在非疫区，布鲁氏菌病极易出现早期漏诊误诊，特别是目前国内抗生素的使用，如早期氟喹诺酮类抗生素的使用可能掩盖病情，导致患者症状、体征不典型。回顾病史，患者初次术前MRI影像学表现不典型，术后早期出现发热，由于存在手术史，因此医生容易判断为医源性感染，而布鲁氏菌病作为一种非疫区的罕见病菌，更容易被医生忽略。

最终该患者因外院可疑结核分枝杆菌感染转入我科，根据患者早期临床表现，当时亦考虑椎间孔镜术后化脓性感染可能性大，因患者术后4月余，入院前末次MRI检查提示椎间隙破坏，考虑后纵韧带下脓肿，虽脓肿较为局限，实验室检测T-SPOT、结核抗体均为阴性，但认为仍不能排除结核，同时不能排除非结核分枝杆菌及其他低毒感染可

能。结合患者外院抗生素使用史，各类广谱抗生素使用后疗效不佳，予椎间隙穿刺活检，取病灶内脓血+组织送相关检测，各类培养结果均为阴性，结核相关PCR检测均为阴性，mRNA检测提示羊型布鲁氏菌。明确病原菌后补充相关血化验提示：虎红平板凝集试验（+），布鲁氏菌IgG抗体检测（+），布鲁氏菌病试管凝集试验1∶600（+++++），最终临床考虑该患者为罕见的椎间孔镜术后布鲁氏菌感染或布鲁氏菌性脊柱炎误诊为椎间盘突出。

明确诊断后，予利福平（0.45g ivgtt qd）、多西环素（200mg PO qd）3周，患者活动后腰骶部仍疼痛明显，同时伴有双下肢放射痛，考虑脊柱失稳伴脊髓神经症状，最终行腰椎后路内固定+L_5～S_1病灶清除+植骨融合术，出院后抗感染方案为利福平（0.45g PO qd）联合多西环素（200mg PO qd），术后2个月患者ESR/CRP恢复至正常，继续抗感染治疗4个月后予停药，至术后2年末次随访未见复发。

该患者整个诊断过程极为曲折，关键在于早期患者有椎间孔镜手术史、术前影像学检查感染表现不典型，因此极易误诊为椎间孔镜手术引起的普通非特异性感染，而布鲁氏菌医源性感染目前尚未见临床报道，因此我们更相信该病例为早期布鲁氏菌性脊柱炎误诊为椎间盘突出症，予椎间孔镜手术后患者病程进展加速。如何减少布鲁氏菌病的漏诊与误诊，特别是非疫区，当患者出现反复发热、常规非特异性感染无法解释时，对于有条件的医院建议给予筛查T-SPOT、结核抗体的同时，完善虎红平板凝集试验、布鲁氏菌IgG抗体检测、布鲁氏菌病试管凝集试验等布鲁氏菌免疫学检测，同时加强病史询问，非疫区患者往往无典型的畜牧接触史，因此常规个人史询问往往极易出现接触史遗漏。当患者免疫学检测阳性、血培养阴性时，针对布鲁氏菌性脊柱炎、关节炎患者，我们还推荐常规进行病灶组织活检，病灶组织进行病理学检查（建议行吉姆萨染色）与病灶组织液培养及mNGS检测，而培养与基因学检测目前为明确病原学的主要手段。

| 病　例　3 |

【病史】　患者，男性，58岁，因"腰背部疼痛20余天"入院。患者于20余天前无明显诱因下出现腰背部疼痛不适，活动不利，弯腰时明显。当地医院MRI检查提示：腰椎退行性改变，L_2～S_1多发椎体终板炎，$L_{2～3}$椎间盘炎性改变；广泛椎间盘变性、L_2～S_1多发椎间盘膨出，明显硬膜囊受压，双侧椎间孔狭窄。同时，出现发热、畏寒寒战，最高体温39℃，发热后出现大汗，考虑脊柱感染。专科检查可见腰椎略微后凸，$L_{4～5}$椎棘突压痛，叩击痛阳性，棘旁软组织压痛阳性，叩击痛阳性。

个人史：患者近1年来有频繁饮用生羊乳史。

【诊疗经过】

1. 入院实验室检查　白细胞计数$7.4×10^9$/L；血沉56mm/h，C反应蛋白19.6mg/L，T-SPOT（+），结核抗体（-），虎红平板凝集试验（+），布鲁氏菌病试管凝集试验1∶400（+++）。

2. 入院影像学检查　入院治疗前腰椎MRI影像见图6-19。

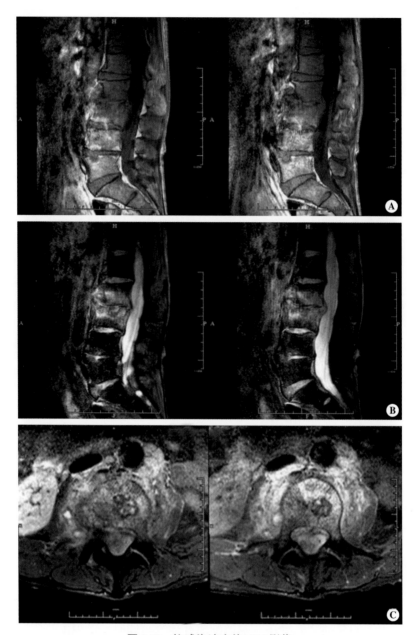

图6-19 抗感染治疗前MRI影像

A. 腰椎MRI T_1WI矢状位：腰椎排列欠稳，L_2椎体略后移，$L_{2\sim3}$椎体在T_1WI上信号减低，椎间隙狭窄。B. 腰椎MRI T_2WI矢状位：$L_{2\sim3}$椎体T_2WI不均匀高信号，$L_{2\sim3}$椎间隙狭窄，轻微后凸畸形。C. 腰椎T_2WI横断位：$L_{2\sim3}$椎间盘内不均匀T_2高信号，两侧腰大肌旁可见不均匀长T_2信号影，考虑腰大肌脓肿、椎管内脓肿形成

入院后患者出现典型波状热，于寒战期行血培养，血培养结果提示：布鲁氏菌生长。明确布鲁氏菌感染。

3. 最终诊断 $L_{2\sim3}$布鲁氏菌感染。

4. 治疗方案

药物治疗：利福平（0.45g ivgtt qd）、多西环素（200mg PO qd）。抗感染疗程：32周。

　　患者脊柱破坏以椎间隙为主，未见明显神经症状，同时患者伴有多种慢性基础疾病及肿瘤手术史，最终选择支具保护下活动，经保守治疗治愈，随访2年未见复发。

　　5. 保守治疗随访影像

　　（1）腰椎治疗3个月后MRI：见图6-20。

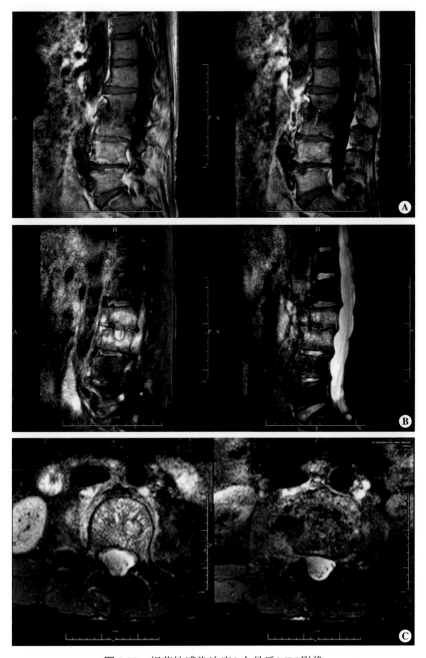

图6-20　规范抗感染治疗3个月后MRI影像

A. 腰椎MRI T_1WI矢状位：腰椎排列欠稳，L_2椎体略后移，$L_{2\sim3}$椎体在T_1WI上呈低信号，椎间隙狭窄。B. 腰椎MRI T_2WI矢状位：$L_{2\sim3}$椎体T_2WI不均匀高信号，椎体信号较前明显好转，$L_{2\sim3}$椎间隙狭窄，轻微后凸畸形。C. 腰椎MRI T_2WI横断位：$L_{2\sim3}$椎间盘内不均匀T_2高信号，两侧腰大肌低信号，腰大肌脓肿较前明显减轻

（2）腰椎治疗3个月后CT：见图6-21。

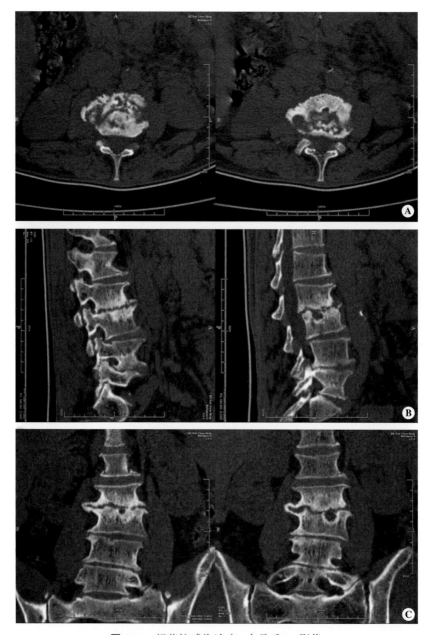

图6-21　规范抗感染治疗3个月后CT影像

A. L$_{2\sim3}$椎体CT横断位：L$_{2\sim3}$椎体虫蚀样破坏，局部死骨残留，伴局部硬化。B. 腰椎CT矢状位：L$_{2\sim3}$椎体见多发骨质破坏，边缘硬化，椎间隙狭窄，轻微后凸畸形。C. 腰椎CT冠状位：L$_{2\sim3}$椎体见多发骨质破坏，L$_3$椎体内可见局部空洞，破坏椎体边缘见硬化，轻微侧弯畸形

（3）腰椎治疗7个月后MRI：见图6-22。

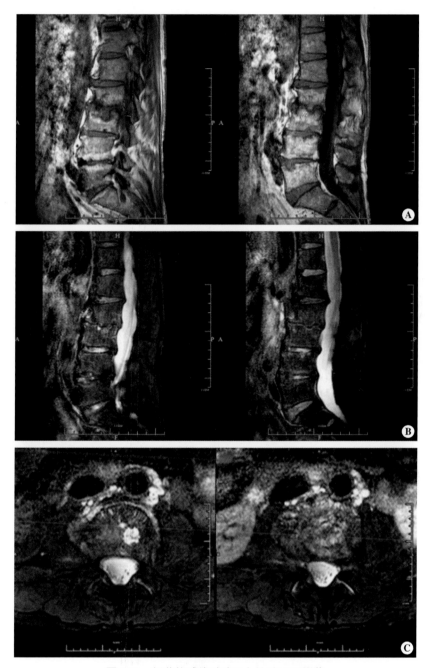

图6-22　规范抗感染治疗7个月后MRI影像

A. 腰椎 MRI T_1WI 矢状位：L_2 椎体略后移，$L_{2\sim3}$ 椎体在 T_1WI 上呈均匀低信号，椎间隙消失。B. 腰椎 MRI T_2WI 矢状位：$L_{2\sim3}$ 椎体 T_2WI 未见高信号，$L_{2\sim3}$ 椎间隙消失，轻微后凸畸形。C. 腰椎 MRI T_2WI 横断位：$L_{2\sim3}$ 椎间盘内局部及椎前局部 T_2 高信号，两侧腰大肌低信号，腰大肌脓肿完全消失

（4）腰椎治疗7个月后CT：见图6-23。

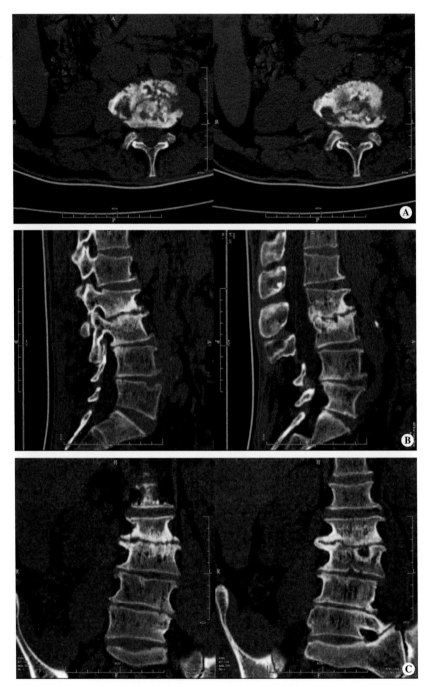

图6-23　抗感染治疗7个月后CT影像

A. L$_{2\sim3}$椎体CT横断位：L$_{2\sim3}$椎体破坏较前无进展，局部死骨残留，伴局部硬化。B. 腰椎CT矢状位：L$_{2\sim3}$椎体见多发骨质破坏，边缘见硬化，椎间隙狭窄，轻微后凸畸形，较前无明显进展。C. 腰椎CT冠状位：L$_{2\sim3}$椎间隙周围骨质破坏，L$_3$椎体内可见局部空洞，见局部硬化骨形成，轻微侧弯畸形，较前无明显进展

【讨论与分析】 该患者最终确诊为布鲁氏菌性脊柱炎，整个诊断过程比较顺利，当然也与患者整个病史较短、症状典型，处于急性感染期相关，从发病至入院病程3周，入院时患者存在39℃以上高热，同时弛张热明显，当时予血培养后报阳性，有布鲁氏菌生长，明确为布鲁氏菌感染引起的脊柱炎。

布鲁氏菌病急性或亚急性起病者占10%～30%。少数患者有数日的前驱症状，如无力、失眠、低热、食欲差、上呼吸道感染等。急性期的主要临床表现为发热、多汗、乏力、关节炎、睾丸炎等。虽然波状热为布鲁氏菌病特征性表现，其初起体温逐日升高后缓慢下降，热程2～3周，继以3～5天至2周无热期后热再起，如此循环起伏而呈波状型，多数患者仅有2～3个波，偶可多达10个以上，但弛张热仍旧是布鲁氏菌病的最常见热型。

该患者椎间隙破坏明显，脊柱不稳症状明显，存在手术指征，但该患者因存在较多基础疾病，最终选择保守治疗，整个抗感染治疗达32周，抗感染治疗16周后ESR/CRP降至正常，且其间仍存在波动。针对布鲁氏菌性脊柱炎的用药疗程目前尚无统一的意见，一般布鲁氏菌病其他部位感染，多种方案均推荐6周以上的用药疗程，但参考脊柱其他病菌的用药疗程，绝大多数文献建议用药12周以上，同时根据ESR/CRP及血培养结果调整最终用药时间。

（胡胜平　石仕元　魏　建）

参 考 文 献

Chelli Bouaziz M，Ladeb M F，Chakroun M，et al.，2008. Spinal brucellosis: a review. Skeletal Radiol，37（9）：785-790.

Chen Y，Yang J S，Li T，et al.，2017. One-stage surgical management for lumbar Brucella spondylitis by posterior debridement, autogenous bone graft and instrumentation: A case series of 24 patients. Spine（Phila Pa 1976），42（19）：E1112-E1118.

Cordero M，Sánchez I，1991. Brucellar and tuberculous spondylitis. A comparative study of their clinical features. J Bone Joint Surg Br，73（1）：100-103.

Ekici M A，Ozbek Z，Gökoğlu A，et al.，2012. Surgical management of cervical spinal epidural abscess caused by *Brucella melitensis*: report of two cases and review of the literature. J Korean Neurosurg Soc，51（6）：383-387.

Ekici M A，Ozbek Z，Kazancı B，et al.，2014. Collapsed L4 vertebral body caused by brucellosis. J Korean Neurosurg Soc，55（1）：48-50.

Kurtaran B，Sarpel T，Tasova Y，et al.，2008. Brucellar and tuberculous spondylitis in 87 adult patients: A descriptive and comparative case series. Infect Dis Clin Prac，16：166-173.

Lampropoulos C，Kamposos P，Papaioannou I，et al.，2012. Cervical epidural abscess caused by brucellosis. BMJ Case Rep，2012：bcr2012007070.

Liu X，Li H，Jin C，et al.，2018. Differentiation between brucellar and tuberculous spondylodiscitis in the acute and subacute stages by MRI: A retrospective observational study. Acad Radiol，25（9）：1183-1189.

Roushan M R H，Ebrahimpour S，Afshar Z M，et al.，2019. Cervical spine spondylitis with an epidural abscess in a patient with brucellosis: A case report. J Crit Care Med（Targu Mures），5（3）：103-106.

Tao Z，Hua L，Chengwei Y，et al.，2020. Three cases of brucellar spondylitis with noncontiguous multifocal involvement. World Neurosurg, 139: 608-613.

Tekkök I H, Berker M, Ozcan O E, et al., 1993. Brucellosis of the spine. Neurosurgery, 33 (5): 838-844.

Tu L, Liu X, Gu W, et al., 2018. Imaging-assisted diagnosis and characteristics of suspected spinal brucellosis: A retrospective study of 72 cases. Med Sci Monit, 24: 2647-2654.

Unuvar G K, Kilic A U, Doganay M, 2019. Current therapeutic strategy in osteoarticular brucellosis. North Clin Istanb, 6 (4): 415-420.

Yang X, Zuo X, Jia Y, et al., 2014. Comparison of effectiveness between two surgical methods in treatment of thoracolumbar brucella spondylitis. Zhongguo Xiu Fu Chong Jian Wai Ke Za Zhi, 28 (10): 1241-1247.

Yin Z, He E, Ding H, et al., 2015. Brucella infection of the thoracic vertebral arch presenting with an epidural abscess: a case report. J Med Case Rep, 9: 237.

Zhao G, Wang J, Xiang G, et al., 2020. Cervical spinal tuberculosis combined with brucellosis. J Infect Dev Ctries, 14 (10): 1217-1220.

Zhao R, Ding R, Zhang Q, 2020. Safety and efficacy of polyetheretherketone (PEEK) cages in combination with one-stage posterior debridement and instrumentation in lumbar brucella spondylitis. Clin Neurol Neurosurg, 199: 106259.

Zhong Z, Yu S, Wang X, et al., 2013. Human brucellosis in the People's Republic of China during 2005-2010. Int J Infect Dis, 17 (5): e289-e292.

Zou D, Zhou J, Jiang X, 2018. Diagnosis and management of spinal tuberculosis combined with brucellosis: A case report and literature review. Exp Ther Med, 15 (4): 3455-3458.

第七章

真菌性脊柱炎

真菌性脊柱炎（spinal fungal infection）是一种临床少见的脊柱感染性疾病。它通常在免疫功能低下的患者中作为机会性感染发生，与免疫抑制等因素密切相关。真菌性脊柱炎常继发于肺部、胃肠道或脑部真菌感染，经直接播散或血源性传播进入终板附近骨组织内的毛细血管网内，继而侵犯椎间盘，感染也可扩散到椎管内，累及硬膜囊或硬膜外腔，或扩散到椎旁软组织。然而，在大多数情况下，感染并不仅限于一个部分，通常会扩散并涉及脊柱的几个不同部分。与非特异性感染相似，逐渐加重的背痛是真菌性脊柱炎最常见的症状，有时可能会出现神经功能缺损或截瘫，约1/3的患者有发热症状。由于病史、症状及影像学表现均缺乏特异性和血培养阳性率低，在没有进行活检或手术的情况下诊断真菌性脊柱炎非常困难，常常在初次诊断时被误诊。最可靠的诊断方法是组织病理学检查、细菌培养和分子生物学检测。当血液学检查（ESR、CRP、真菌GM试验等）和影像学检查提示真菌性脊柱炎时，应尽快进行穿刺活检以确诊并指导抗菌治疗。尽管血培养的阳性率很低，但是当不可能进行组织培养时，血培养阳性也可以指导抗真菌药物的选择。抗真菌药物是治疗真菌性脊柱炎的首选，目前常用的抗真菌药物包括多烯类、三唑类、棘白菌素类和核酸抑制剂类。当存在神经和脊髓受压，脊柱不稳或硬膜外脓肿形成时，单纯保守抗真菌治疗往往无效，甚至会出现疾病逐渐恶化的结果。因此，应当考虑手术联合抗真菌治疗。

第一节　概　　述

一、流行病学

真菌可分为共生真菌和地方性真菌两大类。共生真菌通常作为人群的正常菌群定植于人体内，如念珠菌、曲霉菌和隐球菌，当人体免疫力下降时可导致机会性感染。机会性真菌病原体已成为导致人类死亡的主要原因之一，尤其是在具有潜在健康状况或正在接受免疫抑制治疗的个体中，2012年Brown等报道全球每年归因死亡率约为150万。地方性真菌病常分布于特殊地理区域，有严格的地理分布，过去在我国罕见，但近年来随着国际交流的增多，此类疾病在国内的发病率逐渐增高，国内真菌感染的发生率由20世纪50年代的0.3%上升至近年的11.3%。美国的医院感染监测系统显示，脊柱真菌感染的发生率呈上升趋势，真菌感染发生率在过去10年增加了1倍，平均每年发生率约为0.272‰，平均每年增加0.0024‰，年增长率约为0.9%。真菌性脊柱炎是一种罕见的脊柱感染，在所有脊椎炎病例中，真菌引起的病例不超过5%，通常由曲霉菌（38.2%）或念珠菌（22.9%）引起。尽管从世界范围来看，脊柱真菌感染散发病例分布在从美国到土耳其的广大地域，但研究人员对其流行病学特征仍然知之甚少。真菌性脊柱炎在各年龄阶段皆可发病，恶性肿瘤、长期使用抗生素、长期使用激素和免疫抑制剂、糖尿病、器官移植、静脉注射毒品、中心静脉置管、化疗、严重营养不良、人类免疫缺陷病毒（human immunodeficiency virus，HIV）感染及手术史等，均为其发病的危险因素。此外，长期劳累、休息不足的慢性脊柱感染患者也应考虑真菌性脊柱炎的可能。

自Connor在1928年报告1例曲霉菌感染病例以来，临床医学家已经发现数以千计的脊柱真菌感染病例。曲霉菌感染可发生在大多数器官中，但肺是其主要靶器官。在肺外感染中，约1.82%涉及骨骼肌肉系统，其中约一半涉及脊椎。曲霉菌感染多见于颈椎和胸椎，曲霉菌感染的前3位危险因素为长期应用皮质类固醇、原发性免疫缺陷、中性粒细胞减少，曲霉菌感染与免疫低下关系密切。念珠菌感染多见于腰椎，念珠菌感染的前3位危险因素为长期应用抗生素、静脉置管和手术，念珠菌感染与侵入性治疗关系密切。隐球菌脊柱感染中最常受累的则是胸椎。球孢子菌感染常累及多节段椎体、周围软组织和椎间隙。胸椎和腰椎是芽生菌脊柱感染最常见的受累部位，通常先侵犯椎体前部，晚期感染加重时可导致前柱塌陷而引起明显脊柱畸形，此外，芽生菌还可通过椎间隙沿前纵韧带向邻近椎体播散，引起椎旁脓肿和脊柱畸形。

二、发病机制

真菌性脊柱炎的感染途径为直接接种、邻近感染的播散或血源性播散。穿透性创伤或外科手术可以导致真菌直接接种。2019年Takagi等报道了腹部穿透伤后由曲霉菌直接接种引起的真菌性椎间盘炎。腹腔内和腹膜后脓肿可导致真菌的局部播散。但最常见的真菌感染机制仍然是血源性播散。念珠菌和曲霉菌通常是人体的共生微生物，但是在有些情况下，这些真菌可能会沿着脉管系统血源性传播到脏器或者脊柱。而脊柱的继发性真菌感染多来源于肺部。2000年Grandière-Perez等报道了由原发性肺部病灶连续扩散所致的真菌感染性脊柱炎。

考虑到脊柱的脉管系统，相同的血管蒂分叉可提供两个相邻的椎体终板。因此，在大多数情况下，感染涉及两个相邻的椎体及其中间椎间盘。椎体终板是最先被感染的，随后感染会传播到相邻的椎间盘或椎体。此外，这些血管中的血流缓慢，缺乏瓣膜，以及动脉或静脉供血的回旋使菌血症患者的脊柱更容易发生感染。在儿童中，与成人相比，由于软骨生长板中的血管也延伸以供应椎间盘，因此感染更容易扩散。

三、微生物学

真菌是一类具有细胞壁和细胞核，以及线粒体和核糖体等完整细胞器的异养生物，又称"真核细胞型微生物"。真菌广泛存在于自然界中，其中280余种能引起人类全身感染。临床上按照真菌的菌类、菌属和菌种进行分类，将常见引起深部感染的真菌分为酵母菌（念珠菌和隐球菌）、霉菌（曲霉菌和毛霉菌）、双相型真菌（球孢子菌、副球孢子菌、组织胞浆菌等）和类真菌（肺孢子菌、放线菌等）四大菌类。文献报道常见的真菌性脊柱炎的主要病原体包括曲霉菌、念珠菌和隐球菌。近年来，曲霉菌性脊柱炎的发病率已经超过念珠菌性脊柱炎，占曲霉病病例的1.8%，其中烟曲霉是最常见的致病微生物，其次是黄曲霉和构巢曲霉，黑曲霉及杂色曲霉并不常见。一篇来自英国的文献回顾中，作者评估了6例曲霉菌性脊柱炎和66例文献报道相对完整的曲霉菌性脊柱炎。在这些病变中，男性比女性发病率更高，大多数感染涉及腰椎，其次是胸椎和颈椎，其中71%是烟曲霉，7%是黄曲霉。大多数患者（96%）被诊断为单发病灶，仅4%被诊断为多发病灶。

　　在念珠菌感染中，白念珠菌感染占近2/3，其次是热带念珠菌、光滑念珠菌和副念珠菌。白念珠菌定植于人的口咽和阴道，是从血液中分离出的最常见的真菌，50%～60%的患者血培养为念珠菌阳性。某些真菌与特定的危险因素有关。例如，近平滑念珠菌见于高营养或使用留置设备的患者或新生儿，而接受唑类药物的患者中可见光滑假丝酵母菌。念珠菌一旦进入血液，可能会二次播种到任何器官中，常见的部位包括中性粒细胞减少性血液肿瘤患者的肝脏和脾脏，有人工心脏瓣膜或其他血管内假体装置患者的心内膜，以及长期念珠菌血症患者的眼睛。作为念珠菌发病的并发症，感染扩散到脊柱并在几个月内发展成为临床疾病，临床症状出现通常需要2～15个月。同曲霉菌性脊柱炎一样，念珠菌引起脊柱炎最常见的位置是腰椎，其次是胸椎和颈椎，2001年，Miller等报道了59例念珠菌感染性脊柱炎，包括腰椎33例、胸椎17例、颈椎3例、合并胸椎和腰椎6例。

　　隐球菌病是一种全球分布的侵入性真菌感染，于1894年被发现，当时病理学家Otto Busse和医师Abraham Buschke共同鉴定隐球菌是一名31岁妇女胫骨慢性肉芽肿的病因。隐球菌在世界范围内广泛分布，土壤是其寄居的重要场所，鸽子是隐球菌的天然宿主，鸽子粪便或被鸽子排泄物污染的土壤是重要的感染源，一般认为该菌可经呼吸道或皮肤黏膜破损处从环境传播给人类。除直接接种外，尚无动物与人之间或人与人之间的传播。隐球菌属包括17个种和18个变种，其中仅新生隐球菌及其变种具有致病性。新生隐球菌分为格鲁比变种、新生变种及混合变种，血清型分别为A型、D型及AD型。基因型为VNⅠ～Ⅳ。新生隐球菌属酵母菌，在脑脊液、痰液中呈圆形或椭圆形，直径5～20μm，四周包裹肥厚的胶质样荚膜。其中，荚膜多糖是重要的致病物质，有抑制吞噬、诱使动物免疫无反应性、降低机体抵抗力的作用。该菌以芽生方式繁殖，不生成假菌丝，芽生孢子成熟后脱落生成独立个体。肺是其主要感染部位，隐球菌可以从肺传播到中枢神经系统、皮肤、骨骼或其他组织，骨髓炎发生率在5%～10%，脊柱是最常见的感染部位。

第二节　诊　　断

一、临床表现

（一）症状

1. 易发因素　真菌性脊柱炎缺乏特定的临床症状，病情逐渐加重，这可能会导致诊断延长数周至数月，需要高度的临床怀疑才能在腰背痛患者中将此类患者鉴别出来，重要的线索是存在真菌感染的危险因素和真菌感染病史。真菌性脊柱炎的危险因素包括有放置中央静脉导管的病史、应用免疫抑制剂、胃肠外营养、血液透析、手术、大面积烧伤、中性粒细胞减少、糖尿病或长期使用抗生素。对50%～60%念珠菌脊柱感染的患者中进行真菌血培养，念珠菌属呈阳性。作为念珠菌血症的并发症，感染可能会扩散到脊柱并出现临床症状的间隔时间为2～15个月。尽管在最初的真菌血症和念珠菌性脊柱炎最初症状出现之间有一段重要的时间间隔，但脊柱受累并出现症状仍然有可能仅仅在最初发生真菌血症几周后出现。然而，无论念珠菌性脊柱炎是最初的真菌血症还是治疗后复发的结果，这些发现都强调了这样一个事实，即应密切监测并告知念珠菌血症患者，以发现骨髓炎的早期迹象，包括可能在发生真菌血症后数周出现的念珠菌性脊柱炎。真菌性脊柱炎在男性中更常见。大多数感染涉及腰椎，其次是胸椎和颈椎。

2. 颈部及腰背部疼痛　颈部或腰背部疼痛是最常见的症状。据报道，曲霉菌性脊柱炎患者中，84.8%的患者出现腰痛；念珠菌性脊柱炎患者中，93.3%的患者出现局部疼痛。

3. 发热　尽管发热是一种常见症状，但并不总是存在，几乎一半的真菌性脊柱炎患者就诊时无发热。据报道，曲霉菌性脊柱炎患者中，38.9%的患者出现发热；念珠菌性脊柱炎患者中，57%的患者出现发热。

4. 神经症状　据报道，20%的念珠菌性脊柱炎患者会出现神经系统并发症，大约30%的曲霉菌性脊柱炎患者可能会出现神经功能缺损，可表现为坐骨神经痛、截瘫等。这是由真菌的低毒力和椎间盘空间的血管化不良所致，在这种情况下，感染开始于椎体的软骨下终板，继而破坏和溶解椎体终板及其下方的椎骨，形成脊柱硬膜外脓肿或脊柱后凸和椎体塌陷，导致神经症状及截瘫的进一步加重。需要注意的是，由于真菌的低毒力，加之患者免疫功能减退，真菌性脊柱炎的临床表现在疾病初期常常不明显，通常是更有限的骨破坏，这需要与其他脊柱感染性疾病相鉴别。

（二）体征

尽管真菌性脊柱炎患者通常免疫力低下，且存在多种侵袭性真菌血症危险因素，但该病的临床体征与细菌性脊柱炎患者并无根本性差异。当进行体格检查时，主要会有以下体征：

1. 肌肉痉挛　患者椎旁肌肉痉挛，脊柱活动受限，为真菌病变周围肌肉紧张所致，是机体为减少局部活动的一种保护现象。

2. 压痛和叩击痛　多在病变椎体的棘突、棘间或脊柱两旁有压痛和叩击痛。与化脓性脊柱炎相比，压痛和叩击痛较轻。

3. 脊柱畸形　脊柱畸形和硬膜外脓肿是真菌性脊柱炎的主要并发症。相较于化脓性脊柱炎，真菌性脊柱炎的特征通常在于更有限的骨破坏及脓肿形成。据报道，念珠菌性脊柱炎病例中有20%没有发生椎间盘受累。随着疾病的进一步加重，后期可出现节段性后凸畸形，一般侧弯不严重。

4. 硬膜外脓肿　硬膜外脓肿可导致神经功能恶化，如相应节段神经功能障碍甚至截瘫。因此，通过穿刺活检或开放活检来确保病原微生物学诊断是必要的。

二、实验室检查

（一）常规化验

常用于感染性疾病的实验室检查指标包括血常规、ESR、CRP和PCT等。这些指标对于判断感染的严重程度有帮助，但是对脊柱真菌感染的诊断缺乏特异性。系统性炎症反应白细胞计数、PCT和CRP轻度升高甚至正常，因为免疫受损的患者无法产生明显的炎症反应，但是定期监测炎症标志物水平可能有助于评估患者对治疗的反应。Miller等回顾了59例脊柱念珠菌感染病例，发现87%的病例出现血沉升高，仅18%的病例出现白细胞升高，同时也只有51%的病例血培养呈阳性。因此，对于血常规、CRP和PCT不改变或轻微改变，但ESR明显异常的患者，应考虑真菌感染的可能。此外，还应常规进行血培养。尽管血培养的阳性率较低，甚至有出现假阳性的可能，但是当不可能进行组织培养时，它可以指导抗真菌药物的选择。

（二）真菌相关化验

1. 血清学检查　血清学检查包括血清（1,3）-β-D葡聚糖抗原检测（G试验）、血清半乳甘露聚糖抗原检测（GM试验）、隐球菌荚膜多糖抗原检测等。（1,3）-β-D葡聚糖（BDG）广泛存在于各类真菌（除毛霉菌、隐球菌外）的细胞壁中，其含量占50%以上，而其他微生物、动物及人的细胞则不含这种成分。人体的吞噬细胞吞噬真菌后，能持续释放BDG，使得血液及其他体液（如尿、脑脊液、脓液等）中BDG含量增高，在无内毒素存在的情况下，BDG可以活化鲎变形细胞裂解物中的G因子并发生凝集反应。以此反应原理为基础的G试验可以特异性检测BDG，因此G试验可以检测除隐球菌和接合菌以外的多种致病真菌，包括念珠菌、曲霉菌、镰刀菌、地霉和毛孢菌等。半乳甘露聚糖（GM）为曲霉菌细胞壁的特有成分，菌丝生长时，GM从薄弱的菌丝顶端释放，是最早释放的抗原，主要用于急性侵袭性曲霉病的诊断。

目前G试验和GM试验已被国内外的指南/专家共识推荐用于临床诊断，但在某些应用抗肿瘤药物、抗菌药物和溶血、血液净化等情况下，可出现假阳性，因此连续2次阳性结果在真菌性脊柱炎诊断中具有十分重要的意义。GM试验敏感度较高，G试验特异度高。两种检测方法联合诊断，敏感度达100%，特异度达82%，更能提高诊断的准确性，并且两种抗原在感染早期即升高，并在病程全程均有含量变化，还可以用于真菌感染抗感染治疗效果的观察。对于存在真菌感染征象或怀疑真菌感染的患者，应早期进行G试验和GM试验联合检测，这有助于患者的诊断与治疗。

隐球菌荚膜多糖抗原是隐球菌多糖被膜葡萄糖醛酸氧基甘露聚糖（GXM）的一种成分，对检测隐球菌病具有重要价值。因此，检测隐球菌荚膜多糖抗原的乳胶凝集试验是最早用于传染病诊断的免疫分析方法之一，目前仍在常规临床实践中使用，敏感度达93%～100%，特异度达93%～98%。

2. 真菌涂片镜检、培养　目前脊柱病灶标本真菌涂片和培养仍然是临床工作中最常见的微生物学检测方法。真菌涂片镜检技术具有操作简单、结果直观、能够快速报告等优点。但需要操作者根据经验判读结果，有时会出现假阴性或者假阳性情况。对于真菌培养，可取病变组织接种于沙氏培养基，35℃培养24～72h，生长出可疑菌落经革兰氏染色确定为真菌后，再用真菌ID板条进行鉴别分型。同时采用纸片扩散法进行药敏试验，一般18～24h即可判读药敏结果。常见的药物包括氟胞嘧啶、两性霉素B、氟康唑、伊曲康唑、酮康唑、伏立康唑等抗真菌药。

基质辅助激光解吸电离飞行时间质谱（matrix-assisted laser desorption/ionization time-of-flight mass spectrometry，MALDI-TOF MS）目前广泛应用于蛋白质组学、遗传学、药学和微生物学等多个领域。其原理为微量样本通过基质溶剂的辅助，在脉冲激光的作用下解吸电离，通过离子检测器检测离子在真空条件下的飞行时间并计算"质核比"，以"质核比"数值和信号强度组成完整的质谱图，与数据库进行比对得到鉴定结果。MALDI-TOF MS是快速、准确鉴定细菌和酵母菌的检测方法，且已经广泛应用于临床。培养生长状态良好的菌落是本方法的必要前提，但丝状真菌由于其细胞壁较厚，菌丝和孢子蛋白都会影响检测结果，再加上复杂而非标准化的样本前处理，使得难以获得高质量的质谱图，丝状真菌的质谱鉴定现处于科研试验阶段。

3. 其他检测技术　在真菌感染的诊断及耐药基因检测方面，聚合酶链反应（PCR）和宏基因组二代测序（mNGS）是目前研究的热门。PCR技术通过真菌通用引物和种属特异引物对样本进行扩增，可以用于真菌的分型、鉴定及耐药基因的检测，但是也存在技术要求严格、操作复杂，容易产生假阳性、假阴性等不足。另外，由于真菌细胞壁厚，有肥厚荚膜，提取DNA相对困难，也是目前制约真菌感染分子诊断的一个重要因素。基于二代测序技术的病原微生物基因检测技术同时具有高敏感性与特异性，不受真菌死活的影响，均可检测真菌基因，逐渐受到临床医生的重视。

三、影像学检查

（一）X线检查

X线检查是背部疼痛首选的影像学检查方法，可以大体上观察真菌性脊柱炎发生部位的整体情况，但对于检测早期真菌性脊柱炎的敏感性和特异性很低，X线片通常没有变化。疾病后期可能出现的征象包括终板轮廓模糊、椎间隙狭窄等（图7-1）。总之，真菌性脊柱炎的X线片表现与其他脊柱感染难以区别。

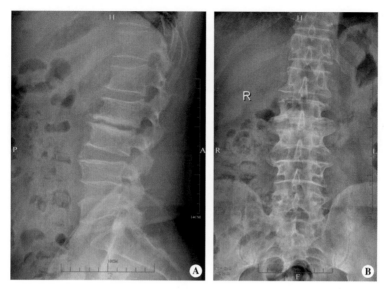

图7-1 $L_{2\sim3}$真菌性脊柱炎X线片

$L_{2\sim3}$终板硬化，密度增高，椎间隙狭窄，两侧边缘骨桥形成

（二）CT检查

CT对于早期骨质破坏、死骨形成、骨质硬化等具有较好的敏感性。真菌性脊柱炎的CT影像学表现为病变早期椎体表面骨质吸收。进行期椎体出现蜂窝状或泡沫状骨质破坏区伴边缘骨质硬化（图7-2），随着病情进展，低密度区更为明显，椎间盘也可受累。病情好转时椎体骨质硬化明显，可致椎体增厚增宽，亦可见骨赘形成，较少发生椎体塌陷、后凸畸形，可产生椎旁脓肿，但较少发生脓肿流注（图7-3）。同时，CT引导下的经皮穿刺活检和脓肿引流是临床常用的确定致病微生物的方法。

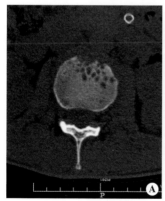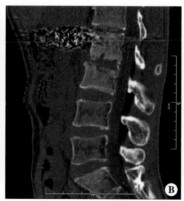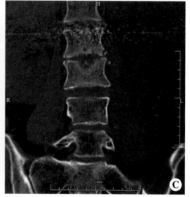

图7-2 $L_{2\sim3}$真菌性脊柱炎CT

A. L_2横断面显示椎体出现蜂窝状或泡沫状骨质破坏，其间骨质有硬化；B、C. $L_{2\sim3}$矢状位及冠状位显示终板破坏，椎间隙变窄，骨质破坏伴边缘硬化明显，内见死骨组织

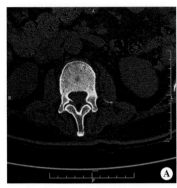
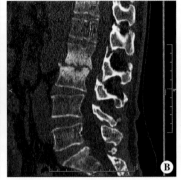
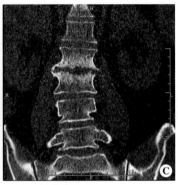

图7-3 L$_{2\sim3}$真菌性脊柱炎CT

L$_{2\sim3}$椎体骨质硬化，椎体增厚增宽，骨桥形成

（三）MRI检查

对于所有疑似真菌性脊柱炎患者，MRI是必不可少的检查，尤其对于早期病变有较高的诊断价值。真菌性脊柱炎的MRI具体表现为病变早期局限于椎体终板，随着病情进展，可累及整个椎体及其附件，形成椎旁及硬膜外肉芽肿或脓肿，T$_1$WI上呈低信号，T$_2$WI上呈等或稍高信号，抑脂序列呈高信号，增强检查呈明显强化（图7-4）。病程早期椎间盘不受累、椎间隙正常，晚期椎间盘可受累塌陷、椎间隙狭窄。Williams等研究认为T$_2$WI上椎间盘信号不高、椎间隙存在是强直性脊柱炎与化脓性脊柱炎的重要鉴别点。楼敏超等

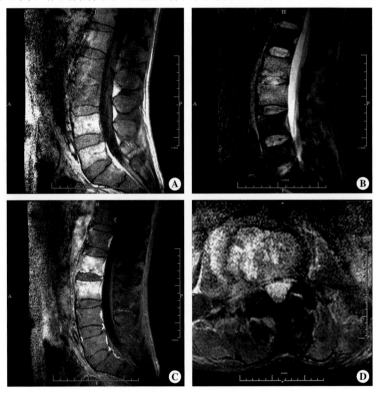

图7-4 L$_{2\sim3}$真菌性脊柱炎MRI

A. L$_{2\sim3}$矢状位T$_1$WI示相邻椎体的终板下骨和椎间盘呈低信号；B. L$_{2\sim3}$矢状位T$_2$WI示相邻椎体的终板下骨和椎间盘T$_2$WI呈等或稍高信号，但椎间盘形态仍保留；C. L$_{2\sim3}$矢状位T$_1$WI增强示L$_2$、L$_3$椎体明显强化；D. L$_{2\sim3}$横断位显示椎旁脓肿形成

研究认为真菌性脊柱炎具有感染性脊柱炎的典型表现：椎体骨髓信号改变、强化，终板侵蚀破坏，硬膜外脓肿形成。同时，也存在一些不典型表现：①病变椎体T_2WI高信号缺失和终板下条带状低信号影；②感染沿椎旁韧带蔓延，椎体病变呈跳跃性分布；③T_2WI高信号的椎间盘与强化的椎间盘所在的位置不一致。

（四）B超检查

超声波对骨骼的穿透能力较差，目前尚难取代X线及CT，但超声对于脓肿的诊断有明显的优势，是目前临床检查脓肿最方便的影像学检查方法。通过超声可以实时了解脓肿位置、大小、形态、边界、内部回声以及与周围组织的关系。由于超声对液性物质特有的敏感性，通过超声可以准确描述脓液的性质，如不均匀的偏低回声或内含有密集的点状强回声，往往提示脓液黏稠或干酪样变。

（五）同位素检查

核医学技术如镓-67或锝-99骨扫描，或单光子发射计算机断层扫描（SPECT）在诊断真菌感染性脊柱炎中也具有高灵敏度。脊柱椎间盘炎的炎症改变或骨重建增加导致脊柱中放射性示踪剂积聚的斑点增加。由于这种高灵敏度，正常的骨扫描结果为排除炎症提供了可靠的证据。然而，脊柱退变或肿瘤可能产生假阳性结果。因此，这些技术的特异性较低，对感染性脊柱炎的病原学鉴别亦无特异性的诊断价值。

四、组织病理学检查

组织病理学检查可以检测组织的真菌侵袭以及宿主对真菌的反应，因此仍然是进行侵袭性真菌感染推测性或确定性诊断的快速且成本低廉的重要工具。组织病理学诊断真菌感染的证据是发现真菌相关成分，如霉菌检出菌丝或球形体（非酵母菌的丝状真菌），酵母菌检出酵母菌细胞和（或）假菌丝，孢子菌检出包囊、滋养体或囊内小体。有研究表明，组织病理学检查对曲霉菌的诊断准确率为78%。在某些情况下，真菌培养可能需要数周才能完成，在等待真菌培养结果时，组织病理学可以提供对真菌的快速推测性诊断，可以为临床医生提供一定的诊断依据。例如，足放线菌属、孢子丝菌属、芽生菌属和球孢子菌属可能需要长达3～4天才能生长，而组织胞浆菌属和副球孢子菌属可能需要2周以上的时间。同时，真菌培养时真菌不一定总能生长，如果将原始标本过分磨碎，则菌丝可能会被破坏，培养物可能无法生长。组织病理学检查的缺点是通常不能区分真菌种属，而这对于治疗非常重要。

第三节　治　疗

一、药物治疗

（一）药物分类及抗菌谱

抗真菌药物分为六大类，其中多烯类、氟胞嘧啶、吡咯类、棘白菌素类主要用于治疗深部真菌感染（表7-1）。

表7-1 深部真菌感染治疗药物及抗菌谱

分类	具体药物	作用机制	抗菌谱特点
多烯类	两性霉素B	与敏感真菌细胞膜上的甾醇结合,引起细胞膜通透性改变,导致细胞内重要物质渗漏,细胞死亡	深部真菌,包括新型隐球菌、皮炎芽生菌、孢子丝菌属、球孢子菌属、组织胞浆菌属、念珠菌属、毛霉菌属、大部分曲霉;血流感染、心内膜炎、脑膜炎、腹腔感染、肺部感染、尿路感染、眼内炎 妊娠B类
	两性霉素B脂质复合体、胆固醇复合体、脂质体		1. 肾功能不全者; 2. 不能耐受两性霉素B剂量者; 3. 两性霉素B治疗无效者; 4. 粒细胞缺乏症(粒缺)伴发伴热伴真菌感染的经验性治疗
	制霉菌素		口服:肠道念珠菌、食管念珠菌 局部:口腔念珠菌、阴道念珠菌、皮肤念珠菌
氟胞嘧啶	氟胞嘧啶	在真菌内代谢为氟尿嘧啶,替代尿嘧啶进入真菌RNA,抑制DNA、RNA合成,造成真菌死亡	新型隐球菌、念珠菌,但对非白念珠菌敏感性差于白念珠菌;单用容易耐药,常与两性霉素B联用 妊娠C类
吡咯类	咪唑类:(局部用药)酮康唑、咪康唑、克霉唑 三唑类:侵袭性真菌病氟康唑、伏立康唑、伊曲康唑、泊沙康唑	抑制真菌中细胞色素P450介导的去14α-甾醇甲基化,抑制真菌细胞膜主要成分固醇类-麦角固醇合成,损伤细胞膜,影响细胞内物质摄取;低浓度抑菌、高浓度杀菌 禁止与西沙必利、阿司咪唑、特非那定、三唑仑合用,可导致严重的心律失常	酮康唑:念珠菌、芽生菌、球孢子菌、副球孢子菌、组织胞浆菌、暗色真菌 皮肤局部用药为主,肝毒性大,难以透过血脑屏障 氟康唑:念珠菌、新型隐球菌、球孢子菌、芽生菌可选用药 伊曲康唑:①静脉滴注:粒缺怀疑真菌感染的经验治疗,芽生菌病,组织胞浆菌病,曲霉菌病。②胶囊:芽生菌病、(非脑膜)组织胞浆菌病、曲霉菌病,不能耐受两性霉素B或治疗无效的曲霉病,用于真菌所致的手足癣,吸收性差。③口服液:与静脉制剂序贯使用用于粒缺怀疑真菌感染的经验治疗,口咽部、食管念珠菌病 尿和脑脊液中无原形药,尿路感染不选 妊娠C类 伏立康唑:侵袭性曲霉菌、念珠菌属(克柔念珠菌、光滑念珠菌、白念珠菌耐药菌株)。播散性皮肤感染,腹部、肾、膀胱壁、伤口感染,食管念珠菌病,其他药物治疗无效或不能耐受的赛多孢菌属和镰孢菌属所致严重感染 妊娠D类 泊沙康唑:免疫缺陷者(造血干细胞移植术后排斥反应、血液病化疗后粒缺)预防侵袭性曲霉病和念珠菌病,伊曲康唑和氟康唑治疗无效者可用
棘白菌素类	卡泊芬净、米卡芬净、阿尼芬净	杀菌剂;抑制丝状真菌和念珠菌细胞壁的β-(1,3)-D-葡聚糖合成,破坏真菌细胞壁糖苷合成	曲霉菌属:烟曲霉、黄曲霉、土曲霉、黑曲霉;念珠菌属:白念珠菌,但对近平滑念珠菌弱;新型隐球菌天然耐药 念珠菌所致腹腔脓肿、腹腔炎、胸腔感染,食管念珠菌,难治性侵袭性曲霉病,粒缺伴发热怀疑真菌感染的经验治疗 妊娠C类

注:妊娠A类,在孕妇中研究证实无危险性;妊娠B类,动物实验无危险性但人体研究资料不足,或对动物有危险性但对人无危险性;妊娠C类,动物研究有毒性但人体研究资料不充分,有指征时需权衡受益大于风险后可使用;妊娠D类,证实对人类有危险性,但受益大于风险且有指征时可用。

（二）具体常用药物

1. 两性霉素B 两性霉素B（Amb）在20世纪50年代后期被引入临床，这是治疗深部真菌感染的革命性进展。在此后10年间，两性霉素B是治疗致命性真菌感染唯一有效的药物。两性霉素B属多烯类抗真菌剂，一般需要加用一定量的脱氧胆酸钠助溶以便静脉注射。抗真菌谱包括除土曲霉及癣菌外的多数致病真菌。

（1）适应证：可用于曲霉、念珠菌、隐球菌、组织胞浆菌等引起的感染。

（2）药代动力学：几乎不被肠道吸收，需要静脉给药。血浆蛋白结合率高，可通过胎盘屏障，脑脊液的浓度低，血浆半衰期为24h，肾脏清除很慢。

（3）用法与用量：静脉给药，每天0.5～1mg/kg，开始先以1～5mg/d（或0.02～0.10mg/kg）小剂量给药，视耐受情况每日或隔日增加5mg，当增至每次0.6～0.7mg/kg时即可停止递增，此为一般治疗量。成人每次剂量最高不超过1mg/kg，每日或隔1～2日给药1次，累积总量1.5～3.0g或以上，疗程1～3个月，也可延长至6个月，视病情及疾病种类而定。对敏感真菌感染宜采用较小剂量，即成人每日0.2～0.3mg/kg，疗程仍宜长。避光缓慢静脉滴注（不短于6h）。

（4）注意事项：两性霉素B制剂具有严重的肾脏毒性，需对患者进行严密的肾功能及血钾水平监测，应避免与其他肾毒性药物合用。另外，应注意静脉滴注两性霉素B过程中患者的反应，可于静脉滴注前给予解热镇痛、抗组胺药和输液中加用少量糖皮质激素。

2. 两性霉素B含脂制剂 为了降低肾毒性，现已研制出3种含脂类的两性霉素B制剂：两性霉素B脂质复合体（ABLC）、两性霉素B胆固醇复合体（ABCC）［亦称两性霉素B胶质分散体（ABCD）］和两性霉素B脂质体（L-AmB），因其更集中分布于单核吞噬细胞系统如肝脏、脾脏和肺组织，在肾组织内的浓度下降，故肾毒性较两性霉素B去氧胆酸盐降低。

（1）适应证：侵袭性真菌感染的经验及确诊治疗；无法耐受两性霉素B去氧胆酸盐的患者；肾功能严重损害不能使用两性霉素B常规制剂的患者。

（2）药代动力学：非线性动力学，易在肝脏及脾脏中浓集，肾脏中则较少蓄积，消除半衰期为100～150h。

（3）用法与用量：ABCD成人及儿童推荐剂量为每日3～4mg/kg，以注射用水溶解，再以5%葡萄糖注射液稀释，按1mg/（kg·h）的速度静脉滴注。在开始治疗时，建议在首次给药前首先予以试验剂量，将本品5mg溶于10ml稀释液中静脉滴注15～30min，而后再仔细观察30min，如果患者可以忍受并无与输注有关的反应，则输注时间可缩短至不少于2h，如果患者出现急性反应或不能耐受输注容积，则输注时间要延长。ABLC成人及儿童推荐剂量为每日5mg/kg，每日单剂静脉滴注。本品应按2.5mg/（kg·h）的速度静脉滴注。本品静脉滴注液的终浓度应为1mg/ml。L-AmB用于中性粒细胞缺乏伴发热患者的经验治疗，成人及儿童推荐剂量为每日3mg/kg，系统性曲霉病、念珠菌病和隐球菌病推荐剂量为每日3～5mg/kg。亦主张从低剂量开始逐渐增量，缓慢滴注，如耐受性良好，滴注时间可缩短至1～2h。各种制剂的具体使用要求参见说明书。

（4）注意事项：该药肾毒性显著降低，输液反应也大大减少，但仍需监测肝肾功能。

3. 氟康唑（fluconazole） 氟康唑是第一个上市的三唑类抗真菌药物，具有口服吸收好、不良反应少等特点。氟康唑属于窄谱抗真菌药物，抗真菌谱包括念珠菌属（主要为白念珠菌，对光滑念珠菌的活性逐步降低，对克柔念珠菌几乎无活性）和隐球菌属，对曲霉、接合菌感染无效。

（1）适应证：非粒细胞减少者的深部念珠菌病，艾滋病患者的急性隐球菌性脑膜炎，以及侵袭性念珠菌病的预防。

（2）药代动力学：口服迅速吸收，进食对药物吸收无影响。蛋白结合率低，易穿透血脑屏障。90%以上的药物经肾脏排出，这其中80%是有活性的药物原形，另1%为无活性的代谢产物，血浆半衰期为20～30h，血中药物可经透析清除。

（3）用法与用量：侵袭性念珠菌病200～400mg/d，肌酐清除率低于50ml/min时，用药剂量要减半。若氟康唑治疗5天后，患者仍不能退热或出现其他症状，则应换用伊曲康唑等其他药物。念珠菌病的预防：50～400mg/d，疗程不宜超过3周。在小儿，推荐剂量为6～12mg/（kg·d）。

（4）注意事项：氟康唑对人体无明显的肝毒性。多数患者耐受性良好，最常见的不良事件来自胃肠道，长期治疗者亦需监测肝功能，可能存在药物相互作用。

4. 伊曲康唑（itraconazole） 伊曲康唑是一种三唑类抗真菌剂，1992年在我国注册上市，具有抗菌谱广和不良反应少等优势。抗真菌谱包括曲霉、念珠菌属、隐球菌属和组织胞浆菌等主要致病真菌，对镰刀菌活性较低，对接合菌感染无效。在体外对念珠菌、新生隐球菌呈浓度依赖性抑菌作用；对曲霉则呈浓度依赖性杀真菌作用。

（1）适应证：曲霉、念珠菌属、隐球菌属和组织胞浆菌等引起的侵袭性真菌感染确诊、临床诊断及拟诊患者的治疗（静脉注射剂和口服液序贯使用），曲霉和念珠菌感染的预防治疗（口服液）。

（2）药代动力学：采用β-环糊精技术的口服液比胶囊剂的生物利用度大幅提高。蛋白结合率为99%，血浆半衰期为20～30h。在肺、肝脏、肾脏、肌肉及骨骼等组织中的浓度比血药浓度高2～3倍，在脑脊液中含量很低。经肝P450酶系广泛代谢，代谢产物经胆汁和尿液排泄，其中羟基伊曲康唑具有与伊曲康唑同等的抗真菌活性。

（3）用法与用量：侵袭性真菌感染确诊、临床诊断和拟诊患者的治疗。第1～2天：200mg，静脉滴注，每天2次；第3～14天：200mg，静脉滴注，每天1次，输注时间不得少于1h；之后序贯使用口服液，200mg，每天2次，直至症状改善及影像学上病灶基本吸收。同时，需检测血药浓度，肾功能不全者和透析患者口服伊曲康唑用药量无须调整；静脉用药时，当血肌酐清除率低于30ml/min时，静脉用药则要停止。对于严重肝功能不全患者，伊曲康唑半衰期延长，如同时使用其他肝毒性药物或与伊曲康唑有相互作用的药物，则应密切监测。侵袭性真菌感染的预防治疗：口服液每天5mg/kg，疗程一般为2～4周。

（4）注意事项：长期治疗时应注意对肝功能的监护，应避免与其他肝毒性药物合用。最常见的不良反应为肝酶升高、皮疹与瘙痒、头痛、头晕、下肢水肿等。伊曲康唑经P450酶代谢，因此可能存在药物之间相互作用。伊曲康唑使抑制胃酸分泌的药物血药浓度增高；使钙拮抗剂非洛地平的血药峰浓度增加近9倍，两者合用后，患者血压及心率有显著的变化，可使辛伐他汀等HMA-CoA还原酶抑制剂的血药浓度明显升高，骨骼肌毒性增加。伊曲康唑还可延长三唑仑、咪哒唑仑、螺环酮等镇静催眠药的半衰期。与环孢素或他克莫司合用时，应注意监测肾功能和血药浓度，必要时适当调整用药剂量。与抗组胺药物特非那定、阿斯咪唑等同时服用，可延长其半衰期而导致严重心律失常，应避免与此类药物同时服用。华法林与伊曲康唑同时服用时可使其抗凝作用增强，两者同时使用时要注意监测凝血酶原时间。

5. 伏立康唑（voriconazole）　伏立康唑是第二代三唑类抗真菌剂，为氟康唑的衍生物，但较氟康唑抗菌谱明显增宽。抗真菌谱包括念珠菌属、隐球菌属、曲霉属、镰刀菌属和荚膜组织胞浆菌等致病真菌，对接合菌（毛霉、根霉）无活性。

（1）适应证：免疫抑制患者的严重真菌感染，如侵袭性曲霉病、氟康唑耐药念珠菌引起的侵袭性感染、镰刀菌感染等，也可用于由足放线菌和镰刀菌属引起的严重感染。美国感染病协会推荐伏立康唑作为治疗侵袭性曲霉病的首选药物。

（2）药代动力学：呈非线性药代动力学，蛋白结合率为58%，组织分布容积为4.6L/kg。代谢受基因多态性调控，因而在亚洲人群中的药代动力学参数差异较大；经静脉给予3mg/kg，消除半衰期为6～9h。

（3）用法与用量

1）负荷剂量：静脉给予6mg/kg，每12小时1次，连用2次。输注速率不得超过每小时3mg/kg，1～2内输完。

2）维持剂量：静脉给予4mg/kg，每12小时1次。治疗不耐受者将维持剂量降至3mg/kg，每12小时1次。

（4）注意事项：中至重度肾功能不全患者不得经静脉给药。患者在用药后发生短暂视觉障碍的比例可达30%。可能存在药物间相互作用，详见说明书。

6. 泊沙康唑（posaconazole）　泊沙康唑是第二代三唑类广谱抗真菌药物，从伊曲康唑结构基础上衍生而来，于2006年在美国上市。目前只有口服制剂。泊沙康唑抗菌谱广，对念珠菌、新型隐球菌、曲霉、毛孢子菌、组织胞浆菌、镰刀菌等具有较好的抗真菌活性，尤其值得一提的是，对接合菌有较好的抗菌作用，但对光滑念珠菌、克柔念珠菌疗效较差。

（1）适应证：用于治疗曲霉、镰刀菌和接合菌等引起的难治性、对其他药物不能耐受或对其他药物耐药的真菌感染。

（2）药代动力学：50～800mg剂量范围内血药浓度和药时曲线下面积与剂量呈等比例增长，能够较好地透过血脑屏障；分次使用（每12小时或每6小时1次）能显著提高生物利用度，蛋白结合率为98%～99%。相对于片剂，混悬剂的生物利用度增加，且食物能明显提高药物的吸收速度和吸收程度。一项考察肾功能异常对该药药动学影响的研究结果表明，本品不被血液透析清除，不受血液透析的影响。单剂量研究显示，不同程度的慢性肾脏疾病患者无须调整剂量。消除半衰期为25～31h，主要通过肝脏代谢。

（3）用法用量：该药为口服混悬剂，推荐剂量为200mg，每日4次，随餐口服7～10天，以后可维持此剂量，也可改为400mg，每日2次口服。服药7～10天可获得稳态血药浓度。

（4）注意事项：本品不良反应与其他唑类药物相似，最常见的治疗相关性严重不良反应有胆红素血症、转氨酶升高、肝细胞损害，以及恶心和呕吐。

7. 卡泊芬净（caspofungin） 卡泊芬净是棘白菌素类抗真菌剂，抗真菌谱包括多种致病性曲霉菌属和念珠菌属，对新生隐球菌和镰刀菌属、毛霉等无活性。

（1）适应证：侵袭性曲霉病。

（2）药代动力学：血药浓度与剂量呈等比例增长，蛋白结合率＞96%，组织分布以肝脏为高。经肝脏及肾脏排泄，脑脊液中几乎不能检出，消除半衰期为40～50h。

（3）用法与用量：侵袭性曲霉病，第1天70mg/d，之后50mg/d，输注时间不得少于1h，疗程依病情而定。

（4）注意事项：严重肝功能受损者应避免用药，可能存在药物间相互作用，详见说明书。

8. 米卡芬净（micafungin） 米卡芬净是继卡泊芬净之后第2个用于临床的棘白菌素类抗真菌药物，是日本安斯泰来公司研制的抗真菌药物，2002年首次在日本上市，2005年5月通过FDA批准在美国上市，2006年在中国上市。抗真菌谱：对白念珠菌（包括耐氟康唑菌株）与大多数非白念珠菌和曲霉（包括耐两性霉素B的土曲霉）敏感。对新生隐球菌无活性。

（1）适应证：曲霉菌属和念珠菌属所致的深部真菌感染。

（2）药代动力学：静脉滴注后，药代动力学呈线性。血药浓度和药时曲线下面积与剂量成正比，消除半衰期为13.6h，血浆蛋白结合率＞99%，在肺、肝、脾、肾等脏器浓度高，但很少进入脑脊液；在肝功能不全和肾功能不全患者中，其药代动力学参数均无显著改变。

（3）用法用量：治疗念珠菌病一般用量为50mg，1次/天，静脉滴注，2016年美国传染病学会（IDSA）念珠菌病指南推荐米卡芬净为一线治疗药物；治疗曲霉病一般用量为50～150mg，1次/天，静脉滴注；重症和难治性念珠菌病或曲霉病患者，均可根据病情谨慎地增加至300mg/d。

（4）注意事项：米卡芬净的代谢不通过CYP450系统，因此与其他经过CYP450系统代谢的药物无相互作用，如移植患者使用免疫抑制剂、化疗患者使用化疗药物等，米卡芬净与使用药物的相互作用少，是合并用药患者的不二之选。其不良反应较少，可有发热、头痛、腹泻、静脉炎、肝酶增高，多不需停药。

9. 阿尼芬净（anidulafungin） 阿尼芬净是棘白菌素类抗真菌药。

（1）抗菌谱：体外抗真菌谱与卡泊芬净、米卡芬净相似，对几乎所有念珠菌（包括耐氟康唑菌株）均具有强大的杀菌活性，对近平滑和高里念珠菌的作用稍差，对曲霉则表现为抑菌活性，相比较而言，阿尼芬净对烟曲霉、土曲霉及黑曲霉的抑菌活性更强，而对黄曲霉的抑菌活性则较弱，对新生隐球菌以及毛霉、根霉和犁头霉等接合菌无活性。

（2）药代动力学：血药浓度和药时曲线下面积与剂量成正比，血浆蛋白结合率＞80%，在体内不经过肝、肾代谢，而是在血液中进行缓慢的化学降解，消除半衰期长达40～50h，在肝、肾功能不全者体内无蓄积，不需要调整剂量。

（3）临床应用：已批准的适应证为念珠菌血症、腹腔念珠菌脓肿、念珠菌腹膜炎及食管念珠菌。

（4）用法用量：首剂200mg静脉滴注，然后以100mg/d静脉滴注维持，疗程应持续至末次阳性血培养后14天。

10. 氟胞嘧啶（flucytosine）　氟胞嘧啶类化合物属抑菌剂。

（1）抗菌谱：对隐球菌和念珠菌包括非白念珠菌有良好的抗菌作用（其他真菌则多耐药）；单独应用易导致耐药，多与两性霉素B联合使用。

（2）药代动力学：口服生物利用度为78%～90%，达峰时间2h，血清蛋白结合率低，可广泛分布于各器官组织，脑脊液中浓度可达血液浓度的50%～100%，消除半衰期为2.4～4.8h，90%以上以原形自尿中排出。

（3）用法与用量：每天100～150mg/kg，分4次口服，静脉滴注分为2～4次给药；成人一般每次2.5g，滴速为40～100mg/min。肾功能不全者需减量。注意监测血液和肝脏不良反应。严重肾功能不全及对本品过敏者禁用，孕妇慎用，哺乳期妇女不宜使用。阿糖胞苷可使本品抗真菌作用失活。本品不宜与骨髓抑制药物同时使用。

（三）治疗方案

1. 曲霉菌性脊柱炎　曲霉菌性脊柱炎在药物选择上宜选药物包括伏立康唑、两性霉素B及其含脂制剂，伊曲康唑、泊沙康唑、卡泊芬净和米卡芬净可作为备选药物。根据IDSA 2016年提出的《曲霉病治疗指南》，伏立康唑被推荐作为包括曲霉菌性脊柱炎在内的侵袭性曲霉病的主要治疗方法，对于不能耐受常规抗真菌治疗的难治性患者，推荐伊曲康唑作为侵袭性曲霉病的替代疗法。而英国感染病学会建议使用两性霉素与氟胞嘧啶联合治疗严重曲霉菌性骨髓炎，并建议伊曲康唑治疗病情稳定的患者。鉴于两性霉素严重的肾毒性，笔者更倾向于伏立康唑作为曲霉菌性脊柱炎的首选药物，大型随机对照试验显示伏立康唑在治疗浸润性曲霉病方面优于两性霉素B，包括改善的生存率和降低的毒性。最近的一项研究显示伏立康唑较两性霉素B在治疗中可取得更好的结果。在真菌感染患者中，接受伏立康唑治疗的生存率高于两性霉素B，接受伏立康唑治疗的侵袭性曲霉病患者的缓解率高于两性霉素B。在文献中，70%的患者接受三唑类药物治疗，30%的患者接受两性霉素B治疗，42例治愈。当前病例系列中的所有（6例）患者均接受伏立康唑抗真菌治疗，均已治愈。

曲霉菌性脊柱炎的最佳抗真菌治疗时间尚不明确，抗曲霉菌治疗时间通常较长，最短为6～12周，根据治疗反应其疗程可达数月或更长，需根据个体情况而定。IDSA指南建议对非免疫功能低下的曲霉性骨髓炎患者要进行至少6～8周的抗真菌治疗。亦有文献报道，其中位治疗时间为90天（10～772天）。尽管IDSA治疗曲霉菌的指南建议至少治疗6～8周，但该范围是基于专家意见，没有系统的文献综述或前瞻性研究。此外，这些建议并未考虑到手术治疗对康复的促进作用，因为这会降低复发率。停药指征主要包括临床症状和影像学病灶基本消失，微生物学清除，以及免疫抑制状态的逆转。

2. 念珠菌性脊柱炎　念珠菌性脊柱炎在药物选择上宜选药物包括氟康唑、卡泊芬净、米卡芬净、两性霉素B及其含脂制剂。伏立康唑、伊曲康唑、泊沙康唑和氟胞嘧啶可作为备选药物。欧洲临床微生物学与感染性疾病学会（ESCMID）推荐氟康唑或两性霉素B的脂质剂为首选药物。IDSA 2016年念珠菌病指南针对骨髓炎建议2种抗真菌治疗的主要方案：氟康唑，每天400mg（6mg/kg），持续6～12个月；或两性霉素B的脂质制剂，每天3～5mg/kg，持续至少2周，然后再用氟康唑，每天400mg（6mg/kg），持续6～12个月。有动物实验研究显示，与两性霉素B和两性霉素B脂质复合物相比，氟康唑在未感染的兔模型中显示出对髓核的优异渗透。两性霉素B和两性霉素B脂质制剂相对于未感染兔骨髓中大多数念珠菌物种的最低抑菌浓度达到了高浓度。因此，治疗方案应根据病情严重程度、病原体及其药敏情况、抗真菌药物暴露史做出相应调整，对于光滑念珠菌和克柔念珠菌引起的感染，宜选用棘白菌素或两性霉素B治疗。

念珠菌性脊柱炎的抗真菌治疗时间通常比曲霉菌性脊柱炎更长。有文献报道，抗真菌治疗的中位治疗时间为3个月（7～720天），有32%症状完全缓解的患者和27%症状部分缓解的患者疾病复发，过早停止治疗是这些复发的最常见原因。同时，文献报道的念珠菌性脊柱炎治疗成功的病例，抗真菌治疗时间超过6个月，治愈率明显增高。美国传染病学会指南对念珠菌性骨髓炎的推荐抗真菌治疗时间为6～12个月。

二、手术治疗

清除感染、缓解症状、重建和维持脊柱的稳定性和功能是真菌性脊柱炎的根本治疗原则。真菌性脊柱炎手术治疗指征包括：①需开放手术活检明确病原学诊断；②抗真菌药物治疗难以控制的感染；③较大脓肿形成；④顽固性疼痛；⑤脊髓受压，神经系统功能受损；⑥脊柱不稳；⑦脊柱畸形等。手术以清除病灶、寻找病原菌、神经减压、恢复脊柱稳定性与功能为目的。

真菌性脊柱炎的围手术期用药主要包括两性霉素B和唑类两大类，后者有氟康唑、伏立康唑、伊曲康唑和酮康唑等药物。对于不同菌属的真菌感染，首选药物也有所不同。对于念珠菌属和球孢子菌属感染，首选氟康唑。隐球菌属感染时需根据是否合并脑膜脑炎来选择用药，当无脑膜脑炎时选择氟康唑，当合并脑膜脑炎时首选两性霉素B作为一线药物治疗。

真菌感染常侵犯脊柱前柱，因此通常行前路病灶清创术。前路手术能充分暴露感染病灶，彻底清除感染及坏死组织，对脊柱的稳定性影响小，并且能避免病原菌波及椎管内。但前路手术存在减压不完全、固定强度不够、易导致后凸畸形等缺点。后路手术创伤小，但清除病灶不够彻底，长节段植骨融合困难。前路病灶清除减压植骨融合联合后路内固定术则可彻底清除病灶，同时又能解决脊柱不稳问题，术后出现深部真菌感染的风险也更小。Gamaletsou等证明了前后路联合手术治疗真菌性脊柱炎的可行性和有效性。由于真菌感染患者常合并其他基础疾病，选择微创手术进行病灶清除也是一种值得推荐的方法，可减少术中出血以及对患者的创伤，也可降低开放手术本身操作上的风险。近年来随着微创技术的不断进步，目前已有学者通过微创手术方法处理脊柱感染病灶。Iwata等通过经皮后外侧入路内镜下病灶清除术成功对4例真菌脊柱感染患者进行了治疗。左明相等通过后路经皮椎弓根螺钉固定、侧前方小切口病灶清除植骨融合术成功治疗了6例脊柱真菌感染患者。但微创手术的缺点是病灶清除不完全，因此仅适用于病灶范围小、部分轻度骨质破坏者。由于目前关于真菌性脊柱炎的文献报道相对较少，各种手术方法的优缺点各异，临床医生在治疗过程中应该针对患者的具体病情及身体状况制定个体化手术治疗方案。

第四节　典型病例

| 病 例 1 |

【病史】　患者，男性，71岁，因"胸背部疼痛半年，加重伴活动受限1个月"，以"T$_{7\sim8}$椎体骨质破坏待查"收入院。患者半年前开始出现胸肋部隐痛，疼痛不剧，当时未引起重视，后感胸背部疼痛进行性加重，痛处固定，至当地县医院就诊，考虑"胸椎棘突间综合征"，予以药物治疗，效果不佳。1个月前开始感胸背部疼痛加重，不能弯腰活动，行走困难，床上不便翻身，再次至当地县医院，行肺CT及胸椎CT、MRI检查，发现T$_{7\sim8}$椎体骨质破坏，血T-SPOT阳性，考虑胸椎结核。予诊断性抗结核治疗，即利福平（0.45g，qd）静脉滴注，异烟肼（0.3g，qd）、乙胺丁醇（0.75g，qd）、吡嗪酰胺（0.5g，tid）口服。专科查体：T$_{7\sim8}$椎体棘突及椎旁软组织压痛，叩击痛阳性，胸背部前屈背伸活动受限。

【诊疗经过】

1. **入院实验室检查**　T-SPOT阳性，C反应蛋白3.02mg/L；血沉24mm/h。
2. **入院影像学检查**　行胸椎CT检查（图7-5）、胸椎MRI检查（图7-6）。

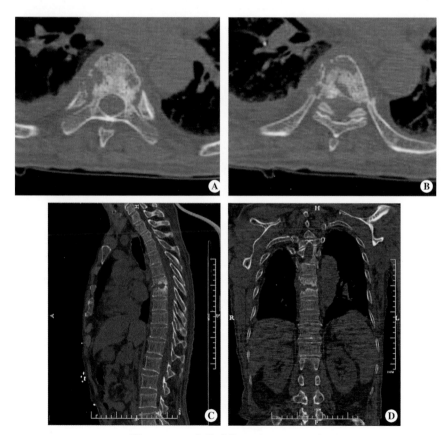

图7-5　T$_{7\sim8}$真菌感染CT（2019.07.30）

A、B. 横断位示T$_{7\sim8}$椎体骨质破坏，椎旁软组织略肿胀，未累及附件；C、D. 矢状位及冠状位示T$_{7\sim8}$椎体相对缘骨质破坏伴边缘骨质硬化，椎间隙狭窄

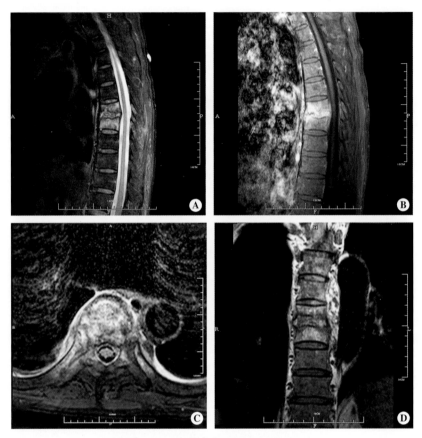

图 7-6　T$_{7\sim8}$真菌感染MRI（2019.07.30）

A. 矢状位T$_2$WI示T$_{7\sim8}$不均匀高信号，椎间隙狭窄；B. 矢状位T$_2$WI增强示T$_{7\sim8}$椎体信号明显强化；C、D. 横断位及冠状位
示T$_{7\sim8}$椎旁少许脓肿形成，椎间盘强化，脊髓无明显受压

　　2019年7月29日，患者入院前在当地医院考虑T$_{7\sim8}$椎体结核，但无细菌学及药敏试验结果，治疗上继续予HRZE诊断性抗结核治疗。2019年8月1日，在局麻下行"T$_{7\sim8}$椎体穿刺活检术"，术中穿刺工具到达T$_8$椎体上缘及T$_{7\sim8}$椎间隙病灶，并取出少许坏死组织、炎性组织及灌洗液。

　　3. 穿刺活检结果

　　（1）病理检查结果：（T$_7$椎体病灶）碎骨组织伴炎性纤维肉芽组织增生，纤维及骨性骨痂形成伴出血，未见明确肉芽肿性病变。特殊染色结果：抗酸染色（-），PAS染色（-），PAM染色（-），瑞-吉染色（-）。

　　（2）非特异性病原菌培养结果：阴性。

　　（3）特异性病原菌培养结果：Gene-Xpert阴性；结核分枝杆菌RNA阴性，结核/非结核分枝杆菌DNA阴性。

　　4. 初步诊断　　T$_{7\sim8}$结核感染。

　　5. 治疗方案

　　（1）药物治疗：继续诊断性抗结核治疗2周。2019年8月14日复查血结果提示：ESR 17mm/h，CRP 1.69mg/L。

（2）手术治疗：2019年8月20日，经科室讨论后，患者前期椎体穿刺结果呈阴性，抗结核治疗炎症指标较入院时有所下降，疼痛略缓解，但诊断仍不明确，影像学提示脊柱不稳，建议行开放手术治疗，术中重建脊柱稳定性，获取标本送检以明确诊断。于2019年8月22日在全麻下行"$T_{7\sim8}$经肋横突入路后路病灶清创+肋骨植骨+椎弓根螺钉内固定术"，术中见少许干酪样脓液溢出，椎间隙炎性肉芽增生明显。

6. 术中病原学结果

（1）病理检查结果：（$T_{7\sim8}$椎间、椎体病灶）骨小梁之间炎性纤维组织增生伴局灶黏液变性，未见典型肉芽肿。特殊染色结果：抗酸染色（–），PAS染色（–），PAM染色（–），瑞-吉染色（–）。

（2）非特异性病原菌培养结果：黄曲霉（++）。

（3）特异性病原菌培养结果：Gene-Xpert阴性；结核分枝杆菌RNA阴性，结核/非结核分枝杆菌DNA阴性。

7. 最终诊断 $T_{7\sim8}$真菌性脊柱炎。

8. 治疗方案 调整治疗方案为伏立康唑（每次0.2g，tid）。

9. 术后影像学检查 胸椎正侧位片及CT显示$T_{7\sim8}$椎体化脓性脊柱炎内固定术后，内固定在位，植骨块位置良好（图7-7、图7-8）。治疗2周后患者体温正常，胸背部疼痛明显缓解，血沉及CRP正常，予伏立康唑（每次0.2g，tid）口服带药出院。

2019年11月27日，出院3个月后患者至门诊复查，血沉及CRP正常，胸椎CT提示：$T_{7\sim8}$椎体真菌性脊柱炎术后内固定改变，左侧部分肋骨缺如，肋骨植骨块部分融合（图7-9）。胸椎MRI提示：脓肿较前（2019.07.30）明显好转，脊髓无受压，内固定位置良好（图7-10）。嘱继续口服伏立康唑（200g，PO，q12h）3个月，每个月至当地医院复查血常规、血沉、肝肾功能及CRP。

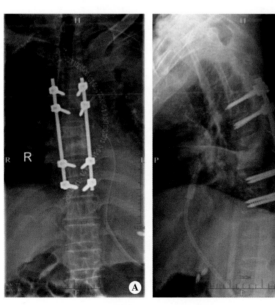

图7-7 $T_{7\sim8}$真菌感染X线正侧位片（2019.08.26）

$T_{7\sim8}$椎体真菌性脊柱炎内固定术后，脊柱无明显畸形，内固定物位置好

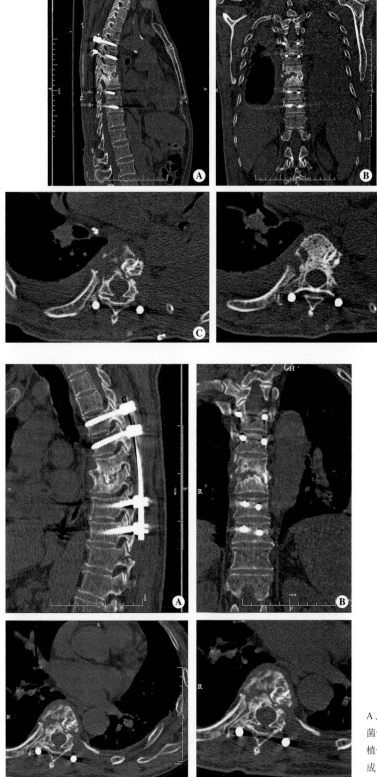

图 7-8 T$_{7\sim8}$ 真菌感染
CT（2019.08.26）

A、B. 矢状位及冠状位显
示 T$_{7\sim8}$ 椎体真菌性脊柱
炎内固定术后，内固定
在位，植骨块位置良好；
C、D. 横断位显示 2 根肋
骨植骨块位置可，未突入
椎管压迫脊髓

图 7-9 T$_{7\sim8}$ 真菌感染 CT
（2019.11.27）

A、B. 矢状位及冠状位显示 T$_{7,8}$ 椎体真
菌性脊柱炎内固定术后，内固定在位，
植骨块部分融合，T$_{7\sim8}$ 椎体前缘骨桥形
成；C、D. 横断位显示 2 根肋骨植骨块
位置可，植骨块部分融合，未突入椎管
压迫脊髓

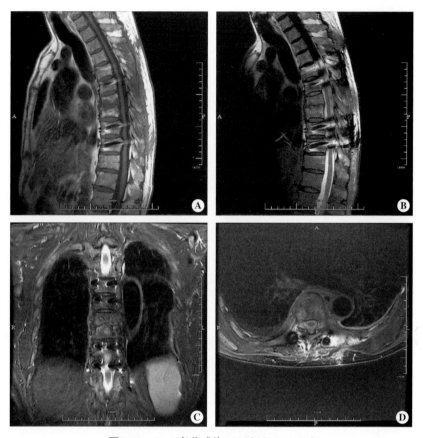

图7-10 T$_{7\sim8}$真菌感染MRI（2019.11.27）

A. 矢状位T$_1$WI像；B. 矢状位T$_2$WI像；C. 冠状位；D. 横断位。见T$_{7\sim8}$骨质无进一步破坏，椎旁脓肿吸收，植骨块部分融合

2020年5月11日，出院9个月后患者再次至门诊复查，血沉及CRP正常，胸椎CT提示：T$_{7\sim8}$椎体真菌性脊柱炎术后内固定改变，左侧部分肋骨缺如，肋骨植骨块融合，椎体前缘及侧方骨桥形成（图7-11）。胸椎MRI提示：T$_{7\sim8}$椎旁脓肿基本吸收，脓肿较前（2019.11.27）明显好转，脊髓无受压，内固定位置良好（图7-12）。医嘱予停用伏立康唑。

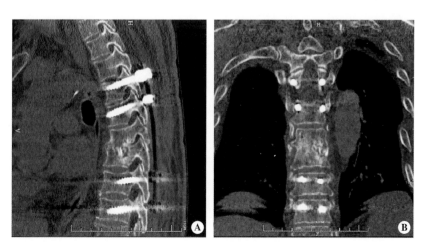

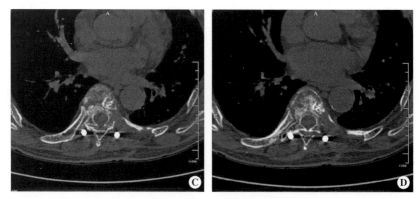

图 7-11 $T_{7\sim8}$ 真菌感染 CT（2020.05.11）

A、B. 矢状位及冠状位显示 $T_{7\sim8}$ 椎体真菌性脊柱炎内固定术后，内固定在位，植骨块融合，$T_{7\sim8}$ 椎体前缘及侧方骨桥形成；

C、D. 横断位显示 2 根肋骨植骨块位置可，植骨块融合，未突入椎管压迫脊髓

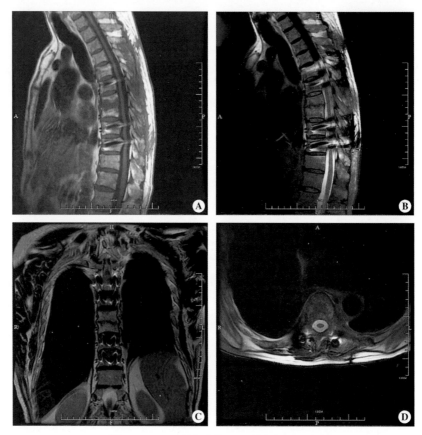

图 7-12 $T_{7\sim8}$ 真菌感染 MRI（2020.05.11）

A. 矢状位 T_1WI 像；B. 矢状位 T_2WI 像；C. 冠状位；D. 横断位。见 $T_{7\sim8}$ 脓肿基本吸收，较 2019 年 11 月 27 明显好转，植骨融合

【讨论与分析】　真菌性脊柱炎症状不典型，与化脓性脊柱炎和脊柱结核的临床表现相似，鉴别诊断困难，诊断往往被延误，甚至出现漏诊、误诊等情况。同时由于真菌的致病力相对较弱，其影像学表现缺乏特异性改变，与其他病原菌感染难以鉴别，目前缺乏真菌性脊柱炎相关影像学表现的报道。本案例患者入院时 CRP 正常，血沉轻微升高，

影像学表现为有限的骨破坏，脓肿相对较少，为单节段的感染，既往无真菌感染病史，也没有免疫抑制、胃肠外营养、血液透析、糖尿病或长期使用抗生素等危险因素，给诊断造成了一定的困难。穿刺活检及组织病理学检查是诊断真菌性脊柱炎的金标准。当怀疑患者有脊柱感染时，穿刺活检应作为首选的有创性诊断手段。本例患者在外院根据病史、临床表现和影像学检查结果初步诊断为 $T_{7\sim8}$ 结核且予诊断性抗结核治疗，而未行穿刺活检及组织病理学检查，笔者在此仍建议优先行穿刺活检明确诊断，而非诊断性抗结核治疗。

穿刺活检包括CT引导下经皮穿刺活检、C臂机透视下穿刺活检和手术开放活检。与术中活检相比，穿刺活检的侵入性较小，恢复时间较快，但标本数量不足。本案例患者穿刺后的结果均为阴性，未能明确诊断，考虑可能与获取的标本数量不足有一定关系。当多次活检仍不能明确病原学诊断、活检阴性但神经功能受损严重和难以通过穿刺获得病灶组织时，可以考虑开放手术活检。开放手术活检可从感染部位获得足量的组织样本，以便更好地诊断病原体，但对患者的创伤也较大。本例患者有手术指征，经抗结核治疗2周后行开放手术治疗，术中标本培养：黄曲霉（++），同时药敏试验结果提示伏立康唑敏感，为后续的诊断与治疗奠定了基础。

目前尚无黄曲霉菌性脊柱炎的确切发病率。2002年，欧洲癌症研究和治疗组织/真菌病研究组（European Organization for the Research and Treatment of Cancer/Mycosis Study Group，EORTC/MSG）为侵袭性真菌病的诊断定义了一组宿主危险因素，这些因素包括：严重的中性粒细胞减少（<500/mm³）持续至少10天；接受异种造血干细胞移植者；长期使用糖皮质激素者［最小剂量相当于0.3mg/（kg·d）的泼尼松持续>3周］；过去3个月曾使用可以抑制T细胞免疫功能的治疗，如使用环孢素、TNF-α受体阻滞剂、特异性单克隆抗体或核苷类药物；获得性免疫缺陷者。中性粒细胞长期以来被认为是最重要的具有抗曲霉菌活性的免疫细胞。中性粒细胞的募集取决于肺上皮细胞18和CARD9（含有半胱天冬酶募集结构域的蛋白9）信号的趋化因子释放，后一种途径的缺陷导致肺外曲霉病。

治疗黄曲霉菌感染的药物主要有两类：多烯类（包括两性霉素）和唑类（氟康唑和伏立康唑）。伏立康唑是第二代唑类抗真菌药，主要用于治疗侵袭性曲霉病，国外经验提示该药耐受性好。近年来，出现了一种新型的抗真菌药卡泊芬净，该药主要用于对两性霉素和伊曲康唑治疗无效的侵袭性曲霉病。美国传染病学会指南推荐伏立康唑作为治疗侵袭性曲霉病的首选药物，而伊曲康唑和卡泊芬净则作为补救性治疗药物，抗真菌治疗的最短疗程为6~12周。大多数情况下，真菌性脊柱炎的治疗包括抗真菌治疗和外科清创术。在没有手术切除的情况下，停药后曲霉菌性骨髓炎的复发相对普遍，然后恢复抗真菌治疗，并继续进行更长的疗程，以获得完全或部分缓解。手术似乎具有减少或消除足够数量的受感染骨组织的作用，从而在抗真菌治疗停止后显著降低复发感染的可能性。有研究表明，抗真菌药物与手术联合治疗在缓解患者症状、阻止疾病进展及改善患者预后等方面都比单一治疗更有效。本案例患者术后继续口服伏立康唑9个月后停药，未再复发，预后良好。

| 病 例 2 |

【病史】 患者，男性，67岁，因"腰痛反复3月余，发热2天"，以"L₃椎体骨质破坏待查"收入院。患者3月余前无明显诱因下感腰痛，前往某医院就诊，X线片显示腰椎退行性变。当时未做特殊处理，考虑"腰椎退行性变"，给予口服消炎镇痛药，膏药外敷后腰痛稍有缓解。10天前再次感腰痛加重，2天前无明显诱因下发热，体温最高时38℃，来本院发热门诊就诊，查CRP为108.82mg/L，腹部CT示$L_{2\sim3}$椎体骨质破坏（图7-13）。专科查体：$L_{2\sim3}$椎体棘突压痛，叩击痛阳性，椎旁软组织压痛阳性。

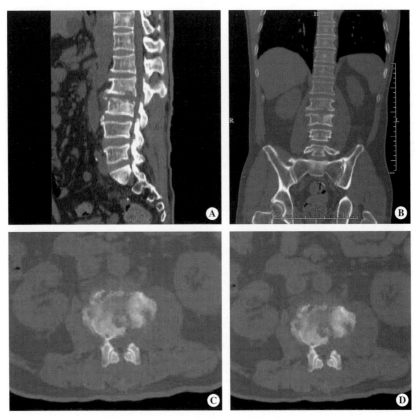

图7-13 $L_{2\sim3}$真菌感染CT（2020.12.20）

A、B. 矢状位及冠状位示$L_{2\sim3}$椎体骨质破坏，椎间隙变窄，腰椎边缘骨质增生；C、D. 横断位示$L_{2\sim3}$椎体骨质破坏，破坏边缘硬化，周围软组织肿胀

【诊疗经过】

1. 入院实验室检查 T-SPOT阴性；白细胞计数9.5×10^9/L；血沉69.00mm/h；C反应蛋白89.37mg/L；G试验：＜5.0pg/ml；GM试验：0.13。

2. 入院影像学检查 行腰椎CT检查（图7-13）和腰椎MRI检查（图7-14），结果如下。

2020年12月20日患者入院后，考虑患者$L_{2\sim3}$椎体感染可能，但无细菌学及药敏试验结果参考，结合血T-SPOT阴性、高热，暂不考虑结核，首先考虑化脓性脊柱炎，未诊断性抗感染治疗，优先行穿刺活检明确诊断。

2020年12月25日在局麻下行"$L_{2\sim3}$椎体骨质破坏穿刺活检术"，术中穿刺工具到达L_3椎体上缘及$L_{2\sim3}$椎间隙病灶，并取出少许坏死组织、炎性组织及灌洗液。

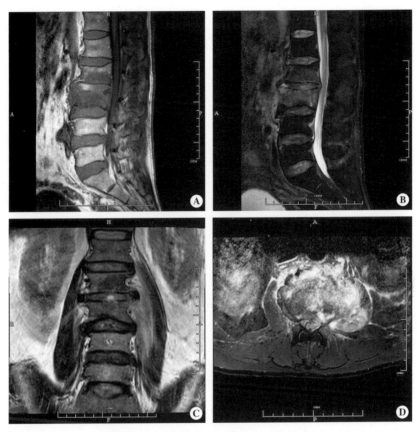

图7-14　$L_{2\sim3}$真菌感染MRI（2020.12.24）

A～C. 矢状位T_1WI、矢状位T_2WI及冠状位示$L_{2\sim3}$椎体变扁，内呈片状长T_1长T_2异常信号，椎间隙略变狭窄；D. 横断位示L_3椎体病变，椎旁脓肿形成，周围肌肉及软组织肿胀

3. 穿刺活检结果

（1）病理学结果报告：（L_3椎体病灶）送检组织两块，大者为破碎骨组织伴退变坏死，炎性纤维组织增生，未见典型肉芽肿性炎及凝固性坏死，请结合临床及实验室检查；小者为碎骨、骨髓组织增生伴挤压、凝血，未见典型肉芽肿性炎及凝固性坏死。

（2）宏基因组二代测序（mNGS）：白念珠菌，序列数11。

（3）非特异性病原菌培养结果：真菌培养+药敏提示白假丝酵母菌（白念珠菌）。药敏提示：氟胞嘧啶≤4mm，两性霉素B≤0.5mm，氟康唑≤1mm，伊曲康唑≤0.125mm，伏立康唑≤0.06mm。

（4）特异性病原菌培养结果：结核分枝杆菌960液体培养阴性；Gene-Xpert阴性；结核/非结核分枝杆菌DNA阴性，结核分枝杆菌RNA阴性。

4. 最终诊断　$L_{2\sim3}$真菌性脊柱炎。

5. 治疗方案

（1）药物治疗：大扶康（氟康唑氯化钠注射液）0.4g ivgtt qd。

（2）手术治疗：2021年1月12日，患者抗真菌治疗2周后，血化验：血沉120.00mm/h；白细胞计数7.9×10⁹/L；CRP 74.40mg/L。抗真菌治疗后CRP有所下降，但患者仍感觉腰背部疼痛明显，翻身活动困难，经科室讨论后，考虑患者病灶范围小、骨质破坏较轻，予微创手术进行病灶清除并置管冲洗引流。

2021年1月14日在全麻下行"椎间孔镜下L$_{2\sim3}$椎体病灶清除+置管冲洗引流术"，术中见L$_{2\sim3}$椎间隙炎性肉芽增生明显。术后真菌培养+药敏提示：白假丝酵母菌。药敏提示：氟胞嘧啶≤4mm，两性霉素B≤0.5mm，氟康唑≤1mm，伊曲康唑≤0.125mm，伏立康唑≤0.06mm。结核XPert阴性；结核分枝杆菌RNA阴性，结核/非结核分枝杆菌DNA阴性。继续予大扶康（氟康唑氯化钠注射液）0.4g ivgtt qd抗真菌治疗。术后复查腰椎MRI（图7-15）示L$_{2\sim3}$椎体感染性病变伴周围脓肿形成，较前略吸收；椎间隙置管在位。2021年1月19日血化验：CRP 47.91mg/L；血沉82.00mm/h；白细胞计数10.0×10⁹/L。2021年1月23日血化验：CRP 35.07mg/L；血沉79.00mm/h；白细胞计数6.3×10⁹/L。治疗2周后患者体温正常，于术后14天拔除进水管，术后17天拔除引流管，腰背部疼痛明显缓解，于2021年2月4日带药出院。

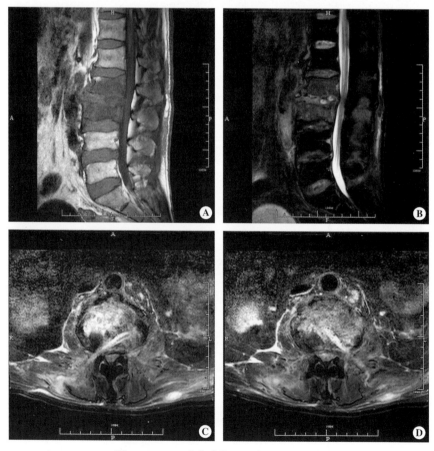

图7-15 L$_{2\sim3}$真菌感染MRI（2021.01.14）

A、B. 矢状位T$_1$WI及T$_2$WI示L$_{2\sim3}$椎体感染，较2020.12.24略吸收；C、D. 横断位示L$_{2\sim3}$椎间隙双侧置管在位，椎旁脓肿较前略吸收

2020年3月8日，出院1个月后患者回门诊复查，血沉及CRP正常，查腰椎CT（图7-16）示L$_{2\sim3}$椎间隙稍变窄，软组织肿胀较前减轻。腰椎MRI（图7-17）示L$_{2\sim3}$椎旁脓肿较前有吸收、好转，脊髓无受压。

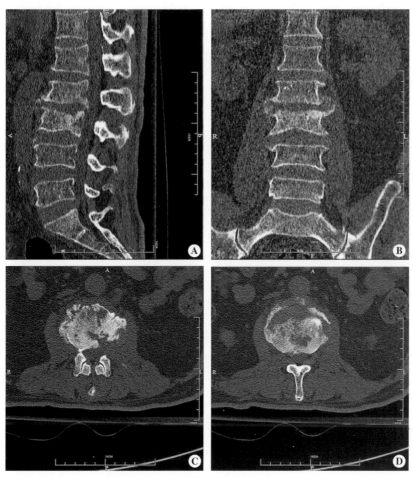

图7-16 L$_{2\sim3}$真菌感染CT（2021.03.08）

A、B. 矢状位及冠状位示L$_{2\sim3}$椎体椎间隙变窄，腰椎前缘及侧方骨桥形成；C、D. 横断位示L$_{2\sim3}$椎体骨质破坏，周围软组织肿胀较前减轻，局部骨质硬化

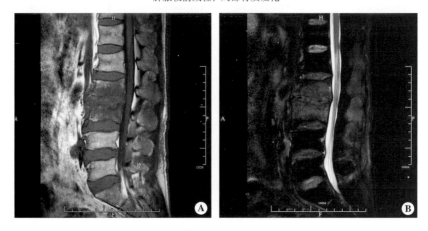

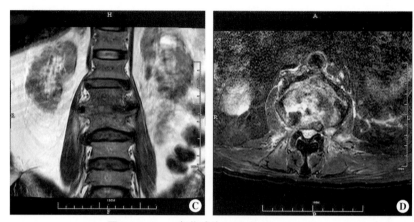

图7-17　L$_{2\sim3}$真菌感染MRI（2021.03.08）

A～C. 矢状位T$_1$WI、矢状位T$_2$WI及冠状位示L$_{2\sim3}$椎体椎间隙变窄，脓肿较前有吸收、好转，脊髓无受压；D. 腰椎MRI横断位示L$_3$椎体周围软组织肿胀较前减轻，椎旁脓肿较前明显吸收

2021年6月28日，出院4个月后患者回门诊复查，血沉及CRP正常，腰椎MRI（图7-18）示L$_{2\sim3}$椎体感染伴周围软组织肿胀，较前椎旁稍有好转，腰椎退行性变，嘱继续口服药物治疗，每个月至当地医院复查血常规、血沉、肝肾功能及CRP。

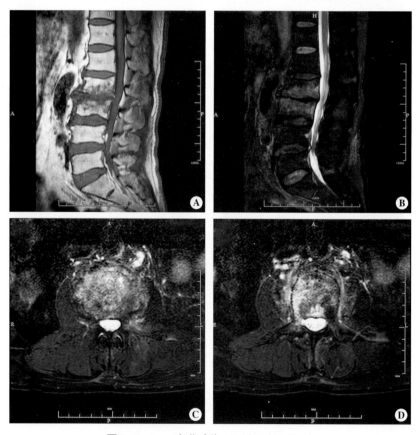

图7-18　L$_{2\sim3}$真菌感染MRI（2021.06.28）

A、B. 矢状位T$_1$WI及T$_2$WI示L$_{2\sim3}$椎体椎间隙变窄，脓肿较前略吸收，脊髓无受压；C、D. 横断位示L$_{2\sim3}$椎体周围软组织肿胀较前略减轻

　　2021年11月1日，出院9个月后患者再次回门诊复查，血沉及CRP正常，腰椎X线、CT及MRI（图7-19～图7-21）示脊柱稳定性好，病变椎体周围骨桥形成，$L_{2～3}$椎体感染伴周围软组织肿胀较前椎旁明显好转，腰椎退行性变，嘱停药。

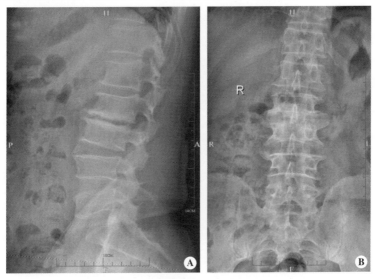

图7-19　$L_{2～3}$真菌感染X线（2021.11.01）

A. 侧位片示$L_{2～3}$椎间隙变窄，对应面骨质硬化，椎体前缘骨桥形成，腰椎生理曲度存在；B. 正位片示$L_{2～3}$侧弯骨桥形成，无明显腰椎侧弯，腰椎退行性改变

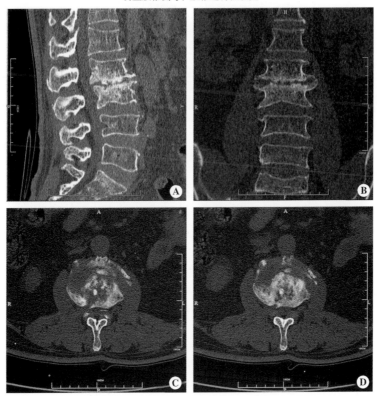

图7-20　$L_{2～3}$真菌感染CT（2021.11.01）

A、B. 矢状位及冠状位示$L_{2～3}$椎体椎间隙变窄，腰椎前缘及侧方骨桥形成；C、D. 横断位示$L_{2～3}$椎体骨质破坏，周围软组织肿胀较前减轻，局部骨质硬化

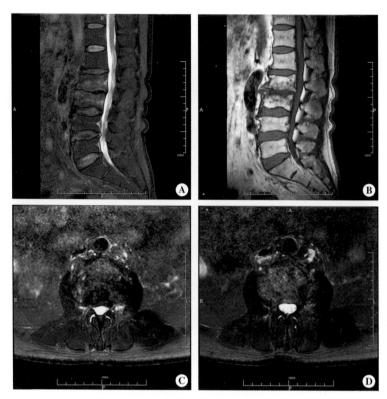

图7-21 $L_{2\sim3}$真菌感染MRI（2021.11.01）

A、B. 矢状位T_1WI及T_2WI示$L_{2\sim3}$椎体椎间隙变窄，脓肿较前明显吸收，脊髓无受压，信号趋于正常；C、D. 横断位示$L_{2\sim3}$椎体周围软组织肿胀较前明显减轻

【讨论与分析】　目前念珠菌的诊断仍较为困难，血培养、G试验等均存在一定不足，但多种新型诊断技术正在不断探索与研究。T2Candida是指基于T2MR技术和PCR的方法，检测板可以直接从血液中检测真菌病原体，加快针对性治疗，降低治疗费用。其关键临床试验表明，T2Candida在3～5h内就能得到结果，白念珠菌芽管抗体（CAGTA）测定、临床标本的PCR检测、mNGS检测等已逐渐应用于侵袭性念珠菌病的诊断，甚至被指南推荐作为临床诊断方法。本例患者G试验及GM试验均为阴性，T-SPOT阴性，结合患者有发热史，C反应蛋白及血沉非常高，诊断上优先考虑化脓性脊柱炎可能。入院后第2天完善磁共振检查后提示：$L_{2\sim3}$椎体感染伴椎旁脓肿形成。患者前期未予任何抗感染治疗，遵循穿刺活检应作为首选的有创性诊断手段的原则，未予诊断性抗感染治疗。入院后第5天行穿刺活检术。术后第3天穿刺活检提示：白假丝酵母菌（白念珠菌）。药敏提示：氟胞嘧啶≤4mm，两性霉素B≤0.5mm，氟康唑≤1mm，伊曲康唑≤0.125mm，伏立康唑≤0.06mm。mNGS提示：白念珠菌，序列数11。因此，可以初步诊断为真菌性脊柱炎。

目前指南推荐棘白菌素类、氟康唑、两性霉素B脂质体等用于侵袭性念珠菌病的治疗。但多项研究发现：初始接受氟康唑治疗的念珠菌血症患者中，多数为不适当的治疗（56%为非白念珠菌感染，10.6%为氟康唑耐药菌感染）；此外，在接受氟康唑或棘白菌素类药物经验性治疗的ICU非粒缺患者中，最终未获得显著的生存获益，加之念珠菌菌种和药敏试验结果各异，治疗药物选择和预后也有所不同，因此菌种的鉴定和药敏试验十分重要，如克柔念珠菌对氟康唑天然耐药，葡萄牙念珠菌对两性霉素B天然耐药，光滑念珠菌对常用唑类抗真菌药物敏感性下降，甚至对棘白菌素类药物耐药也有报道，耳念珠菌呈多重耐药。此外，每种抗真菌药物均有其独特的理化特性、抗菌药物的药代动力学（pharmacokinetics，PK）/药效动力学（pharmacodynamics，PD）特点，以及不同程度的不良反应，加之许多真菌感染高危患者常合并其他疾病，需要接受多种药物治疗，因此关注药物间相互作用也极其重要。同时，应积极治疗可能存在的基础疾病，调节机体免疫功能。

本例患者抗真菌治疗2周后CRP有所下降，但患者仍感觉腰背部疼痛明显，翻身活动困难，考虑患者病灶范围小，脓肿主要局限于椎间隙，骨质破坏较轻，脊柱稳定性好，同家属充分沟通后行椎间孔镜下$L_{2\sim3}$椎体病灶清除+置管冲洗引流术，术中送检细菌培养提示白假丝酵母菌，药敏提示氟胞嘧啶≤4mm，两性霉素B≤0.5mm，氟康唑≤1mm，伊曲康唑≤0.125mm，伏立康唑≤0.06mm，穿刺及本次术中标本培养均提示白假丝酵母菌，进一步明确了诊断，根据药敏结果继续予大扶康针治疗。后续患者疼痛、炎症指标及影像学均逐渐好转。

近年来，随着脊柱内镜技术的进步和微创理念的不断发展，经皮内镜下病灶清创引流（PEDD）术在胸腰椎感染性疾病中得到了一定程度的应用。Iwata等对4例真菌感染行PEDD术患者的统计研究表明所有患者术后疼痛得到即刻缓解，感染均得到治愈；Yang等报道称PEDD术在致病菌鉴定上准确率高达90.5%，感染控制率达86%，除2例在病灶节段处遗留感觉异常外，所有患者均取得了令人满意的恢复及疼痛症状的缓解，未发现其他相关术后并发症。结合笔者的经验，认为PEDD术具有以下优势：①通过这种技术可以在内镜的直视下获取足够多的病变组织及脓液送微生物学检测，尤其是对于诊断不明确的患者，能为进一步治疗提供诊断依据；②对椎间盘及硬膜外感染、坏死组织，邻近椎板的死骨实现安全又精准的清除，最大限度降低致病菌浓度，减少细菌毒性反应，有利于药物进入病灶组织，改善椎间局部感染部位低渗透性和缺氧状况，增强抗菌效果；③通过降低椎间盘内压及解除硬膜外脓肿对神经的压迫可以使患者腰背部及下肢放射性疼痛得到即刻缓解；④微创性的经皮经椎间孔入路，无须破坏椎旁肌肉及棘突、椎板等脊柱后柱结构，对脊柱稳定性的影响较小；⑤在内镜直视下行置管对冲引流术，局部应用抗感染或抗结核药物，有利于局部杀菌，并通过负压引流对感染区域的致病菌及脓肿进行持续引流，防止局部堆积成为病灶的培养基，促进胸腰椎感染的控制和治愈。

Tsai Sheng-Fu等研究认为PEDD术对于脊柱感染早期或合并严重内科疾病的患者，相较于开放手术是一个良好的替代，更应该被优先考虑。Chen等研究认为PEDD术治疗椎旁脓肿及术后复发感染均有良好的临床疗效，但是对于多节段脊柱感染不管从手术操作还是临床预后上均不理想。结合笔者的经验，我们认为PEDD术治疗胸腰椎真菌性脊柱炎的适应证包括：①单节段椎间隙内感染性病灶；②后纵韧带下或突入椎管内的炎性病灶，范围不超过椎间隙头或尾侧15mm，神经功能Frankel C级以下；③椎旁脓肿局限在破坏椎体旁边，无腰大肌内远处流注脓肿形成；④椎体内局限性炎性病灶，脓肿或死骨形成，椎体破坏不超过椎体的1/3；⑤高龄、内科合并症多、全身情况差难以耐受开放手术者；⑥脊柱后凸畸形不重，矢状面Cobb角＜10°。因此，采取PEDD术治疗胸腰椎真菌性脊柱炎，术前需要对患者的影像学资料进行仔细评估，明确病变部位、节段、脓肿范围、神经功能和矢状面Cobb角，以免造成手术困难或失败，需要进一步开放手术治疗。

| 病 例 3 |

【病史】 患者，男性，64岁，因"腰痛伴右下肢疼痛、麻木4月余"，以"胸腰椎多发结核"入院。患者于4月余前无明显诱因下出现腰部疼痛伴右下肢疼痛、麻木，当时无畏寒、寒战，无咳嗽咳痰及肢体麻木等不适，予口服药物治疗，效果欠佳，在当地医院住院治疗，住院期间查腰椎MRI提示：考虑$T_{11～12}$对应椎体缘凹陷伴终板退变，T_9、T_{12}、L_1椎体内血管瘤，腰椎退行性变，椎体多发许莫氏结节。检验：T-SPOT阳性，考虑结核可能，予以利福平＋异烟肼＋吡嗪酰胺抗结核治疗。专科查体：脊柱居中，腰椎轻度后凸畸形，$L_{3～5}$椎体棘突轻压痛，叩击痛阳性。

个人史：追问病史，患者既往有肺结核病史。

【诊疗经过】

1. 入院实验室检查　T-SPOT阳性；白细胞计数$6.3×10^9$/L；血沉76mm/h，CRP 37.72mg/L；结核抗体3项：结核抗体-LAM 阳性，结核抗体-16kDa 阴性，结核抗体-38kDa阳性。

2. 入院影像学检查　行腰椎X线检查（图7-22）、CT检查（图7-23）和增强MRI检查（图7-24）。

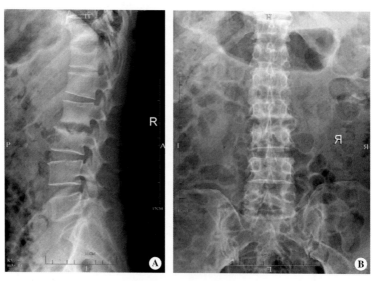

图7-22　$T_{11～12}$及$L_{2～3}$真菌感染正侧位片（2020.05.16）

A. 腰椎侧位片，$T_{11～12}$及$L_{2～3}$椎体近椎间盘处可见片状硬化骨及骨皮质毛糙，椎间隙未见明显狭窄；B. 腰椎正位片示$L_{2～3}$右侧骨桥形成，腰椎无明显侧弯

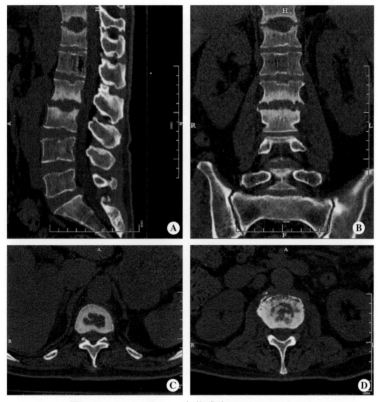

图7-23　$T_{11\sim12}$及$L_{2\sim3}$真菌感染CT（2020.05.16）

A、B. 矢状位及冠状位示$T_{11\sim12}$及$L_{2\sim3}$椎体相邻缘骨质破坏，椎间隙相对增宽，破坏边缘骨质密度明显增高；C、D. 横断位示$L_{2\sim3}$周围软组织肿胀不明显

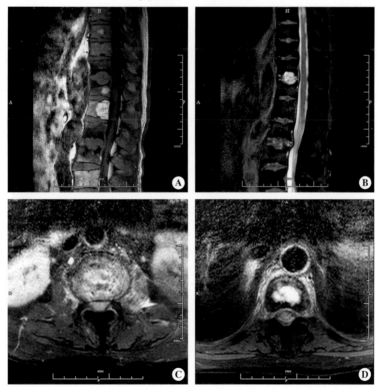

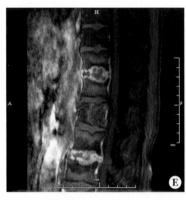
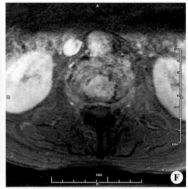

图7-24 T$_{11\sim12}$及L$_{2\sim3}$真菌感染增强MRI（2020.05.18）

A、B. 矢状位示T$_{11\sim12}$及L$_{2\sim3}$椎体相对缘骨质破坏，椎间隙增宽，病灶T$_1$WI等信号，T$_2$WI高信号；C、D. 横断位示T$_{11\sim12}$及L$_{2\sim3}$椎旁软组织略肿胀；E、F. 矢状位及横断位增强示T$_{11\sim12}$及L$_{2\sim3}$椎间隙明显强化，有较厚的脓壁形成

2020年5月16日患者入院后，考虑患者T$_{11\sim12}$及L$_{2\sim3}$椎体结核可能，患者入院前在外院已予HRZE抗结核治疗2周，完善影像学相关检查后，未见明显脓肿，破坏范围比较局限，无细菌学及药敏试验结果参考。经科室讨论后，优先行穿刺活检明确诊断。

2020年5月19日在局麻下行"L$_{2\sim3}$椎体骨质破坏穿刺活检术"，术中穿刺工具到达L$_3$椎体上缘及L$_{2\sim3}$椎间隙病灶，并取出少许坏死组织、炎性组织及灌洗液。

3. 穿刺活检结果

（1）病理检查结果：L$_3$椎体病灶纤维软骨、炎性纤维组织增生伴坏死，未见典型肉芽肿性炎。

（2）宏基因组二代测序（mNGS）：曲霉菌（烟曲霉），序列数6。

（3）非特异性病原菌培养结果：阴性。

（4）特异性病原菌培养结果：结核分枝杆菌960液体培养阴性，Gene-Xpert阴性，结核/非结核分枝杆菌DNA阴性，结核分枝杆菌RNA阴性。

4. 最终诊断 T$_{11\sim12}$及L$_{2\sim3}$真菌性脊柱炎（烟曲霉菌感染）。

5. 治疗方案 2020年5月25日停用HRZE抗结核治疗方案，更改为伏立康唑（200mg，ivgtt，q12h）抗真菌治疗，之后定期复查检验。①2020年5月30日：血沉65mm/h；白细胞计数4.8×10^9/L，CRP 28.43mg/L；②2020年6月5日：血沉62mm/h，白细胞计数5.1×10^9/L，CRP 11.07mg/L；③2020年6月10日：血沉49mm/h，白细胞计数4.9×10^9/L，CRP 4.46mg/L。患者抗真菌治疗2周后腰背部疼痛明显缓解，考虑患者脊柱稳定性尚可，建议口服药物保守治疗，于2020年6月7日带药（伏立康唑200mg，PO，q12h）出院。

2020年8月8日，出院2个月后患者回门诊复查，检验报告：血沉32mm/h，白细胞计数4.5×10^9/L，CRP 3.65mg/L。腰椎正侧位片（图7-25）示：腰椎曲度变直，T$_{11\sim12}$及L$_{2\sim3}$椎体感染性病变，较前有所好转；腰椎MRI（图7-26）示：T$_{11\sim12}$及L$_{2\sim3}$椎体感染性病变，较前有所好转。

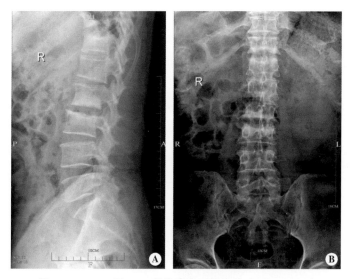

图 7-25 $T_{11\sim 12}$ 及 $L_{2\sim 3}$ 真菌感染正侧位片（2020.08.08）

A. 腰椎侧位片示 $T_{11\sim 12}$ 及 $L_{2\sim 3}$ 椎体近椎间盘处可见片状硬化骨及骨皮质毛糙，椎间隙未见明显狭窄；B. 腰椎正位片示 $L_{2\sim 3}$ 右侧骨桥形成，腰椎无明显侧弯

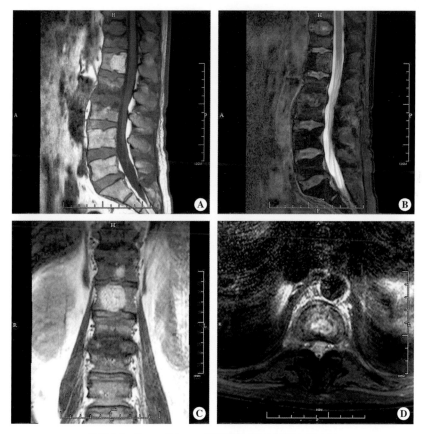

图 7-26 $T_{11\sim 12}$ 及 $L_{2\sim 3}$ 真菌感染 MRI（2020.08.08）

A～C. 矢状位及冠状位示 $T_{11\sim 12}$ 及 $L_{2\sim 3}$ 椎体相对缘骨质破坏，椎间隙增宽，炎性渗出情况较前有所好转；D. 横断位示 $L_{2\sim 3}$ 椎旁软组织略肿胀

2021年1月7日，出院7个月后患者再次回门诊复查，检验结果：血沉24mm/h，白细胞计数$5.4×10^9$/L，CRP 6.30mg/L。胸腰椎正侧位（图7-27）：$L_{2~3}$椎间隙变窄，前缘及侧方骨桥形成。腰椎椎体CT（图7-28）：$L_{2~3}$椎间隙狭窄，L_2椎体下1/2及L_3椎体上1/2骨质硬化，椎旁软组织未见明显肿胀，椎管未见狭窄，右侧骨桥形成。腰椎椎体增强MRI（图7-29）：$T_{11~12}$及$L_{2~3}$椎体感染性病变明显好转，脓肿基本吸收，嘱停用伏立康唑片。

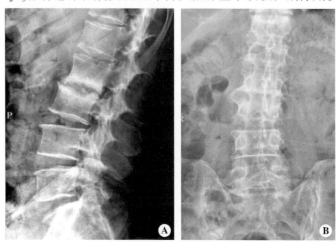

图7-27 $T_{11~12}$及$L_{2~3}$真菌感染正侧位片（2021.01.07）

A. 胸腰椎侧位片示$T_{11~12}$及$L_{2~3}$椎体近椎间盘处可见片状硬化骨及骨皮质毛糙，椎间隙变窄，前缘骨桥形成；B. 胸腰椎正位片示$L_{2~3}$右侧骨桥形成，腰椎无明显侧弯

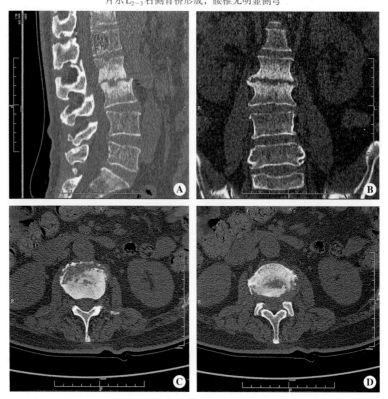

图7-28 $T_{11~12}$及$L_{2~3}$真菌感染CT（2021.01.07）

A、B. 矢状位及冠状位显示$L_{2~3}$椎体相邻缘骨质破坏，椎间隙变窄，破坏边缘骨质密度增高，骨桥形成；C、D. 横断位显示$L_{2~3}$周围软组织肿胀不明显

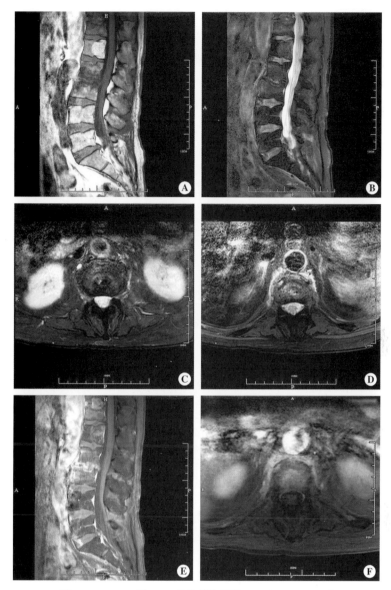

图7-29　$T_{11\sim12}$及$L_{2\sim3}$真菌感染增强MRI（2021.01.08）

A、B. 矢状位示$T_{11\sim12}$及$L_{2\sim3}$椎体部分骨质破坏，椎间隙变窄，T_2WI像炎性渗出已基本吸收，信号趋于正常；C、D. 横断位示$T_{11\sim12}$及$L_{2\sim3}$椎旁软组织无明显肿胀；E、F. 矢状位及横断位增强示$T_{11\sim12}$及$L_{2\sim3}$椎间隙略有强化

【讨论与分析】　在发展中国家，结核病是90%以上曲霉菌瘤的诱发因素，而且曲霉菌瘤可能使结节病、其他真菌感染和其他空洞性肺部疾病复杂化。在50%～90%的患者中可见轻度、自限性咯血是曲霉菌瘤的典型表现。然而，偶尔咯血也会很严重，甚至危及生命。空洞性结核病恢复的患者中有20%在3年内发展为曲霉菌瘤。本例患者既往有肺结核病史，且2个月前在外院行肺部肿瘤手术，考虑可能是肺结核引起的烟曲霉菌在肺腔中的定植和增殖。对脊柱感染部位穿刺或活检获取的无菌部位标本进行真菌镜检、培养，以及组织标本的病理学检查和培养仍是确诊的金标准。但需要通过侵入性手段获取标本，培养耗时较长，且存在较高的假阳性、假阴性等问题，这些都限制了其临床早期诊断的

应用。目前分子生物学检查（PCR、mNGS）已经在临床实践中广泛应用，其中PCR在曲霉菌和念珠菌感染病理标本中有确诊价值；mNGS在我国正在普及，可以作为病原学诊断的依据；mNGS给临床提供了一种具有高敏感性和特异性的病原微生物检测方法，具有划时代的意义。但对于烟曲霉需要注意的是，曲霉菌细胞壁厚，破壁困难，核酸不易释放，可造成假阴性；在湿实验流程（比如建库）中容易引入环境真菌或试剂中真菌核酸（如灰绿曲霉）的污染，造成假阳性；还有就是真菌基因组数据库不全，很多真菌缺乏全基因组数据（识别不出），且在公开的数据库中真菌序列经常存在人源序列的污染（识别错误）。

本案例患者行mNGS提示曲霉菌（烟曲霉），序列数6，综合考虑患者的既往病史、症状、体征、影像学表现及诊断性抗结核治疗后效果欠佳，修正诊断为烟曲霉菌性脊柱炎。目前对于mNGS阳性结果的判读，我们的建议是：若mNGS结果符合患者的临床表现和其他实验室检查，推荐根据mNGS结果指导临床决策。若患者mNGS结果阳性且符合临床表现，但缺乏除mNGS结果外的其他实验室支持证据，则应进行PCR验证，并进一步完善传统实验室检查加以验证。若患者mNGS结果阳性，但临床表现或实验室检查不支持该结果，则不能仅根据mNGS结果进行诊断，而应以传统实验室检查结果为首要临床参考依据。

目前已获得认可的一线治疗方案包括伏立康唑和两性霉素，二线治疗方案包括伊曲康唑和卡泊芬净。IDSA 2016年推荐曲霉菌病治疗方案如下：首选伏立康唑，而两性霉素B用于对伏立康唑不能耐受或复发者。氟康唑对于烟曲霉天然耐药而不能用于治疗曲霉病。伏立康唑首日6mg/kg，q12h，继以4mg/kg，q12h。两性霉素B 0.7～1mg/（kg·d）或两性霉素B脂质体3～5mg/（kg·d）。卡泊芬净负荷量70mg/m²，维持量50mg/m²（中度以上肝功能不全者减量）。系统性抗真菌治疗最短疗程6～12周，抗真菌治疗持续时间取决于感染部位、基础疾病、对治疗的反应、是否需要进一步免疫抑制，一般要持续到感染的全部症状及体征缓解，影像学异常已稳定。药物治疗后仍迁延不愈，病变局限且能耐受手术时可考虑外科手术切除病变的骨、软骨和软组织。本例患者采用伏立康唑（200mg，ivgtt，q12h），出院后继续口服伏立康唑治疗6个月后症状、影像学表现均获得了良好的结果。

对于真菌性脊柱炎，其影像学特征及临床表现是非特异性的，临床上往往需要与脊柱结核或化脓性脊柱炎相鉴别，真菌性脊柱炎的特点往往是有限的骨质破坏及脓肿的形成。其诊断取决于微生物学和组织病理学检查结果。对于血常规、CRP和PCT不改变或轻微改变，但ESR明显异常的患者，应考虑真菌感染的可能性。此外，还应常规进行血培养，结合多种诊断方法。尽管血培养的阳性率很低，但是当不可能进行组织培养时，它的阳性结果就可以指导抗真菌药物的选择。大部分真菌性脊柱炎可以选择保守治疗。当没有脊柱不稳、脊神经受压症状和进行性恶化时，可考虑单独使用抗真菌治疗。当存在脊柱不稳定、脊神经受压或硬膜外脓肿形成时，建议手术结合抗真菌治疗。

| 病 例 4 |

【病史】 患者，男性，60岁，因"腰背部疼痛伴双下肢乏力半年余"，以"胸椎多发结核"入院。患者半年前出现腰背部疼痛，休息后可缓解，伴双下肢乏力，偶感双下肢麻木。当地医院CT检查示：$T_{2\sim5}$椎体、附件及右侧第2～6肋骨骨密度不均匀，结合病史考虑慢性特殊感染，结核再发可能；胸椎退行性改变；右上胸膜增厚。为进一步治疗，以"上胸椎、肋骨多发结核、肺结核？"入院。专科检查：脊柱居中，胸椎轻度后凸畸形，上胸椎压痛、叩击痛阳性。

个人史：30年前患肺结核病，予规范抗结核治疗后治愈。

【诊疗经过】

1. 入院实验室检查 白细胞计数6.1×10^9/L，血沉115mm/h，CRP 25.42mg/L，T-SPOT（-），结核抗体（-）。

2. 入院影像学检查 胸椎MRI检查（图7-30）、胸椎CT检查（图7-31）及肺部CT检查（图7-32）。

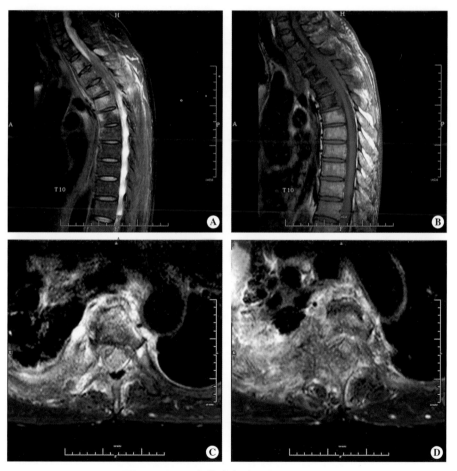

图7-30 $T_{2\sim6}$真菌感染MRI（2017.06.12）

A. 矢状位T_2WI示$T_{2\sim6}$相邻椎体呈高信号，棘突周边软组织高信号改变，但椎间盘形态仍保留；B. 矢状位T_1WI示$T_{2\sim6}$椎体呈低信号；C、D. 横断位示周围软组织肿胀，脓肿形成，椎体及周围和右侧肋骨及周围高信号改变

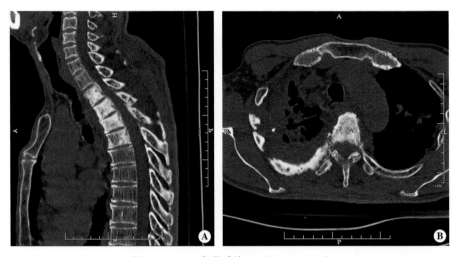

图7-31 T$_{2\sim6}$真菌感染CT（2017.06.12）

A.矢状位示T$_{2\sim5}$椎体及棘突破坏硬化，椎体内骨质破坏，椎间隙略狭窄；B.横断位示胸椎椎体及肋骨骨质破坏及硬化征象

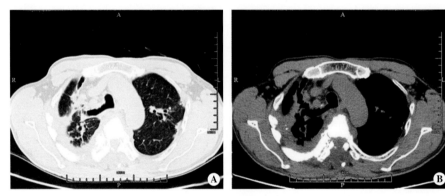

图7-32 肺部CT（2017.06.12）

示右肺弥漫性病变

患者因既往存在肺结核病史，同时考虑肺部病变与胸椎、肋骨存在局部播散关联，结合实验室检查，诊断首先考虑胸椎、肋骨多发结核，同时需进一步排除非结核分枝杆菌感染可能。为进一步明确病原菌，予胸椎穿刺活检明确诊断。

2017年6月14日在局麻下行"T$_{2\sim6}$椎体骨质破坏穿刺活检术"，术中穿刺工具到达T$_5$椎体上缘及T$_{4\sim5}$椎间隙病灶，并取出少许坏死组织、炎性组织及灌洗液。

3. 椎体穿刺活检结果

（1）穿刺病理学结果：（T$_5$椎体）破碎骨小梁间炎性纤维增生，未见肉芽肿染色及坏死，请结合临床。特殊染色结果：抗酸染色（－），PAS染色（－），PAM染色（－），瑞-吉染色（－）。

（2）非特异性病原菌培养结果：阴性。

（3）特异性病原菌培养结果：结核分枝杆菌960液体培养阴性，Gene-Xpert阴性，结核/非结核分枝杆菌DNA阴性，结核RNA阴性。

4. 初步诊断 $T_{2\sim6}$椎体结核。

5. 初期治疗方案 HRZE+左氧氟沙星诊断性抗结核治疗。抗结核治疗3周后，患者血沉、CRP循序下降，但出现下肢神经症状持续加重，剑突以下皮肤感觉减退，肌力进行性下降至3级，肌张力亢进、病理征阳性。

最终在诊断性抗结核治疗3周后，因患者脊髓神经症状加重，于2017年7月11日在全麻下行"上胸椎椎板切开、椎管扩大减压术"，术中见椎管内少量纤维瘢痕组织，未见明显死骨、干酪样坏死物及脓肿。术中再次送病灶内灌洗液进行相关实验室检测，未获得明确病原微生物依据。同时，术中标本病理学结果：（胸椎病灶）少量骨小梁间及边缘间炎性纤维增生伴微化脓灶、浆细胞及单核样细胞浸润，另见胶原纤维组织增生，未见肉芽肿及干酪样坏死，请结合临床。特殊染色：抗酸染色（−），PAS染色（−），PAM染色（−），瑞-吉染色（−）。

根据患者术后病理学检查结果，病理可见微化脓灶，虽实验室检查依旧未明确病原微生物，结合术中肉眼所见，术后修正诊断为上胸椎、肋骨化脓性感染。术后予头孢西丁3.0givgtt q12h+左氧氟沙星0.5givgtt qd抗感染治疗，至患者拆线出院，患者血沉及CRP较术前明显下降，同时患者下肢肌力循序恢复至4级+，皮肤感觉较术前明显好转，肌张力无亢进，病理征消失。患者出院后予左氧氟沙星0.5gPO qd+头孢克洛562.5mg PO bid继续抗感染治疗。

2017年8月10日（术后4周），患者再次出现双下肢肌力进行性下降，同时胸部以下感觉减退，复查血化验提示血沉、CRP再次进行性升高，第二次收入院治疗。入院后鉴于患者诊断性抗结核、抗感染治疗均不显著，进行多学科会诊后，予利奈唑胺（商品名斯沃）600mg ivgtt q12h、伏立康唑（商品名威凡）200mg PO bid，出院后予利奈唑胺600mg PO q12h（抗真菌治疗未予继续）。

2017年12月4日（术后4月余），患者再次因截瘫入院。第二次住院出院后，患者因治疗效果不佳，曾自行求助中医药治疗。

第三次入院查体：双下肢股四头肌肌力1级，屈膝关节肌力0级，踝关节屈伸肌力0级，肋弓以下感觉减退，双下肢肌张力亢进，双下肢腱反射亢进，病理征阳性。

第三次入院实验室检查：白细胞计数6.1×10^9/L，血沉122mm/h，CRP 45.43mg/L，复测T-SPOT（−），结核抗体（−），GM试验（＋）。胸椎MRI（图7-33）示：$T_{2\sim6}$椎体及附件骨质破坏，$T_{2\sim6}$椎体水平椎管狭窄伴相应水平胸髓缺血改变。胸椎CT（图7-34）示：$T_{2\sim6}$椎体、附件及右侧第2~6肋骨多发感染。

患者第三次入院后再次行多学科会诊，诊断考虑排除结核、非结核分枝杆菌感染可能，同时结合患者疾病缓慢进展特点、肺部病灶特点，建议进一步排除真菌感染可能。遂予完善GM试验，最终检测结果提示阳性。为进一步明确诊断，建议行肺部支气管镜检测，患者因既往存在相关检查史，自述难以承受严重的咽喉部反应予拒绝，最终予CT引导下肺部穿刺活检（因肺部活检获取标本有限，仅行组织病理学检查）。

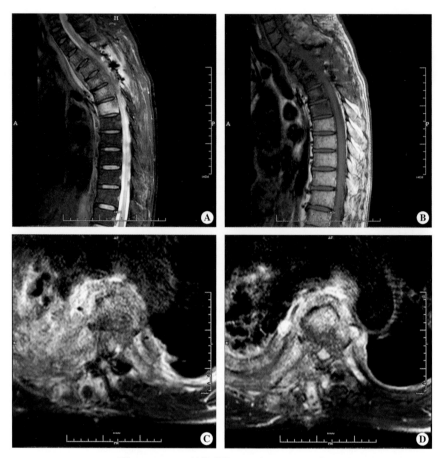

图7-33 T$_{2\sim6}$真菌感染MRI（2017.12.07）

A. 矢状位T$_2$WI示T$_{2\sim6}$椎体及棘突周围呈高信号，较前有进展，椎管内脓肿形成，压迫脊髓；B. 矢状位T$_1$WI示T$_{2\sim6}$椎体和棘突周围呈低信号；C、D. 横断位示周围软组织肿胀，椎旁及椎管内脓肿形成，较前进展明显

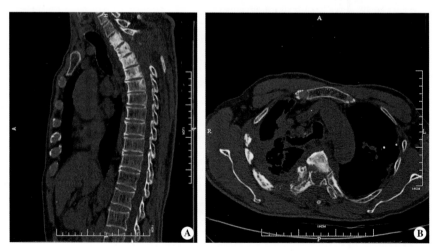

图7-34 T$_{2\sim6}$真菌感染CT（2017.12.08）

A. 矢状位示T$_{2\sim6}$椎体硬化，椎体内骨质破坏，椎间隙略狭窄；B. 横断位示胸椎椎体与肋骨骨质破坏及硬化征象，较前有进展

6. 肺部穿刺活检结果

（1）穿刺病理学结果：（右肺部病灶穿刺组织）慢性肉芽肿性炎伴真菌（曲菌）感染。特殊染色结果：抗酸染色（－），PAS染色（－），PAM染色（－），瑞-吉染色（－）。

（2）非特异性病原菌培养结果：阴性。

（3）特异性病原菌培养结果：结核分枝杆菌960液体培养阴性，Gene-Xpert阴性，结核/非结核分枝杆菌DNA阴性，结核分枝杆菌RNA阴性。

7. 最终诊断 $T_{2\sim6}$真菌性脊柱炎（烟曲霉菌感染）。

8. 治疗方案 2017年12月22日更改为伏立康唑（200mg，PO，q12h）抗真菌治疗。后复查。2017年12月28日：血沉83mm/h，白细胞计数6.9×10^9/L，CRP 69.17mg/L。患者抗真菌治疗1周后于2017年12月29日带药（伏立康唑200mg，PO，q12h）出院。嘱1个月后回院复查血常规、血沉、肝肾功能与CRP、胸椎MRI及CT。

2018年2月9日，患者回院复查，肋弓以下感觉较前好转，双下肢肌力恢复至3级。检验报告：血沉50mm/h，白细胞计数5.3×10^9/L，CRP 11.06mg/L。胸椎MRI（图7-35）示：$T_{2\sim6}$椎体、附件及椎旁软组织肿胀较前减轻；$T_{2\sim6}$椎体水平椎管狭窄伴相应水平段胸髓缺血改变。胸椎CT（图7-36）示：$T_{2\sim6}$椎体内骨质破坏伴不同程度骨质增生修复，周围软组织肿胀。

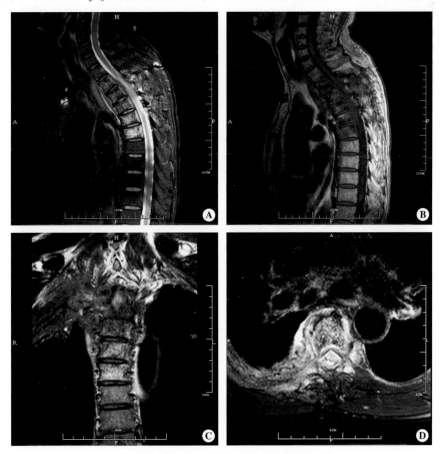

图7-35 $T_{2\sim6}$真菌感染MRI（2018.02.09）

A. 矢状位T_2WI示$T_{2\sim6}$椎体及棘突周围呈高信号，较前减轻；B. 矢状位T_1WI示$T_{2\sim6}$椎体及棘突周围呈低信号；C、D. 冠状位及横断位示$T_{2\sim6}$椎体周围软组织增厚、肿胀，椎旁及椎管内脓肿形成，较前减轻

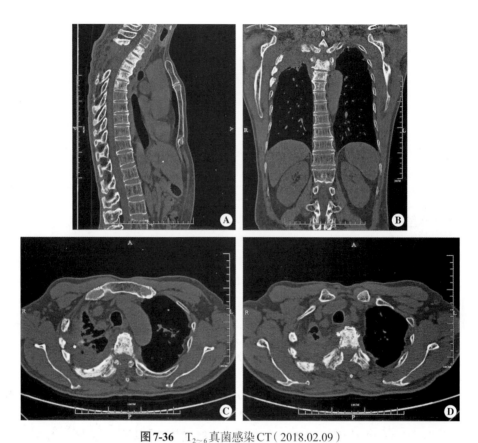

图7-36 T$_{2\sim6}$真菌感染CT（2018.02.09）

A、B. 矢状位及冠状位示T$_{2\sim6}$椎体硬化，椎体内骨质破坏，椎间隙略狭窄；C、D. 横断位示胸椎椎体及肋骨骨质破坏及硬化
征象，较前好转

2018年6月15日，患者回院复查，肋弓以下感觉正常，双下肢肌力恢复至5级。检验报告：血沉32mm/h，白细胞计数5.6×10^9/L，CRP 13.40mg/L。胸椎MRI（图7-37）：T$_{2\sim6}$椎体、附件及椎旁软组织肿胀较前减轻。胸椎CT（图7-38）：T$_{2\sim6}$椎体内骨质破坏伴见不同程度骨质增生修复，较前有所好转。

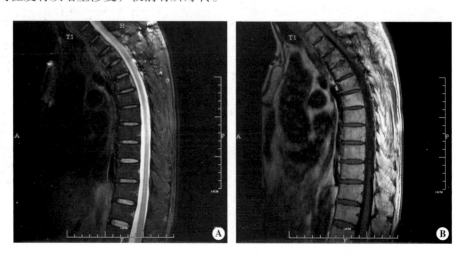

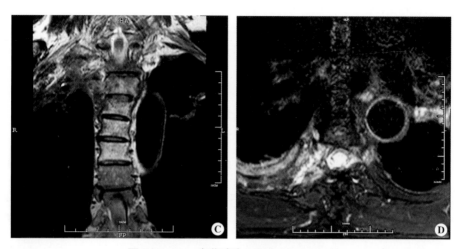

图7-37　$T_{2\sim6}$真菌感染MRI（2018.06.15）

A. 矢状位T_2WI示$T_{2\sim6}$椎体及棘突周围少许高信号，炎性渗出较前明显减轻；B. 矢状位T_1WI示$T_{2\sim6}$椎体和棘突周围呈低信号；C、D. 冠状位及横断位示$T_{2\sim6}$椎体周围软组织增厚、肿胀，椎旁及椎管内脓肿形成，较前明显减轻

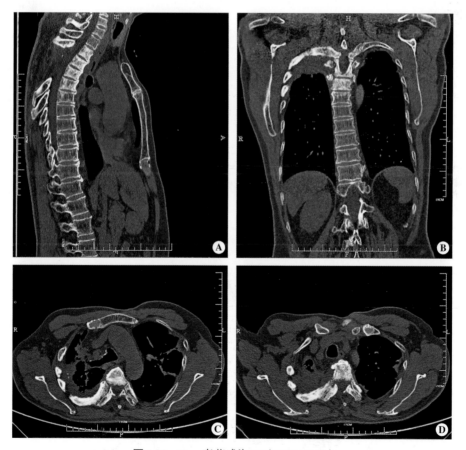

图7-38　$T_{2\sim6}$真菌感染CT（2018.06.15）

A、B. 矢状位及冠状位示$T_{2\sim6}$椎体硬化，椎体内骨质破坏，椎间隙略狭窄；C、D. 横断位示胸椎椎体及肋骨骨质破坏及硬化征象，较前好转

2018年11月16日,患者回院复查。检验报告:血沉32mm/h,白细胞计数5.6×10^9/L,CRP 13.40mg/L。胸椎MRI(图7-39):$T_{2\sim6}$椎体、附件及椎旁软组织肿胀较前明显好转。胸椎CT(图7-40):$T_{2\sim6}$椎体内骨质破坏伴不同程度骨质增生修复,较前明显好转,周围软组织稍肿胀。嘱停用伏立康唑片。

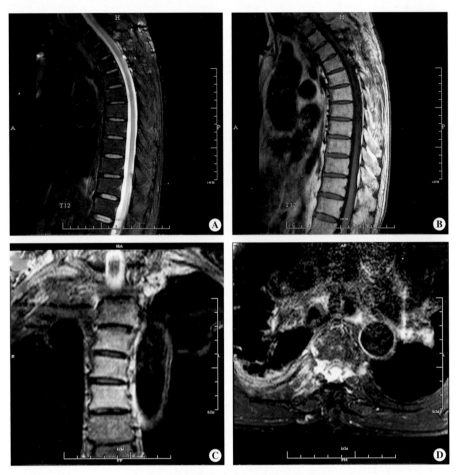

图7-39 $T_{2\sim6}$真菌感染MRI(2018.11.16)

A、B. 矢状位T_2WI及T_1WI示$T_{2\sim6}$椎体及棘突周围少许高信号,炎性渗出已基本吸收,信号趋于正常;C、D. 冠状位及横断位示$T_{2\sim6}$椎体周围软组织无明显肿胀

【讨论与分析】 脊柱真菌感染在临床中罕见,其早期表现主要为局部疼痛,多不伴发热症状,晚期患者可存在脊髓神经症状。但因症状、体征及CT、MRI影像学检查无特异性表现,临床极易漏诊、误诊,免疫低下人群相对容易感染,病原菌以曲霉菌及白念珠菌较为常见。真菌性脊柱炎发病率占脊柱感染的0.5%~1.6%,由于易感人群的增加和诊断技能的提高,该病的发病率正在上升。临床中可见,曲霉菌性脊柱炎往往病程发展缓慢,以月或年为单位缓慢进展;早期往往单纯表现为椎间盘炎,后期伴有脊髓压迫;曲霉菌性脊柱炎出现的脊髓神经症状往往表现为下肢运动神经损伤,包括四肢无力、反射减弱和大小便失禁。

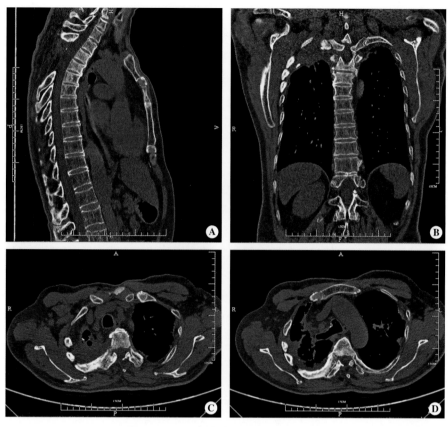

图7-40　$T_{2\sim6}$真菌感染CT（2018.11.16）

A、B. 矢状位及冠状位示$T_{2\sim6}$椎体骨质密度不均，椎间隙略变窄；C、D. 横断位示胸椎椎体前缘及右侧肋骨骨质硬化，周围软组织稍肿胀

脊柱曲霉菌感染最常见的危险因素：原发性免疫缺陷、实体器官移植、静脉注射药物、慢性阻塞性肺疾病和糖尿病患者。儿童感染与原发性免疫缺陷及慢性肉芽肿（CGD）存在较高的相关性（73%）；而成人感染则考虑病原菌直接接触传播多见。脊柱和肋部曲霉菌性骨髓炎通常是由慢性肺曲霉病、血源性播散引起的，偶尔也由创伤性接种引起；本病例最终确诊为脊柱曲霉菌感染，明确诊断后再回顾分析肺部病灶，同样可见非典型曲霉球。因此，脊柱与肋骨的曲霉菌感染，同样考虑为肺部感染病灶直接播散引起。

脊柱真菌感染的治疗，首先在于明确诊断，但临床目前无特异性的实验室诊断指标，患者ESR及CRP可见升高，但往往白细胞变化不显著，血清半乳甘露聚糖指数（GMI）对诊断具有一定参考意义，但无特异性。而脊柱曲霉菌感染目前同样无特异性的影像学表现：CT检查骨溶解、骨破坏和骨侵蚀是最常见的表现，部分慢性患者可伴有局部骨膜反应、增生硬化及死骨形成；MRI检查最常见的特征是T_1加权图像的信号强度降低，T_2加权图像的信号强度增加，表现为脊髓受压、椎间隙狭窄、硬膜外脓肿及椎旁脓肿，但往往脓肿较为局限，流注现象不典型。

Vinas等总结30余年文献中报道的41例脊椎曲霉菌性骨髓炎病例，累及腰椎者约占53%，累及胸椎者占46%，以颈椎最少，占2%。Maria等回顾性分析了骨关节曲霉菌感染病例339例：最常见的感染部位是脊柱（46%）、颅骨（23%）、肋骨（16%）和长骨干（13%）；6/83（7.2%）患者接受过骨科手术；39/83（47%）患者伴有脊髓压迫及相关的神经功能障碍；16/83（19%）患者MRI检查提示存在椎旁脓肿；肋骨与胸椎合并感染往往多见，而有肋骨曲霉菌感染患者的免疫缺陷疾病发生率更高（57%/8.6%），儿童感染率相较于成人更高（32%/11%），多由相邻肺部病灶直接扩展而来。作者统计后指出，对于骨关节曲霉菌感染的平均抗真菌治疗疗程为90天（10～772天）；8%的患者因严重药物副反应停药，单纯抗真菌治疗与药物联合手术治疗相比，治愈率相近（57%/52%）；手术清除病灶后感染复发率显著降低（8%/30%）。

临床应用与研究提示，治疗曲霉菌性脊柱炎的常用药物为伏立康唑、两性霉素B、伊曲康唑及二线泊沙康唑。两性霉素B、伊曲康唑和伏立康唑的有效率相似，目前无证据表明联合抗真菌治疗可以增加疗效。用药疗程临床无统一标准，但相较于肺部真菌感染，临床一般经验性用药疗程超过3个月，但部分患者因抗真菌药物引起的严重副作用而无法规律、足量地完成抗真菌治疗。同时，尚未有证据表明手术可缩短用药疗程，但可降低感染复发。曲霉菌性脊柱炎主要通过抗真菌药物治疗，但某些病例可能需要手术干预，对仅有椎体及椎间盘炎症改变或伴有较小的椎旁及硬膜外脓肿而无神经脊髓受累者，一般单纯抗真菌治疗即可获得较为满意的效果。而对于脊髓神经受累，或脊柱稳定性受破坏者，应予手术解除脊髓压迫，重建脊柱稳定性。手术治疗包括手术减压、脊椎及硬膜外感染组织清创。

总之，曲霉菌为一种骨科罕见感染病原菌，曲霉菌性脊柱炎疾病发展缓慢，容易发生漏诊或误诊。一般骨关节发病以胸腰椎椎体及肋骨多见，通过胸膜、肺及血行播散为主要感染途径。部分脊柱感染症状较轻、病程进展缓慢的患者，特别是肺部合并不明原因感染，通过抗感染、抗结核等多种手段治疗无效后，可考虑诊断性抗真菌治疗；同时，我们建议通过多种方式、多种手段获取感染部位病灶，进行有针对性的实验室、病理学检查，提高病原学检出率。

（金阳辉　石仕元）

参 考 文 献

杜春艳，李其一，王志超，等，2020. 脊柱真菌感染的诊断：11例病例分析. 中华骨与关节外科科志，13（10）：819-824.

刘斌峰，杨光，高延征，2021. 真菌性脊柱炎的研究进展. 中国脊柱脊髓杂志，31（10）：951-955.

刘又宁，方向群，2006. 抗真菌药物及其临床应用. 中华结核和呼吸杂志，29：298-299.

买佳，王静，2015. 常用抗深部真菌感染药物及真菌对其耐药机制的研究进展. 中国感染与化疗杂志，15（4）：395-398.

中华医学会检验医学分会，2021. 高通量宏基因组测序技术检测病原微生物的临床应用规范化专家共识. 中华检验医学杂志，43（12）：1181-1195.

Arechavala A，Negroni R，Messina F，et al.，2018. Cryptococcosis in an infectious diseases hospital of Buenos Aires，Argentina：revision of 2041 cases：diagnosis，clinical features and therapeutics. Rev Iberoam Micol，35（1）：1-10.

Arvanitis M，Ziakas P D，Zacharioudakis I M，et al.，2014. PCR in diagnosis of invasive aspergillosis：a meta-analysis of diagnostic performance. J Clin Microbiol，52（10）：3731-3742.

Batra S，Arora S，Meshram H，et al.，2011. A rare etiology of cauda equina syndrome. J Infect Dev Ctries，5（1）：79-82.

Brown G D，Denning D W，Gow N A R，et al.，2012. Hidden killers：human fungal infections. Sci Transl Med，4（165）：165rv13.

Cappelletty D，Eiselstein-Mckitrick K，2007. The echinocandins. Pharmacotherapy，27（3）：369-388.

Chia S L，Tan B H，Tan C T，et al.，2005. Candida spondylodiscitis and epidural abscess：management with shorter courses of anti-fungal therapy in combination with surgical debridement. J Infect，51（1）：17-23.

Conaughty J M，Khurana S，Banovac K，et al.，2004. Antifungal penetration into normal rabbit nucleus pulposus. Spine，29（14）：E289-E293.

Cornely O A，Bassetti M，Calandra T，et al.，2012. ESCMID* guideline for the diagnosis and management of Candida diseases 2012：non-neutropenic adult patients. Clin Microbiol Infect，18（suppl7）：19-37.

Dai G H，Wang T，Yin C Q，et al.，2020. *Aspergillus* spondylitis：case series and literature review. BMC Musculoskelet Disord，21（1）：572

Dare J A，Jahan S，Hiatt K，et al.，2009. Reintroduction of etanercept during treatment of cutaneous *Mycobacterium marinum* infection in a patient with ankylosing spondylitis. Arthritis Rheum，61（5）：583-586.

Donnelly J P，Chen S C，Kauffman C A，et al.，2020. Revision and update of the consensus definitions of invasive fungal disease from the European Organization for Research and Treatment of Cancer and the Mycoses Study Group Education and Research Consortium. Clin Infect Dis，71（6）：1367-1376.

Fluckiger U，Marchetti O，Bille J，et al.，2006. Treatment options of invasive fungal infection in adults. Swiss Med Wkly，136（29-30）：447-463.

Gabrielli E，Fothergill A W，Brescini L，et al.，2014. Osteomyelitis caused by *Aspergillus* species：a review of 310 reported cases. Clin Microbiol Infect，20（6）：559-565.

Gamaletsou M N，Kontoyiannis D P，Sipsas N V，et al.，2012. Candida osteomyelitis：Analysis of 207 pediatric and adult cases（1970-2011）. Clin Infect Dis，55（10）：1338-1351.

Gamaletsou M N，Rammaert B，Bueno M A，et al.，2014. *Aspergillus* osteomyelitis：epidemiology，clinical manifestations，management，and outcome. J Infect，68（5）：478-493.

Ganesh D，Gottlieb J，Chan S，et al.，2015. Fungal infections of the spine. Spine（Phila Pa 1976），40（12）：E719-E728.

Garciavidal C，Alastrueyizquierdo A，Aguilarguisado M，et al.，2019. Executive summary of clinical practice guideline for the management of invasive diseases caused by *Aspergillus*：2018 Update by the GEMICOMED-SEIMC/REIPI. Enferm Infecc Microbiol Clin（Engl Ed），37（8）：535-541.

Grandière-Perez L，Asfar P，Foussard C，et al.，2000. Degasne I. Spondylodiscitis due to *Aspergillus* terreus during an efficient treatment against invasive pulmonary aspergillosis. Intensive Care Med，26（7）：1010-1011.

Groll A H，Mickiene D，Piscitelli S C，et al.，2000. Distribution of lipid formulations of amphotericin B into bone marrow and fat tissue in rabbits. Antimicrob Agents Chemother，44（2）：408-410.

Henry M W，Miller A O，Walsh T J，et al.，2017. Fungal musculoskeletal infections. Infect Dis Clin N Am，31（2）：353-368.

Herbrecht R，Denning D W，Patterson T F，et al.，2002. Voriconazole versus amphotericin B for primary therapy of invasive aspergillosis. N Engl J Med，347（6）：408-415.

Herbrecht R，Patterson T F，Slavin M A，et al.，2014. Application of the 2008 definitions for invasive fungal diseases to the trial comparing voriconazole versus amphotericin B for therapy of invasive aspergillosis: A collaborative study of the Mycoses Study Group (MSG 05) and the European Organization for Research and Treatment of Cancer infectious Diseases Group. Clin Infect Dis, 60 (5): 713-720.

Koehler P, Tacke D, Cornely O A, 2014. Aspergillosis of bones and joints-a review from 2002 until today. Mycoses, 57 (6): 323-335.

Miller D J, Mejicano G C, 2001. Vertebral osteomyelitis due to Candida species: case report and literature review. Clin Infect Dis, 33 (4): 523-530.

Packer C D, MiletiL M, 2005. Vertebral sarcoidosis mimicking lytic osseous metastases: development 16 years after apparent resolution of thoracic sareoidosis. J Clin Rheumatol, 11 (2): 105-108.

Pappas P G, Kauffman C A, Andes D, et al., 2009. Clinical practice guidelines for the management of candidiasis: 2009 update by the Infectious Diseases Society of America. Clin Infect Dis, 48 (5): 503-535.

Patterson T F, Thompson G R 3rd, Denning D W, et al., 2016. Practice guidelines for the diagnosis and management of aspergillosis: 2016 update by the Infectious Diseases Society of America. Clin Infect Dis, 63 (4): e1-e60.

Richaud C, De Lastours V, Panhard X, et al., 2017. Candida vertebral osteomyelitis (CVO) 28 cases from a 10-year retrospective study in France. Medicine (Baltimore), 96 (31): e7525.

Shao P L, Huang L M, Hsueh P R, 2006. Invasive fungal infection-laboratory diagnosis and anti-fungal treatment. J Microbiol Immunol Infect, 19: 178-188.

Sharif S, Hussain N, 2018. What's new in spinal coccidioidomycosis. World Neurosurg, 110: 99-100.

Takagi Y, Yamada H, Ebara H, et al., 2019. *Aspergillus* terreus spondylodiscitis following an abdominal stab wound: a case report. J Med Case Rep, 13 (1): 172.

Torres H A, Hachem R Y, Chemaly R F, et al., 2005. Posaconazole: abroad-spectrum triazole antifungal. Lancet Infect Dis, 5 (12): 775-785.

Vazquez J A, Sobel J D, 2006. Anidulafungin: a novel echinocandin. Clin Infect Dis, 43 (2): 215-222.

Vinas F C, King P K, Diaz F G, 1999. Spinal *Aspergillus* osteomyelitis. Clin Infect Dis, 28 (6): 1223-1229.

Walsh T J, Anaissie E J, Denning D W, et al., 2008. Treatment of aspergillosis: clinical practice guidelines of the Infectious Diseases Society of America. Clin Infect Dis, 46 (3): 327-360.

Weiss Z F, Leon A, Koo S, 2021. The evolving landscape of fungal diagnostics, current and emerging microbiological approaches. J Fungi (Basel), 7 (2): 127.

Wu C J, Liu W L, Lai C C, et al., 2020. Multicenter study of azole-resistant *Aspergillus fumigatus* clinical isolates, Taiwan. Emerg Infect Dis, 26 (4): 804-806.

Yang H, Shah A A, Nelson S B, et al., 2019. Fungal spinal epidural abscess: a case series of nine patients. Spine J, 19 (3): 516-522.

第八章

包虫性脊柱炎

第一节 概　述

一、流行病学

包虫病又称棘球蚴病（hydatid disease，hydatidosis，echinococcosis），是棘球属绦虫的幼虫棘球蚴感染人或动物引起的人兽共患寄生虫病，主要表现为受累器官占位性病变和压迫症状。我国《传染病防治法》将包虫病规定为二类传染病管理，包虫病仍然是一个全球性的挑战。

棘球蚴病已报告有13种，而确认的只有4种形式：①囊型棘球蚴病（囊型包虫病），因感染细粒棘球蚴致病；②泡型棘球蚴病（泡型包虫病），因感染多房棘球蚴致病；③多囊型棘球蚴病，因感染福氏棘球蚴致病；④单囊型棘球蚴病，因感染少节棘球蚴致病。其中，①、②两种形式与人类医疗及公共卫生有关。除南极洲外，该病分布于其他各大洲，每年10万人中约有50人患病。在阿根廷、秘鲁、东部非洲、中部非洲和中国（特别是在内蒙古自治区、甘肃省、宁夏回族自治区、新疆维吾尔自治区、青海省和四川省）人群患病率可达5%～10%，牲畜在南美洲的发病率可达20%～95%。囊型包虫病（cystic echinococcosis，CE）和泡型包虫病（alveolar echinococcosis，AE）分别由细粒棘球绦虫和多房棘球绦虫引起。CE是世界性的，更常见。在流行地区，每年CE发病率为＜1/10万～200/10万，而AE发病率为0.03/10万～1.2/10万。未经治疗或治疗不当的AE患者在确诊后10～15年的死亡率超过90%。CE死亡率（2%～4%）较低，但如果护理不到位，死亡率可能会大幅上升。目前对全球负担的估计平均为人类CE的285 500个伤残调整生命年（disability-adjusted life year，DALY）和AE的666 434个DALY。世界卫生组织（WHO）已将包虫病列为2050年控制或消除的17种被忽视疾病之一。犬和狼是该病的终宿主，羊、牛、骆驼、鹿及人类是中间宿主。犬是本病最重要的传染源。在我国青海省牧区家犬中，囊型包虫病感染率可达39.09%～78.13%；犬肠道内寄生虫可达数千条至万余条，重者达数万条。

我国牧区的羊、牛、马、驴、骡、骆驼及猪等动物中棘球蚴感染率达50%～90%。感染途径为居民将家畜的内脏喂犬或将病畜尸体抛弃野外任犬、狼和狐吞食，就会造成对人的传播。随犬粪排出的虫卵可污染水源、食物、草场和牲畜皮毛。牧民接触犬、在草地坐卧、饮食或屠宰、接羔、挤奶及剪毛时可被传染。在农牧区生活的儿童尤易感。感染发生的机制是虫卵进入人体消化道后，卵内六钩蚴就会孵出，可穿入肠壁静脉或淋巴管，随血流侵入肝、肺等组织，引起炎症反应。对于健康人群来说，侵入的六钩蚴大部分能被机体杀灭，未被杀死者则发育为棘球蚴，引起腹腔、心、颅内、肝、肺、脾、骨等不同部位的棘球蚴病。我国以棘球蚴肝病最多见，其次是肝肺同时受累。国内曾报告40 392例棘球蚴病，寄生部位为肝（66.6%）、肺（16.5%）、肠系膜及腹膜后（8.3%）、胸腔（1.0%）、脾（1.5%）、肾（1.0%）、脑（1.0%）、心（1.0%）、眼眶（0.3%）、女性盆腔（1.5%）、骨（0.5%）、甲状腺（0.2%）、肌肉及皮下（0.3%）。多数人在成年时出现症状后才就诊。患者可出现棘球蚴囊肿增大造成的脏器和组织受压症状、肝硬化和肺不张，病灶周围可见单核细胞、嗜酸性粒细胞、异物巨细胞、上皮样细胞及成纤维细胞浸润与增生。棘球蚴的代谢产物及热原可刺激机体的神经和内分泌系统，使机体代谢增加，消耗加大，出现营养障碍，产生中毒及过敏反应。棘球蚴可在人体内存活40年或更久，部分棘球蚴可退化衰亡，囊液被逐渐吸收，其内容物转变为浑浊胶冻样或钙化等。钙化的棘球蚴尚可存活多年。骨包虫病占所有包虫病的0.5%～4%，其中以包虫性脊柱炎最多，占60%以上。由于发病率低，人们往往对其认识不足，又加之骨包虫病在影像学上和结核、肿瘤鉴别困难，极易误诊。骨包虫大多通过门静脉系统到达脊柱椎体的松质骨中。包虫病在脊柱骨组织内的发育始于松质骨，沿骨小梁间隙向阻力小的方向生长，通过局部骨质侵蚀、吸收，使位于松质骨内的囊肿逐渐扩大和延伸，其生长方式决定了呈囊性和多房性的影像学特点。囊肿继续生长可侵及椎弓根和椎板，甚至引起病理性骨折，或侵入周围软组织形成继发性椎旁、椎管内包虫囊肿。由于包虫性脊柱炎的包囊外围无纤维包膜，故容易造成邻近组织的侵袭。包虫性脊柱炎可发生于脊柱的任何一个节段，以胸椎最为多见（46%～50%），其次为腰椎和骶椎，颈椎最少，其中累及胸腰椎的包虫病约占75%以上。

二、微生物学

包虫性脊柱炎中主要为细粒棘球绦虫感染（图8-1）。成虫体长2.0～9.2mm。具有2～5个体节，多数3个体节。头节有吻突，上具28～40个大钩和小钩，排列成2圈。第一体节未成熟，第二体节成熟，第三体节是孕节。生殖孔位于体节一侧的中央稍后处。睾丸32～65个，多数分布于生殖孔水平的前半部。阴茎囊长0.5mm。卵巢瓣状，呈马蹄形。卵黄腺分瓣或块状。子宫在成熟体节呈管状，直立中央，孕节子宫则呈囊状，并有侧支，内含500～800个圆形或卵圆形的六钩蚴虫卵。棘头蚴为单房型，外面为角质层，内面为生发层。生发层多胞核，除分泌角质层外，主要能产生原头节与子囊。子囊结构如母囊，但其生发层主要产生原头节。每一子囊有5～30个原头节（图8-1）。子囊和原头节均易从生发层脱落，浮沉于囊液中。囊液无色或黄色，内含毒蛋白。如果棘球囊破裂，则能引起宿主过敏休克。完成生活史需要2个宿主。

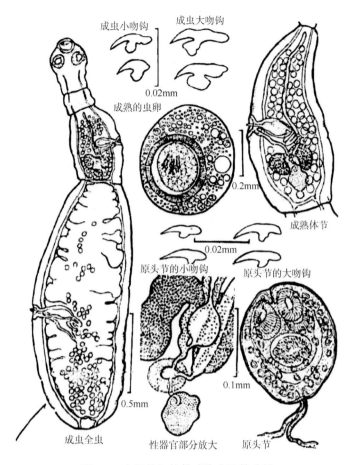

成虫小吻钩　　成虫大吻钩

0.02mm

成熟的虫卵

0.2mm

成熟体节

0.02mm

原头节的小吻钩　　原头节的大吻钩

0.1mm

0.5mm

成虫全虫　　　性器官部分放大　　原头节

图8-1　人源的细粒棘球绦虫及棘球蚴

　　多房棘球绦虫（图8-2）主要是20世纪50年代之后确立的新病原虫种。成虫主要寄生于北极狐、红狐和犬体内。虫体全长1.2～3.7mm，体节3～5节，吻钩14～36个。生殖孔位于体节中央稍前处。睾丸12～30个。子宫囊状而无侧支。幼虫期为多房型的棘球蚴。中间宿主为野生田鼠。分布于北极地区、德国、西伯利亚地区、日本、加拿大以及美国。中国西北部亦有本种流行区。多房棘球蚴主要侵害肝、肺，侵害脑较少见。人体主要因接触犬、红狐而被感染。

　　细粒棘球绦虫和多房棘球绦虫，在不同发育阶段幼虫包囊的生长是无限的，对于细粒棘球绦虫来说，它可以长到30cm或更长，而成虫、卵和原头节的大小及形状是有限的。棘球绦虫没有肠道、循环或呼吸器官，与哺乳动物宿主有高度适应的关系，它们利用宿主获取营养、信号通路和神经内分泌激素。柱状化是绦虫生物学的一个显著特征，即孕节（节段）从前头节的远侧发芽，导致连续繁殖单位（孕节）的产生，表现出越来越高的发育程度。棘球绦虫为雌雄同体，链体后部节片（妊娠孕节）产生二倍体的卵子，形成卵形胚胎，即六钩蚴。然而，棘球绦虫生物学的一个显著特征是，原头节有可能向两个方向中的任何一个方向发展，如果包虫病包虫囊在中间宿主或人类宿主内破裂，每个释放的原头节都能够无性分化成新的包囊，这一过程被称为"继发性"包虫病。细粒棘球绦虫幼虫阶段的特征是呈单房性，内含生发囊、原头蚴、子囊、孙囊、囊液等，而多房棘球绦虫的幼虫呈囊泡状团块，由无数大小囊泡聚集而成，囊泡内含囊液和原头蚴，幼虫多以外生性出芽方式生殖，不断产生囊泡长入宿主的组织。

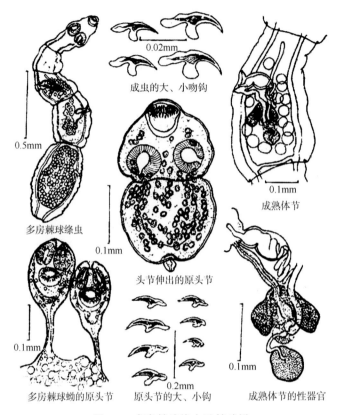

0.02mm
成虫的大、小吻钩

0.5mm

多房棘球绦虫

0.1mm
成熟体节

0.1mm
头节伸出的原头节

0.1mm
多房棘球蚴的原头节

0.2mm
原头节的大、小钩

0.1mm
成熟体节的性器官

图 8-2　多房棘球绦虫及棘球蚴

三、发病机制

近年来，国内外文献对包虫性脊柱炎有许多报道，但很少细分致病幼虫类型。通常报道的包虫性脊柱炎实际上是脊柱细粒棘球蚴病，其发病率为 1%～2%。另一类为泡状棘球蚴所致脊柱泡型包虫病，临床上罕见。这两种类型的包虫性脊柱炎均为地方病。棘球绦虫卵在肠道内孵化后所形成的六钩蚴进入体循环到达骨骼，并寄生于骨骼形成骨包虫。骨包虫病以包虫性脊柱炎最多，可发生于脊柱的任何节段，以胸椎最为多见，其次为腰椎和骶椎，颈椎最少。包虫性脊柱炎不同于软组织内的包虫病，病变总是沿着低阻力的边界生长，由于骨质坚硬，包虫不能像在肝、肺等软组织中一样均衡生长，形成球形大囊肿，而是向阻力小的方向扩展、蔓延而引起囊性骨质破坏，特别是沿着骨小梁间隙生长，当幼虫增大时，海绵状的松质骨扩大，骨质吸收，局部骨骼被侵蚀后可向周围扩大和延伸。脊柱包虫囊壁外没有纤维包膜，有外生性的特点，病变还可穿破骨皮质侵入周围软组织，在软组织内的生长方式与肝、肺组织中的生长方式基本相同，形成继发性包虫囊肿。包虫囊肿继续生长可侵及椎弓根和椎板，甚至引起病理性骨折，或侵入周围软组织形成继发性椎旁、椎管内包虫囊肿。病变破坏性大，侵及范围广。包虫囊肿的生长方式决定了其呈囊性或多房性的影像特征。

包虫对人体来说是感染性外源性物质，具有抗原性，可诱发宿主的体液免疫和细胞免疫，人们发现宿主免疫细胞均可发挥杀伤作用。Playfor等发现缺乏功能性A、B细胞的重症联合免疫鼠（CDEF）非常容易被感染，当用正常鼠淋巴细胞重建其免疫功能后则可抑制幼虫生长，表明宿主在防御包虫感染过程中不仅有非特异性免疫反应参与，而且有特异性免疫反应参与。另外，包虫通过免疫逃避而在体内发育、繁殖、生存。

第二节　诊　断

一、临床表现

（一）症状

症状性疾病的病程可能从急性发作到漫长的临床病程，后者通常在首次出现症状后数年甚至数十年才做出诊断。CE和AE的早期阶段不会引起症状或病变部位轻度不适、隐痛或胀痛；临床症状可能是由于压迫或损伤周围组织、器官而产生，也可能导致危及生命的并发症。在任何器官，重要结构受压都可能引起症状，特别是脊髓及神经，即使是小的或中等大小的囊肿也是如此。包虫性脊柱炎缺乏特征性的体征和症状，可表现为与椎骨破坏或脊髓压迫有关的任何症状，但最常见的是长期病变局部疼痛和（或）与脊髓、神经根压迫有关的亚急性症状（神经根性疼痛、外周神经敏感度丧失、括约肌功能障碍、膀胱功能障碍、截瘫）。

（二）体征

临床表现中均有周围软组织肿物形成，触诊时可发现肿瘤样肿块，无红肿，质软囊性，活动度差。囊肿破裂都可引起发热、荨麻疹、嗜酸性粒细胞增多症和过敏性休克。囊肿破裂甚至微小裂隙引起的潜在致命性过敏反应长期以来一直是CE囊肿穿刺术的禁忌。如果囊肿破裂，通过皮肤与外界相通形成窦道，易出现混合感染体征。在患有艾滋病的CE患者中，囊肿的快速生长表明免疫抑制可能在CE的进展中起作用。脊髓或神经根压迫，可出现神经功能障碍体征。根据主要累及的解剖结构，脊柱CE的鉴别诊断各不相同：结核（Pott病）、化脓性感染（骨髓炎）、布鲁氏菌病、纤维异常增殖症、单纯性或动脉瘤样骨囊肿、恶性肿瘤（如多发性骨髓瘤、软骨肉瘤）或脊柱转移。肿瘤可能呈哑铃状（如软骨肉瘤、神经鞘瘤、神经母细胞瘤）。椎管内囊性病变的鉴别诊断包括背侧蛛网膜憩室和脑膜膨出，硬膜内囊性病变的鉴别诊断包括蛛网膜囊肿、脊髓空洞症和脑囊虫病。

二、实验室检查

包虫病属慢性寄生虫病，感染后可引起外周血嗜酸性粒细胞的异常增高，但在包虫性脊柱炎中尚未见相关文献报道。合并感染者除有白细胞轻度增高外，未见其他明显异常。这一结果表明嗜酸性粒细胞异常与否在包虫性脊柱炎中不具有诊断价值。血清学免疫检查已广泛应用于包虫性脊柱炎的诊断和鉴别诊断。机体感染包虫后，体内可产生特异性免疫反应及相应抗体，免疫反应的强弱取决于包虫的活力、包虫囊壁的完整性及包虫感染的组织和器官等。由于包虫性脊柱炎的包囊没有外囊，且易向骨外侵蚀，所以包虫组织和机体接触较多，体内的免疫反应较强。目前，应用于包虫病的血清学免疫检查主要有两种：抗体检查法和抗原检查法。特异性抗体检查法包括皮内试验（Casoni试验）、间接血凝试验、对流免疫电泳、酶联免疫吸附试验（ELISA）和金标抗体等。其中，皮内试验、间接血凝试验和对流免疫电泳称为包虫三项。该检查简便易行，便于推广，具有较高的敏感性，但假阳性率较高。ELISA的敏感性和特异性在肝包虫病中分别达80%～100%和88%～96%。而包虫八项免疫检查是通过ELISA和金标法同时检测囊液抗原、头节抗原、囊液半纯化抗原B和泡球蚴抗原，以减少假阳性和假阴性的发生率，并对两型包虫病进行初步鉴别。与包虫病相关的抗原泄漏可能揭示特异性IgE抗体的正常发展，这种抗体在细粒棘球绦虫和多房棘球绦虫中很常见，是包虫病主要Th2型免疫反应的一部分，在AE和CE中都有高水平的白细胞介素-5（IL-5）。尽管存在IgE抗体并显示可能的嗜碱性粒细胞激活，但由于寄生性病变的不同结构，嗜酸性粒细胞增多和过敏反应在AE中非常少见，致密的纤维化可以防止水疱液体渗漏；这些反应可能在病变碎片血行播散的罕见病例中观察到。

三、影像学检查

包虫性脊柱炎起病隐匿，病程进展缓慢，临床早期多无特征性表现，容易漏诊和误诊。诊断主要依赖于影像技术，包括超声（US）、计算机断层扫描（CT）、磁共振成像（MRI）和正电子发射计算机断层扫描（PET/CT）。1928年Dew根据包虫性脊柱炎的原发部位将其分为五型，分别为髓内包虫病、髓外硬膜内包虫病、椎管内硬膜外包虫病、脊椎包虫病和椎旁包虫病（图8-3）。其中，90%发生于脊椎及硬膜外，而原发性髓内和髓外硬膜内包虫病则少见，不足10%。

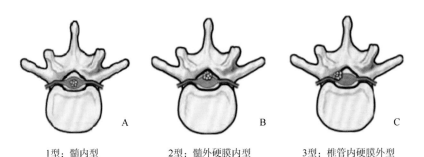

| 1型：髓内型 | 2型：髓外硬膜内型 | 3型：椎管内硬膜外型 |

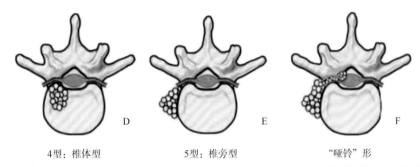

4型：椎体型　　　　　5型：椎旁型　　　　　"哑铃"形

图8-3 根据Dew/Braithwaite & Lees分类（1～5型）和"哑铃"形对脊髓CE的分类

（一）X线检查

X线检查是诊断脊柱疾患的常用方法之一，但包虫性脊柱炎的X线片缺乏特征性表现，主要表现为局部骨密度降低，椎体呈不规则骨质破坏，外形变扁、增宽或被压缩呈楔形，病变侵入椎弓根和椎板致椎弓根结构不清等，很难与脊柱结核、肿瘤等疾患相鉴别，尤其是当包虫病首先累及椎旁和椎管内软组织时，X线检查几乎无诊断价值。包虫病一般不累及椎间盘，且容易向两侧形成球形或半球形假性椎旁脓肿影，局限于椎体旁，很少为梭形或向远处扩散，是与脊柱结核和肿瘤鉴别的主要影像学特点。有些半球形假性椎旁脓肿影而疑诊为包虫性脊柱炎。主要原因为早期骨质破坏较轻或上胸椎病变X线片显示欠佳，其次为椎管内和软组织病变X线片显影不清。在X线片上可见椎旁球形软组织阴影，除无骨膜反应外，在脊柱往往表现为不规则的椎体骨质破坏，部分病例可见椎间隙狭窄，呈多囊性骨质破坏、死骨、膨大、包囊状钙化。以上这些改变，易误诊为脊柱结核、化脓性椎间盘炎、脊柱转移瘤等。包虫囊肿的生长方式决定了其呈囊性或多房性的影像特征，X线表现主要为囊性或不规则的骨质破坏。囊性骨质破坏，少数患者可见囊壁的弧线状钙化影，部分表现为多囊性骨质破坏，其内可见骨嵴，易被误诊为骨囊肿和骨巨细胞瘤。在脊柱往往表现为不规则的椎体骨质破坏，部分病例可见椎间隙狭窄。

（二）CT检查

虽然放射性是CT的缺点，但在大多数发展中国家或地区，CT仍是评估包虫性脊柱炎病变形态影像学的主流方法。CT对骨组织的显示明显优于MRI和US，特别是在显示钙化方面，尤其是在显示小团状物方面。CT扫描能清晰地显示病变的内部结构，较X线对包虫性脊柱炎的诊断更有价值，包虫性脊柱炎CT片显示母囊内有多个子囊及囊壁弧状钙化。主要表现：①多个大小不等的囊状膨胀性低密度骨缺损，呈"葡萄串样"，骨皮质膨隆、变薄、断裂或缺损；②向四周侵入椎旁软组织和椎管内，形成椎旁软组织内圆形肿块；③病灶边缘锐利清晰，有硬化环。骨泡型包虫病少见，X线和CT片主要表现为局限性溶骨性破坏，无典型的囊性或多房性改变，边缘清，少硬化，欠规整，其中可见沙粒状碎骨。与X线检查结果类似，当病变首先累及软组织时，尤其是椎管内包虫，CT诊断较为困难，主要因为病变局限，除骨破坏外，囊性或多囊性改变不明显。CT检查还有助于疾病的分期，并提供有关血管、椎管及胸、腹腔侵犯的全面信息。PET/CT可为监测包虫性脊柱炎化疗的效果及转移方面提供有价值的信息。

（三）MRI检查

包虫性脊柱炎的诊断最有意义的是MRI。依据MRI有无典型的大囊或囊中囊信号改变，在临床上可以早期区别包虫性脊柱炎、脊柱结核和脊柱转移瘤等。脊柱包虫病囊肿的囊壁分为内外囊两层。内囊为虫体本身，由角质层和生发层构成。生发层分泌清亮囊液，不断生长出含头节的生发囊和子囊，具有增殖能力。在MRI上包虫囊肿呈多房性，囊壁显示清晰，并能清楚地显示病变与邻近组织的关系。在T_1WI上母囊呈等信号，子囊呈低信号，母囊高于子囊信号是其另一特征。若以肌肉信号为参照，T_1WI上母囊信号接近肌肉，子囊信号接近水，充满于母囊内或排列在母囊周边，子囊与母囊间形成假间隔，使整个病灶呈玫瑰花或车轮状。由于包虫囊壁的存在，囊壁在T_1WI上呈连续均匀一致的信号。T_2WI及增强后包虫囊壁更明显为本病的特征表现。四肢骨细粒棘球蚴病在影像学上有多囊性骨质破坏、膨大、壳状钙化等特征性表现，但在脊柱上往往表现为不规则的椎体骨质破坏，部分病例可见椎间隙狭窄。而脊柱泡型包虫病的骨骼病变缺乏以上特征性影像学表现，可呈溶骨性破坏，无完整的纤维组织层包绕，与正常组织界限不清，可像癌组织一样向周围组织或器官浸润扩散生长，破坏周围组织，并可侵入血管或淋巴管，MRI检查没有大囊或典型囊中囊信号改变，所以仅靠影像学表现很难或无法作出脊柱泡型包虫病的诊断。对脊柱泡型包虫病，除了重视患者流行病学资料，以及X线、CT、MRI检查和多项血清学检查结果外，还要结合肝、肺等好发器官组织的病理变化，以便对该病术前诊断提供更多有利的证据。

（四）B超检查

B超因其广泛的可获得性、无辐射和低成本等优势而成为多种疾病诊断的首选方法，但在包虫性脊柱炎的诊断中MRI优于其他检查，B超的应用较少，偶尔用于包虫性脊柱炎术后复查及检查残留病灶时，但它对小的周边病变的诊断贡献有限，易漏诊。

（五）同位素检查

随着显像设备的更新和骨显像检查技术的提高，同位素骨扫描成像的适应证进一步扩展，除在诊断和鉴别诊断上的功能进一步增强外，还为疾病的早期诊断提供了有价值的临床依据，值得进一步研讨和推广。脊柱骨组织由无机盐、有机物及水组成，构成无机盐的主要成分是羟基磷灰石晶体，有机物主要是骨胶原纤维和骨粘连蛋白等。具有放射性的骨显像剂进入骨组织，一是通过与骨组织中的无机成分进行离子交换或化学吸附；二是与骨组织有机成分相结合。在脊柱骨质破坏部位，骨细胞活性增强，暴露出更多的矿面，从而使骨显像剂在病变部位浓聚，骨显像剂在病变部位沉积的量还取决于骨骼的血供。目前广泛应用的骨显像剂^{99}Tcm-MDP，半衰期约为6h，为扫描成像提供了充足的时间，它主要通过发射140keV的γ粒子衰变，该粒子的辐射能量对常用的SPECT仪探测效率非常理想。另外，磷酸盐类趋骨性良好，在血液中清除快，有利于提高骨显像的对比度。骨显像主要应用于寻找包虫性脊柱炎灶，它不仅对发现早期病灶敏感性高，而且一次全身骨显像还能发现无症状隐匿病灶，这对于疾病的预后和治疗方案的选择具有更大的临床指导意义。但是骨显像也有一定的假阳性率和假阴性率。一般认为骨显像诊断特异性不高，但选择合适的显像剂可以使特异性得到很大程度的提高。包虫性脊柱炎骨显像是早期诊断的有效手段，在发病早期骨显像即可显示异常（而X线检查在骨质尚未破坏前不能检出异常征象），它可以在骨的血流及代谢改变初始即表现出来，而此时患者有可能尚未出现临床及X线表现，并且可以指导治疗，判断预后。

四、组织病理学检查

包虫性脊柱炎病理检查，HE染色镜下见大片状坏死，坏死物中见均质淡染粉皮样物。骨小梁间为包虫囊泡，其周围有淋巴细胞、嗜酸性粒细胞和少量纤维细胞组成结节样结构（图8-4）。

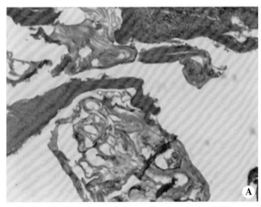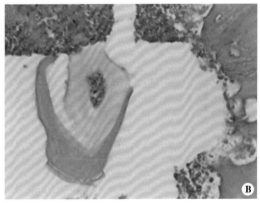

图8-4　镜下包虫性脊柱炎组织病理学表现
HE染色高倍镜下见包虫囊泡，周围可见淋巴细胞、嗜酸性粒细胞和少量纤维细胞组成结节样结构（HE×100）

六钩蚴侵入组织后，可引起周围组织巨噬细胞和嗜酸性粒细胞浸润。大多数六钩蚴会死去，仅少数存活发育成包虫囊。包虫囊生长极为缓慢，感染5个月后直径仅达1cm左右，通常经5～20年可达到巨大程度，最大者可达50cm。包虫囊周围有类上皮细胞、异物巨细胞、嗜酸性粒细胞浸润及成纤维细胞增生，最终可形成纤维性包膜，也称为外囊。外囊的厚薄与囊肿形成的时间有关，一般厚3～5mm，也可达1cm左右。包虫囊壁分为内、外两层，内层为生发层，厚22～25μm，由单层或多层的生发细胞构成，具有显著的繁殖能力。生发层细胞向内芽生，可在囊内壁形成无数小突起，渐变成单层小囊泡，即生发囊。生发囊脱落，即变子囊，其内壁又可生出5～30个原头蚴。子囊结构与母囊相同，还可再产生生发囊或孙囊。在较老的包虫囊内，子囊可多达数百个。生发层偶也向外芽生形成外生囊。囊壁外层为角皮层，内为生发层，并有生发囊形成，其内可见多数原头蚴包虫囊壁的外层为角皮层，呈白色半透明状，如粉皮，厚3～4mm，具有吸收营养物质及保护生发层作用，镜下为红染平行的板层状结构。包虫囊内含无色或微黄色液体，液量由数百到数千毫升，甚至可达2万毫升。囊液中所含蛋白质具有抗原性。囊壁破裂后可引起周围组织局部过敏性反应，严重者可发生过敏性休克。如果子囊破裂，大量头节混入囊内液体，在其中自由游动，即形成棘球蚴砂（或称包虫砂）。棘球蚴可生存达40年之久甚至更长，但可因损伤、感染而退化死亡，此时母囊及子囊发生钙化，囊内液化被吸收浓缩变为胶泥样物，其中仍可见原头蚴。囊泡内容物为豆腐渣样蚴体碎屑和小泡。陈旧病灶的中央因营养不佳常发生变性、坏死，或溶解呈胶冻状液体。如继发感染，可酷似脓肿。

第三节 治 疗

一、药物治疗

姑息性手术联合彻底的抗感染药物治疗可以防止疾病复发。对于早期确诊的泡型包虫病，应在行根治性外科手术后服用抗感染药物；对于晚期确诊的泡型包虫病，无论手术与否，均应以抗感染药物治疗为主。对于囊型包虫病，采用WHO推荐的首选药物阿苯达唑或甲苯达唑进行治疗，长疗程或多疗程反复治疗效果较好；对于泡型包虫病，除阿苯达唑或甲苯达唑外，还可以考虑应用吡喹酮。阿苯达唑（albendazole、ABZ）和甲苯咪唑（mebendazole）是目前临床上唯一有效阻断棘球绦虫幼虫生长的抗感染药物。由于生物利用度的提高和患者更容易给药，阿苯达唑当时被认为是治疗包虫病的首选抗感染药物。 阿苯达唑片剂（规格：200mg/片）：每人15mg/（kg·d），根据体重测算药量，早晚2次餐后服用，30天为1个疗程，连续服用6～12个月或以上；阿苯达唑乳剂（规格：12.5g/L）：每人0.8ml/（kg·d），14岁以下儿童1.0ml/（kg·d），早晚2次餐后服用，30天为1个疗程，连续服用6～12个月。主要不良反应有恶心、头晕、头痛、疲乏等。长期服用时可见ALT活性升高、脱发，偶见粒细胞减少症。孕妇禁用，哺乳期妇女慎用。同时使用西咪替丁抑制阿苯达唑的代谢，可增强阿苯达唑的疗效。治疗CE时，停药14天后可重复治疗28天，共3个疗程。药物治疗方面，阿苯达唑是抗包虫病的首选药物之一，但它难溶于水和大多数有机溶剂，在胃肠道的吸收差，血药浓度低，囊内药物浓度仅占血液的1/100～1/10，影响疗效。据统计，阿苯达唑对包虫病的治愈率仅为30%。目前药物治疗是包虫性脊柱炎治疗的主要研究方向，阿苯达唑的剂型是其中研究较多的课题之一，如将阿苯达唑制成脂质体，用脂质体包封阿苯达唑，则能增加药物的脂溶性和稳定性，提高血药浓度，并促进药物选择性进入包囊组织及囊液，从而提高疗效。该剂型现已在动物实验中观察到良好疗效，进而将阿苯达唑制成免疫脂质体使其具有主动靶向性，或将阿苯达唑制成纳米粒子胶体注射液。另有研究发现吡喹酮和中药骆驼蓬子也有良好的抗包虫作用。温浩等报道用肝药酶抑制剂西咪替丁联合阿苯达唑可取得良好效果。

目前，甲苯咪唑只是对ABZ出现严重肝脏不良反应患者的一种替代药物。甲苯咪唑是第一个被证实有效治疗包虫病的苯并咪唑，甲苯达唑治疗CE的剂量为40~50mg/（kg·d），服用至少3~6个月。接受手术者应根据医嘱适时调控剂量。这些患者中的大多数使用这两种药物都会出现相似的不良反应；然而，一些人可能会耐受甲苯咪唑，当患者无法手术，他们的生存完全依赖于抗感染治疗时，这一点是至关重要的，这种情况在AE中比在CE中更为常见。在CE中，仅针对小型或中型孤立囊性病变，单独进行抗感染治疗。建议将介入技术与ABZ相结合，常规用于配对和衍生技术，但在外科手术中应用较少。吡喹酮（praziquantel）也可用于棘球蚴病手术时的辅助治疗。然而，减少抗感染治疗的标准显然是缺乏的，值得进行前瞻性研究，治疗时间和时间表仍然是一个有争议的问题。一项针对有限数量患者的前瞻性研究显示，3个月的AE治疗并不比配对后1个月的治疗好。基于药理学证据与ABZ杀死原头节的相对较差和缓慢的效果，一个合理的折中方案是，每当囊肿打开时，在介入手术（手术或配对）前1周至2个月后使用ABZ；然而，确切的建议应该等待真正的研究结果，特别是与手术相关的研究结果。对于无症状的小CE1型囊肿、明显退变的CE4型囊肿和所有CE5型囊肿，推荐采用"观望等待"策略。

二、手术治疗

目前外科手术仍然是可完全治愈囊型包虫病和泡型包虫病的较好方法，化疗可作为替代疗法。姑息性手术联合彻底的抗感染药物治疗可以防止疾病复发。应用于骨包虫病的手术方法包括单纯病灶清除术或刮除术、病灶清除植骨融合术、腔内病灶清除联合残腔清理术、广泛根治性切除术等。大量临床研究结果表明，腔内病灶清除联合残腔清理术和广泛根治性切除术是目前应用较为广泛和有效的方法。

1. 扩大根治性切除术 临床上大多有机会对四肢骨干、肩胛骨、肋骨及锁骨等部位包虫病进行广泛根治性切除，尤其是四肢骨干、肋骨及锁骨等部位。而脊柱和骨盆骨包虫病在临床上进展缓慢，症状隐蔽，加之脊柱和骨盆等部位位置深在，周围软组织丰富，临床早期诊断较为困难。随病程进展，患者多因骨质严重破坏和周围组织广泛受累合并神经系统损害或巨大占位性包块而就诊。因此，临床上能够早期诊断并进行扩大整体切除术的机会非常少见，手术复发率较高。如果包虫病合并软组织侵犯，手术过程中需要用氯化钠溶液纱布随时保护周围正常组织，以免误入软组织病灶造成包虫囊液污染；对于局灶性髓外硬膜内包虫病，远离病变纵向切开硬膜时需要缓慢放出部分脑脊液至无明显脑脊液溢出或硬膜搏动后，再小心打开硬膜，进一步吸出脑脊液使局部无流动性脑脊液，然后用棉片在病变周围隔离保护神经脊髓。由于髓外硬膜内包虫病周围外膜极其菲薄，如果病变累及基底部范围较小、粘连不紧密，可以将其完整摘除，否则应选择外膜内病灶清除，然后进行残腔清理。将病灶与周围组织完全隔离后，用氯化钠溶液纱布保护周围正常组织，通过线锯或摆锯分别断开病灶远近端或经关节离断使其完整切除。切除范围包括病灶外1~2cm正常软组织和骨病灶外2~3cm正常骨组织。创面彻底止血后用10%高渗性氯化钠溶液浸泡创面15~30min，再用0.9%氯化钠溶液反复冲洗，留置引流管并关闭切口。

2. 腔内病灶清除联合残腔清理术　脊柱和骨盆包虫病患者就诊时多属于中晚期，骨质破坏严重且广泛，扩大根治病灶切除已不可能。因此，针对部分患者进行腔内病灶清除联合残腔清理术是目前治疗复杂性脊柱和骨盆包虫病最常用的可行方法。暴露从远离病灶区开始逐渐到达病变部位，并用含氯化钠溶液的纱布隔离保护周围正常组织以免误入病灶造成包虫囊液污染。如果后方软组织内有散在或孤立的包虫，可将其连同部分软组织一并切除至椎板后方。小心清除侵蚀椎板或打开包虫周围软组织形成的主囊腔，用吸引器吸净囊液并取出其中的包虫子囊至骨病灶区。检查并清除所有部位包虫后向腔内注入20%高渗性氯化钠溶液浸泡15~30min，吸净后用0.9%氯化钠溶液冲洗残腔。如果明确软组织和骨包虫清除较为彻底，可将周围软组织囊和骨骼累及部位整体切除并进行稳定性重建；如果软组织和骨包虫清除不彻底或不能整体切除，可将周围软组织囊部分切除至骨累及附近，进一步清理后留置引流管并将残留软组织囊封闭。前路根治性椎体切除后，需要在节段间支撑植骨并进行坚强内固定重建脊柱稳定性；后路手术如果保留1/2以上椎体，仅需要单纯固定即可；如果将整个节段彻底切除，则需要在节段间支撑植骨并进行坚强内固定术。术中缝合时尽量缩小残腔，并合理放置引流，术后注意护理保持引流管通畅，避免出现引流不畅致积液继发感染。

3. 术后复发　多为残腔内原位复发，可能为术中未发现小的子囊，头节杀灭剂作用时间短，使黏附在残腔的细小子囊或遗留肉眼不能发现的原头蚴术后继续生长，在残腔内发育成新的包虫囊肿，而且生长很快。目前多用过氧化氢、10%高渗性氯化钠溶液杀灭头节，作用时间20min，并用含95%乙醇溶液的纱布球擦洗。

第四节　典型病例

| 病 例 1 |

【病史】　患者，男性，69岁，胸背部疼痛6个月、加重伴双下肢无力3个月。

入院查体：$T_{6\sim8}$棘突压痛及叩击痛，双下肢肌力2~3级，肌张力增高，双侧脐以下皮肤痛、触觉减弱，双侧膝、踝反射活跃，双侧巴宾斯基征（＋）。

入院诊断：$T_{6\sim8}$包虫性脊柱炎。

【诊疗经过】

1. 入院实验室检查　白细胞计数10.57×10^9/L，中性粒细胞百分比76.45%，中性粒细胞计数7.41×10^9/L，嗜酸性粒细胞百分比9.60%，嗜酸性粒细胞计数0.71×10^9/L。包虫八项免疫学检查阴性。

2. 入院影像学检查　见图8-5。

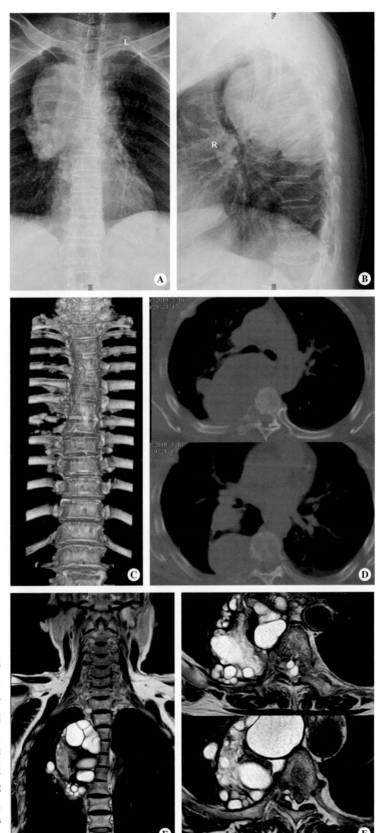

图8-5 术前影像学表现

A、B. X线片显示右侧胸廓内椎旁$T_{2\sim8}$水平软组织阴影，边缘光滑；C、D. CT显示$T_{6\sim7}$椎体横突及肋骨骨质破坏，局部可见软组织肿块阴影，肿块内信号均匀，边缘光滑；E、F. MRI显示右侧胸廓内椎体旁多房性包虫囊肿，囊壁显示清晰、边缘光滑、均匀一致的高信号，并能清楚地显示病变与邻近组织的关系。增强后包虫囊壁更明显为本病的特征表现患者入院后，经术前准备，行"胸椎包虫性脊柱炎后路病灶清除、椎管减压、内固定术"。术中尽可能囊外病灶清除，避免囊壁破裂。术中在清除包虫囊时一定要保护好周围组织及脊髓与神经，再清除包虫囊壁及子囊，用石炭酸处理残腔，然后用20%高渗盐水浸泡10min以上，再用生理盐水冲洗，植入椎弓根螺钉装置加以固定，伤口内放置引流管。术后第三天带支具下床活动，引流管放置2～12周。术后根据每天的引流量及MRI残留病变情况，确定拔引流管时间。具体拔引流管时间确定依据：①MRI显示与引流管相通的病灶缩小至消失；②每天的引流量连续3天少于30ml。满足2项，可以考虑拔引流管。患者术后影像学表现见图8-6。

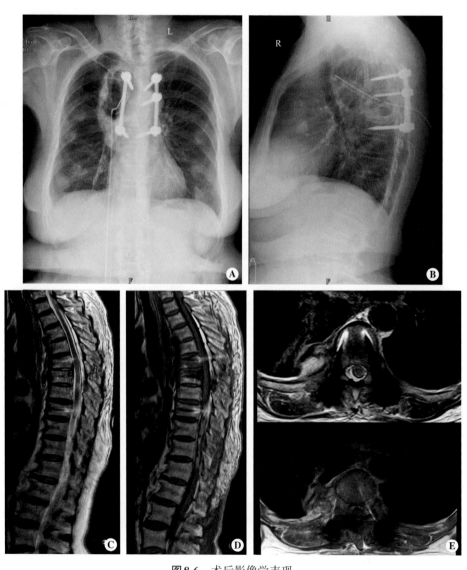

图8-6　术后影像学表现

A、B. X线片显示病灶清除及内固定材料；C～E. MRI显示病变已清除，可见内固定材料伪影

| 病　例　2 |

【病史】 患者，女性，25岁，腰骶部疼痛3个月，加重伴右下肢放射痛1个月。

入院查体：$S_{1\sim2}$背部压痛及叩击痛，双下肢皮肤感觉、肌力及肌张力未发现异常，双侧膝、踝反射存在，未引出病理反射。

入院诊断：$S_{1\sim2}$包虫性脊柱炎。

【诊疗经过】

1. 入院实验室检查　白细胞计数9.63×10^9/L，嗜酸性粒细胞百分比8.76%，嗜酸性粒细胞计数0.68×10^9/L。包虫八项免疫学检查阴性。

2. 入院影像学检查　见图8-7。

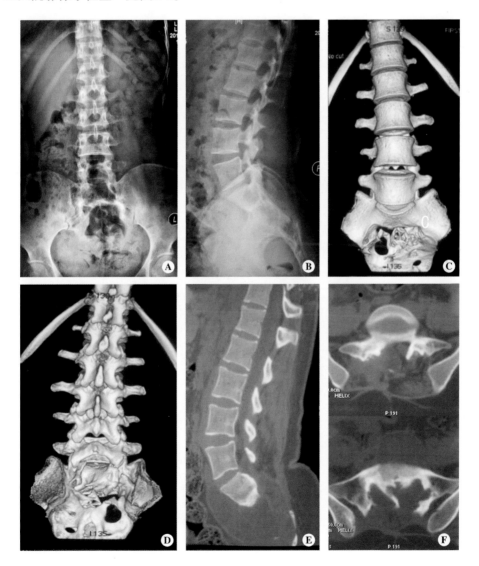

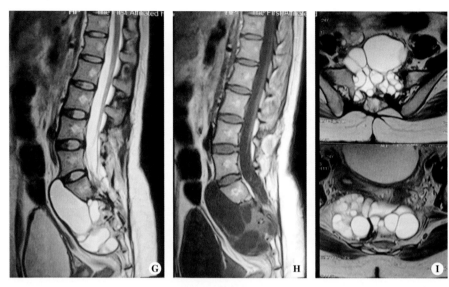

图 8-7　术前影像学表现

A、B. X线片显示S$_{1\sim2}$椎体骨质破坏；C～F. CT显示S$_{1\sim2}$椎体骨质破坏，前方可见软组织肿块阴影，肿块内信号均匀，边缘光滑；G～I. MRI显示S$_{1\sim2}$椎体内及前方T$_1$WI低信号、T$_2$WI高信号的多房性包虫囊肿，囊壁显示清晰，边缘光滑，囊内信号均匀一致，并能清楚地显示病变与邻近组织的关系

　　患者入院后，经术前准备，行"骶椎包虫性脊柱炎后路病灶清除术"。术中尽可能囊外病灶清除，术中在清除包虫囊时保护好周围神经、血管及盆腔内正常组织，清除包虫囊壁及子囊，用石炭酸处理残腔，然后用20%高渗盐水浸泡10min以上，再用生理盐水冲洗，伤口内放置引流管。术后第二天带支具下床活动，引流管放置2～12周。术后根据每天的引流量及MRI残留病变情况，确定拔引流管时间。患者术后影像学表现见图8-8。

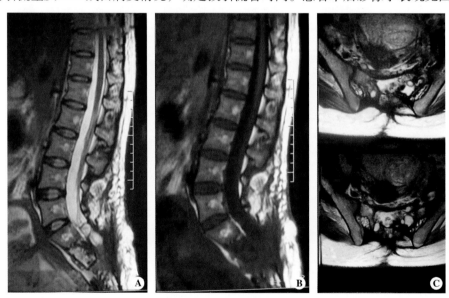

图 8-8　术后影像学表现

骶椎包虫性脊柱炎病灶清除术后MRI显示病变缩小至消失

（买尔旦·买买提）

参 考 文 献

褚华鲁，2009. 骨包虫病的影像学表现. 实用放射学杂志，25（4）：586-588.

丁虎，张静宵，Schontz P M，等，2006. 1995—2005 年青海省棘球蚴病流行病学调查分析. 中国人兽共患病学报，22（12）：1129-1134.

刘大鹏，谢增如，张锐，等，2004. 骨包虫病的诊断及治疗. 中华骨科杂志，24（7）：403-407.

刘章锁，杨文光，温浩，2000. 阿苯达唑脂质体对泡状棘球蚴作用的病理形态学观察. 新疆医科大学学报，23（4）：291-293.

牛荣丽，薛弘燮，李志良，2001. 阿苯达唑免疫脂质体的制备. 新疆医科大学学报，24（1）：60-62.

全国人体重要寄生虫病现状调查办公室，2005. 全国人体重要寄生虫病现状调查报告. 中国寄生虫学与寄生虫病杂志，23（Z1）：332-340.

盛伟斌，刘毅，徐小雄，2006. 脊柱包虫病的临床特点及诊断方法. 中华骨科杂志，26（1）：7-12.

宋发亮，杨贵斌，谭湘萍，1999. 人体包虫病影像诊断学. 乌鲁木齐：新疆科技卫生出版社，37-42.

孙绪荣，陈嘉麟，田虹，2008. 骨包虫病影像研究. 实用医学影像杂志，9（5）：328-330.

汪浩，陈宏，2002. 椎体包虫病的MRI诊断. 中国医学影像学杂志，10（2）：101-102.

王建华，温浩，孙殿甲，2000. 阿苯达唑的体内过程和剂型研究进展. 中国寄生虫病防治杂志，15（3）：187-188.

温浩，杨文光，维通，1996. 人体包虫病诊断和治疗的现状与进展. 新疆医科大学学报，19（3）：183-184.

中国医师协会外科医师分会包虫病外科专业委员，2015. 包虫病诊断与治疗专家共识. 中华外科杂志，53（12）：922-927.

Ammann R，Tschudi K，Ziegler M，et al.，1988. The long-term course of 60 patients with alveolar echinococcosis in continuous therapy with mebendazole（1976-85）. Klin Wochenschr，66（210）：1060-1073.

Bauder B，Auer H，Schilcher F，et al.，1999. Experimental investigations on the B and T cell immune response in primary alveolar echinococcosis. Parasite Immunol，21（8）：409-421.

Braithwaite P A，Lees R F，1981. Vertebral hydatid disease：radiological assessment. Radiology，140（3）：763-766.

Budke C M，Carabin H，Ndimubanzi P C，et al.，2013. A systematic review of the literature on cystic echinococcosis frequency worldwide and its associated clinical manifestations. Am J Trop Med Hyg，88（6）：1011-1027.

Budke C M，Deplazes P，Torgerson P R，2006. Global socioeconomic impact of cystic echinococcosis. Emerg Infect Dis，12（2）：296-303.

Craig P S，Larrieu E，2006. Control of cystic echinococcosis/hydatidosis：1863-2002. Adv Parasitol，61：443-508.

Craig P S，McManus D P，Lightowlers M W，et al.，2007. Prevention and control of cystic echinococcosis. Lancet Infect Dis，7（6）：385-394.

Czermak B V，Akham O，Hiemetzberger R，et al.，2008. Echinococcosis of the live. Abdom Imaging，33（2）：133-143.

Davis A，Dixon H，Pawlowski Z S，1989. Multicentre clinical trials of benzimidazole-carbamates in human cystic echinococcosis（phase 2）. Bull World Health Organ，67（5）：503-508.

Dew H R. Hydatid disease，its pathology，diagnosis and treatment. Sidney：The Australasian Medical Publishing Co. Ltd.

E1 Quessar A，Jroundi L，Tizniti S，et al.，2001. CT and MRI features of spinal hydatidosis：a report of 8 cases. J Radiol (French), 82 (8): 917-921.

Erayman I, Kalkan E, Erdi F, et al., 2011. Primary spinal hydatid cyst in a patient with acquired immunodeficiency syndrome. Eur Spine J, 2 (Suppl 2): 235-238.

Galasko C S B, 2001. The dection of skeletal metastases from mammary cancer by gamma camera scintigraphy. Br J Surg, 56 (10): 757.

Horton J, 2003. Albendazole for the treatment of echinococcosis. Fundam Clin Pharmacol, 17 (2): 205-212.

Islekel S, Ersahin Y, Zileli M, et al., 1998. Spinal hydatid disease. Spinal Cord, 36 (3): 166-170.

Karray S, Zlitni M, Fowles J V, et al., 1990. Vertebral hydatidosis and paraplegia. J Bone Joint Surg Br, 72 (1): 84-88.

Li T, Ito A, Pengcuo R, et al., 2011. Post-treatment follow-up study of abdominal cystic echinococcosis in Tibetan communities of northwest Sichuan Province, China. PLoS Negl Trop Dis, 5 (10): e1364.

Lighfowlers M, Goldstein B, 1995. Immunodiagnosis of *Echinococcus*//Thompson R C A, Lymberty A J. *Echinococcus* and Hydatidosis. Wallingford: CAB Intern, 355-410.

McManus D P, Gray D J, Zhang W, et al., 2012. Diagnosis, treatment, and management of echinococcosis. BMJ, 344: e3866.

Nazligul Y, Kucukazman M, Akbulut S, 2015. Role of chemotherapeutic agents in the management of cystic echinococcosis. Int Surg, 100 (1): 112-114.

Pamir M N, Ozduman K, Elmaci I, 2002. Spinal hydatic disease. Spinal Cord, 40 (4): 153-160.

Pedmsa I, Saiz A, Arrazola J., et al, 2000. Hydatid disease: radiologic and pathologic features and complications. Radiograohics, 20 (3): 795-817.

Playford M C, Ooi H K, Ito M, et al., 1993. Lymphocyte engraftment conveys immunity alters parasite development in Scid mice infected with *Echinococcus multilocularis*. Parasitol Res, 79 (4): 261-268.

Ran B, Shao Y, Guo Y, et al., 2016. Surgical treatment of hepatic cystic echinococcosis in patients co-infected with HIV/AIDS. J Helminthol, 90 (1): 125-128.

Schmid M, PendI G, Samonigg H, et al., 1998. Gamma knife radiosurge and albendazole for cerebral alveolar hydadd disease. Clin Infect Dis, 26 (6): 1379-1382.

Schweiger A, Ammann R W, Candinas D, et al., 2007. Human alveolar echinococcosis after fox population increase, Switzerland. Emerg Infect Dis, 13 (6): 878-882.

Siles-Lucas M, Casulli A, Cirilli R, et al., 2018. Progress in the pharmacological treatment of human cystic and alveolar echinococcosis: compounds and therapeutic targets. PLoS Negl Trop Dis, 12: e0006422.

Singh S, Korah I P, Gibikote S V, et al., 1998. Sacral hydatidosis: value of MRI in the dignosis. Skletal Radiol, 27 (9): 518-521.

Torgerson P R, Keller K, Magnotta M, et al., 2010. The global burden of alveolar echinococcosis. PLoS Negl Trop Dis, 4: e722.

Vuitton D A, Azizi A, Richou C, et al., 2016. Current interventional strategy for the treatment of hepatic alveolar echinococcosis. Expert Rev anti Infect Ther, 14 (12): 1179-1194.

Vuitton D A, Bresson-Hadni S, Lenys D, et al., 1988. IgE-dependent humoral immune response in *Echinococcus multilocularis* infection: circulating and basophil-bound specific IgE against *Echinococcus* antigens in patients with alveolar echinococcosis. Clin Exp Immunol, 71 (2): 247-252.

Vuitton D A, 2004. Echinococcosis and allergy. Clin Rev Allergy Immunol, 26 (2): 93-104.

Vuitton D, Bresson-Hadni S, 2014. Alveolar echinococcosis: evaluation of therapeutic strategies. Expert Opin Orphan Drugs, 8 (2-3): 67-86.

Wen H, Vuitton L, Tuxun T, et al., 2019. Echinococcosis: Advances in the 21st century. Clin Microbiol Rev, 32 (2): e00075-18.

WHO, 2014. 棘球蚴病. [2014-12-10]. http://www. who. int/me-diacentre/factsheets/fs377/zh/.

第九章

脊柱术后感染

脊柱术后感染属于脊柱手术的常见并发症之一，但无论从短期还是长期结果来看，都可能是脊柱手术后的毁灭性并发症。术后感染将使患者面临切口愈合不良、假关节、慢性顽固性腰背部疼痛、手术翻修、神经损伤后遗症等结果，甚至感染性休克导致死亡的风险。毫无疑问，感染不但会增加患者的痛苦，也极大增加了患者家庭的经济负担，美国一项前瞻性研究发现，脊柱术后的每一次伤口感染可导致护理费用平均增加4067美元。

第一节 概　述

一、流行病学

脊柱术后感染是脊柱手术常见并发症之一。近期文献报道，根据脊柱手术的类型及器械使用情况，感染的发生率是不恒定的，在0.2%～18%。

不需要内植物的脊柱手术感染风险最低，主要包括椎板切除减压或椎间盘切除术，感染发生率一般不超过3%，而脊柱畸形尤其是后凸畸形需截骨的患者，术后感染发生率可能增至18%。一项纳入了27项临床研究的meta分析报道常规脊柱外科手术区域感染的发生率为3.1%，其中颈椎、胸椎和腰椎术后感染的发生率分别为2.7%、3.4%和3.7%；后路手术感染的发生率高于前路手术（5% vs 2.3%）；内植物手术高于非内植物手术（4.4% vs 1.4%）；开放手术高于微创手术（3.8% vs 1.5%）；术区局部应用万古霉素粉末者低于不使用者（1.9% vs 4.8%）。

脊柱创伤患者术后感染发生率增加，因为一方面创伤会引起软组织损伤，局部组织水肿，形成血肿及缺氧坏死，为细菌增殖提供局部条件；另一方面，患者机体呈现出全身炎症状态，促炎和抗炎细胞因子之间的平衡遭到破坏，导致免疫受损，极大地增加了感染的可能性。一项回顾性临床研究发现，接受急诊手术的脊柱创伤患者术后感染发生率为9.4%，而同期同医院择期脊柱手术患者的感染发生率只有3.7%。

不同手术入路术后的感染发生率有所差别，前路手术术后感染发生率明显低于后路，这是过往大多数文献报道较一致的结论，原因可能是暴露术野需剥离的肌肉范围较小，以及前路的血运较好、软组织相对更薄，不易形成无效腔。同时，前后路联合手术的感染发生率并不比单纯后路手术高。侧方入路脊柱手术可借助通道由腹膜后到达病变节段完成手术，可以有效避免对于后方肌肉、韧带和神经等软组织的损伤，近几年得到不断改进与发展，文献中所报道的术后感染发生率为0.7%～3.1%，其中以经腰大肌入路感染发生率最高。

由于侵袭性小，脊柱微创技术越来越多地成为脊柱外科医生和患者的选择。帕克等比较了接受微创与开放经椎间孔腰椎椎体间融合术（transforaminal lumbar interbody fusion，TLIF）的患者，前者手术部位感染的发生率明显低于后者（0.6% vs 4.0%，$P=0.0005$）。一项基于108 419例脊柱手术的研究报告显示，与传统的开放手术相比，使用微创手术的腰椎间盘切除术感染发生率较低（0.4% vs 1.1%，$P < 0.001$）。Wu等通过meta分析报道全内镜治疗颈椎神经根病的术后感染发生率为2.2%，略高于显微内镜的1.0%，但不存在显著性差异。与原发脊柱感染一样，手术部位的术后脊柱感染也可以用微创技术治疗。

内植物和器械的使用是显著增加脊柱术后感染风险的重要因素。理论上，内植物一方面会引起局部软组织刺激，导致炎症和浆膜形成，另一方面内植物微动及摩擦造成的金属离子化也会导致肉芽肿形成，从而为微生物的生长提供肥沃的繁殖地。内固定植入物表面可形成无血管的生物膜，并为细菌定植生长提供保护环境，从而逃脱了抗生素和宿主免疫系统的作用。在Smith等的研究中，有内植物者比没有内植物者感染发生率高出28%。Kobayashi等回顾发现因术后感染导致的再手术率从2004年的0.9%大幅上升至2015年的1.5%，这与脊柱手术内植物的应用增加密切相关。

二、病　原　学

脊柱术后感染主要通过三种途径：术中细菌直接种植、血源性传播和术后污染。

超过半数的脊柱术后急性感染是由金黄色葡萄球菌引起的，其中耐甲氧西林金黄色葡萄球菌（methicillin-resistant staphylococcus aureus，MRSA）在原发病例中占35%，而在脊柱翻修手术中的比例则升至48%。其他常见病原菌包括凝固酶阴性葡萄球菌，主要是表皮葡萄球菌，大多与植入的脊柱假体有关。

脊柱术后感染中还可能遇到革兰氏阴性菌，包括铜绿假单胞菌、大肠埃希菌和变形杆菌。革兰氏阴性菌更有可能发生在血源性播种的病例中，通常并发全身性疾病，有些会产生诸如多器官衰竭的严重后果。同时，有临床研究报道，感染细菌谱与解剖位置也存在密切关系，涉及下腰椎和骶骨区域的脊柱手术与革兰氏阴性菌感染存在显著相关性，而颈椎手术中则极少见。几乎所有的浅部感染是单一病原菌引起的，而在深部感染患者中，多菌感染则被证实。此外，在出现深部和多菌感染的患者中革兰氏阴性杆菌感染的发生率很高。其他危险因素包括膀胱或大便失禁、既往长期住院史和静脉注射吸毒史等。认识到所有这些危险因素将有助于指导医师等待培养结果期间的经验性抗菌治疗。有文献报道，近几年其他致病微生物检出率增加，尤其是革兰氏阴性菌，这可能与预防性应用抗生素及术中万古霉素粉末的使用有关，提示在病原学培养结果未知前，临床抗菌治疗或许有必要覆盖部分革兰氏阴性菌。

发生于术后30天以上的晚期感染通常是由低毒力细菌引起的，Savage等在一项前瞻性研究中对100例接受腰椎择期手术的患者进行了评估，发现腰椎手术皮肤准备前最常见的分离微生物依次为凝固酶阴性葡萄球菌、痤疮丙酸杆菌和棒状杆菌。这些细菌通常被认为来自皮肤的正常菌株，而引流管的长期留置将可能导致逆行性感染。其中，痤疮丙酸杆菌是一种革兰氏阳性厌氧菌，广泛存在于人类皮肤皮脂腺丰富的区域，可在体内和体外形成生物膜，可能成为术后感染的一种病原体。此类感染缺乏明显的临床表现，背痛可能是唯一的症状，通过合理的治疗，这些低毒力病原体通常会被机体的免疫反应迅速清除，往往不会引起临床败血症。

Tominiga 等回顾性分析了 825 名接受脊柱手术的患者，24 名患者发生了手术区域的感染，其中仅有 1 名患者在手术区域感染前被诊断为尿路感染，而另外 23 名非手术区域感染的患者中有 20 名是单纯尿路感染，该研究表明脊柱术后术区感染与尿路感染并没有关系。

第二节　诊　断

美国疾病控制与预防中心（CDC）制定的标准将急性术区感染（surgical site infection，SSI）定义：发生于手术切口处或其周围（切口或器官/间隙）的手术操作相关感染，发生时间是术后 30 日内，若手术植入了内植物，则为术后 90 日内。

诊断 SSI 的临床标准包括下列一项或多项：①从手术部位引流出脓性渗出物；②从一期缝合的手术部位获取的体液培养结果呈阳性；③在至少有 1 种临床感染征象（疼痛、肿胀、发红和发热）的情况下重新开放了手术部位，并且手术部位培养的结果呈阳性或未进行培养；④外科医生诊断为感染。

但对于脊柱术后感染，目前尚无专门且统一的临床诊断标准，需要脊柱外科医生充分结合患者临床表现、实验室检查、病原学培养结果和围手术期存在的危险因素，才能做出可能的诊断。

一、临床表现

脊柱感染症状通常是非特异性的，可能会延误诊断。几乎所有脊柱术后感染患者都有疼痛的主诉，由于局限性脊椎疼痛和肌肉痉挛，体格检查表现为脊柱的活动范围受限。疼痛可能为轴向性疼痛，位于切口附近，也可能放射到四肢。然而，临床医生仍难以甄别感染引起的疼痛和术前的原始症状，从而难以尽早做出诊断。

尽管高毒力的急性感染（如耐甲氧西林的金黄色链球菌）可能会出现，但大多数患者不会因术后脊柱感染而引起全身性症状或败血症，因此发热并不是诊断脊柱术后感染的可靠依据。

感染最常见的物理迹象是切口红肿，然而，深部感染的切口表现为良性切口也是相当常见的，这需要结合实验室检查予以尽早识别。明显的感染迹象是伤口开裂和伤口脓性引流，感染引起的伤口渗出增加或引流增加多见于术后 10～14 天，伤口引流管放置超过 1 周是深层感染的危险因素。其他迹象和症状还包括疲劳，甚至可能会出现因长期慢性感染而导致的体重减轻。

根据手术类型的不同，可能还会出现特定的体征和症状。在颈椎前路手术中出现的症状之一，是由咽后脓肿或食管穿孔引起的口水过多、吞咽困难和发音障碍；腰椎间盘摘除术后，腰部活动的剧烈疼痛并没有随着时间的推移而改善，特别是向前屈曲时加重，这表明发生了术后椎间盘内感染；如果检查中存在神经系统缺陷，如肢体疼痛、肌力减弱或感觉减退等，则应考虑硬膜外脓肿形成。

尽管脊柱术后硬膜外脓肿形成是一种罕见的感染，但却是造成医疗事故的第二大感染性病因。随着脊柱介入治疗疼痛情况增加，腰椎硬膜外感染的发生率显著增加，不过，诊出率的提升也一部分归因于磁共振成像（MRI）诊断敏感性的提高。

硬膜外脓肿的典型临床三联征是腰痛、发热和神经系统症状。但是，只有约1/3的患者存在完整的三联征。脊髓硬膜外脓肿最重要的潜在临床后果是对脊髓和神经根的损害，这可能是由于脓液的扩散直接压迫脊髓或间接通过动静脉缺血引起的神经功能损害。Darouiche等在2006年提出的分期系统概述了硬膜外脓肿临床表现和体格检查结果的进展：阶段1，受累椎体节段处的背痛；阶段2，从受累节段放射出来的神经根性疼痛；阶段3，运动和感觉障碍，膀胱和肠道功能障碍；阶段4，瘫痪。

二、实验室检查

（一）血清学检查

当疑诊脊柱术后感染时，初步选择的实验室检查应包括血常规、血沉（ESR）和C反应蛋白（CRP）。在开始使用抗生素治疗之前，应留取血液标本送检培养。

白细胞计数并不能作为指示脊柱术后感染的单独指标，根据宿主免疫系统和病原体类型的不同，白细胞计数可能升高、降低或正常。只有不到50%的术后感染病例会出现白细胞计数升高。围手术期类固醇的使用可能导致白细胞计数升高，进一步降低了这项实验室检测的有效性。

和白细胞计数相似，ESR对于判定脊柱术后感染同样缺乏特异性，根据手术范围的不同，ESR达到峰值可能需要2～4周，而恢复正常的时间在21至90天不等。ESR的一个临床用途是跟踪患者的治疗过程，有助于排除感染，以帮助评估疗效，即若ESR在正常范围内，就不太可能发生感染。

CRP作为传统且可靠的感染标志物，是监测患者围手术期感染情况的常用指标，相比ESR，CRP更敏感且稳定。在健康的非感染患者中，CRP往往在术后3天上升至峰值，术后10～14天逐渐下降至正常。若CRP水平持续升高或出现第二个峰值，则应高度怀疑术后感染。有学者建议，术后5～7天观察到异常CRP反应时，应及时严密观察并进行适当的医疗处理。而当感染的病原菌系低毒力致病菌时，血清CRP对诊断迟发性术后感染的敏感性和特异性则较低。

血清淀粉样蛋白A（serum amyloid A，SAA）是一种在应激状态下大量产生的炎性蛋白。文献报道SAA与CRP具有显著相关性，而且以相似的动力学机制更早地恢复到基线水平，对于监测抗感染治疗表现出更好的临床价值。

降钙素原（procalcitonin，PCT）是降钙素的前体，往往作为脓毒症患者的炎症标志物，在严重细菌、真菌感染及脓毒血症时升高。在脊柱术后感染的早期预测中，由于更短的半衰期，PCT表现出更高的灵敏度和特异度。但当感染灶局限时，PCT一般不升高，因此对于轻症脊柱术后感染的诊断价值不大。

其他一些炎症生物标志物已经在骨科手术的其他领域进行了检测，并可能被证明对预测术后脊柱感染是有用的。特别是IL-6在关节置换手术中已经得到了很好的研究。

考虑到影响术后患者CRP和白细胞水平的众多混杂因素，SAA、PCT和IL-6等标志物被证明很可能是重要的诊断辅助手段。然而，结合临床受益，CRP仍然是评估患者潜在SSI最常用的选择。

（二）组织活检与培养

诊断术后脊柱感染最有价值的实验室方法是活检，在活检前需常规留取两份血培养，若两份血培养均阳性且结果一致，下一步的活检则不是必要的检查。鉴于皮肤定植菌可能会混淆浅表伤口，通常选择在X线或者CT引导下经皮穿刺以获取感染区域的深部组织培养。当然，最准确的培养应该是静脉内抗菌治疗前应用清创术获得的组织培养，但很大比例的感染患者并不需要手术干预，因此通过手术活检培养很少见。

除了血液和活检外，当怀疑感染原发灶存在于脊柱外时，应该留取相关标本进行培养。如果患者出现尿潴留症状或排尿困难，特别是如果患者围手术期留置导尿管，应该进行尿液分析和尿培养。如果患者有上呼吸道感染或肺炎的证据，可以进行痰培养。所有的培养都应该在开始使用抗生素之前获得，以增加发现致病微生物的可能性。

脊柱手术术后通常需要在切口内留置封闭负压引流装置，一方面有利于排出手术后切口内的渗血、渗液，减少细菌定植的内环境条件，另一方面引流液的实验室检查是监测术后感染的选择之一，包括引流液常规检查、细菌培养和药敏检查。引流液常规检查中，若细胞计数超过10 000个/μL，细胞分类以多核细胞为主，应考虑感染的可能。但上述情况只有当引流液量较多且未发生凝结时才有较大诊断意义，而且过长时间的留置引流管反而可能增加出血、引流管断裂及感染等不良事件的发生率。

（三）NGS技术协助病原学诊断

使用Sanger开发的方法进行人工或自动检测病原体DNA被认为是"第一代DNA测序技术"。目前临床上应用最广的二代测序（NGS）技术相较于第一代，测序速度和DNA序列数据量均呈指数级增长，而且成本显著降低。而第三代测序使用单一的DNA分子而不是扩增的DNA作为模板。因此，较之第二代，第三代测序能够消除实验室在DNA扩增过程中引入的DNA序列错误。

当通常的微生物或血清学检查不能做出明确诊断时，NGS技术可能有助于识别病原体，并分析其具体组成、亚种、耐药基因等，这有助于脊柱外科医生对抗菌剂和治疗方案做出最优选择。Tok等报道了一例颈椎术后继发脑室炎的患者，脑脊液标本经细菌广谱16S rDNA PCR后测序鉴定为聚合杆菌，而脑脊液常规培养则持续为阴性。其他骨科术后感染的病例报告也表明，NGS技术是诊断罕见病原体感染的有力保障。

相比常规病原体培养，NGS技术在检出阳性率和检测周期上也展示出优越性。金文婷等对24例疑似脊柱感染患者行CT引导下穿刺，并将标本分送NGS检测和常规培养，结果显示NGS检测阳性率高于常规培养法（62.5% vs 35.0%）。同时，NGS检测平均耗时36~48h，明显短于常规培养法的21.8天，更有助于实现脊柱术后感染的早期精准诊治。然而核酸片段扩增过程中的不稳定性和正常菌群的存在可能限制了NGS技术的精确性。在一项前瞻性研究中，Rao等将25位接受肩关节置换术患者的皮肤切缘标本和滑膜组织标本分别送去NGS检测和标准培养，与标准培养相比，NGS检测在两种样本中鉴定出细菌的比例均显著增高。因此，在将NGS技术可靠地用于脊柱外科之前，需要进一步的研究来确定哪些NGS结果与临床症状相关，哪些为假阳性。

三、影像学检查

（一）X线检查

X线平片通常作为首选的影像学检查，但不太可能对急性感染的诊断有帮助。只有当内植物出现松动脱位或者邻近骨质破坏时，即平片上内植物周围出现透光、椎间隙高度丢失、终板骨质模糊粗糙或者椎体破坏导致脊柱畸形等表现时才对感染具有提示意义，而这些表现往往在术后4周才会出现。软组织在X线平片上的表现也能为感染提供线索，例如颈椎术后咽后阴影增大提示脓肿形成，椎旁阴影增大提示椎旁软组织脓肿形成可能。

虽然X线平片的诊断具有延迟性，但X线片避免了其他成像方式中出现的金属伪影。得益于其相对较低的拍摄成本，X线平片作为常规随访的手段被众多脊柱外科医生接受。

（二）超声检查

超声检查在骨科疾病的诊治中应用极少，只有当形成局限性脓肿时，超声检查才对感染具有诊断意义。Bürger等在一项前瞻性队列研究中发现，超声预处理可将细菌从生物膜中分离出来，相比常规的种植体周围病菌培养，超声处理液体样本的培养表现出更高的敏感度。由于致病微生物存在于内植物表面形成的生物膜中，标本培养往往呈阴性，超声预处理或许为检测致病菌提供了一个新思路，也可以提高抗菌治疗的效果。

（三）CT检查

CT扫描是评估骨性结构的首选检查，可以提供更加详细的脊柱解剖和生物力学信息，对后期的手术治疗具有指导意义。相比X线平片，CT能更早地发现术后感染的早期改变包括骨质终板的侵蚀、椎间盘高度丢失以及内植物周围的透光影。软组织积液可能来自术后脓肿、血肿或无菌性的血清肿，可以通过在CT扫描上测量Hounsfield单位（HU）来识别。CT扫描的另一临床用途是对于术后椎间盘炎或骨髓炎病例，可通过CT引导穿刺活检获取标本进行培养。

（四）MRI检查

磁共振成像（MRI）是诊断脊柱术后感染最重要的影像学检查方式，尤其是钆-DTPA增强磁共振被认为是最敏感的手段。MRI能发现早期的感染：表现为纤维环和髓核的界限模糊，椎间盘髓核裂隙消失、椎间盘内聚集，以及椎间盘高度进行性降低，能有效检查卫星灶和跳跃性病灶。硬膜外脓肿在MRI上表现为T_1等信号积液，压迫神经组织；T_2信号显著增强。Hayashi等报道MRI钆对比成像对术后椎间盘炎的敏感性为93%，特异性为97%。

MRI有很高的假阳性率，信号增加或组织水肿可能是正常的术后表现，而不是感染的迹象，需要结合多次的影像学检查和实验室检查来解释检查结果。MRI的另一主要局限性在于难以将术后骨中的纤维组织和感染灶区分开来。有学者建议在任何疑似术后感染的病例中，如果MRI不能排除或确认化脓性脊柱炎，应该尝试通过侵入性技术如经皮穿刺或外科骨活检来确认诊断。同样不可避免的是，内植物造成的伪影会增加影像诊断的难度。

（五）放射性核素骨扫描

核素扫描得益于不受内植物伪影的限制，有时会作为其他影像学检查诊断脊柱术后感染的补充方式，但临床应用极不广泛，近年有越来越多的研究试图挖掘核素扫描在诊断脊柱术后感染的临床用途。

^{99m}Tc-环丙沙星SPET在评估术后脊柱感染方面是敏感的，然而对于术后早期（<6个月）感染患者敏感度较差。有学者建议在注射后3h结合平面和SPET成像，术后间隔至少6个月，以最大限度地减少假阳性。

^{67}Ga-SPECT结合骨显像被认为是诊断脊柱感染性疾病的放射性核素金标准。这种方法的优点是明显的：灵敏度高、一次完成、图像分辨率优于单光子发射示踪剂显像。然而，由于^{67}Ga在脊柱正常造血骨髓中的高摄取率，在脊柱术后感染诊断中缺乏特异性，导致该技术不能提供太多的诊断价值。

近年来，^{18}F-氟代脱氧葡萄糖正电子发射断层显像技术（^{18}F-fluoro-D-deoxyglucose positron emission tomography，^{18}F-FDG PET）在感染领域已成为一种很有前途的成像手段。与CT和MRI相比，PET对FDG的摄取不会受到金属物植入相关伪影的阻碍。常规的放射性核素显像检查，如骨显像、标记白细胞和镓扫描，空间分辨率相对较低，缺乏敏感性、特异性或两者兼而有之。相较而言，FDG-PET灵敏度更高，可以在2h内提供结果，图像分辨率优于SPECT示踪剂，其敏感性不受抗生素的影响，其特异性在可接受的范围内，即使是术后早期的病例也是如此。对于禁忌行MRI检查和术后6个月以上慢性感染的患者，^{18}F-FDG PET是最合适的检查手段，它的局限性目前主要在于较难区分肿瘤和炎症反应。

为诊断特定的病原体或定量评估感染的程度，Stephen等通过^{89}Zr-NIR680-1D9双标记抗体探针与多模式PET/CT，在小鼠脊柱植入物感染模型中准确地诊断了急性和亚急性植入物感染，并允许荧光图像引导的手术对感染组织进行选择性清创，验证了敏感、非侵入性和实时诊断金黄色葡萄球菌植入物感染的可行性。

第三节 治　疗

脊柱术后感染可能很难控制，通常需要延长住院时间，延长抗生素治疗的时间，甚至通过手术清创并冲洗感染区域或取出内植物。治疗术后感染的第一步是分离标本并明确病原体，主要手段包括血培养、引流液培养、CT引导下穿刺活检和切开活检等。

一、药物治疗

术后感染出现的时间很大程度上取决于病原菌的种类，在获得适当的培养样本之前，可根据感染发生的时间进行经验性的抗生素治疗。葡萄球菌引起的急性感染首选头孢唑林，头孢唑林药理持续时间较理想，且能覆盖手术中常见的微生物，临床安全性和性价比获得了较广泛的认可。对于对β-内酰胺类药物过敏的患者，推荐静脉用克林霉素（600～900mg）或者万古霉素（15～20mg/kg）；如果患者有发生革兰氏阴性菌所致术后感染的风险，则有必要联用抗革兰氏阴性菌药物，如氨基糖苷类、氨曲南或氟喹诺酮类。

对于高毒力耐药病原体如MRSA，相关治疗指南推荐静脉滴注抗生素（万古霉素、达托霉素、利奈唑胺或克林霉素），联合长期口服利福平，维持口服抗生素治疗直至脊柱融合。基于MRSA菌株的多重耐药性，所选抗生素应对附着在植入物表面的基质封闭生物膜中生长的微生物具有杀菌作用，具有良好的口腔生物利用度，并穿透骨和关节组织。其中，利福平被认为是口服抗菌治疗的关键，它具有杀灭生物被膜中微生物所需的所有品质，对MRSA菌株有效，并具有极好的生物利用度和耐受性。然而，单独使用利福平会导致耐药性的迅速发展，应该与具有相似药代动力学特性的抗葡萄球菌药物联合使用。

当影像学检查提示感染发生在椎间盘等血供较差的组织时，Capoor等研究认为相较于带负电荷的头孢唑林和万古霉素，带正电荷的克林霉素明显更易渗透入椎间盘治疗椎间盘炎。抗生素的用药时间和停药指征仍存在一定争议，文献回顾建议金黄色葡萄球菌引起的术后感染应用抗生素治疗至少6周。Weinstein等建议：对于厌氧菌为主引起的混合感染，静脉内使用万古霉素等广谱类抗生素的时间应超过6周；而对于复杂的脊柱手术，如合并外伤、脊髓损伤、神经肌肉疾病、糖尿病或其他合并症，相关指南建议延长术后抗生素治疗方案。抗菌治疗周期内，应连续监测ESR和CRP评估治疗效果，口服抗生素需沿用至CRP降至正常后1个月。

二、手术治疗

（一）手术清创冲洗

保守治疗脊柱术后感染往往需要大剂量和长疗程的抗生素，而且对于深部化脓性感染的疗效非常有限。姜铧财等将48例脊柱后路内固定术后切口感染的患者随机分为手术治疗组和保守治疗组，其中保守治疗组采用伤口填塞引流配合抗生素治疗，疗效评价表明优良率和有效率均低于手术组，作者建议对于深部的脊柱术后感染，需彻底清创结合负压封闭引流术，术后根据药敏结果调整抗生素治疗，才能有效控制感染，缩短疗程。

开放手术清创的原则是探查伤口，以进一步明确感染性质，随后对坏死和感染的组织包括失活、感染和松动的植骨块进行彻底清创。早期清创应彻底，充分暴露浅表组织和深筋膜下方结构，建议清创时结合影像学检查，选择一条能够经过尽可能多感染灶和坏死组织的路径。在合理清除所有感染灶、异物和失活组织的基础上，逐层评估组织活性和感染灶是否交通多层组织，另外，需尽可能地逐层留取标本进行细菌学检查和培养。

彻底清创后可在切口上缘单侧或双侧留置冲洗管，下缘两侧留置引流管，逐层严密缝合，持续用生理盐水冲洗2～3周，也有学者建议在每500ml生理盐水中加入250mg万古霉素和500单位肝素或者8万单位庆大霉素，冲洗速度多维持在25～150ml/h，这取决于感染的程度。多位学者在临床实践中选择待冲洗液清亮、连续3次细菌培养阴性、血液炎症指标恢复后停止冲洗，改冲洗管道为引流管，当24h引流量＜30ml后拔除引流管，均取得了较好的临床效果。

严重感染患者可能需要多次的清创冲洗，但这可能会造成局部软组织和血管的不可逆损伤，使感染难以控制。因此，关于脊柱术后感染是应该一期清创闭合还是反复清创延迟闭合仍然存在较多争议。Mok等报道，16例胸腰段后路融合术后深部感染患者中，7例系单一致病菌感染引起，行一期清创术即可控制感染；由多种致病菌混合感染引起的9例感染患者中，6例需行一次以上清创术方可控制感染，因此我们建议对于行多次清创术者，在每次清创术中留取组织行细菌培养，根据培养结果及时调整治疗方案。如果首次清创时感染范围较大，或者病原学检查为多重病原菌混合感染，可考虑在48～72h内进行二次清创和冲洗，直到冲洗液表现为清质、术中培养阴性为止。

DiPaola等在一项回顾性研究中，整合了一期清创闭合失败的预测因子，创建了脊柱术后感染治疗评分（postoperative infection treatment score for the spine，PITSS），PITSS评分越高，患者需要多次清创冲洗的可能性越高：7～14分表示低风险，15～20分表示不确定风险，21～33分表示高风险，高风险患者被认为可以通过反复清创冲洗获益，因此建议在不能一期闭合的情况下，合理运用负压引流装置和创口敷料，在确保感染区域清洁的前提下尽可能减少换药次数，而低风险患者应需尽可能一期清创闭合。PITSS评分标准见表9-1。

表9-1　PITSS评分标准

预测因子	PITSS得分
脊柱节段	
颈椎	1
胸椎	2
腰椎 / 骶椎	4
基础疾病	
无	0

续表

预测因子	PITSS得分
循环/呼吸系统疾病	1
糖尿病	4
微生物学检查	
革兰氏阳性菌	2
革兰氏阴性菌或多种病原菌感染（无MRSA）	4
包含MRSA或MSSA的多种病原菌感染	6
远端感染	
无	1
尿路感染/肺炎	3
菌血症	5
菌血症+尿路感染/肺炎	6
内植物	
有	6
无	2
移植骨	
无	1
自体骨	3
其他（同种异体骨移植、骨形成蛋白、人造材料）	6

（二）是否保留内植物

内固定术后手术部位发生感染后，是否保留内植物一直存在争议。毫无疑问，移除内植物的彻底清创对于控制或根治感染是最佳选择，但更多的研究者倾向于保留内植物，如果在融合不良时移除内植物可导致脊柱力线不良、假关节形成和节段纠正角度丢失，造成患者疼痛、偏瘫和再手术。许多脊柱外科医生选择长期应用抗生素或者反复地清创冲洗，如果感染无法控制再考虑移除内植物。Kalfas等回顾分析了51例脊柱术后感染的患者，仅2例患者由于假关节形成伴广泛组织坏死和败血症接受了内植物取出手术。大量回顾性临床研究也得出了类似的结论，证实了在早期感染中保留完好的内植物使融合得以发生直至感染控制是可行的。无论患者的各种危险因素如何，感染延迟治疗超过3个月显著增加了植入物取出和脊柱手术失败的发生率。因此，对于术后3个月内未发生内植物松动的感染患者，建议保留内植物，以避免破坏脊柱的稳定性和更严重的并发症；而对于超过3个月的迟发性感染，循证医学证据支持在初次清创时取出内植物。对于内固定的取出，除了考虑骨性融合的稳定性之外，还需要兼顾感染持续的时间、手术清创次数和病原菌等因素，其中以MRSA引起的脊柱术后感染治疗难度最大、翻修率最高。刘少强等建议在以下两种情况下考虑移除内植物来控制感染：①术后感染持续超过30天；②术后清创次数达到3次仍未能很好地控制感染。

（三）VSD技术

负压封闭引流（vacuum sealing drainage，VSD）技术是将负压吸引装置与特殊VSD敷料连接，间歇或持续地在创面处产生负压，促进创面愈合的治疗方法。VSD技术通过及时排出感染物质和闭合无效腔消除了细菌繁殖的环境，清创术联合VSD技术在治疗术后感染方面得到越来越广泛的应用。Kale等回顾了12例脊柱后路内固定术后发生深部感染的患者，治疗上采用清创术联合VSD技术，所有患者的感染均得到了控制且保留了内植物。王雨榕等在合理清创后应用VSD技术，所有急性感染和迟发性感染患者术后均达到Ⅰ期愈合，在术后6～16个月的随访期间均无感染发生或者神经功能损害。

VSD技术治疗脊柱术后感染也存在禁忌证：①存在活动性出血或者凝血功能障碍属于绝对禁忌证；②存在脑脊液漏的脊柱部位伤口或与颅内相通的头部伤口；③存在厌氧菌感染风险的患者应谨慎使用VSD技术。

（四）清创术联合抗生素骨水泥植入治疗

骨水泥可作为药物载体携带抗生素，通过浓度梯度局部缓释抗生素以形成高浓度的抗菌环境从而治疗感染，因为骨水泥直接作用于感染灶，一方面局部药物浓度及起效速度远优于静脉应用抗生素，另一方面也能避免大剂量静脉滴注抗生素而带来的不良反应。罗晓成等通过清创联合万古霉素骨水泥植入术治疗内固定术后急性感染，在平均15个月的随访中感染得到了理想的控制。也有文献证实了万古霉素骨水泥在治疗膝关节假体周围感染方面的临床价值，然而安全有效的抗生素骨水泥剂量尚存争议，Hanssen等建议对于急性感染，每40g骨水泥中加入6～8g抗生素可以提高骨水泥的孔隙率，抗生素骨水泥的洗脱释放时间也达到了4周，从而保证了足够的缓释治疗时间。

（五）新辅助策略治疗术后细菌感染

富血小板血浆（platelet-rich-plasma，PRP）含有大量的细胞因子，可促进骨缺损的修复和创伤愈合，在骨科、整形外科和口腔外科等领域得到越来越广泛的研究和应用，但其抗菌性能一直被忽视。Li等学者用植入物相关的脊柱感染兔模型来评估PRP凝胶的抗菌和伤口愈合特性，与对照组相比，PRP能够显著抑制MSSA和MRSA的生长，并促进了新骨的形成。在另一项采用MRSA胫骨感染的兔模型实验中，左旋PRP凝胶协同万古霉素在治疗感染和修复骨缺损的疗效方面明显优于单独使用抗生素，研究者认为PRP促进局部毛细血管网增生的能力有可能促进抗生素的释放和增强杀菌作用。同时也有多项临床研究证实了PRP联合抗生素和清创术治疗骨髓炎的良好疗效。

然而PRP的局限在于其抗菌作用时间短，因此学者们建议制备自体PRP凝胶协同抗生素一起治疗术后细菌感染。然而，仍需要更强有力的临床证据来支持PRP技术在治疗脊柱术后感染的应用。

细菌依靠静电作用黏附内植物表面，这是生物膜形成从而导致抗生素疗效下降的一个重要方面，而微电场破坏细菌之间的静电作用理论上可以辅助增强药物的抗感染疗效。Barki等在猪慢性伤口多微生物感染模型中评估了美国FDA批准的无线电子药物敷料

（wireless electroceutical dressing，WED），结果显示WED有效破坏了伤口生物膜聚集从而加速了伤口愈合，其机制可能包括：①微电场使生物膜诱导的rhlR和lasR基因表达降低，这阻断了铜绿假单胞菌群体感应系统，从而显著降低其毒力；②微电场沉默了生物膜中上皮钙黏着蛋白的表达；③微电场通过抑制核因子κB激活及其下游细胞因子反应，阻止了生物膜诱导的持续性炎症反应。

（六）硬膜外脓肿的治疗

一般来说，外科减压术（椎板切开术、感染或坏死组织的清创术及脓液引流术）是成熟且可靠的治疗方案。由于脊髓硬膜外脓肿有可能造成永久性瘫痪，一旦麻痹症状超过24～48h，神经功能损害就可能是永久性的。因此，早期认识到脊髓硬膜外脓肿的可能性并迅速进行调查以确定诊断是关键步骤。大多数研究者建议在诊断24h内对患者进行急诊手术减压。对于MRSA引起的脊髓硬膜外脓肿应使用至少6周的大剂量静脉内抗菌治疗，建议使血浆万古霉素水平达到15～20mg/L。

第四节　脊柱术后感染的预防

感染作为脊柱术后的常见并发症，对于患者和医疗系统都是沉重的负担。通过确定脊柱术后感染发生的危险因素，我们极有希望优化患者术前、术中和术后的处理措施，从而有效降低术后感染发生率。

一、术前预防

（一）戒烟

吸烟者术后出现并发症的风险显著增加。Kong等通过meta分析指出，吸烟患者术后感染发生率显著高于不吸烟者（OR：1.26；95%CI：1.05～1.51）。Cochrane的一篇综述给出了关于术前戒烟方面更加详细的建议：认知和行为疗法与尼古丁替代疗法相结合会产生最好的效果；戒烟少于4周不能减少术后感染的风险，因此术前4～8周戒烟才能达到理想的预防效果。

（二）严格控制血糖

糖尿病患者血管系统的缺陷导致其脊柱术后感染的风险显著增加。同时，血糖控制不佳会延长住院时间，增加费用和护理难度，手术2年的预后也较正常人更差。Hikata等回顾性研究发现，后路胸腰椎内固定术后发生感染的患者糖化血红蛋白值明显高于未发生感染的患者，而糖化血红蛋白控制在7.0%以下的糖尿病患者中未出现术后感染病例。尽管该研究的样本量很小，但对于糖尿病患者脊柱术后的管理有了可量化的指标。

（三）体重管理

Mehta 等发现皮肤到椎板的距离和皮下组织厚度的增加与感染发生率增加显著相关，这可能是组织破裂增加、无效腔增大及手术时间增加所致。肥胖还与许多可能增加术后感染风险的合并症如糖尿病等相关。Meng 等报道，体重指数（BMI）$> 30kg/m^2$ 的患者感染风险增加（OR：2.13；95%CI：1.55～2.93）。因此，术前优化体重对于降低术后感染风险至关重要，在进行选择性脊柱手术之前，可能需要营养科医生会诊，在饮食、运动甚至手术方面做出干预措施。

（四）纠正低白蛋白血症

白蛋白水平低于 3.5g/dl 被定义为低白蛋白血症，白蛋白水平可以使临床医生在术前了解患者的营养状况。据报道，白蛋白水平是延迟伤口愈合和导致再入院的独立危险因素，低白蛋白血症与初次手术后败血症复发和翻修手术后感染显著相关。Bohl 等对 4310 例患者进行的一项回顾性分析表明，低白蛋白血症与腰椎融合术患者的术后感染和伤口其他并发症相关。有趣的是，肥胖患者也可能存在低蛋白血症，但确切机制尚未完全阐明，部分学者认为与炎症反应有关，炎症反应导致白蛋白水平较低。因此，术前需检查患者白蛋白水平，如低于 3.5g/dl，需给予纠正。

（五）葡萄球菌术前筛查及去定植

调查显示，在择期脊柱手术的患者中，MSSA 携带者占比 18%～25%，而 MRSA 携带者可达 3%～5%，因此，葡萄球菌的携带筛查和术前根除治疗会是降低内源性细菌负荷的一种很有前途的方法。Bode 等招募了 919 名携带葡萄球菌的择期手术患者进行随机对照试验，术前接受莫匹罗星滴鼻和氯己定（洗必泰）淋浴的患者术后感染发生率显著低于安慰剂组（3.4% *vs* 7.7%），且安慰剂组的医院感染发作更快。因此，为有效降低脊柱术后感染的风险，建议手术前用 2% 莫匹罗星软膏滴鼻，术前 5 天使用氯己定连续淋浴至少 3 次。

二、术中预防

维持手术过程中创口的无菌性是术中预防术后感染的核心原则。

（一）术区皮肤消毒

术中皮肤准备的目标是在切开前对皮肤进行消毒，以最大限度地降低直接接种正常皮肤菌群细菌的风险。最常用的皮肤准备溶液是碘、氯己定及异丙醇化合物。Savage 等报道腰椎手术前术区皮肤微生物培养阳性的总比率为 82%，氯己定或聚维酮碘方案均可有效根除腰椎上皮肤的病原菌。Sidhwa 等通过 meta 分析得出结论，氯己定/异丙醇制剂较之水制剂的聚维酮碘，能显著降低脊柱术后感染的风险，但鉴于纳入的随机对照研究规模较小，需要进行严格、强有力的随机对照试验（RCT）和适当的治疗比较，才能在各种手术和切口分类中建立最优、最经济的术前皮肤准备方案。

（二）术者的手部消毒

过去一致认为，手部卫生在预防术后感染中起着至关重要的作用。Cochrane于2016年回顾了14项临床研究，以氯己定为基础的磨砂膏和延长洗手时间均能更有效地减少皮肤菌落数量，然而，纳入研究的几种手部消毒剂在术后感染率上并没有表现出显著差异。

（三）双层手套的应用

双层手套是外科手术中常用的一种技术，不仅可以有效降低SSI风险，同时也是外科医生自身保护的一道屏障。Rehman等回顾了389名接受腰椎融合术的患者，提出在内固定植入之前摘掉一副外手套可能是一种经济高效的实用方法，可降低腰椎融合术后的感染率。

（四）稀释聚维酮碘冲洗切口

聚维酮碘对包括MRSA在内的多种微生物具有杀菌活性，广泛应用于消毒皮肤、黏膜和伤口。聚维酮碘浓度大于5%时会产生细胞毒性，因此0.5%～4%是最理想的杀菌浓度。Cheng等进行了一项前瞻性的单盲随机试验，在414例颈腰椎和胸腰椎手术中，通过增加使用3.5%聚维酮碘冲洗，可以显著降低术后深部感染的发生率，且没有发生不良事件。总体而言，在脊柱外科手术中，稀释的聚维酮碘溶液冲洗是预防术后感染的一种经济高效的技术。

（五）防止术中低体温

体温过低会导致组织灌注减少和组织缺氧，这样的微环境会增加组织的感染易感性，从而增加术后感染的风险。Cochrane的一篇综述提出，为腹部手术患者加用主动体表加温系统，能显著降低手术部位感染和其他并发症的风险，因此术中麻醉护理应以常温为目标。

（六）抗菌涂层缝合材料

三氯生抗菌涂层缝线（triclosan-coated sutures，TCS）可防止细菌黏附和生物膜的产生，并抑制周围区域微生物的生长。Ahmed等通过meta分析提出，在清洁-污染外科手术中，应用TCS可以有效降低手术部位感染的风险。Ueno等的一项回顾性队列研究称，与传统缝合材料相比，TCS显著降低了脊柱手术后伤口感染。研究者同时评估了抗菌缝合的成本效益，如果每年每200例脊柱手术中预防1例术后感染，即可以实现正面收益。因此，使用抗生素浸渍的缝线缝合伤口是一种有效预防脊柱术后感染的技术。

（七）局部使用万古霉素粉末

万古霉素作为针对革兰氏阳性菌的"最后保障"，往往不会常规用于静脉预防感染，但伤口局部使用万古霉素粉末能在有效抑制伤口细菌的同时，减少药物入血，从而降低损伤患者肝肾功能或者引起耐万古霉素肠球菌定植的风险。Sweet等将1732名接受后路胸腰椎内固定融合术患者分为两组，在均接受静脉内抗生素预防的基础上，一组患者切口闭合前在伤口上施用1g万古霉素粉末，该组患者术后感染发生率远低于对照组（0.2% *vs* 2.6%，*P* < 0.05）。一项纳入2056名择期脊柱手术患者的多中心临床研究也得出了相同的结论（2.2% *vs* 5.1%，*P* < 0.05），除此之外，伤口内局部使用万古霉素也显著降低了因术后感染重新手术的风险。有文献综述总结，大部分临床研究使用的方法是手术切口闭合前在每10cm纵向伤口上施用1g万古霉素粉末，粉末直接放置在肌肉、筋膜和表皮下，注意不要暴露硬脑膜，而施用范围是否需达到植骨颗粒周围仍存在争议。

三、术后预防

术后优化患者的氧合和血糖水平、细致的伤口护理和引流管管理是预防脊柱术后感染的重要因素。

（一）维持良好的氧合

组织内高氧能有效促进内皮前体细胞动员，一项纳入了3001例患者的RCT研究表明，氧疗总体上能有效降低术后感染的风险（RR：25%；95%CI：8.1%～40.1%），原因可能是提升血氧饱和度与免疫系统功能的增强有关，表现为全血氧分压和单核细胞产生的活性氧物质增加。因此，我们建议将维持良好氧合，与维持正常体温、严格控制血糖水平和保持血管内容量一起作为围手术期预防术后感染的常规护理。

（二）切口护理

常规的脊柱手术切口多是Ⅰ类切口，如无出血或渗出则只需常规术后切口护理。而对于感染高危者，尽管进行了手术清创术，但仍可能会有微生物病原体存在于伤口中，导致伤口延迟愈合，应用银浸渍敷料的切口护理有助于降低术后感染的风险。

银对细菌、真菌和病毒的抗菌性能已被充分证明，包括对MRSA和耐万古霉素的肠球菌（VRE）等高毒力菌株。Epstein等在106例多节段腰椎椎板切除器械融合术患者中应用浸银敷料，术后未出现感染，而作为对照的128例常规敷料患者中，有11例术后发生浅表感染，3例发生深部感染。目前尚无研究报道银浸渍敷料是否也能有效预防脊柱术后深部感染和内植物周围感染，在骨科内植物中加入纳米银或许是预防内植物周围感染的可行方式，但这类药物对哺乳动物细胞的细胞毒性和遗传毒性仍然存在担忧，未来仍需要更多前瞻性研究评估银材料预防术后感染的临床价值。

（三）闭式负压引流

大量临床研究证实，对于严重伤口感染的患者，彻底清创后将闭式负压引流装置埋入切口深处，可减少清创次数和抗生素应用周期，并加速伤口愈合，可以达到满意的治疗效果。然而关于切口负压引流是否会降低术后感染的风险仍存在一定争议，引流可及时排出手术部位的淤血和积液，减少皮下无效腔和血肿的形成，但留置引流管反而也是引起深部感染的危险因素之一，所以建议若需要伤口引流，尽量使用合适负压的闭式引流装置，并在引流量少于80ml/24h后尽早拔除。

（四）围手术期预防性使用抗生素

大部分脊柱外科医生会选择术前常规预防性应用抗生素以降低术后感染发生率，大量的临床研究也支持这一临床决策，但是仍然缺乏高质量的RCT研究和广泛认可的预防指南。北美脊柱协会（NASS）于2013年发布的NASS循证临床指南建议抗生素治疗方案应该综合考虑患者的危险因素、过敏反应、手术的时间和复杂性以及抗生素耐药性问题。在典型的不复杂的脊柱手术中，建议术前将标准剂量抗生素作为单剂量给药，术中根据需要减量；而复杂脊柱手术（包括内固定手术、长时间手术，合并糖尿病、神经肌肉疾病、脊髓损伤或全身脊柱创伤等）在术前选择单剂量抗生素的同时，需额外考虑覆盖革兰氏阴性菌；由于存在细菌耐药性的风险，因此不建议常规使用预防MRSA抗生素，然而对于术前MRSA定植试验呈阳性的患者，万古霉素仍是首选抗生素。一项纳入14项RCT的meta分析表明，对于外科手术，单剂量与多剂量抗生素提供同等的感染预防作用，这与美国CDC在2017年发布的预防手术部位感染指南所建议的方法吻合，但对于使用内植物的骨科手术而言，这个结论还需要更高级别的研究证据支持。

预防性使用抗生素的时机很关键，手术前应达到有效的血清和组织水平，研究表明在手术前30min内使用抗生素可以显著降低SSI的风险。一般来说，如果手术时间超过了抗生素血清半衰期的1～2倍，指南建议手术期间再次给药，例如每4h增加一次头孢唑林的用量。

Sweet等在2011年首次报道了手术过程中应用万古霉素粉末可降低胸腰椎脊柱融合手术的术后感染率，后续也有大量文献佐证万古霉素粉末的应用能够显著降低革兰氏阳性菌导致的脊柱术后感染，并且万古霉素在骨与肌肉组织中能在几分钟内达到最高浓度。但不可避免的是，耐万古霉素肠球菌定植和多菌混合感染的发生率会增加，因此并不建议静脉使用万古霉素预防感染。

术后抗生素预防感染的时间窗口仍有争议，Maciejczak等进行的前瞻性非随机队列研究表明，72h抗生素用药方案预防术后感染明显优于单剂量组。一项纳入552名接受胸腰椎后路手术患者的RCT研究显示，在术后常规应用闭式引流的情况下，延长抗生素至拔管后24h并不能降低复杂手术部位感染发生率，对于患者远期腿部或腰部症状的改善也没有增益。根据指南及相关文献，笔者建议在手术后24h内停用抗生素，因为过长时间的抗生素应用患者受益尚不明确，且容易干扰后期炎症指标的检测和病原菌的培养结果。

第五节 典型病例

| 病 例 1 |

【病史】 患者，男性，43岁，因车祸于2020年9月21日入院，入院诊断如下。①腰椎骨折：L_4爆裂性骨折伴双侧横突骨折伴椎管狭窄，L_2、L_3右侧横突骨折；②全身多发伤。

入院1天后行"腰椎骨折后路切开复位内固定术"（图9-1），术后常规予头孢呋辛1.5g静脉滴注抗感染治疗24h。常规镇痛、补液等对症治疗。

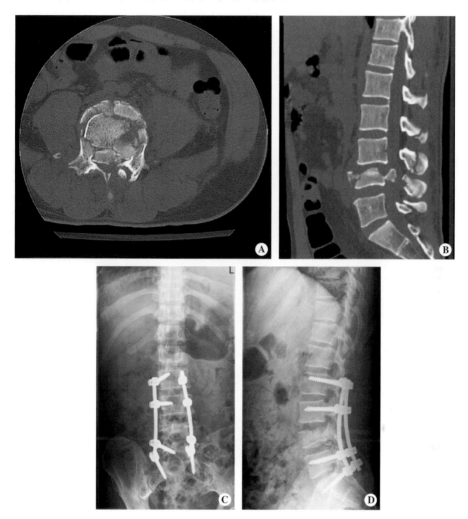

图9-1 腰椎骨折后路切开复位内固定术（患者，男性，43岁）

A、B.CT提示L4爆裂性骨折，硬膜囊受压，椎管狭窄；C、D.切开复位内固定术后腰椎正侧位片提示内固定位置良好

术后10天，患者出院后换药时发现切口流脓，切口周围红肿，伤口可见窦道，当时有发热，无畏寒，神经查体无特殊，故以"术后腰部切口愈合不良"收入院。

【诊疗经过】 于2020年10月5日行腰椎后路清创术，大量生理盐水清洗创缘周围组织后，常规消毒、铺巾，在术区贴上抗菌贴膜。于后路原切口切开皮肤及皮下组织，见皮下大量坏死组织，剥离椎旁肌肉，可见组织内大量白色脓液，留取脓液做病原菌涂片及培养。彻底清除坏死组织，双氧水、碘伏、生理盐水冲洗创口，置引流管4根（2根冲洗、2根引流），并于深筋膜层施用万古霉素粉末，逐层缝合关闭切口。

术后予静脉内抗生素方案抗感染治疗：亚胺培南西司他丁钠（泰能）1000mg q8h+利奈唑胺（斯沃）600mg q12h。2020年10月10日脓液培养提示耐碳青霉烯类肺炎克雷伯菌（carbapenem-resistant *Klebsiella pneumoniae*，CRKP）感染，调整抗生素方案：亚胺培南西司他丁钠1000mg q8h+头孢哌酮钠舒巴坦钠（舒普深）2000mg q8h。该方案治疗3周，治疗期间患者持续存在反复低热，体温不超过38.5℃，持续监测CRP，波动范围50～80mg/L，用药期间患者出现尿路刺激征，前列腺彩超提示前列腺肿大，尿培养为CRKP感染，诊断考虑尿路感染；反复水样便腹泻，每日5～7次，粪便培养提示CRKP合并艰难梭菌感染，诊断考虑抗生素相关腹泻（不规范使用抗生素导致耐药艰难梭菌大量繁殖，肠道菌群失调引起抗生素相关腹泻），予颈内深静脉置管肠外营养对症支持治疗。2020年10月30日腰椎MRI（图9-2）提示：腰椎内固定术后改变；L$_4$椎体变扁，后缘膨出；术区后缘轻度肿胀，局部局灶气肿。

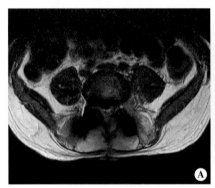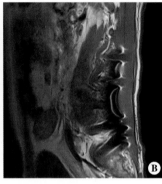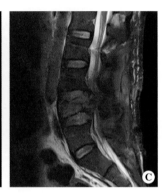

图9-2　腰椎骨折切开复位内固定术后39天MRI提示内固定钉棒系统周围积液积气

患者于2020年11月3日出现高热，体温最高达39.6℃，查血象提示白细胞计数2.3×10^9/L（↓）、中性粒细胞绝对值0.23×10^9/L（↓），CRP 230mg/L，诊断考虑抗生素抑制相关，予升白针对症处理，更改抗生素为哌拉西林钠他唑巴坦钠（特治星针）4.5g ivgtt q8h+万古霉素 0.25g PO q6h。2020年11月9日患者体温降至正常，CRP降至94.2mg/L，并逐渐下降稳定至10～15mg/L水平。同时见引流管留置口愈合不良，周边皮肤轻度肿胀，窦道形成，予床旁窦道清创缝合。

患者于2020年12月8日再度出现高热，体温最高达38.9℃，CRP 38mg/L，IL-6 30.23pg/ml，重复血培养阴性，查血象白细胞计数2.0×10^9/L，诊断考虑抗生素抑制相关白细胞减少症，故停用静脉抗生素，予口服左氧氟沙星（500mg 每日1次）治疗，予升白针对症治疗白细胞减少症，患者感染得到控制，体温及化验指标正常，腹泻及尿路刺激征症状均得到改善。

患者于2020年12月18日出院，继续口服左氧氟沙星（500mg 每日1次），治疗4周，出院后1个月（图9-3A、B）及3个月（图9-3C、D）分别来院复诊，腰椎正侧位片提升钉棒系统在位良好，周围软组织未见明显肿胀，感染未反复。

最终诊断：L$_4$骨折术后CRKP感染。

【讨论与分析】　脊柱术后切口SSI的常见表现包括发热、切口红肿、渗液及迁延不愈的窦道等临床表现。该患者因外伤导致腰椎L$_4$骨折，接受了内固定手术。脊柱创伤患者机体处于应激状态，炎症调节系统的失衡是导致术后感染不可忽视的危险因素；同时，创伤患者往往伴随不同程度的软组织损伤及组织间隙血肿，这也进一步增加了脊柱内固

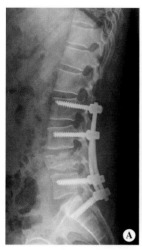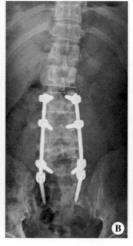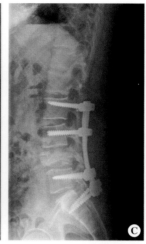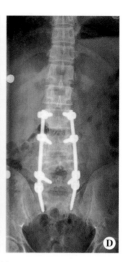

图9-3 清创术后复查腰椎正侧位片评估内固定装置在位情况

A、B. 术后113天正侧位片提示内固定在位良好，周围软组织未见明显肿胀；C、D. 术后150天正侧位片提示钉棒系统在位良好，内固定装置成功保留

定术后感染的风险。根据笔者团队的经验，脊柱创伤患者多处于全身炎症状态，即使持续监测炎症指标，也难以明确地为SSI提供即时的指示。因此，延长抗生素的治疗时间是有必要的。

该患者因术后感染再次入院后立即接受了清创手术，手术的原则是探查伤口明确感染性质，并彻底清除感染灶和坏死失活的组织。抗菌贴膜和深层万古霉素粉末被证实能有效预防术后SSI的发生。针对清创术后的切口，我们采用了对口冲洗引流术，放置"冲洗-引流管"的标准方式是在切口上缘单侧或双侧留置冲洗管，下缘两侧留置引流管，持续用生理盐水冲洗至连续3次引流液细菌培养阴性、血液炎症指标恢复后停止，改冲洗管道为引流管，当24h引流量＜30ml后拔除引流管，结果表明我们在良好控制感染的基础上，成功保留了脊柱内植物。

内科合并症也是脊柱术后感染治疗过程中需要重视的课题，由于患者住院时间长，静脉用抗生素的治疗过程中出现了尿路感染、抗生素相关肠炎及全身感染反复等并发症。在此期间，我们通过多种标本（包括切口内感染灶、引流液、血液、尿液、痰液及粪便等）的培养、药敏试验及血清学炎症指标持续监测病原学上的变化。在没有适当监测的情况下，只依赖于经验进行抗感染治疗可能会产生不可预见的后果。

综上所述，脊柱创伤患者发生术后SSI的风险较高，最重要的SSI预防措施包括围手术期应用有效的抗菌药物和术中合理操作。而治疗脊柱术后感染并保留内植物的核心在于标准彻底的清创术和规范化的抗菌药物使用，我们还建议持续的监测和合理使用高级别抗生素。

｜病 例 2｜

【病史】 患者，男性，62岁，因"反复腰痛6年，加重伴左下肢痛2年"于2020年11月26日入院。患者6年前出现腰酸，劳累后加重，后无意中发现直立时左肩低于右肩，并逐渐出现行走时姿势异常。近2年来，患者自感腰痛逐渐加重，行走约100余米即需要休息，查腰椎MRI提示：胸腰段后凸；椎管内占位。

【诊疗经过】 于2020年12月2日行"胸椎矫形减压植骨融合内固定术"（图9-4）。手术时长7h 40min，患者术中血压不稳定，以去甲肾上腺素维持，最大剂量0.15μg/（kg·min）；术中血气提示血色素不稳定。缝皮时出现血压低、心率快，当时正输注血浆，查体前胸皮肤大片发红，考虑输血后过敏反应，予停止输注血浆，并静脉予小剂量肾上腺素。

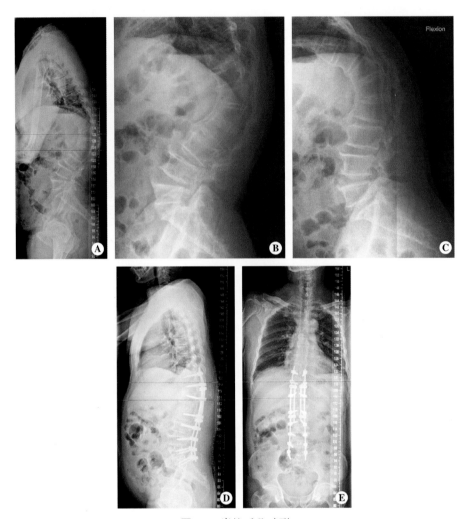

图9-4 脊柱后凸畸形

A. 术前全脊柱摄片；B. 术前过伸位腰椎正侧位片；C. 术前过屈位腰椎正侧位片；D、E. 术后全脊柱摄片提示脊柱后凸得到矫正，内固定钉棒系统在位良好

术中出血1000ml，尿量300ml，总入量5400ml（其中自体血1000ml，红细胞4U，血浆600ml）。术后病理报告（2020-12-12）提示：良性囊性病变，黄韧带囊肿可能。

术后静脉用头孢呋辛1.5g q12h预防感染，延长至48h，患者于2020年12月7日出现发热，体温最高达39.4℃，伴胸闷，胸部高分辨CT提示：两侧胸腔积液伴邻近肺组织膨胀不全；两下肺散在渗出。痰培养提示CRKP感染，予万古霉素1000mg ivgtt q12h治疗。

2020年12月9日患者主诉背部切口疼痛加重，见切口红肿，周围可有波动感，查血CRP 199mg/L，超声提示腰背部皮下积液，超声引导行皮下积液置管引流术（图9-5A），穿刺液培养提示MRSA感染，血培养结果阴性。治疗上加用左氧氟沙星500mg口服（每日1次），体温得到控制，复查CRP呈持续下降趋势。

因患者持续偶发胸闷气促，故于2020年12月16日复查胸部高分辨率CT（图9-5C），提示炎性渗出、胸腔积液较2020年12月8日前片（图9-5B）稍进展，改抗生素为头孢哌酮钠舒巴坦钠（舒普深）2g ivgtt q12h抗感染治疗，输注人血白蛋白改善低白蛋白血症。2020年12月18日穿刺液培养阴性，皮下积液引流管8h内引流量10ml，故予拔除引流管。治疗2周体温无反复，CRP稳定下降，予左氧氟沙星500mg每日1次口服带药出院。

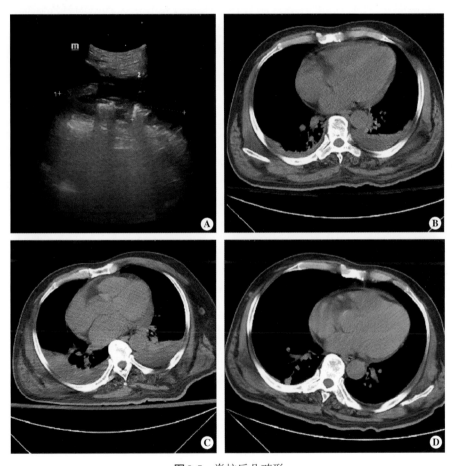

图9-5 脊柱后凸畸形

A. 术后9天超声提示腰背部皮下积液，超声引导行皮下积液置管引流术；B. 术后发热1天胸部高分辨率CT示少量胸腔积液；C.1周后复查胸部高分辨率CT示胸腔积液量增加；D. 经过抗菌药物治疗2个月后，双侧胸腔积液吸收，胸闷改善

出院6周后患者因腰背疼痛伴发热于2021年2月3日再次入院，查血CRP 89.3mg/L。入院当日急诊行清创术，于原手术瘢痕逐层切开皮肤、皮下组织及胸背筋膜，双侧棘旁剥离显露椎板至关节突关节水平，见大量脓液及坏死组织，彻底清除脓液及坏死组织，

坏死组织送培养及病检。用大量生理盐水冲洗术野，在病灶处置入万古霉素粉剂，放置"冲洗-引流管"共3根后逐层严密缝合，关闭切口。

2021年2月6日术后病理提示：腰椎管及腰椎软组织化脓性炎症，考虑炎症；术中脓液培养提示为MRSA感染，予头孢曲松钠2000mg ivgtt qd+万古霉素1000mg ivgtt q12h治疗。2021年2月8日复查CRP 32.3mg/L，引流液培养结果阴性。此后复查CRP呈持续下降趋势，体温正常，于2021年2月17日予利奈唑胺600mg每日1次口服带药出院，感染得到控制。

最终诊断：胸、腰椎术后MRSA感染。

【讨论与分析】 本病例因"脊柱后凸畸形"接受了"胸椎矫形减压植骨融合内固定术"，由于手术时间较长，出血量较大，并出现了低血色素、血流动力学不稳及输血后过敏反应等术中并发症，高度侵袭性的脊柱手术和较差的机体状态均是导致脊柱术后感染的危险因素，在术后延长抗菌药物的使用至48h，然而仍发生了急性SSI，主要表现为切口红肿伴波动感、渗液量增加及肺部积液。标本培养提示MRSA和CRKP的合并感染，因此在静脉抗菌治疗上选择了万古霉素联合喹诺酮类抗生素；针对切口愈合不良，予超声引导下穿刺置管引流皮下积液，至引流液培养转阴且8h内引流量＜50ml后拔除引流管；同时，积极对症治疗患者贫血、低白蛋白血症及氧合欠佳等合并症也是治疗急性SSI的重要环节。

根据美国IDSA制定的MRSA感染临床实践指南，术后迟发性感染被定义为发生在术后超过1个月的SSI，相较于一般的脊柱术后感染，迟发性感染的发生率更低。脊柱内植物的去留问题在脊柱迟发性术后感染治疗领域一直存在争议，有学者认为脊柱内植物可以作为细菌生长的培养基，应去除内植物以根除感染灶。然而，在植骨融合前去除内植物有很大风险导致脊柱手术失败，造成脊柱不稳定和相关的临床症状，如背痛、放射痛或神经症状。因此，感染控制和内植物保留通常是矛盾的目标。

该患者于术后3个月发生了SSI属于迟发性感染，但植骨融合仍未达到理想状态，过早地去除内植物导致脊柱不稳的风险较高，因此尽可能保留内植物是抗感染治疗之外最重要的医疗目标。本例术后感染系MRSA引起的迟发性SSI，采用了"清创术+对口冲洗引流术"，考虑不能排除MRSA与革兰氏阴性菌的混合感染，在万古霉素的基础上联用头孢曲松治疗，连续监测ESR、CRP及引流液培养结果，相关感染指标转阴后继续口服抗生素1个月，感染得到控制。

| 病 例 3 |

【病史】 患者，男性，83岁，因"四肢麻木伴行走不利"入院，颈椎MRI提示：$C_{4\sim5}$、$C_{5\sim6}$椎间盘突出，相应脊髓受压变性。以"脊髓型颈椎病"收入院。

【诊疗经过】 2021年2月23日行"颈后路单开门椎管减压术+椎管成形术"（图9-6A），术后出现胡言乱语伴躁狂状态，依从性较差，诊断考虑术后谵妄，2天后见切口红肿，切口内持续渗出淡血性液体约80ml/d，无发热、恶寒等全身症状，持续换药效果不佳，颈部MRI提示：颈椎管成形术后改变，术区软组织水肿（图9-6B、C）。

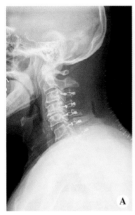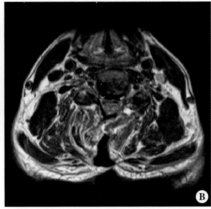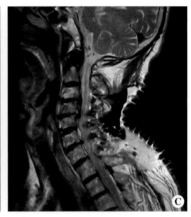

图9-6　术后颈椎X线侧位片和MRI检查

A. 因"脊髓型颈椎病"行颈后路单开门椎管减压成形术治疗，术后复查颈椎正侧位片提示内固定在位良好；B、C. 术后2天切口持续渗液，MRI提示术区软组织水肿，皮下积气积液

　　患者于2021年3月2日行颈部切口清创术，沿原切口逐层切开皮肤、皮下组织、项韧带，探查见大量脂肪组织坏死伴积液，留取切口内脓液做涂片及病原学培养，清除肉眼可见的坏死组织，直至少量鲜血渗出。反复大量生理盐水及聚维酮碘1∶1稀释液冲洗伤口，放置1根负压引流管，并逐层缝合。

　　治疗原则为在控制基础疾病的同时控制感染。三餐后血糖控制不佳，查糖化血红蛋白A1c 6.8%，控制饮食，予伏格列波糖片口服0.2mg tid、重组人胰岛素注射液三餐前皮下注射控制血糖；予奥氮平片口服0.5g qn治疗术后谵妄；输注人血白蛋白改善低白蛋白血症。

　　清创术后24h静脉用头孢呋辛钠1.5g q12h常规预防感染，负压引流管24h引流出暗血性液体20ml，遂于2021年3月4日拔除引流管。拔除引流管后切口渗液反而增多，CRP持续升高至58.8mg/L，术中脓液培养于2021年3月5日提示MRSA感染，改静脉抗生素方案为万古霉素500mg ivgtt q12h，切口渗液量开始减少，2天内CRP达到峰值并下降，调整抗生素方案为利奈唑胺（斯沃）600mg ivgtt q12h治疗2周，CRP及血沉持续下降，切口愈合情况良好，感染得到控制。出院后予利奈唑胺片继续口服治疗4周并定期复查CRP，感染无反复。

　　最终诊断：颈椎术后MRSA感染。

　　【讨论与分析】　患者为老年男性，术前存在轻度谵妄，虽然自诉无糖尿病既往史，但是术前糖化血红蛋白升高提示患者血糖控制不佳。此外，患者术中出现一过性的低体温，这是术后感染和术后谵妄加重的危险因素。

　　该患者术后切口愈合不良，主要表现为渗液增多，渗液可见漂浮的脂肪滴，敷料渗液呈淡黄色。笔者团队对患者进行了彻底清创，术后辅以负压引流装置，术中脓液标本培养提示MRSA感染，故予万古霉素治疗，同时联合内分泌、精神专科积极治疗糖尿病，改善术后谵妄。持续监测炎症指标和培养结果，及时评估切口状况，术后感染控制后延长口服利奈唑胺片1个月完成抗感染治疗。

本病例给我们的启示是，对于脊柱手术的老年患者，术前应积极治疗基础疾病，纠正不佳的病理生理状态，这需要外科医生加强与相关专科医疗团队的合作沟通；术中麻醉护理应维持正常体温，体温过低会导致组织供血供氧减少从而导致组织张力降低，有碍于切口的良好愈合。此外，老年患者本身血运欠佳，电刀手术后切口易发生脂肪液化，这些都会是切口愈合不良的潜在原因；术后积极改善机体营养状态、合理干预血糖水平也是预防术后SSI的重要部分。

| 病 例 4 |

【病史】 患者，男性，45岁，既往体健。2020年1月9日因"反复腰骶部疼痛不适1个月，加重1天"在当地医院就诊，以"腰椎间盘突出症"收入院。专科查体：$L_4 \sim S_1$棘突右侧压痛、叩痛阳性，腰椎屈伸旋转活动受限，双下肢放射痛阴性，双下肢直腿抬高试验60°，加强试验阴性，双髋屈曲及内外旋活动无受限，双髋"4"字试验阴性，双下肢皮肤感觉无异常，双侧踇背伸肌力正常，双膝、踝反射正常，双侧巴宾斯基征阴性。

入院查腰椎MRI提示：L_5/S_1椎间盘突出（图9-7）。

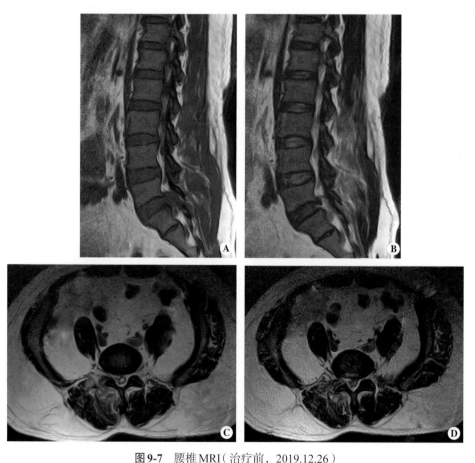

图9-7　腰椎MRI（治疗前，2019.12.26）

A、B.腰椎MRI矢状位显示L_5/S_1椎间盘突出，腰椎退行性改变；C、D.腰椎MRI横断位显示L_5/S_1右侧
椎间盘突出压迫神经根

【诊疗过程】　2020年1月10日，患者接受了"椎间孔镜下L_5/S_1椎间盘髓核摘除＋神经根松解＋纤维环成形术"，术后症状好转出院，在家休养。

自2020年2月1日开始，患者感腰背部疼痛伴活动受限，无下肢放射痛，翻身、起床活动困难，午后有轻微发热感，自购"阿莫西林胶囊"口服后热退，疼痛未见明显缓解。2020年2月14日门诊复查，腰椎MRI示L_5/S_1椎间盘突出，必要时增强，腰椎退行性改变（图9-8）。胸部CT检查示胸部CT平扫未见明显异常。患者感腰痛逐渐加重，不能站立行走，分别于2020年3月4日及14日至当地医院复查腰椎CT、MRI（图9-9）及增强MRI（图9-10）显示：L_5/S_1椎间盘突出术后改变；L_5椎体后下缘、S_1椎体后缘骨髓水肿，较前进展。

2020年4月20日以"腰椎术后感染"收入我科治疗，入院查体：$L_{3\sim5}$椎体棘突及椎旁软组织压痛，叩击痛阳性，双下肢直腿抬高试验阴性，双股四头肌肌力、踇背伸肌力5级，肌张力正常，膝腱反射、跟腱反射存在，末梢血运情况可。血常规：白细胞计数8.5×10^9/L，中性粒细胞计数6.20×10^9/L，CRP 81.69mg/L；血清淀粉样蛋白358mg/L；血沉73.00mm/h；GM试验0.09；结核抗体-LAM阳性，结核抗体-16kDa阴性，结核抗体-38kDa阳性；T-SPOT阳性。入院后复查腰椎X线片、CT及MRI，结果提示：$L_5\sim S_1$椎体感染性病变伴周围脓肿形成，累及椎管，右侧竖脊肌内肉芽肿及小脓肿形成（图9-11）。诊断：L_5/S_1椎间隙感染。予利福平注射液（0.45g qd ivgtt）、左氧氟沙星氯化钠注射液（可乐必妥针，0.5g qd ivgtt）治疗。

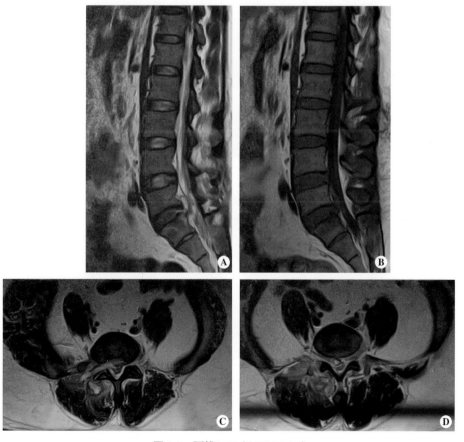

图9-8　腰椎MRI（2020.02.14）

A、B. 腰椎MRI矢状位显示L_5/S_1术后改变，腰椎退行性改变；C、D. 腰椎MRI横断位显示L_5/S_1右侧椎间孔水肿伴竖棘肌肿胀

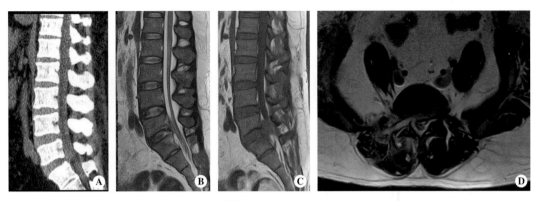

图9-9 腰椎CT、MRI（2020.03.04）

A. 腰椎CT矢状位显示L$_5$/S$_1$椎间盘突出术后改变，腰椎退行性改变；B、C. 腰椎MRI矢状位显示L$_5$/S$_1$椎间盘突出术后改变，
L$_5$椎体后下缘、S$_1$椎体后缘骨髓水肿；D. 腰椎MRI横断位显示L$_5$/S$_1$右侧椎间孔水肿伴竖棘肌肿胀

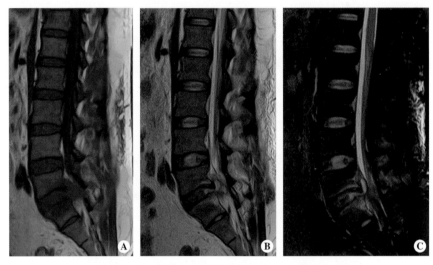

图9-10 腰椎MRI及增强MRI（2020.03.14）

腰椎MRI矢状位显示L$_5$/S$_1$椎间盘突出术后改变；L$_5$椎体后下缘、S$_1$椎体后缘骨髓水肿，较前进展

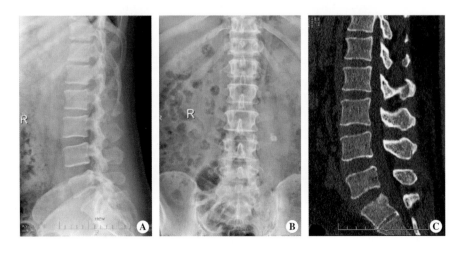

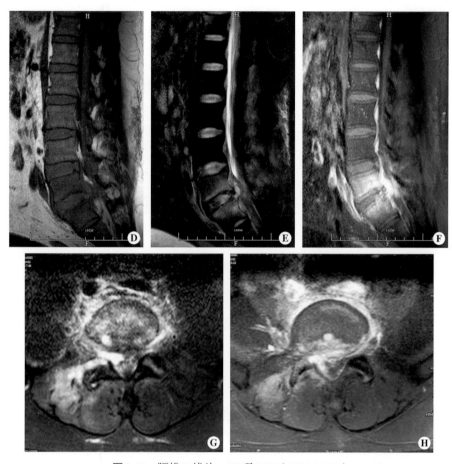

图9-11　腰椎X线片、CT及MRI（2020.04.21）

A、B.腰椎正侧位显示腰椎生理曲度变浅，诸腰椎体边缘轻度骨质增生，椎间隙未见明显狭窄；C.腰椎CT矢状位显示L_5、S_1椎体相对缘偏右局部骨质吸收、破坏，邻近软组织肿胀；D～H.腰椎MRI显示L_5、S_1椎体在T_1WI上信号减低，T_2WI为不均匀高信号，T_2W-STIR序列呈高信号，椎间隙无变窄，周围软组织肿胀，右侧附件及右侧竖脊肌内可见斑片状长T_2信号灶，椎管内硬膜外右侧侧隐窝可见液性信号灶，增强扫描病灶明显均匀强化，右侧竖脊肌及椎管内硬膜外积液无强化。下腰部皮下软组织水肿改变

　　经验性抗感染治疗后患者腰背部疼痛无明显缓解。经科室讨论，患者脊柱稳定性尚可，于2020年4月23日在全麻下行椎间孔镜下L_5～S_1病灶清除＋置管冲洗引流术，术中见L_5～S_1椎间隙炎性肉芽增生明显（图9-12）。术后病理检查结果：（L_5/S_1感染病灶）慢性化脓性炎伴炎性纤维组织增生，小灶钙化伴肉芽肿形成，请结合临床及实验室等相关检查。特殊染色结果：抗酸染色（－），PAS染色（－），PAM染色（－），瑞-吉染色（－）。一般细菌培养：无细菌生长，无真菌生长；Xpert阴性；结核/非结核分枝杆菌DNA阴性。病原微生物高通量基因检测：羊型布鲁氏菌。予左氧氟沙星氯化钠注射液（0.5g ivgtt qd）、利福平针（0.45 ivgtt qd）、盐酸多西环素肠溶胶囊（0.1g PO q12h）抗感染治疗。术后复查腰椎CT及MRI显示：L_5、S_1椎体感染性病变伴周围脓肿形成，累及椎管，较前略吸收；椎间孔镜术后改变。提示腰背部皮下筋膜炎（图9-13）。

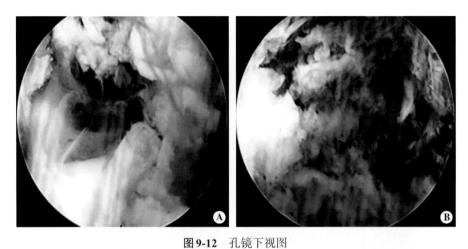

图9-12　孔镜下视图

A.椎间孔镜下显示L_5～S_1椎间隙炎性肉芽增生，部分组织亚甲蓝染色；B.椎间孔镜下显示L_5～S_1椎间隙炎性肉芽清除后视图

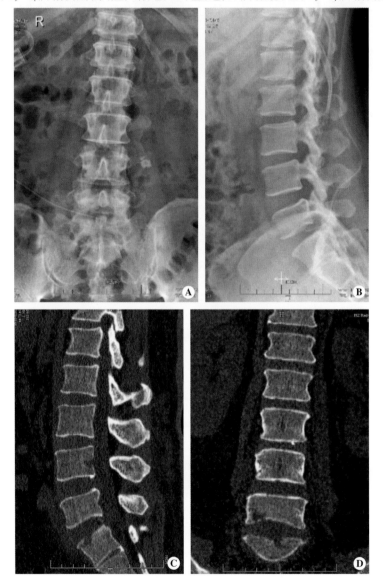

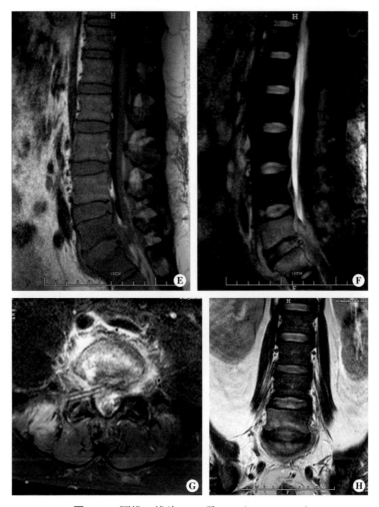

图 9-13　腰椎 X 线片、CT 及 MRI（2020.05.08）

A、B. 腰椎正侧位显示腰椎曲度稍变直，$L_5 \sim S_1$ 椎间隙引流管影；C、D. 腰椎 CT 矢状位、冠状位显示椎间孔镜术后，局部见引流管影，L_5、S_1 椎体相对缘偏右局部骨质吸收、破坏较前进展，邻近软组织肿胀，诸腰椎体边缘轻度骨质增生，椎间隙未见明显狭窄；E ~ H. 腰椎 MRI 显示 L_5、S_1 椎体 T_1WI 信号减低，压脂 T_2WI 为不均匀高信号，椎间隙无变窄，周围软组织肿胀，右侧附件及右侧竖脊肌内可见斑片状长 T_2 信号影，内可见引流管影，局部椎管狭窄，下腰段皮下软组织水肿改变。提示腰背部皮下筋膜炎

最终诊断：L_5/S_1 椎间盘突出术后羊型布鲁氏菌感染。

患者术后腰背部疼痛较术前明显缓解，于术后第 18 日拔出引流管，患者腰背部疼痛逐渐加重伴左下肢放射痛，夜间较甚。行切口局部 B 超检查提示右腰部切口皮下可见 1.8cm×1.3cm 的混合回声区。于 2020 年 6 月 1 日再次复查腰椎 CT 及 MRI 显示椎间孔镜术后改变，$L_5 \sim S_1$ 椎体感染性病变伴周围脓肿形成累及椎管，椎旁软组织肿胀较前有所进展（图 9-14）。患者入院后血中性粒细胞、血沉及 CRP 变化趋势见图 9-15。

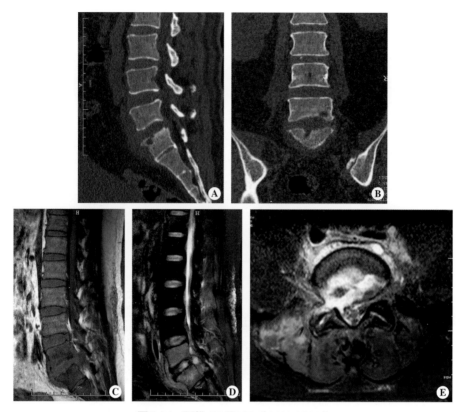

图9-14 腰椎CT及MRI（2020.06.01）

A、B. 腰椎CT矢状位、冠状位显示椎间孔镜术后：引流管已拔，L_5、S_1椎体相对缘见局部骨质吸收、破坏，椎旁软组织肿胀较前明显，椎间隙未见明显狭窄。C～E. 腰椎MRI显示L_5～S_1椎体T_1WI信号减低，压脂T_2WI为不均匀高信号，椎间隙无变窄，周围软组织肿胀，右侧附件及右侧竖脊肌内可见斑片状长T_2信号影，局部椎管狭窄，下腰段皮下软组织水肿改变

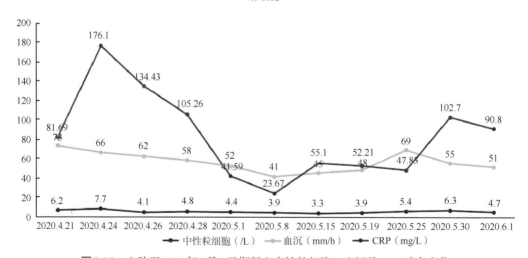

图9-15 入院至2020年6月1日期间血中性粒细胞、血沉及CRP动态变化

2020年6月2日在全麻下行L_5、S_1化脓性脊柱炎后路椎弓根钉内固定术＋病灶清除＋取髂骨植骨融合术。手术目的是再次确认病原菌，彻底清除病灶及重建脊柱稳定性，病

理诊断结果：（L₅、S₁病灶组织）增生炎性纤维组织伴局灶炎性肉芽组织增生伴充血，局灶化脓性炎伴微脓肿形成，未见明确肉芽肿性炎及凝固性坏死，请结合临床及相关实验室检查。特殊染色结果：抗酸染色（－），PAS染色（－），PAM染色（－），瑞-吉染色（－）。一般细菌培养：溶血葡萄球菌；Xpert阴性；结核/非结核分枝杆菌DNA阴性。病原微生物高通量基因检测：羊型布鲁氏菌。予左氧氟沙星氯化钠注射液（0.5g ivgtt qd）、盐酸多西环素肠溶胶囊（0.1g PO q12h）、利奈唑胺针（0.6g ivgtt q12h）抗感染治疗。术后复查腰椎正侧位片及腰椎CT显示L₅、S₁椎体化脓性脊柱炎内固定术后，内固定在位（图9-16）。之后，患者症状改善，后于2020年7月9日出院。

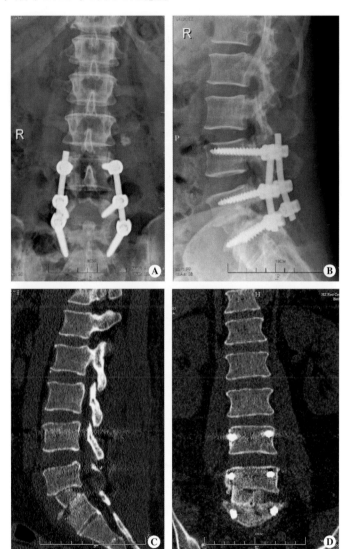

图9-16　腰椎X线片、CT
（2020.06.24）

A、B. 腰椎正侧位显示L₅、S₁椎体化脓性脊柱炎内固定术后，可见植骨及内固定影，诸腰椎体边缘轻度骨质增生，椎间隙未见明显狭窄；C、D. 腰椎CT矢状位、冠状位显示L₅、S₁椎体化脓性脊柱炎内固定术后，L₅、S₁椎体可见局部骨质吸收、破坏，可见植骨块及内固定影

2020年8月10日来院复查，患者腰背部无明显疼痛不适，双下肢无明显放射痛。血化验及腰椎CT、MRI显示：L₅~S₁椎体感染性病变术后改变，较前片好转；椎旁软组织肿胀较前减轻；右侧骶髂关节周围软组织水肿，考虑术后改变；右侧竖脊肌及腰部皮下软组织肿胀（图9-17）。患者从入院至8月10日血中性粒细胞、血沉和CRP变化见图9-18。

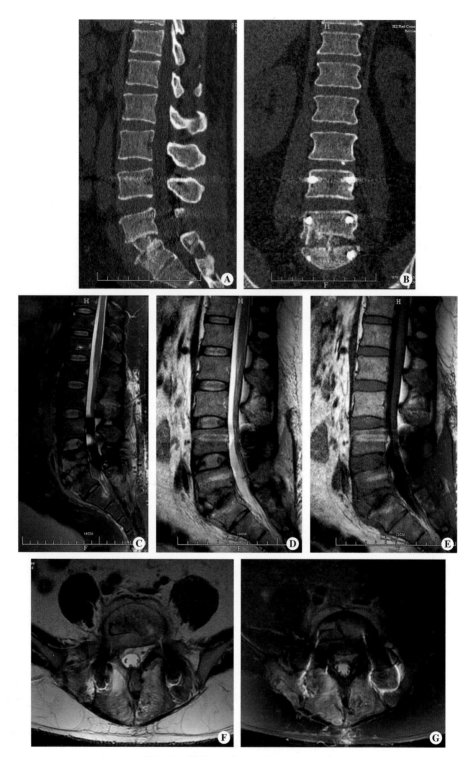

图9-17 腰椎CT和MRI（2020.08.10）

A、B.腰椎CT矢状位、冠状位显示L$_5$、S$_1$椎体化脓性脊柱炎内固定术后，L$_5$、S$_1$椎体可见植骨及内固定影。C～G.腰椎MRI
显示L$_5$、S$_1$椎体化脓性脊柱炎内固定术后：L$_4$～S$_1$椎体内固定在位，椎体及附件未见明显异常信号影，椎间隙无变窄，周围
软组织肿胀较前明显减轻；右侧骶髂关节周围、腰部皮下及竖脊肌旁软组织肿胀，呈片状长T$_1$长T$_2$信号影

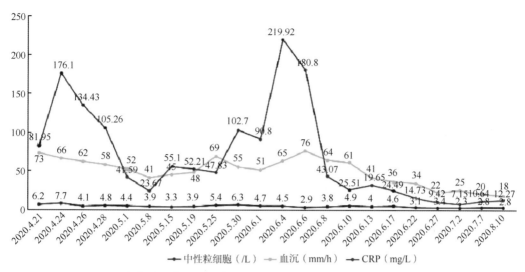

图9-18 患者从入院至2020年8月10日中性粒细胞、血沉和CRP动态变化

【讨论与分析】 该患者为经椎间孔术后并发椎间隙感染。患者初次术前炎症指标正常，无明显感染征象，行经皮椎间孔镜下椎间盘髓核摘除术，术后疼痛缓解后近期复发，伴反复发热，考虑术后椎间隙感染。脊柱术后感染是脊柱手术常见的并发症之一。它是一种累及椎间隙以及周围骨组织或软组织的细菌感染。无论从短期还是长期结果来看，都可能是脊柱术后的毁灭性并发症。术后感染将使患者面临慢性顽固性腰背部疼痛、切口愈合不良、假关节、手术翻修、神经损伤后遗症等结果，甚至感染性休克导致死亡的风险。

脊柱术后椎间隙感染由于部位深、感染存在不典型性，以及检查方法的诊断准确性局限，其早期诊断困难。椎间孔镜术后椎间盘炎的诊断更为困难，其临床表现不典型，早期影像学表现不明显，普通X线摄片因在脊柱椎间盘炎早期椎体终板破坏不明显，往往难以发现而延误诊断。晚期感染进展，破坏加重，可以表现为骨性终板破坏或骨折，椎间隙变窄。MRI仍然是最有效和最准确的诊断成像方式，具有高灵敏度（96%）和高特异性（92%）。但是，MRI存在一定的局限性，MRI上的骨水肿可由骨折、脊柱手术或脊柱器械等其他非感染性因素引起。MRI还容易受到金属伪影的影响，因此植入物周围的分辨率不是最理想的。MRI敏感性高，但特异性不高。CT扫描对脊柱椎间盘炎的诊断和治疗具有一定的价值，可以更全面地了解骨质破坏的程度，对怀疑脊柱手术后感染的诊断，血液学检查和血培养是有用的，CRP、PCT和SAA已成为诊断中最具预测性的血清标志物，早期血培养有助于取得病原学依据，但培养阳性率低，尤其对于低毒性感染。如果血培养阴性，我们主张进行病灶穿刺活检。文献多采用CT引导下穿刺活检，诊断准确率约为50%，我们采用C臂透视下精准定位穿刺活检，手术室无菌条件好，可避免污染，且射线量较少，用活检钳可以多向取得较多标本，送培养、病理、宏基因组测序等，增加穿刺阳性率。初步统计阳性率达75%，与文献报道的手术切除标本的阳性率类似。本病例术后炎症指标高，T-SPOT阳性、结核抗体阳性，影像学可见骨质破坏。但患者病原学依据不明，我们经验性用利福平、左氧氟沙星氯化钠注射液（可乐必妥针）

抗炎后，考虑骨破坏程度不严重，局部脓肿范围不大，故行经皮椎间孔镜下清创灌洗引流术，既可以取得标本明确诊断，又可以清创引流冲洗治疗。

该患者经右侧椎间孔镜下 $L_5 \sim S_1$ 病灶清除+置管冲洗引流术，术中标本结核 Xpert、结核/非结核 DNA、结核 RNA、细菌培养阴性，最后宏基因组测序检出高序列的羊型布鲁氏杆菌基因。加做凝集试验（++）。追问病史，患者长期从事牛羊屠宰行业，出院后回家居住工作时密切接触牛羊，故布鲁氏菌性脊柱炎诊断明确。予左氧氟沙星氯化钠、利福平针静脉滴注，多西环素口服治疗。术后局部疼痛减轻，炎症指标下降，1 周后引流管堵塞，经冲洗无效，改单纯引流 1 周后予拔管。拔管后 5 天患者腰背部疼痛又逐渐加重，复查 CRP、血沉持续上升，MRI、CT 示椎体破坏加重，椎旁软组织感染范围加大。考虑经皮内镜下病灶清除灌洗引流术失败。

再次翻修手术选择全麻下 $L_5 \sim S_1$ 化脓性脊柱炎后路椎弓根钉内固定术+病灶清除+取髂骨植骨融合术。术前评估椎体前方脓肿比较轻，椎管内有脓肿，椎体破坏邻近椎间隙，故手术采取后路手术，这样既可以比较彻底地清除后方及椎管内脓肿炎性组织，又能行椎间植骨，同时行后路经椎弓根内固定，创造稳定的植骨融合环境。手术治疗的目的不仅是通过病灶清除促进痊愈，更重要的是解除椎管内神经压迫，通过植骨内固定恢复脊柱稳定性。术后标本一般细菌培养：溶血葡萄球菌。考虑冲洗过程引流管管理环节出现合并金黄色葡萄球菌感染。术后在抗布鲁氏菌药物外加用利奈唑胺针进行抗感染治疗。该患者术后症状明显好转，炎症指标下降，分别在术后 2 个月、6 个月复查，局部疼痛不明显，炎症指标逐步下降，椎旁脓肿不明显，影像学显示骨质愈合。杨新明等手术治疗胸腰椎布鲁氏菌性脊柱炎患者 134 例，其中 56 例采用病灶清除植骨融合术，78 例采用病灶清除植骨融合联合后路椎弓根螺钉内固定术，术后随访 12 ～ 30 个月，发现两种手术方法均可以有效清除病灶，缓解或解除疼痛。病灶清除联合后路椎弓根螺钉内固定术后能维持脊柱稳定性，减少并发症及复发，有助于提高临床疗效。

【经验总结】　该病例给我们的提示：椎间孔镜术是一种微创技术，但仍存在一定的感染风险；通过椎间孔镜术治疗脊柱感染性疾病要注意适应证的选择，对骨质破坏较重、脓肿范围较大的病例不宜使用；后期病灶冲洗引流，要注意引流管的管理，避免二次感染。对严重的布鲁氏菌性脊柱炎可以通过开放手术治疗，同时要注意有效药物的选择。

| 病　例　5 |

【病史】　患者，男性，23 岁，主诉"胸椎结核术后两年半，疼痛、畸形 2 个月"。患者于两年半前因"胸椎结核"在当地医院行手术治疗，并予 HRZE 方案抗结核治疗，9 个月前停药，2 个月前出现背部疼痛加重，畸形明显。于当地医院就诊查胸部 CT 示右侧胸腔包裹性积液；胸椎 MRI 检查示 $T_{7 \sim 11}$ 椎体信号异常伴椎旁软组织信号改变。考虑结核复发可能。转至本院，以"胸椎结核术后复发"收入院，行影像学检查（图 9-19）。

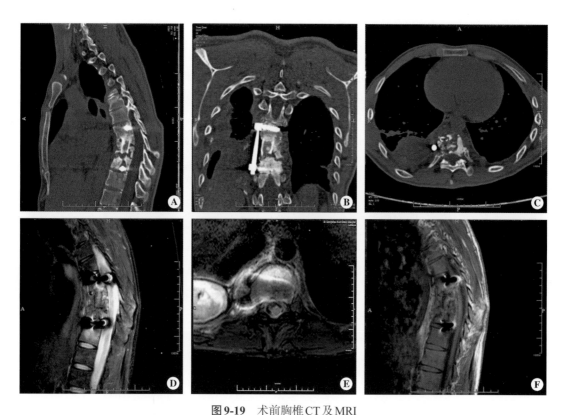

图9-19　术前胸椎CT及MRI

A～C. 胸椎CT：胸椎后凸畸形，$T_{8～9}$椎体结核术后改变，植骨块吸收，右侧椎旁脓肿。D～F. 胸椎MRI：病椎高信号改变，右侧椎旁脓肿，右侧包裹性胸腔积液

　　入院体格检查：下胸椎可见明显后凸畸形，并向左侧侧弯，右侧胸背部可见25cm左右弧形切口，愈合可，局部未及明显压痛，胸椎椎体压痛及叩痛，双下肢末梢感觉血运可。入院后超声下行胸部脓肿穿刺术，结果回报均为阴性。血化验T-SPOT阳性，血沉12.00mm/h，CRP 8.48mg/L，肝肾功能及甲状腺功能正常，予以头孢西丁针（3.0g，q12h）抗感染，诊断性使用异烟肼（0.3g，qd）、利福平（0.45g，qd）、吡嗪酰胺（0.5g，tid）、乙胺丁醇（0.75g，qd）抗结核及护肝治疗。

　　【诊疗经过】　患者$T_{7～11}$椎体结核术后复发，胸背部脓肿形成，有手术指征，无手术禁忌证，需再次行手术治疗，并于2017年1月20日行"$T_{8～9}$椎体结核后路矫形椎弓根螺钉内固定+椎板间植骨融合+右侧脓胸清除纤维板剥脱+前路内固定拆除髂骨植骨融合术"，手术先取俯卧位，消毒铺巾后行$T_{5～12}$椎体椎弓根螺钉固定，矫正脊柱后凸侧弯畸形，并行椎板横突间植骨融合。再取左侧卧位，沿原瘢痕创口切开，显露胸膜，术中显示胸膜粘连严重，小心分离，见大量干酪样脓液溢出，取标本进行细菌及结核菌培养，剥离部分纤维板，见脓腔同$T_{7～10}$椎体病灶相通。$T_{8～9}$原病椎植骨块破坏吸收，T_{10}椎体骨质破坏，钉道切割，周围脓液浸润，炎性组织增生明显，拆除内固定材料，分段刮除结核病灶组织，彻底清创，分别取两块三面皮质骨髂骨，植入$T_{7～9}$、$T_{10～11}$间隙，在病灶内放入包裹链霉素、异烟肼的明胶海绵。术中C臂透视后见：植骨块位置满意，放置胸腔闭式引流管一根。

患者术中取病灶组织化验：Gene-Xpert 阳性，利福平耐药。普通细菌培养：阴性。送分枝杆菌培养，等待检验结果后调整化疗方案。病理结果回报：（T_8、T_9 椎间组织）炎性肉芽肿、少量死骨伴大量干酪样坏死，结合临床，符合结核。特殊染色结果：抗酸染色（+）、PAS染色（−）、PAM染色（−）、瑞-吉染色（−）。术后予以调整抗结核方案：异烟肼（0.3g qd）、吡嗪酰胺（0.5g tid）、乙胺丁醇（0.75g qd）、左氧氟沙星片（可乐必妥，1片 qd）。术后复查影像学检查见内固定及植骨块位置良好（图9-20），术后切口愈合良好，予出院随访。

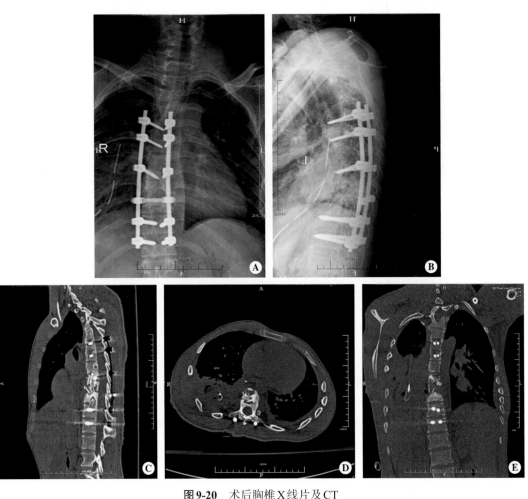

图9-20　术后胸椎X线片及CT

A、B. 胸椎X线：$T_{8\sim9}$ 椎体结核内固定术后改变，病椎间植骨块位置良好；C～E. 胸椎CT：胸椎后凸畸形得到矫正，右侧椎旁脓肿行胸腔闭式引流

最终诊断：$T_{7\sim11}$ 椎体结核术后复发。

2017年4月10日因右侧胸背部发现脓肿再次入院，查体右背部可见一2cm×1cm窦道。入院血化验：ESR 24.00mm/h，CRP 18.36mg/L。予以复查影像学检查（图9-21）。结核分枝杆菌培养报告：结核分枝杆菌生长。结核菌药敏检测：利福平、异烟肼、乙胺丁醇、链霉素耐药，左氧氟沙星、丙硫异烟胺、对氨基水杨酸、卡那霉素、卷曲霉素敏感。患者为耐多药结核，背部窦道形成。经结核科会诊后，调整抗结核治疗方案：莫西沙星片（拜复乐片）（400mg qd），环丝氨酸胶囊（0.25g bid），丙硫异烟胺片（0.25g tid），吡嗪酰胺胶囊（0.5g tid），阿米卡星针（丁胺卡那）（0.5g qd），胸背部窦道范围较小故采用局部换药治疗。

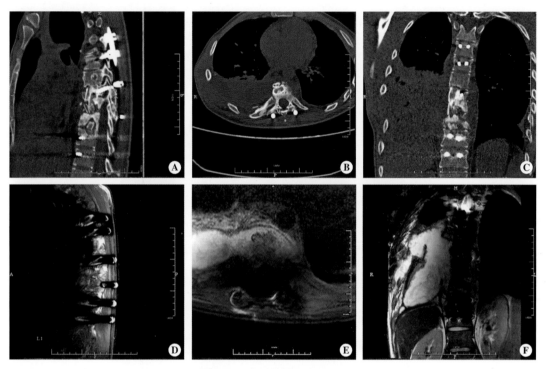

图9-21 术后胸椎CT及MRI

A～C. 胸椎CT：T$_{7～10}$椎体结核术后改变，右侧胸膜病变。D～F. 胸椎MRI：病椎高信号改变，右侧椎旁脓肿，右侧包裹性胸腔积液，可见皮下脓肿，窦道形成

2017年10月18日复查窦道已痊愈，血化验：ESR 2.00mm/h，CRP 0.57mg/L。予以复查影像学检查（图9-22）。11月20日调整抗结核治疗方案：莫西沙星片（拜复乐片）（400mg qd），环丝氨酸胶囊（0.25g bid），丙硫异烟胺片（0.25g tid）。

2019年11月22日行胸椎结核术后内固定拆除。2020年8月14日复查（图9-23），见胸椎结核术后椎间植骨已融合，椎体信号正常。

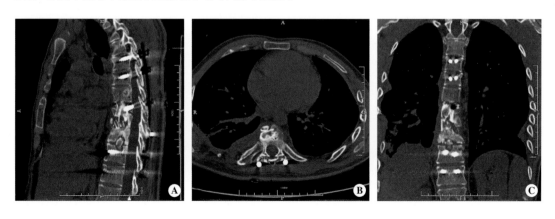

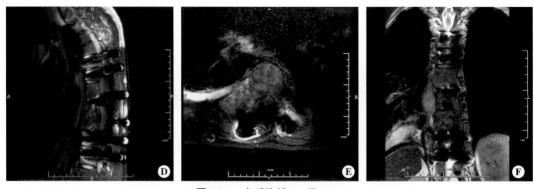

图 9-22　术后胸椎 CT 及 MRI

A～C. 胸椎 CT：$T_{7～10}$ 椎体结核术后改变，对照前片骨质密度增高，呈好转趋势；右侧胸膜病变。D～F. 胸椎 MRI：胸椎结核
术后椎旁脓肿明显吸收减少；右侧少量胸腔积液

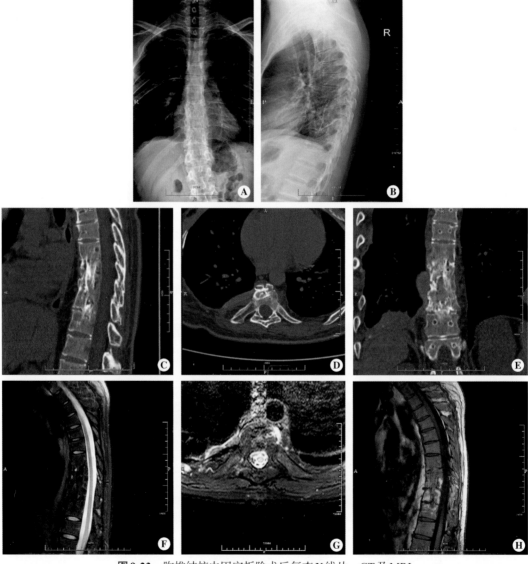

图 9-23　胸椎结核内固定拆除术后复查 X 线片、CT 及 MRI

A～E. 胸椎 X 线片及 CT：胸椎无后凸畸形，$T_{7～10}$ 椎体植骨融合良好；F～H. 胸椎 MRI：胸椎结核术后椎旁脓肿吸收，椎管内
T_1、T_2 信号正常，无胸腔积液

【讨论与分析】 本病例为胸椎结核，多节段骨质破坏，且为耐多药脊柱结核，术后复发，内固定松动，治疗难度大。耐药脊柱结核是由耐药结核分枝杆菌感染脊柱而罹患的疾病。耐多药脊柱结核形成的原因有以下几点：①抗结核化疗方案制订不合理，缺乏药敏试验指导，低剂量化疗和疗程不足是产生耐多药结核病的重要原因；②很多耐药结核病患者，尤其是复发、复治的耐多药结核病患者，既往不规范和不规律服用抗结核药，导致敏感菌株被杀灭，筛选出耐药菌株并导致其传播；③手术方式选择不当，术中无法彻底清除病灶及脓肿，导致病情迁延不愈，延长化疗时间，也在一定程度上促进了耐药菌株的产生；④抗结核药物使用时间长，一些不良反应如胃肠道反应、视觉改变、皮肤过敏等容易对患者生活质量造成影响，从而导致患者擅自停药或改变用药方案；⑤患者身体情况差，伴有基础疾病及营养不良状态，亦与耐药结核发生相关。本例患者第一次手术采用前路病灶清除钢板固定，可能存在病灶清除不彻底，钢板固定不牢固，影响了植骨块愈合；且术后缺少药敏检查，经验性使用HRZE常规治疗方案；抗结核治疗时间不足，在没严格随访情况下停药，故发生耐药脊柱结核。

本病例为复发再治疗的脊柱结核患者，病情复杂，结核病变侵袭椎体较多，病灶范围广。再次手术治疗较初次手术治疗更加复杂，选择术式要依据初次手术术式、二次手术前复查的CT、MRI的不同，对需清除减压病灶、植骨、重建范围等情况进行个体化选择。初次前路手术，固定融合失败，CT示：胸椎后凸畸形，$T_{8\sim9}$椎体结核术后改变，植骨块吸收，内固定松动，$T_{7\sim10}$椎体信号改变，骨质破坏范围加大，右侧椎旁脓肿。胸椎MRI示：病椎高信号改变，右侧椎旁脓肿，右侧包裹性胸腔积液。患者由于是进行翻修手术，胸膜粘连严重，其中损伤胸膜、硬脊膜风险大。$T_{8\sim9}$原植骨块吸收，骨不愈合，内固定松动，螺钉固定椎切割，骨质破坏，病椎骨质破坏从T_7下缘到T_{11}上缘，跨度大，前路重建固定困难，胸背部脓肿形成，有手术指征，无手术禁忌证，需再次行手术翻修治疗，行"$T_{7\sim10}$椎体结核后路矫形椎弓根螺钉内固定＋椎板间植骨融合＋右侧脓胸清除纤维板剥脱＋前路内固定拆除髂骨植骨融合术"。后路长节段固定可以很好地重建脊柱的稳定性，有利于脊柱畸形矫正，有利于植骨融合，缩短疗程。但前提是必须保证病灶的彻底清除，前路病灶清除、暴露充分，有利于彻底的结核病灶清除。彻底清除结核病灶是手术的关键，要耐心细致，避免损伤邻近血管神经，将肉眼可见的病灶小心清除，彻底清除椎旁脓肿、干酪样坏死组织、死骨、结核肉芽组织、硬化骨、坏死椎间盘等，使用刮匙反复刮除，解除脊髓神经压迫症状，再用过氧化氢溶液反复冲洗，最后用聚维酮盐水脉压冲洗枪冲洗。有研究显示测定病椎硬化壁异烟肼、利福平、吡嗪酰胺药物浓度达不到有效的杀菌浓度，故需将部分硬化骨次全切至＜5mm，特别是死骨，修整硬化骨质直至出现渗血。我们强调彻底地清除结核病灶，并非扩大化清除病灶，应保留正常骨质和组织解剖结构，避免医源性扩大骨质缺损。复发再治疗的脊柱结核患者，病情复杂，结核病变侵袭椎体较多，病灶范围广，而多椎体病变手术切除病变椎体硬化骨，可能会出现长节段骨缺损，势必影响脊柱稳定性的重建，所以尽量保留带血运的残留椎体，将有利于骨的爬行替代，缩短植骨融合时间。该病例术中见T_7终板下缘至

T_{11}终板上缘骨质破坏，骨质破坏范围大，但T_{10}部分骨质残存，如彻底清除病椎，$T_{7\sim11}$局部骨质缺损大，重建困难，跨度越大后期骨不愈合可能性越大。基于这种状况，我们在清除病灶过程中，分节段清创，尽量保留骨组织，保留T_{10}部分健康骨组织，取肋骨、髂骨行分段植骨。自体骨椎间植骨是手术治疗脊柱结核的金标准，然而自体骨可供骨量较少，无法满足大量的椎间植骨需求，也可采用同种异体骨材料，钛网混合骨组织填充修复重建脊柱稳定性。术后切除病变坏死组织，行细菌学及病理检查，予HRZE+左氧氟沙星抗结核治疗。术后复查胸椎正侧位片及CT显示胸椎后凸畸形纠正，内固定及植骨块位置良好，术后切口愈合良好，予出院。待结核菌培养结果决定进一步治疗方案。

二次翻修采用后路固定前路病灶手术，固定牢靠，病灶清除彻底，手术方案选择得当。10周后患者因发现右侧胸背部脓肿再次入院。查看翻修手术时的结核菌培养，结核菌药敏检测：利福平、异烟肼、乙胺丁醇、链霉素耐药，为耐多药结核。该患者为外地病人，自身依从性较差，未能及时复查，医师亦未注意药敏报告，未能及时根据药敏试验更改抗结核治疗方案，故导致术后窦道形成再次入院。之后立即根据药敏试验结果调整用药方案。根据我科治疗经验，中小类窦道伴较少渗液和病灶，可经单纯多次换药保守治疗而愈合，较大的窦道伴较多积液和坏死病灶，愈合较困难，可以考虑手术干预处理。这与文献的报道一致。脊柱结核属于全身感染性疾病，全身抗结核药物化疗是脊柱结核治愈的基础。药物治疗应贯穿治疗的全过程，必须严格执行化疗的原则，保证体内活动性结核分枝杆菌得到控制，结核病变趋于相对静止或静止状态。在耐药脊柱结核的临床药物治疗中，主要原则为尽早、联合、定量、定期、全面。耐药结核分枝杆菌患者耐药性的影响因素和严重程度各有其特点，对于不同特点的患者，临床化疗方案也不尽相同；需要充分评估患者自身的具体情况，在密切结合药敏试验结果的基础上为患者制定科学有效的临床治疗计划。对耐药脊柱结核应结合既往抗结核药物化疗、药敏试验结果，以及按照我国《耐药结核病化学治疗指南（2019简版）》的要求来指导临床用药，必要时参考WHO《耐药结核病治疗指南（2016更新版）》制定个体化化疗方案。化疗方案中至少包括2种或3种敏感药物，强化期最好有5种有效的抗结核药物，巩固期至少3种药物联合使用，坚持联合用药，避免单一给药；氟喹诺酮类为首选药物，并至少选择一种注射类药物。耐药脊柱结核的治疗必须足量、足疗程，强化期需4个月，疗程至少18～24个月，在手术治疗后，亦应不少于18个月。不因手术而缩短化疗时间，18～24个月的化疗仍是针对耐多药结核病的标准治疗方案。脊柱结核病灶中耐药结核分枝杆菌仍以对一线抗结核药物（异烟肼、利福平、链霉素、乙胺丁醇）耐药为主，提高脊柱结核的结核分枝杆菌培养阳性率并获取可靠的药敏试验结果，才能够给予患者合理的抗结核治疗方案，对防止耐药结核病的发生有重要意义。同时，还需注意：避免向已经证明失败的化疗方案中添加单药；避免使用易引起不良反应且价格昂贵的药物；应加强对患者的健康教育，实施直接督导下的化疗，并鼓励患者坚持治疗；密切监测药物不良反应。本例患者在应用耐药抗结核治疗方案时，曾出现明显抑郁症状，这主要与环丝氨酸、丙硫异烟胺的副作用有关，这两个药可导致出现严重的精神症状甚至自杀倾向。若停用这两个药换用其他二线药物，费用将大大增加，经反复对患者进行精神评估，与患者及家属充分沟通，决定在持续密切观察患者的精神症状变化下用药。术后要制订好完善的随访计划，建议患者术后每个月甚至隔周复查1次，进行血常规、肝肾功能、血沉等复查，以了解患者的一般状况及避免抗结核药物治疗带来的不良反应。要求在第1、3、6、12、18个月时均必须门诊进行脊柱CT或MRI复查，以了解患者病变转归情况。定期观察耐药脊柱结核手术疗效，这对于判断脊柱结核预后和抗结核化疗结束时间具有重要临床意义。术后疗效评价指标包括：①患者结核中毒症状和病椎疼痛的改善情况；②血沉和C反应蛋白等实验室检验指标的动态变化，以及患者营养状况改善情况；③神经受损症状是否得到改善；④术后残腔积液或切口窦道等并发症是否好转。术后12个月及18个月要继续对脊柱结核的疗效进行评估，具体指标包括：①影像学检查脊柱畸形矫正与病椎植骨融合情况，脓肿消失或钙化，死骨吸收或替代，移植骨或钛笼植骨与植骨床骨性融合状况，脊柱矫形后有无明显丢失，内固定有无松动；②临床观察脊柱运动功能和括约肌功能的恢复情况；③综合评估脊柱结核病灶的治愈情况。该病例按期随访，用药24个月，炎症指标正常，影像学检查局部脓肿消失，局部骨融合良好。予拆除内固定。内固定拆除后仍定期复查防止复发。

【经验总结】 该病例提示我们：对于复发性脊柱结核要注意耐多药结核的可能性，尽可能在再次手术前明确；耐药脊柱结核术前要根据患者骨破坏情况制定个体化的手术方案，尽可能彻底清除病灶；术后需严格随访，尤其要注意术中结核菌培养结果，发现耐药情况要及时通知患者更改用药方案；选择合适化学用药方案，耐药脊柱结核的临床药物治疗中，主要原则为尽早、联合、定量、定期、全面；耐药结核治疗药物副作用较大，要在严密监控药物不良反应下用药。

| 病 例 6 |

【病史】 患者，女性，64岁，因"摔倒致胸腰背部疼痛2个月"，以"$T_{10\sim11}$椎体骨质破坏待查"收入院。患者3个月前摔倒致胸腰背部疼痛，前往当地医院就诊，查腰椎MRI提示：T_{11}椎体压缩性骨折（图9-24），予住院治疗，并行"T_{11}椎体压缩性骨折椎体成形术"。术后疼痛有所缓解，出院后患者感胸腰背部疼痛进行性加重，无双下肢放射痛，翻身、起床活动困难，1个月前再次前往当地医院就诊，查胸腰椎MRI提示：T_{11}椎体成形术后改变；考虑$T_{10\sim11}$椎体感染性病变（图9-25）。实验室检查：白细胞计数6.65×10^9/L，中性粒细胞4.14×10^9/L，CRP 8.40mg/L；血沉40.00mm/h。为进一步诊治，再次住院治疗，予利福平（0.45g qd ivgtt）+莫西沙星（0.4g qd ivgtt）联合抗感染治疗，炎症指标逐渐好转，后建议患者至本院进一步治疗。专科查体：胸腰背部局部压痛及叩击痛阳性，胸腰背部前屈背伸活动受限。

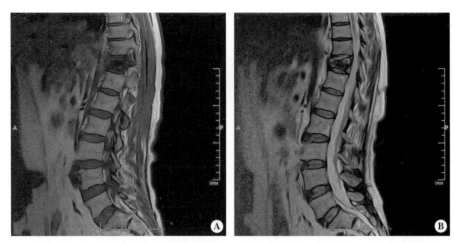

图9-24　T$_{11}$椎体压缩性骨折MRI（2021.10.22）
矢状位T$_1$WI及T$_2$WI示T$_{11}$椎体压缩性骨折，腰椎退行性改变

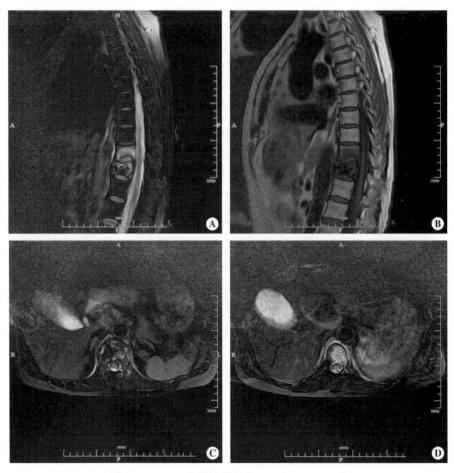

图9-25　T$_{10\sim11}$化脓性脊柱炎MRI（2021.11.09）
A、B. 矢状位T$_1$WI及T$_2$WI示T$_{10\sim11}$椎体感染，胸椎退行性变；T$_{11}$椎体成形术后改变。C、D. 横断位示T$_{10\sim11}$椎体感染伴椎旁
软组织轻度肿胀

【诊疗经过】

1. 入院实验室检查 T-SPOT阳性，血常规：白细胞计数5.1×10^9/L，中性粒细胞计数2.80×10^9/L；血沉27.00mm/h；C反应蛋白12.93mg/L。

2. 入院影像学检查 CT、MRT检查结果见图9-26、图9-27。

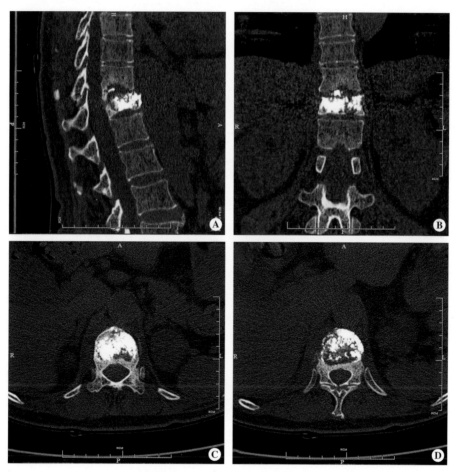

图9-26 $T_{10 \sim 11}$化脓性脊柱炎CT

矢状位、冠状位及横断位示T_{11}椎体成形术后改变，$T_{10 \sim 11}$椎体骨质破坏

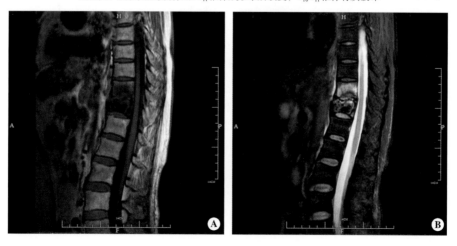

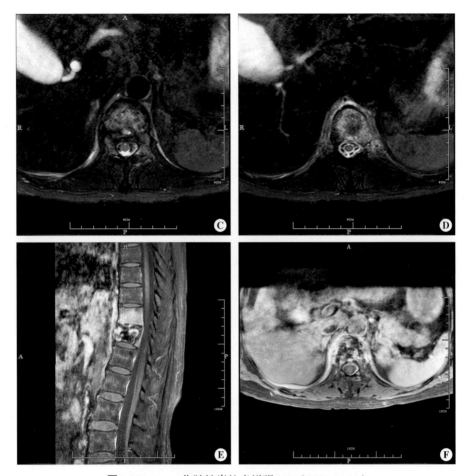

图9-27 $T_{10\sim11}$化脓性脊柱炎增强MRI（2021.11.23）

矢状位、冠状位及横断位示$T_{10\sim11}$椎体感染伴椎旁软组织轻度肿胀

经验性抗感染治疗后患者胸腰背部疼痛缓解不明显。经科室讨论，认为患者目前诊断尚不明确，于2021年11月25日在局麻下行"$T_{10\sim11}$椎体骨质破坏穿刺活检术"，术中穿刺工具到达T_{11}椎体上缘及$T_{10\sim11}$椎间隙病灶，并取出少许坏死组织、炎性组织及灌洗液。

3. 穿刺结果

（1）病理检查结果：T_{11}椎体病灶纤维软骨、炎性纤维组织增生伴坏死，未见典型肉芽肿性炎，请结合临床及实验室检查。

（2）宏基因组二代测序（mNGS）：金黄色葡萄球菌，序列数2。

（3）非特异性病原菌培养结果：阴性。

（4）特异性病原菌培养结果：结核分枝杆菌960液体培养阴性，Gene-Xpert阴性，结核/非结核分枝杆菌DNA阴性；结核分枝杆菌RNA阴性。

4. 最终诊断 T_{11}椎体成形术后金黄色葡萄球菌感染。

5. 治疗方案

（1）药物治疗：利福平（0.45g qd ivgtt）+可乐必妥（0.5g qd ivgtt）联合抗感染治疗。

（2）手术治疗：患者脊柱不稳定，疼痛明显，有手术指征，无手术禁忌证，需行手术治疗。

2021年12月1日在全麻下行"胸椎化脓性脊柱炎后路固定＋病灶清除＋植骨融合术"，术中见T_{11}椎体骨水泥松动，少许稠厚脓液溢出，椎间隙炎性肉芽增生明显。术后病理检查结果：（T_{11}椎体病灶）纤维软骨、纤维及肉芽组织增生伴大量炎细胞浸润，首先考虑感染性病变。特殊染色结果：抗酸染色（－），PAS染色（－），PAM染色（－），瑞-吉染色（－）。术后标本检查结果报告：一般细菌培养提示无细菌生长，无真菌生长；Gene-Xpert阴性；结核/非结核分枝杆菌DNA阴性；病原微生物高通量基因检测提示金黄色葡萄球菌。予利福平（0.45g qd ivgtt）＋左氧氟沙星（0.5g qd ivgtt）联合抗感染治疗。术后复查胸椎正侧位片及胸腰椎CT显示$T_{10\sim11}$椎体化脓性脊柱炎内固定术后，内固定在位，植骨块位置良好（图9-28，图9-29）。之后，患者症状改善，2021年12月17日血常规：白细胞计数6.6×10^9/L，中性粒细胞计数4.50×10^9/L，血沉46.00mm/h，CRP 25.58mg/L。后于2021年12月17日带药（利福平0.45g PO qd；左氧氟沙星0.5g PO qd）出院。

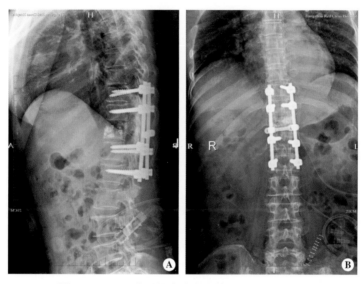

图9-28　$T_{10\sim11}$化脓性脊柱炎X线片（2021.12.06）

正侧位示$T_{10\sim11}$椎体化脓性脊柱炎内固定术后，T_{11}椎体内可见斑片状骨水泥影，椎间隙未见明显狭窄

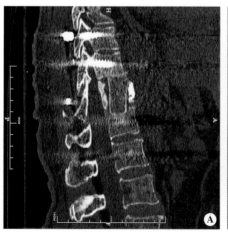
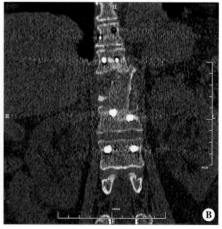

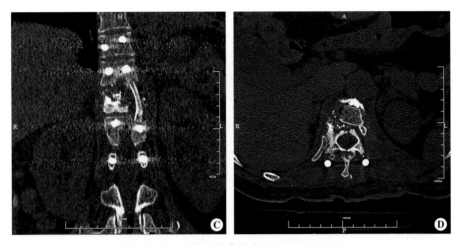

图9-29 $T_{10\sim11}$化脓性脊柱炎CT（2021.12.06）

矢状面、冠状面、横断位显示$T_{10\sim11}$椎体化脓性脊柱炎内固定术后，$T_{10\sim11}$椎体可见局部骨质吸收、破坏，可见植骨块、骨水泥及内固定影，诸胸腰椎体边缘轻度骨质增生

【**讨论与分析**】 经皮椎体后凸成形术（percutaneous kyphoplasty，PKP）和经皮椎体成形术（percutaneous vertebroplasty，PVP）是目前治疗老年骨质疏松性胸腰椎椎体压缩性骨折的有效介入手段。两种方法术后责任椎感染罕见，其发生率为0.04%～1.02%。Anselmetti等报道6个意大利医疗中心的PVP术后感染发生率为0.04%（2/4547）。刘志强等报道PKP术后责任椎感染发生率为0.19%（2/1065）。Liao等报道PVP术后责任椎感染发生率为0.32%（18/5749）。Park等报道椎体强化术后感染发生率为0.36%（3/826）。Abdelrahman等报道椎体强化术后感染发生率为0.46%（6/1307）。Robinson等的一项前瞻性研究报道PKP术后感染发生率为1.02%（1/102）。虽然PVP术后感染发生率低，但一旦发生术后感染，其后果将会是灾难性的，可导致神经功能障碍，甚至死亡。

PVP术后感染可能原因：首先，PVP术后感染可能与术前身体其他部位存在的感染或潜伏感染有关。术前患者合并肺结核病史、糖尿病、高血压、慢性肝肾功能损害等是PVP术后感染的危险因素。既往文献显示PVP术后感染的病原菌多为细菌，而结核菌罕见。Liao等研究发现大部分的细菌和结核菌都是低毒性病原菌。这些病原菌已经存在于患者体内，而手术操作引发了感染。Abdelrahman等报道了9例椎体强化术后责任椎化脓性脊柱炎中有5例术前合并尿路感染。因此，在PVP手术前，任何菌血症、尿路感染、肺结核病史都应严格审查；任何感染参数的升高都应严格检查，建议术前积极处理原有感染。其次，术前把脊柱感染性疾病如脊柱结核、化脓性脊柱炎、化脓性椎间盘炎误诊为骨质疏松性椎体压缩骨折，也可导致PVP术后感染。再次，术中未严格遵守无菌操作的原则，会造成致病菌直接种植。最后，肌肉脂肪层缺血坏死均有可能导致PVP术后感染。

病原学诊断是感染性疾病诊断中最重要的一环。对于PVP术后可疑感染的病例，可通过经皮穿刺活检或开放手术获得感染组织，进行细菌学和组织细胞学检查，以确定病原体。对本例患者我们通过经皮穿刺活检获取感染组织，最终通过宏基因组二代测序（mNGS）检测确定为金黄色葡萄球菌感染。目前建议在未使用抗生素或抗结核药物之前完成穿刺活检，可提高细菌或结核培养的阳性率，本病例在穿刺活检前已使用利福平＋

莫西沙星抗感染治疗2周，一定程度上影响了术后细菌的检测率。同时受限于穿刺活检获取标本数量不足，活检后病理未能明确诊断。目前，mNGS检测作为一项新的检测技术，具有高通量、高灵敏度等特点，在微生物检测方面具有显著的优势，能检测到其他传统手段无法检测到的病原菌，可提高骨关节感染的病原学检测能力。本案例患者术后mNGS提示金黄色葡萄球菌感染，结合开放手术获取感染组织病理提示感染性病变，最终确诊为化脓性脊柱炎（金黄色葡萄球菌）。有指南推荐对于怀疑局灶性感染的患者，在对局灶部位完成常规的生物化学、培养或PCR检测后，若未能获取病原学诊断结果，推荐将二代测序作为二线首选检测手段。此外，有研究表明取样前抗生素暴露对mNGS技术检出效力的影响小于微生物培养。

　　在明确病原菌后，通常可根据药敏结果进行抗感染治疗。一般药物治疗推荐使用静脉抗生素6周后改为口服抗生素6周以减少疾病复发，根据CT复查情况及血常规、ESR及CRP检测结果决定是否停药。大部分金黄色葡萄球菌感染患者可以通过保守治疗获得治愈，但是由于PKP术后感染并不局限在骨水泥水平，会蔓延到相邻椎间盘或椎骨，同时由于椎体内存在异物，感染不易控制，因此椎体强化术后发生责任椎化脓性脊柱炎时常需要进行翻修手术。单纯抗生素药物治疗对于不能耐受手术的患者或脊柱稳定性好、椎体没有明显破坏的患者可考虑。将骨水泥取出并行内固定，其目的是清除感染灶（包括椎体内坏死、感染的骨质、脓液、炎性肉芽及骨水泥）并重建脊柱的稳定性。发生PKP术后化脓性脊柱炎的患者通常合并骨质疏松，因此行后路椎弓根螺钉内固定需注意积极抗骨质疏松治疗并随访内固定松动情况。

　　鉴于椎体成形术后继发化脓性脊柱炎的灾难性后果，我们认为以下措施可以减少椎体成形术后手术椎体感染的发生率：①术前必须常规检查炎症指标（CRP、ESR、WBC和PCT）和进行MRI检查，对于炎症参数升高的患者或MRI上不典型的患者，应延迟椎体成形术，待炎症参数降低或排除感染后进行手术治疗，或者对该病例采取保守治疗。不应该在没有实验室检查结果的情况下急诊进行椎体成形术。②对于合并其他部位的感染，如肺部感染、泌尿系感染、急性胆囊炎、压疮等急性感染的患者，应治疗感染性疾病并延迟椎体成形术。③对于严重免疫功能低下、血糖控制欠佳或可疑感染的患者，可考虑围手术期预防性应用抗生素或采用抗生素骨水泥。④对于可疑感染的患者或非骨质疏松性椎体压缩骨折，应常规行术中活检，进行组织病理学检查、普通细菌培养和结核分枝杆菌核酸检测。

　　该病例给我们的提示：经皮椎体成形术是一种微创技术，但仍存在一定的感染风险。金黄色葡萄球菌是化脓性脊柱炎最常见的致病菌。病原学检查是确诊的金标准，对于PVP术后可疑感染病例，可通过经皮穿刺活检或开放手术获得感染组织，进行细菌学和组织细胞学检查，以确定病原体。mNGS技术具有高敏感性与特异性，可提高骨关节感染的病原学检测能力。大部分化脓性感染的患者可以通过保守治疗获得治愈，但是由于PKP术后感染并不局限在骨水泥水平，会蔓延到相邻椎间盘或椎骨，同时由于椎体内存在异物，感染不易控制，因此椎体强化术后发生化脓性脊柱炎时常需要进行翻修手术。

（张　桦　郑　琦　谢鸿炜　金阳辉）

参 考 文 献

范俊，秦世炳，董伟杰，等，2015. 脊柱结核术后常见并发症分析与处理. 医学综述，21（1）：186-187.

桂钱欢，李波，余雨，等，2016. 胸腰椎结核前路术后复发的原因及再手术治疗. 临床骨科杂志，19（2）：133-140.

姜铧财，龙霄，朱凯，2015. 脊柱后路内固定术后感染48例治疗临床分析. 九江学院学报（自然科学版），30（1）：79-80，98.

金军伟，赵刚，和桓德，等，2017. 腰椎后路术后感染的治疗体会. 中国骨与关节损伤杂志，32（11）：1195-1196.

金文婷，李娜，周晓岗，2020. 宏基因二代测序技术对脊柱感染病原学诊断的价值. 中国临床医学，27（4）：567-571.

李海峰，何勃，阮狄克，2017. 局部使用万古霉素粉末预防脊柱术后手术部位感染的研究进展. 脊柱外科杂志，15（4）：249-253.

李力韬，马远征，李大伟，等，2013. 21例耐多药脊柱结核手术联合个体化化疗的临床分析. 中国防痨杂志，35（5）：317-321.

李赞，2018. 清创持续冲洗引流治疗胸腰椎后路内固定术后切口深部感染疗效分析. 沈阳：中国医科大学.

刘列华，王自立，周强，2020. 脊柱手术安放引流效果的研究进展. 骨科临床与研究杂志，5（1）：56-60.

刘少强，齐强，刘宁，2014. 脊柱术后耐甲氧西林金黄色葡萄球菌感染的治疗——附8例报告. 中国脊柱脊髓杂志，24（2）：164-167.

刘志强，周云龙，雷飞，等，2020. 经皮椎体后凸成形术后化脓性脊柱炎的原因分析和预防策略. 中国脊柱脊髓杂志，30（10）：880-887.

罗晓成，2014. 万古霉素骨水泥在脊柱内固定术后急性感染中的临床疗效分析. 大连：大连医科大学.

马文鑫，王骞，王自立，等，2016. 脊柱内固定术后感染的治疗. 中国矫形外科杂志，24（15）：1357-1362.

马远征，李大伟，胡明马，等，2012. 耐药脊柱结核个体化诊疗模式应用研究/中华医学会骨科分会. 中华医学会第十四届骨科学术会议暨第七届COA国际学术大会资料汇编. 北京：中华医学会骨科分会.

秦世炳，2013. 重视结核病诊治和脊柱结核手术时机的选择. 中国骨伤，26（7）：533-535.

孙祥耀，海涌，2017. 脊柱术后手术区域感染的临床现状. 中国骨与关节杂志，6（4）：313-317.

王平均，杨小龙，胡强，2012. 腰椎间盘突出症术后感染16例临床分析. 颈腰痛杂志，33（1）：32-34.

王宇强，冯世庆，王小华，等，2017. 脊柱手术术后感染的病原菌和药敏分析及血清炎症因子的辅助诊断价值. 中华医院感染学杂志，27（1）：147-150.

王雨榕，邓强，李中锋，2019. 清创联合负压封闭引流技术引流治疗腰椎后路内固定术后感染7例分析. 第五届"华夏黄河骨科大会"、甘肃省老年医学会脊柱疾患专业委员会第二届学术年会、中国中西医结合学会脊柱医学专业委员会第十二届学术年会暨第四届专业委员会换届会议：4.

王朕，赵世新，夏磊，2020. VSD治疗胸腰椎后路内固定术后切口深部感染的应用. 河南外科学杂志，26（4）：5-10.

王自立，王骞，2010. 脊柱结核的手术策略. 中华骨科杂志，30（7）：717-723.

文海，吕国华，王孝宾，等，2016. 局部应用万古霉素预防脊柱手术部位感染的Meta分析. 中国脊柱脊髓杂志，26（1）：62-69.

许建中，2014. 规范脊柱结核治疗，为我国结核病防治做出更大贡献. 中华骨科杂志，34（2）：97-101.

杨新明，孟宪勇，张瑛，等，2012. 手术治疗胸腰椎布鲁氏菌性脊柱炎. 中国脊柱脊髓杂志，22（7）：600-606.

张国军，颜国飞，劳阿力，等，2013. 一期前后路联合手术治疗腰椎布氏杆菌性脊柱炎. 河北医学，

19（4）：585-587.

张宏其，2018. 如何全面认识和规范应用单纯经后路病灶清除椎体间植骨术治疗脊柱结核. 中国矫形外科杂志，26（2）：97-100.

张宏其，陈筱，郭虎兵，等，2012. 单纯后路病灶清除椎体间植骨融合内固定治疗脊柱结核的适应证及疗效评价. 中国矫形外科杂志，20（3）：196-199.

《耐药脊柱结核临床诊疗专家共识》编写组，2019. 耐药脊柱结核临床诊疗专家共识. 中国防痨杂志，41（4）：377-382.

Abdul-Jabbar A，Berven S，Hu S，et al.，2013. Surgical site infections in spine surgery：identification of microbiologic and surgical characteristics in 239 cases. Spine，38（22）：E1425-E1431.

Ahmed I，Boulton A J，Rizvi S，et al.，2019. The use of triclosan-coated sutures to prevent surgical site infections：a systematic review and meta-analysis of the literature. BMJ Open，9（9）：e029727.

Akgün D，Bürger J，Pumberger M，et al.，2019. C-reactive protein misdiagnoses delayed postoperative spinal implant infections in patients with low-virulent microorganisms. Eur Spine J，28（12）：2990-2995.

Ammerlaan H，Kluytmans J，Wertheim H，et al.，2009. Eradication of methicillin-resistant *Staphylococcus aureus* carriage：a systematic review. Clin Infect Dis，48（7）：922-930.

Anderson P A，Savage J W，Vaccaro A R，et al.，2017. Prevention of surgical site infection in spine surgery. Neurosurgery，80（3S）：S114-S123.

Anon，1998. Draft guideline for the prevention of surgical site infection，1998–CDC. Notice. Fed Regist，63（116）：33168-33192.

Anselmetti G C，Marcia S，Saba L，et al，2012. Percutaneous vertebroplasty：multicentric results from EVEREST experience in large cohort of patients. Eur J Radiol，81（12）：4083-4086.

Ascione T，Balato G，Di Donato S L，et al.，2017. Clinical and microbiological outcomes in haematogenous spondylodiscitis treated conservatively. Eur Spine J，26（Suppl 4）：489-495.

Bakhsheshian J，Dahdaleh N S，Lam S K，et al.，2015. The use of vancomycin powder in modern spine surgery：systematic review and meta-analysis of the clinical evidence. World Neurosurg，83（5）：816-823.

Barki K G，Das A，Dixith S，et al.，2019. Electric field based dressing disrupts mixed-species bacterial biofilm infection and restores functional wound healing. Ann Surg，269（4）：756-766.

Berbari E F，Kanj S S，Kowalski T J，et al.，2015. Executive summary：2015 Infectious Diseases Society America（IDSA）clinical practice guidelines for the diagnosis and treatment of native vertebral osteomyelitis in adults. Clin Infect Dis，61（6）：859-863.

Berríos-Torres S，Umscheid C，Bratzler D，et al.，2017. Centers for disease control and prevention guideline for the prevention of surgical site infection，2017. JAMA Surg，152（8）：784-791.

Blam O，Vaccaro A，Vanichkachorn J，et al.，2003. Risk factors for surgical site infection in the patient with spinal injury. Spine，28（13）：1475-1480.

Bode L G M，Kluytmans J A J W，Wertheim H F L，et al.，2010. Preventing surgical-site infections in nasal carriers of *Staphylococcus aureus*. N Engl J Med，362（1）：9-17.

Bohl D D，Shen M R，Mayo B C，et al.，2016. Malnutrition predicts infectious and wound complications following posterior lumbar spinal fusion. Spine，41（21）：1693-1699.

Bratzler D W，Dellinger E P，Olsen K M，et al.，2013. Clinical practice guidelines for antimicrobial prophylaxis in surgery. Surg Infect，14（1）：73-156.

Bürger J，Akgün D，Strube P，et al.，2019. Sonication of removed implants improves microbiological diagnosis of postoperative spinal infections. Eur Spine J，28（4）：768-774.

Campana V，Milano G，Pagano E，et al.，2014. Bone substitutes in orthopaedic surgery：from basic science to clinical practice. J Mater Sci Mater Med，25（10）：2445-2461.

Capoor M，Lochman J，Mcdowell A，et al.，2019. Intervertebral disc penetration by antibiotics used prophylactically in spinal surgery：implications for the current standards and treatment of disc infections. Eur Spine J，28（4）：783-791.

Chahoud J，Kanafani Z，Kanj S，2014. Surgical site infections following spine surgery：eliminating the controversies in the diagnosis. Front Med（Lausanne），1：7.

Che W，Li R，Dong J，2011. Progress in diagnosis and treatment of cervical postoperative infection. Orthop Surg，3（3）：152-157.

Chen S H，Lee C H，Huang K C，et al.，2015. Postoperative wound infection after posterior spinal instrumentation：analysis of long-term treatment outcomes. Eur Spine J，24（3）：561-570.

Cheng M P，Domingo M C，Lévesque S，et al.，2016. A case report of a deep surgical site infection with *Terrisporobacter glycolicus/T. Mayombei* and review of the literature. BMC Infect Dis，16（1）：529.

Cheng M T，Chang M C，Wang S T，et al.，2005. Efficacy of dilute betadine solution irrigation in the prevention of postoperative infection of spinal surgery. Spine，30（15）：1689-1693.

Collins I，Wilson-Macdonald J，Chami G，et al.，2008. The diagnosis and management of infection following instrumented spinal fusion. Eur Spine J，17（3）：445-450.

Darouiche R O，2006. Spinal epidural abscess. N Engl J Med，355（19）：2012-2020.

De Winter F，Gemmel F，Van Laere K，et al.，2004. ^{99m}Tc-ciprofloxacin planar and tomographic imaging for the diagnosis of infection in the postoperative spine：experience in 48 patients. Eur J Nucl Med Mol imaging，31（2）：233-239.

Deguchi M，Shinjo R，Yoshioka Y，et al.，2010. The usefulness of serum amyloid A as a postoperative inflammatory marker after posterior lumbar interbody fusion. J Bone Joint Surg Br，92（4）：555-559.

Devin C J，Chotai S，Mcgirt M J，et al.，2018. Intrawound vancomycin decreases the risk of surgical site infection after posterior spine surgery：A multicenter analysis. Spine，43（1）：65-71.

Dipaola C，Saravanja D，Boriani L，et al.，2012. Postoperative infection treatment score for the spine （PITSS）：construction and validation of a predictive model to define need for single versus multiple irrigation and debridement for spinal surgical site infection. Spine J，12（3）：218-230.

Dowdell J，Brochin R，Kim J，et al.，2018. Postoperative spine infection：diagnosis and management. Global Spine J，8（4 Suppl）：37S-43S.

Drlica K，Zhao X，2007. Mutant selection window hypothesis up dated. Clin Infect Dis，44（5）：681-688.

Epstein N E，2007. Do silver-impregnated dressings limit infections after lumbar laminectomy with instrumented fusion. Surg Neurol，68（5）：483-485.

Falagas M，Bliziotis I，Fragoulis K，2007. Oral rifampin for eradication of *Staphylococcus aureus* carriage from healthy and sick populations：a systematic review of the evidence from comparative trials. Am J Infect Control，35（2）：106-114.

Fu T S，Chen L H，Chen W J，2013. Minimally invasive percutaneous endoscopic discectomy and drainage for infections spondylodiscitis. Biomed J，36（4）：168-174.

Fujibayashi S，Kawakami N，Asazuma T，et al.，2017. Complications associated with lateral interbody fusion：nationwide survey of 2998 cases during the first 2 years of its use in Japan. Spine，42（19）：1478-1484.

Gande A，Rosinski A，Cunningham T，et al.，2019. Selection pressures of vancomycin powder use in spine surgery：a meta-analysis. Spine J，19（6）：1076-1084.

Gemmel F，Dumarey N，Palestro C，2006. Radionuclide imaging of spinal infections. Eur J Nucl Med Mol Imaging，33（10）：1226-1237.

Gemmel F，Rijk P，Collins J，et al.，2010. Expanding role of ^{18}F-fluoro-D-deoxyglucose PET and PET/CT in spinal infections. Eur Spine J，19（4）：540-551.

Hanssen A D，2004. Prophylactic use of antibiotic bone cement：an emerging standard–in opposition. J Arthroplasty，19（4 Suppl 1）：73-77.

Hayashi D，Roemer F W，Mian A，et al.，2012. Imaging features of postoperative complications after spinal surgery and instrumentation. AJR Am J Roentgenol，199（1）：W123-W129.

Hey H W，Thiam D W，Koh Z S，et al.，2017. Is intraoperative local vancomycin powder the answer to surgical site infections in spine surgery? Spine（Phila Pa 1976），42（4）：267-274.

Hikata T，Iwanami A，Hosogane N，et al.，2014. High preoperative hemoglobin A1c is a risk factor for surgical site infection after posterior thoracic and lumbar spinal instrumentation surgery. J Orthop Sci，19（2）：223-228.

Ho C，Skaggs D L，Weiss J M，et al.，2007. Management of infection after instrumented posterior spine fusion in pediatric scoliosis. Spine，32（24）：2739-2744.

Hsu Y H，Hu C C，Hsieh P H，et al，2017. Vancomycin and ceftazidime in bone cement as a potentially effective treatment for knee periprosthetic joint infection. J Bone Joint Surg Am，99（3）：223-231.

Kale M，Padalkar P，Mehta V，2017. Vacuum-assisted closure in patients with post-operative infections after instrumented spine surgery：a series of 12 cases. J Orthop Case Rep，7（1）：95-100.

Kalfas F，Severi P，Scudieri C，2019. Infection with spinal instrumentation：A 20-year，single-institution experience with review of pathogenesis，diagnosis，prevention，and management. Asian J Neurosurg，14（4）：1181-1189.

Kang B U，Lee S H，Ahn Y，et al.，2010. Surgical site infection in spinal surgery：detection and management based on serial C-reactive protein measurements. J Neurosurg Spine，13（2）：158-164.

Keshavjee S，Farmer P E，2012. Tuberculosis，drug resistance，and the history of modern medicine. N Engl J Med，367（10）：931-936.

Khanna K，Yi P H，Sing D C，et al.，2016. Hypoalbuminemia is associated with septic revisions after primary surgery and postoperative infection after revision surgery. Spine，2018，43（6）：454-460.

Kobayashi K，Ando K，Nishida Y，et al.，2018. Epidemiological trends in spine surgery over 10 years in a multicenter database. Eur Spine J，27（8）：1698-1703.

Kong L，Liu Z，Meng F，et al.，2017. Smoking and risk of surgical site infection after spinal surgery：a systematic review and meta-analysis. Surg Infect（Larchmt），18（2）：206-214.

Kurtz S，Lau E，Ong K，et al.，2012. Infection risk for primary and revision instrumented lumbar spine fusion in the medicare population. J Neurosurg Spine，17（4）：342-347.

Lall R，Wong A，Lall R，et al.，2015. Evidence-based management of deep wound infection after spinal instrumentation. J Clin Neurosci，22（2）：238-242.

Li H，Hamza T，Tidwell J E，et al，2013. Unique antimicrobial effects of platelet-rich plasma and its efficacy as a prophylaxis to prevent implant-associated spinal infection. Adv Healthc Mater，2（9）：1277-1284.

Liao J C，Lai P L，Chen L H，et al.，2018. Surgical outcomes of infectious spondylitis after vertebroplasty，and comparisons between pyogenic and tuberculosis. BMC Infect Dis，18（1）：555.

Liu C，Bayer A，Cosgrove S，et al.，2011. Clinical practice guidelines by the infectious diseases society of america for the treatment of methicillin-resistant *Staphylococcus aureus* infections in adults and children. Clin Infect Dis，52（3）：e18-e55.

Liu P，Zhu Q，Jiang J，2011. Distribution of three antituberculous drugs and their metabolites in different parts of pathological vertebrae with spinal tuberculosis. Spine，36（20）：E1290-E1295.

Maciejczak A，Wolan-Nieroda A，Wałaszek M，et al.，2019. Antibiotic prophylaxis in spine surgery：a comparison of single-dose and 72-hour protocols. J Hosp Infect，103（3）：303-310.

Madrid E，Urrútia G，Roqué I Figuls M，et al.，2016. Active body surface warming systems for preventing complications caused by inadvertent perioperative hypothermia in adults. Cochrane Database Syst Rev，4（4）：CD009016.

Mehta A，Babu R，Sharma R，et al.，2013. Thickness of subcutaneous fat as a risk factor for infection in cervical spine fusion surgery. J Bone Joint Surg Am，95（4）：323-328.

Meng F，Cao J，Meng X，2015. Risk factors for surgical site infections following spinal surgery. J Clin Neurosci，22（12）：1862-1866.

Miyazaki S，Kakutani K，Maeno K，et al.，2016. Surgical debridement with retention of spinal instrumentation and long-term antimicrobial therapy for multidrug-resistant surgical site infections after spinal surgery：a case series. Int Orthop，40（6）：1171-1177.

Modic M T，Feiglin D H，Piraino D W，et al.，1985. Verteral osteomyelitis：assessment using MR. Radiology，157（1）：157-166.

Mok J，Guillaume T，Talu U，et al.，2009. Clinical outcome of deep wound infection after instrumented posterior spinal fusion：a matched cohort analysis. Spine，34（6）：578-583.

Ozgur B M，Aryan H E，Pimenta L，et al.，2006. Extreme Lateral Interbody Fusion（XLIF）：a novel surgical technique for anterior lumbar interbody fusion. Spine J，6（4）：435-443.

Parchi P，Evangelisti G，Andreani L，et al.，2015. Postoperative spine infections. Orthopedic Rev，7（3）：5900.

Park J W，Park S M，Lee H J，et al.，2018. Infection following percutaneous vertebral augmentation with polymethylmethacrylate. Arch Osteoporos，13（1）：47.

Parker S，Adogwa O，Witham T，et al.，2011. Post-operative infection after minimally invasive versus open transforaminal lumbar interbody fusion（TLIF）：literature review and cost analysis. Minim Invasive Neurosurg，54（1）：33-37.

Qadan M，Akça O，Mahid S S，et al.，2009. Perioperative supplemental oxygen therapy and surgical site infection：a meta-analysis of randomized controlled trials. Arch Surg，144（4）：359-366.

Qadan M，Battista C，Gardner S A，et al.，2010. Oxygen and surgical site infection：a study of underlying immunologic mechanisms. Anesthesiology，113（2）：369-377.

Radcliff K，Neusner A，Millhouse P，et al.，2015. What is new in the diagnosis and prevention of spine surgical site infections. Spine J，15（2）：336-347.

Rao A J，Maclean I S，Naylor A J，et al.，2020. Next-generation sequencing for diagnosis of infection：is more sensitive really better?. J Shoulder Elbow Surg，29（1）：20-26.

Rehman A，Rehman A U，Rehman T U，et al.，2015. Removing outer gloves as a method to reduce spinal surgery infection. J Spinal Disord Tech，28（6）：E343-E346.

Rizzo J M，Buck M J，2012. Key principles and clinical applications of "next-generation" DNA sequencing. Cancer Prev Res（Phila），5（7）：887-900.

Rutges J P，Kempen D H，Van Dijk M，et al.，2016. Outcome of conservative and surgical treatment of pyogenic spondylodiscitis：a systematic literature review. Eur Spine J，25（4）：983-999.

Ryan S P，Kildow B J，Tan T L，et al，2019. Is there a difference in infection risk between single and multiple doses of prophylactic antibiotics a meta-analysis. Clin Orthop Relat Res，477（7）：1577-1590.

Salvetti D J，Tempel Z J，Goldschmidt E，et al.，2018. Low preoperative serum prealbumin levels and the postoperative surgical site infection risk in elective spine surgery：a consecutive series. J Neurosurg Spine，29（5）：549-552.

Savage J W，Weatherford B M，Sugrue P A，et al.，2012. Efficacy of surgical preparation solutions in lumbar spine surgery. J Bone Joint Surg Am，94（6）：490-494.

Seyman D，Berk H，Sepin-Ozen N，et al.，2015. Successful use of tigecycline for treatment of culture-negative pyogenic vertebral osteomyelitis. Infect Dis（Lond），47（11）：783-788.

Shaffer W，Baisden J，Fernand R，et al.，2013. An evidence-based clinical guideline for antibiotic prophylaxis in spine surgery. Spine J，13（10）：1387-1392.

Shi J D，Wang Z L，Geng G Q，et al.，2012. Intervertebral focal surgery for the treatment of non-contiguous multifoeal spinal tuberculosis. Int Orthop，36（7）：1423-1427.

Shillingford J N，Laratta J L，Reddy H，et al.，2018. Postoperative surgical site infection after spine surgery：An update from the Scoliosis Research Society（SRS）Morbidity and Mortality Database. Spine Deform，6（6）：634-643.

Sidhwa F，Itani K M F，2015. Skin preparation before surgery：options and evidence. Surg Infect（Larchmt），16（1）：14-23.

Smith J S，Shaffrey C I，Sansur C A，et al.，2011. Rates of infection after spine surgery based on 108，419 procedures：a report from the Scoliosis Research Society Morbidity and Mortality Committee. Spine，36（7）：556-563.

Steinberg J P，Braun B I，Hellinger W C，et al.，2009. Timing of antimicrobial prophylaxis and the risk of surgical site infections：results from the Trial to Reduce Antimicrobial Prophylaxis Errors. Ann Surg，250（1）：10-16.

Sweet F，Roh M，Sliva C，2011. Intrawound application of vancomycin for prophylaxis in instrumented thoracolumbar fusions：efficacy，drug levels，and patient outcomes. Spine，36（24）：2084-2088.

Tanner J，Dumville J C，Norman G，et al.，2016. Surgical hand antisepsis to reduce surgical site infection. Cochrane Database Syst Rev，2016（1）：CD004288.

Thomsen T，Villebro N，Møller A，2014. Interventions for preoperative smoking cessation. Cochrane Database Syst Rev，2014（3）：CD002294.

Tok S，Neidert M C，Bloemberg G，et al.，2016. Aggregatibacter aphrophilus ventriculitis following C1-C2 transarticular screw fixation. Neurol Neurochir Pol，50（1）：63-68.

Tominaga H，Setoguchi T，Ishidou Y，et al.，2016. Risk factors for surgical site infection and urinary tract infection after spine surgery. Eur Spine J，25（12）：3908-3915.

Tong S Y C，Davis J S，Eichenberger E，et al.，2015. *Staphylococcus aureus* infections：epidemiology，pathophysiology，clinical manifestations，and management. Clin Microbiol Rev，28（3）：603-661.

Tsubouchi N，Fujibayashi S，Otsuki B，et al.，2018. Risk factors for implant removal after spinal surgical site infection. Eur Spine J，27（10）：2481-2490.

Ueno M，Saito W，Yamagata M，et al.，2015. Triclosan-coated sutures reduce wound infections after spinal surgery：a retrospective，nonrandomized，clinical study. Spine J，15（5）：933-938.

Urquhart J C，Collings D，Nutt L，et al，2019. The effect of prolonged postoperative antibiotic administration on the rate of infection in patients undergoing posterior spinal surgery requiring a closed-suction drain：a randomized controlled trial. J Bone Joint Surg Am，101（19）：1732-1740.

Van Goethem J，Parizel P，Jinkins J，2002. Review article：MRI of the postoperative lumbar spine. Neuroradiology，44（9）：723-739.

Verdú-López F，Vanaclocha-Vanaclocha V，Mayorga-Villa J D，2017. Minimally invasive spine surgery in spinal infections. J Neurosurg Sci，61（3）：303-315.

Wadd I H，Khan A，Haroon A，et al.，2015. Surgical outcome of anterior decompres sion grafting and fixation in caries of dorsolumbar Spine. J Coll Physicians Surg Pak，25（10）：730-733.

Walker C T，Farber S H，Cole T S，et al.，2019. Complications for minimally invasive lateral interbody arthrodesis：a systematic review and meta-analysis comparing prepsoas and transpsoas approaches. J

Neurosurg Spine: 1-15.

Weinstein M, Mccabe J, Cammisa F, 2000. Postoperative spinal wound infection: a review of 2, 391 consecutive index procedures. J Spinal Disord, 13 (5): 422-426.

Whitmore R, Stephen J, Stein S., et al, 2012. Patient comorbidities and complications after spinal surgery: a societal-based cost analysis. Spine, 37 (12): 1065-1071.

World Health Organization, 2016. WHO treatment guidelines for drug resistant tuberculosis, 2016 update. Geneva: World Health Organization.

Wu P F, Liu B H, Wang B, et al., 2018. Complications of full-endoscopic versus microendoscopic foraminotomy for cervical radiculopathy: A systematic review and meta-analysis. World Neurosurg, 114: 217-227.

Yang S C, Chen W J, Chen H S, et al., 2014. Extended indications of percutaneous end oscopic lavage and drainage for the treatment of lumbar infection spondylitis. Eur Spine J, 23 (4): 846-853.

Yang S C, Fu T S, Chen H S, et al, 2007. Percutaneous endoscopic discectomy and drainage for infectious spondylitis. Int Orthop, 31 (3): 367-373.

Yoram P, Moshe G, 2008. Treating bacteria with electric fields. European Patent Office. Publ. of Application with search report. EP20080788839.

Zhang W, Guo Y, Kuss M, et al., 2019. Platelet-rich plasma for the treatment of tissue infection: preparation and clinical evaluation. Tissue Eng Part B Rev, 25 (3): 225-236.

Zhou J, Wang R, Huo X, et al., 2020. Incidence of surgical site infection after spine surgery: A systematic review and meta-analysis. Spine (Phila Pa 1976), 45 (3): 208-216.

Zmmerli W, 2010. Clinical practice. Vertebral osteomyelitis. N Engl J Med, 362 (11): 1022-1029.

Zoller S D, Park H Y, Olafsen T, et al., 2019. Multimodal imaging guides surgical management in a preclinical spinal implant infection model. JCI Insight, 4 (3): e124813.

第十章

非结核分枝杆菌性脊柱炎

非结核分枝杆菌（non-tuberculous mycobacteria，NTM）是指除结核分枝杆菌复合群（包括结核分枝杆菌、牛分枝杆菌、山羊分枝杆菌、田鼠分枝杆菌、非洲分枝杆菌、*M. suricattae*、*M. pinnipedii* 和 *M. mungi* 等）和麻风分枝杆菌以外的一大类分枝杆菌的总称，也称为环境分枝杆菌、非典型分枝杆菌、机会性分枝杆菌等。早在1882年德国科学家罗伯特·柯赫（Robert Koch）发现结核分枝杆菌后不久NTM即被人们注意，随后就不断有发现NTM的报道。19世纪末，已有人从临床标本中分离到NTM，但其病原学意义直到20世纪50年代才被确认。

NTM在环境中无处不在，适应性很强，能够适应包括工业溶剂在内的恶劣环境。随着DNA测序技术应用于菌种分类，已获得鉴定的NTM菌种数量不断增加，目前共发现包括14个亚种的190余种NTM菌种，其中大部分为寄生菌，仅少部分对人体致病，属机会致病菌（条件致病菌）。通常认为NTM的致病能力较结核分枝杆菌弱，但如果存在易感因素，使得宿主局部或全身免疫功能发生障碍则可导致疾病。NTM病是指人体感染NTM所引起相应组织或器官的病变。NTM病为全身性疾病，据统计人类感染NTM 75%～94%表现为肺部病变，由于其临床表现、胸部影像表现酷似结核病，且痰中可发现抗酸杆菌，经常被误诊为肺结核。NTM也可侵犯肺外部位，如淋巴结、皮肤和软组织、骨骼和关节等。

NTM感染引起的非结核分枝杆菌性脊柱炎（non-tuberculous mycobacterium spondylitis）是由NTM引起的脊柱感染性疾病，其发生与脊柱结核相似，由体内其他的NTM病灶经血行播散至脊柱，多继发于NTM肺病，但也可单独存在。脊柱椎体肌肉附着少、松质骨多、血流缓慢的特点决定了脊柱NTM感染在骨与关节NTM感染中发病率最高。

第一节 概　述

一、流行病学

NTM广泛存在于水、土壤、灰尘等自然环境中，人和某些动物均可感染。NTM在自然界的分布受地理、气候等多种因素的影响，导致全球各地NTM病发病情况各不相同。

大多数NTM仅罕见地引起人类疾病，除非宿主防御功能的某些方面受损（如支气管扩张）或防御屏障遭到破坏（如抽脂、创伤、整形手术等）。

美国一项研究结果显示，美国NTM肺部感染的发病率从2008年的3.13/10万上升到2015年的4.73/10万，患病率从2008年的6.78/10万上升到2015年的11.7/10万。我国尚未有大样本NTM病的流行病学调查资料，但我国结核病流行病学调查资料显示，NTM的分离率由1979年的4.3%上升至2000年的11.1%，到2010年的22.9%，反映了我国NTM病呈明显上升的态势。我国不同省份NTM的分离率也不尽相同，潮热地带、沿海地区多见。云南省NTM分离率较低，2009～2015年为1.27%～2.00%。湖南省2012～2017年NTM分离率高达10.2%。杭州地区NTM分离率从2009年的11.9%上升至2014年的25.8%。目前，NTM病增加的原因尚不清楚，可能与实验室培养技术和方法的改进，临床医生对NTM病的认识提高、人口老龄化、免疫抑制人群增加、长期服用抗菌药物（可能为NTM提供生长繁殖的良好环境）及环境的暴露增加（与淋浴器气溶胶接触）有一定的相关性。目前认为NTM为机会致病菌，由环境中获得，尚无人与人传播的确切依据。

一项研究从全球六大洲30个国家的62个实验室收集了20 182例患者的NTM菌种鉴定数据，其中6种最常见的NTM分别为鸟-胞内分枝杆菌复合群（*M. avium-intracellulare complex*，MAC）（9421株，47%）、戈登分枝杆菌（*M. gordonae*）（2170株，11%）、蟾分枝杆菌（*M. xenopi*）（1605株，8%）、偶发分枝杆菌（*M. fortuitum*）（1322株，7%）、堪萨斯分枝杆菌（*M. kansasii*）（720株，4%）及脓肿分枝杆菌（*M. abscessus*，MAB）（664株，3%）。这6种分枝杆菌占所有鉴定NTM的80%。其中，MAC分离率从高到低依次为澳大利亚（71.1%）、亚洲（53.8%）、北美洲（52%）、南非（50.5%）、欧洲（36.9%）及南美洲（31.3%）。多项研究显示，MAC是全球各大洲的主要菌种，而MAC中的鸟分枝杆菌（*M. avium*）和胞内分枝杆菌（*M. intracellulare*）在各地分布存在差异，如北美、南美和欧洲以鸟分枝杆菌为主，而南非、澳大利亚以胞内分枝杆菌为主。不同国家的优势NTM菌种各不相同，如澳大利亚、意大利和日本以MAC为主，匈牙利以蟾分枝杆菌为主，克罗地亚以戈登分枝杆菌为主，而波兰和斯洛伐克以堪萨斯分枝杆菌为主。此外，各个国家不同地区的NTM分布也不相同，我国北京地区以胞内分枝杆菌最常见，其次为堪萨斯分枝杆菌、鸟分枝杆菌和脓肿分枝杆菌；上海以堪萨斯分枝杆菌最多见，其次为胞内分枝杆菌和龟-脓肿分枝杆菌；广州在2004～2009年以龟-脓肿分枝杆菌复合群和鸟-胞内分枝杆菌复合群为主要NTM分离菌种，与深圳市的研究结果一致；2013～2016年，广州市胸科医院检出607株NTM，检出率从高到低分别为鸟-胞内分枝杆菌复合群、脓肿分枝杆菌复合群和堪萨斯分枝杆菌等。浙江省的一项研究显示，胞内分枝杆菌是最常见的NTM菌种，其次是脓肿分枝杆菌和堪萨斯分枝杆菌。由此可见，MAC、脓肿分枝杆菌和堪萨斯分枝杆菌是我国最常见的NTM菌种，各地优势菌群略有差异。

NTM感染发病与年龄和性别关系密切，老年人（特别是绝经期老年女性）NTM肺病的发病率明显升高。缓慢生长分枝杆菌感染与年龄呈正相关，其中一半患者年龄在60岁以上。1～10岁儿童NTM淋巴结炎最常见的病原菌是鸟分枝杆菌和胞内分枝杆菌。不同地域NTM发病的年龄和性别分布存在差异，美国的一项研究显示，NTM病女性的发病率和患病率明显高于同期男性，≥65岁老年人的发病率和患病率明显高于其他年龄组。我国的研究报告显示，NTM病男性多于女性，≥60岁占40%，合并支气管扩张以中老年女性为主。

皮肤、软组织、关节间隙和骨的NTM感染通常是病原体通过创伤、穿透伤、针头注射或手术过程中的污染直接穿透而传播的，大多数患者免疫功能正常。但非结核分枝杆菌性脊柱炎通常不会先有创伤、穿透性损伤、注射或外科手术等，49.3%的患者伴有免疫抑制情况，如HIV感染、皮质类固醇的使用、接受TNF-α受体拮抗剂治疗等。非结核分枝杆菌性脊柱炎以MAC感染最常见，在脊柱以外的NTM骨髓炎病例中NTM的种类更加多样。

由于分离的NTM通常不被上报，因此NTM所致感染的真正流行病学数据很难确定，目前也尚无关于非结核分枝杆菌性脊柱炎的流行病学调查报告。随着分枝杆菌鉴定和分类越来越容易，今后几年内国际上的流行病学描述很可能受到重大影响。

二、发 病 机 制

人体与NTM的接触普遍存在而罕见发病，因此正常宿主对这类微生物的防御一定是强有力的，而原本健康个体发生严重疾病者极有可能具有特定的易感因素以使NTM得以存在、繁殖和引起疾病。NTM通过呼吸道、胃肠道、皮肤等途径侵入人体后，其致病过程与结核病相似，但机体抗NTM免疫反应分子机制还未完全阐明。在NTM感染开始时，中性粒细胞捕捉并杀灭大部分NTM，剩下的NTM被巨噬细胞吞噬并在巨噬细胞内生长繁殖。在溶酶体酶的作用下部分NTM被溶解，其抗原产物及其菌体成分被运送至局部的淋巴结，在此通过一系列途径激活多种效应细胞释放多种细胞因子，从而产生CD4$^+$T细胞等介导的免疫反应（cell-mediated immunity，CMI）和迟发型变态反应（delayed-type hypersensitivity，DTH）。

CD4$^+$T细胞被公认为抗NTM的关键效应细胞，其数量下降也被认为是特发性CD4$^+$T细胞减少症患者播散性MAC感染的原因。CD4$^+$T细胞主要分泌IFN-γ和IL-12等，激活巨噬细胞杀灭NTM；而自然杀伤细胞也可通过产生IFN-γ在NTM感染早期活化及增强机体的天然与获得性免疫反应中起重要作用。研究结果显示，HIV感染者CD4$^+$T细胞降至50个/μl以下时可进展为播散性NTM病，而无HIV感染者发生播散性NTM病与IFN-γ和IL-12合成与反应通路中某些基因突变有关。

肿瘤坏死因子-α（TNF-α）抑制剂，如英夫利普单抗、阿达木单抗、赛妥珠单抗（certolizumab）、戈利木单抗（golimumab）和依那西普，可中和TNF-α这一关键细胞因子，增加发生严重分枝杆菌或真菌感染的可能，这些关联表明TNF-α是控制分枝杆菌的关键因素。TNF-α可激活其他细胞因子如IL-18和IL-1，从而吸引炎症细胞聚集至病变局部。TNF-α可上调黏附分子（如ICAM-I）的表达，增加同型和异型细胞间的黏附作用；促进巨噬细胞活化，增强其吞噬作用；参与肉芽肿形成，从而在NTM感染中起保护作用。

NTM病属于细胞免疫功能低下所引起的疾病，其发病除了与感染的NTM菌数量和毒性有关外，还与机体免疫状况密切相关，然而目前机体抗NTM免疫反应机制尚未完全阐明。

三、微生物学

NTM的细菌学特点与结核分枝杆菌（*Mycobacterium tuberculosis*，MTB）类似，属于需氧菌。NTM为机会致病菌，可利用碳氢化合物、腐植酸和黄腐酸（腐植酸进一步酸化分解的产物）进行生长，而腐植酸广泛存在于地球表面的海洋、沼泽、淡水、泥炭、土壤等环境中。NTM细菌外膜富含长链脂肪酸（约占细胞重量的40%），使其对重金属、消毒剂和抗菌药物具有抵抗力。NTM在环境和组织中的表面附着生长并形成生物膜，附壁生长特性保护NTM不被水流冲走，而生物膜进一步增加了NTM的消毒剂抗性和耐药性。NTM的疏水性也导致了其优先从水中雾化，NTM肺炎的暴发与患者吸入热水浴水雾有关，而汽车工人发病则与暴露于金属回收液形成的气溶胶有关。许多NTM相对耐高温，其中蟾分枝杆菌是最耐热的NTM，杀死90%蟾分枝杆菌所需的条件是55℃ 346min，60℃ 33min。

NTM属于抗阿米巴微生物（amoebae-resisting microorganisms，ARMs），能够共生或寄生在变形虫（amoeba）或原生动物体内，这种特性使得NTM能够在哺乳动物巨噬细胞内存活。NTM适应寡养条件及低氧环境的能力是其能在低营养饮用水源、低氧生物膜和管道滞水中生存的原因。微生物在无氧情况下产生酸性代谢物（如乳酸），因此NTM对低pH（高酸性）也有相对的抵抗力，可以在胃酸中存活，通过消化道摄入感染。在美国东海岸的酸性沼泽中，MAC高存活率与其抗酸性一致。大多数NTM适应中等盐度（1%～2% NaCl）水域，MAC在中等盐度水域中的生长速率比新鲜天然水域更高，而在接近海洋盐度的水域（3%～4% NaCl）中无法存活；而海分枝杆菌（*M. marinum*）可以在高盐度下生长，并造成水族馆中的咸水鱼感染。

显微镜下NTM形态与MTB相似，抗酸染色呈红色，但在培养、生化特性方面与MTB不同。《伯杰氏系统细菌学手册》（*Bergey's Manual of Systematic Bacteriology*）根据NTM的生长速度将其分为两大类：快速生长型（rapidly growing mycobacteria，RGM），其在固体培养基上培养7天内就可以获得肉眼可见的NTM菌落；缓慢生长型（slowly growing mycobacteria，SGM），需要大于7天才能在固体培养基上培养获得肉眼可见的NTM菌落。两类NTM的致病性也不尽相同，具有致病性的SGM主要包括鸟分枝杆菌、胞内分枝杆菌、堪萨斯分枝杆菌、海分枝杆菌、玛尔摩分枝杆菌（*M. malmoense*）、蟾分枝杆菌，其中堪萨斯分枝杆菌、玛尔摩分枝杆菌和蟾分枝杆菌主要源于环境和动物；具有致病性的RGM包括脓肿分枝杆菌、偶发分枝杆菌和龟分枝杆菌（*M. chelonae*），这些菌种通常是从医院感染获得的。Runyon分类法则根据不同菌群在试管内的生长温度、生长速度、菌落形态及光反应与色素产生的关系等将其分为4群。Ⅰ群：光产色菌，如堪萨斯分枝杆菌、海分枝杆菌。Ⅱ群：暗产色菌，如瘰疬分枝杆菌（*M. scrofulaceum*）、戈登分枝杆菌。Ⅲ群：不产色菌，如鸟分枝杆菌复合群、嗜血分枝杆菌（*M. haemophilum*）、蟾分枝杆菌、玛尔摩分枝杆菌。Ⅳ群：快速生长型分枝杆菌，如脓肿分枝杆菌、龟分枝杆菌、偶发分枝杆菌。

目前国内外文献报道关于非结核分枝杆菌性脊柱炎的菌种主要有鸟分枝杆菌、胞内分枝杆菌、脓肿分枝杆菌、堪萨斯分枝杆菌、龟分枝杆菌，但其常见菌种尚无明确的大样本数据支持。随着基因分型技术的发展，新的NTM菌种及亚种将不断被发现，使得NTM菌种分类更加细化和完善。

第二节　诊　　断

一、临床表现

（一）症状

NTM病为全身性疾病，主要侵犯肺组织，但全身各个器官系统皆可罹患。NTM病具有与结核病类似的临床表现，包括全身中毒症状和局部损害。由于NTM病感染菌种、受累组织和器官不同，其临床表现各异。

非结核分枝杆菌性脊柱炎患者多继发于NTM肺病。其临床症状与脊柱结核极为相似，因此往往容易被误诊为脊柱结核。大多数患者起病隐匿，病程数月至数年不等，以侵犯腰骶椎椎体多见，其次为胸椎、颈椎。全身症状可表现为慢性面容、低热、乏力倦怠、食欲减退、夜间盗汗等，久之可出现高热、贫血貌、消瘦等全身中毒症状。局部症状早期多表现为轻微持续性的颈、腰、背部钝痛，弯腰活动或劳累时疼痛可加重。病情进展后可造成椎体骨质破坏、寒性脓肿及窦道形成、脊柱后凸畸形等，可表现为局部疼痛进展性加重，神经功能障碍甚至截瘫。但非结核分枝杆菌的毒力较结核杆菌弱，因此机体组织反应较弱，故很少出现巨大的脓肿和脓肿流注的现象。

（二）体征

1. 背部僵硬　是脊柱病变引起周围的肌肉紧张所致，是机体为减少局部活动的一种保护现象。

2. 病椎棘突间压痛和叩击痛　可帮助确定病变部位，与化脓性炎症相比，压痛和叩击痛较轻。

3. 脊柱畸形和姿势异常　后期可出现脊柱后凸畸形，一般不严重。颈椎NTM性脊柱炎后凸畸形多不明显，多为生理曲度变平，也有些患者有斜颈畸形，直立时患者喜用双手托住下颌部以免在行动中加剧疼痛。胸椎病变椎体早期容易塌陷、压缩、楔形变，与生理性后凸叠加呈现较明显的后凸畸形。腰椎病变常表现为腰部僵直，生理前凸消失，患者不愿做腰部旋转活动，需转身时，整个躯干一起转动，行走时患者扶墙行走或以手撑扶腿部行走。

4. 脓肿及窦道形成　NTM的毒力较结核杆菌弱，因此机体组织反应较弱，故很少出现巨大的脓肿和窦道的现象。

5. 神经功能障碍或截瘫　当病变向后方蔓延进入椎管时可造成脊髓压迫症，并发相应节段的神经功能障碍或截瘫。第2腰椎以下的脓肿压迫可以引起马尾损伤，马尾神经损害大多是各种脓肿的压迫致腰椎管绝对或相对狭窄，压迫马尾神经而产生一系列神经功能障碍。

二、实验室检查

NTM性脊柱炎与脊柱结核在临床表现和影像学表现上都非常相似，因此主要依靠病原学检查进行明确诊断。临床高度怀疑 NTM 性脊柱炎时可行 C 臂机或者 CT 引导下椎体穿刺，标本除送病理学检查，还需行一般细菌+真菌培养、960 培养、分子生物学技术检测（Xpert、结核/非结核 DNA、mNGS）等。应注意患者近 2 周内有无服用影响 NTM 生长的抗生素（如氨基糖苷类、大环内酯类、四环素、复方磺胺甲噁唑及利奈唑胺）。实验室检查、影像学检查和病理学检查相互结合可提高 NTM 性脊柱炎的诊断准确率。

规范化标本采集是确诊 NTM 性脊柱炎的关键，在穿刺采集标本时应注意皮肤的清洁消毒，取出标本后直接放入培养瓶中，尽量减少非必要的接触，排除 NTM 污染。对于伴有其他脏器病变的患者，也需对来自脊柱外标本进行相关检测，如痰液、诱导痰、支气管冲洗液、支气管肺泡灌洗液、肺活检组织、淋巴结活检组织、肝脏活检组织、肾脏活检组织、脾脏活检组织、血液、体液和粪等。临床标本应在采集24h内进行检测（若不能及时处理，应置于4℃保存）。总的原则是，对用于诊断 NTM 的样本要遵循多次采样、及时送检的原则，并且在留取样本期间要避免使用抗菌药物，以免影响检测的准确性。

（一）常规血化验

大多数病例白细胞计数改变不明显，可有淋巴细胞、CRP增高。如有合并感染者，白细胞计数可明显增高；多数患者有轻度贫血和低蛋白血症，病程长者，血色素、白蛋白可明显降低。血沉在活动期升高，多在20~50mm/h，如明显升高，提示病情活动或有大量积脓。静止及治愈期逐渐下降至正常，如再次升高说明有复发的可能，无特异性。

（二）细菌学检查

1. NTM涂片显微镜检查　与结核分枝杆菌一样，病灶组织灌洗液或者脓液可行涂片荧光染色法显微镜检查。姜-尼氏抗酸染色仍然可用，因其具有简单、快速、价廉、不需特殊设备等优点，但其阳性率较低，特异性差，只能做到分枝杆菌的鉴定，无法将结核分枝杆菌和其他分枝杆菌区分；涂片阳性只表明存在抗酸杆菌。有些NTM，尤其是快速生长型分枝杆菌，与结核分枝杆菌相比不耐受酒精脱色过程，易于出现假阴性结果。因此，单独依据涂片显微镜检查不能鉴别结核分枝杆菌和NTM。

2. NTM分离培养及药敏试验　目前培养仍然是检测NTM的最灵敏技术之一。固体培养和液体培养均可用于NTM的培养，推荐二者联合使用以提高培养的阳性率。固体培养能够直接观察菌落形态及生长速度，易于进行细菌定量，并有利于发现混合感染的存在，固体培养基上获得大量菌落往往提示有临床价值；液体培养则更适合快速生长型分枝杆菌培养；而二者联合使用可以提高培养的阳性率。

不同NTM菌种的培养需要不一样的培养环境、培养温度和培养时间，以提高阳性率。有些NTM菌种的培养需要特殊的培养基，或是特定的培养温度，或是需要延长培养时间，如嗜血分枝杆菌在含铁离子的培养基上才能生长，鸟分枝杆菌副结核亚种、日内瓦分枝杆菌需要在培养基中添加分枝杆菌素，而溃疡分枝杆菌则要在培养基中添加蛋黄才更容易培养成功。溃疡分枝杆菌的最佳生长温度为25～33℃，海分枝杆菌为28～30℃，而蟾分枝杆菌最佳生长温度为45℃。对于关节液、皮肤和骨组织标本，推荐平行开展28～30℃和35～37℃2个温度梯度的培养，以提高阳性率。慢速生长型分枝杆菌培养一般需要2～3周才可在固体培养基上形成肉眼可见的菌落，而溃疡分枝杆菌则需要8～12周。

3. NTM菌种鉴定　菌种鉴定的目的是对NTM病进行精准诊断，包括对NTM临床相关性的判定，同时由于不同菌种对药物的敏感性不同，菌种鉴定对治疗方案的制定也具有重要价值。从多份样本或是多个部位的样本中分离到同一菌种、检测到大量的NTM存在（如标本涂片检查阳性或培养获得大量的菌落），从无菌部位或是血液中分离到NTM，这些情况的临床意义更大。如下2种方法有助于区别NTM和结核分枝杆菌：

（1）对硝基苯甲酸（PNB）选择性培养法：培养出分枝杆菌菌株后，将菌种接种于含PNB的培养基，绝大多数NTM菌种可以生长，而结核分枝杆菌（*M. tuberculosis*，MTB）则不能生长。

（2）MPB64抗原检测法：MPB64抗原是结核分枝杆菌在液体培养基中生长时主要分泌的蛋白之一，而NTM培养滤液中多不存在此分泌蛋白；当分枝杆菌培养阳性时，若培养滤液中检测到MPB64抗原则判定为结核分枝杆菌，否则判定为NTM。就初步鉴定MTB与NTM菌种而言，本方法具有操作简单、快速、灵敏度高等优点。

4. NTM药物敏感试验　目前引起NTM病的菌种主要是Ⅰ群的堪萨斯分枝杆菌，Ⅱ群的鸟-胞内分枝杆菌复合群（MAC），Ⅳ群的龟分枝杆菌、脓肿分枝杆菌和偶发分枝杆菌，其中堪萨斯分枝杆菌、MAC属于缓慢生长分枝杆菌，龟分枝杆菌、脓肿分枝杆菌、偶发分枝杆菌属于快速生长分枝杆菌。大多数NTM对常用的抗分枝杆菌药物具有耐药性。目前采用的分枝杆菌药敏试验，包括BACTEC MGIT960和罗氏培养基绝对浓度法或比例法，药敏试验所测的药物已不能满足NTM病治疗的需要。美国第九版《临床微生物手册》推荐使用微量肉汤稀释法进行MAC对克拉霉素的药敏试验，使用改良罗氏培养基上的培养产物进行，克拉霉素最低抑菌浓度（MIC）≤4μg/ml为敏感，8～16μg/ml为中介，≥32μg/ml为耐药。关于阿奇霉素对MAC的药敏试验，临床和实验室标准化协会（CLSI）推荐使用BACTEC 12B培养基的大量肉汤稀释法，MIC≤128μg/ml为敏感，256μg/ml为中介，≥512μg/ml为耐药。针对堪萨斯分枝杆菌，常规用于治疗的药物有异烟肼、利福平和乙胺丁醇，一般情况下不需要常规药敏试验，在治疗失败或首选方案治疗效果不理想的情况下，推荐如下八种药物进行药敏试验：利福布汀、乙胺丁醇、异烟肼、链霉素、克拉霉素、阿米卡星、环丙沙星、甲氧嘧啶-磺胺甲噁唑或磺胺甲噁唑。快速生长分枝杆菌感染所致疾病中主要以龟分枝杆菌、脓肿分枝杆菌、偶发分枝杆菌为常见，常规药敏试验应包括阿米卡星、亚胺培南、多西环素、氟喹诺酮类药物、磺胺类、头孢西丁、克拉霉素、利奈唑胺和妥布霉素。采用微量肉汤稀释法进行常用几种药物的敏感试验,结果以MIC值报告。对于结果的报告,由于亚胺培南不稳定,而龟分枝杆菌和脓肿分枝杆菌需要长时间孵育,这2个菌种常出现耐药,因此这2个菌种的药敏不报告亚胺培南结果,对于其他快生长分枝杆菌,应报告亚胺培南药敏结果。龟分枝杆菌需注意妥布霉素药敏结果,因这一药物治疗龟分枝杆菌的疗效优于阿米卡星。另外,若患者在规范治疗半年后,分枝杆菌培养仍为阳性则考虑需重新进行NTM的药敏试验。

(三)分子生物学检测技术

传统培养存在着培养时间长、阳性率低等不足,应用分子生物学诊断技术可以快速区别NTM与结核分枝杆菌,并对NTM进行具体菌种鉴定。

1. PCR-荧光探针法　采用双重实时荧光PCR技术和TaqMan探针技术实现对分枝杆菌的检测,分别针对结核分枝杆菌复合群和分枝杆菌的特异性序列设计引物和探针,两个探针分别标记不同的荧光基团,通过检测不同荧光通道的荧光信号的变化来区分结核分枝杆菌复合群和NTM。不过由于该检测方法目前只能区分MTB和常见的NTM菌种,因此,存在一定的漏诊风险。此外,如果样本中混合有MTB和NTM时,仅能报告MTB核酸检测阳性,且不能鉴定NTM菌种。

2. 核酸测序鉴定　核酸测序技术基于同源基因或序列的差异来进行菌种鉴定,是目前分枝杆菌鉴定技术中分辨率最高、结果最为可靠的技术。16S rRNA 基因测序分析是分枝杆菌菌种鉴定的标准方法,但是由于一些NTM菌种在16S rRNA 基因序列上非常相近甚至相同,该基因序列在分枝杆菌属内的不同种之间多态性很低,因此,最近几年已经发展起采用分枝杆菌属的16S rRNA 和16S～23S rRNA 内转录间隔区序列(internal transcribed spacer sequences,ITSs)为靶基因进行测序鉴定,其多态性明显高于单独采用16S rRNA 基因测序,根据测序结果与 NCBI 数据库进行BLAST比对得出菌种鉴定结果,为疑似NTM感染人群的诊断提供了一种新的策略与手段。

3. 基因芯片鉴定　基因芯片技术采用DNA探针固化于支持物表面,然后与标记的样本进行杂交,通过检测杂交信号而对样本中的核酸进行快速、高通量检测。目前市场上采用较多的是北京博奥生物公司推出的菌种鉴定试剂盒,可定性检测疑似结核病或NTM病患者经过分离培养的分枝杆菌分离株或直接来源于疑似患者的临床样本中的核酸,可鉴定常见的17个种或群,包括MTB、胞内分枝杆菌、鸟分枝杆菌、戈登分枝杆菌、堪萨斯分枝杆菌、偶发分枝杆菌、瘰疬分枝杆菌,可用于MTB病和NTM病的辅助诊断。该方法可在6～8h内出具菌种鉴定结果,为患者得到合理化治疗提供及时、准确的实验室依据。

4. 线性探针杂交法鉴定　线性探针杂交法是将PCR扩增、反向杂交、酶显色技术合为一体,特异性引物扩增目的基因片段,扩增产物与膜上固定的特异性探针杂交,通过酶显色反应判读结果。NTM的鉴定是基于23S rRNA基因差异片段序列。目前德国Hain Lifescience公司生产的Geno-Type Mycobacterium CM/AS可以鉴定31种常见的NTM菌种,其中CM试剂盒可鉴定出15种常见的分枝杆菌菌种,AS试剂盒可以鉴定出16种常见的非结核分枝杆菌菌种。检测的样本类型为临床疑似结核病和NTM病患者经过分离培养的分离株。

5. 二代测序（NGS）技术　是菌种鉴定分辨率最高的手段，也可用于追踪由NTM引起的特定人群中的传播，具有敏感性高、特异性好、人工影响低等优点。随着NGS技术的不断发展成熟，其在NTM病的诊断中将发挥越来越大的作用。

6. 基质辅助激光解吸电离飞行时间质谱（MALDI-TOF-MS）　通过分析不同蛋白成分在菌体中所占的比例，在真空电离过程中获得特征性的蛋白谱，可鉴别分枝杆菌的具体菌种。该方法具有快速、准确、分辨率高、需要菌量少等优点，适用于临床分离菌株的鉴定。

三、影像学检查

非结核分枝杆菌性脊柱炎和脊柱结核在影像学上同样有许多相似的表现，很容易引起误诊、误治。

（一）X线检查

通过X线检查可以观察病变部位整体形态、骨质变化、破坏程度及软组织内脓肿等，发病初期仅有生理曲度的改变、椎间隙狭窄或软组织肿胀等异常信号表现。对于早期椎体骨质破坏不明显的非结核分枝杆菌性脊柱炎诊断存在一定的困难；而随着病情进展，当病变广泛，椎体骨质明显破坏、死骨及钙化灶形成时，可见破坏与硬化并存的大片密度不均影，晚期甚至可见椎体塌陷、后凸畸形等严重病变（图10-1）。X线诊断的局限性在于对破坏的具体病变显示能力不足，不能够非常清晰地显示肌肉、椎间盘或椎旁软组织病变，并难以评估椎管内受累及脊髓压迫程度。

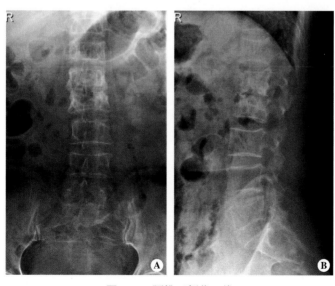

图10-1　腰椎正侧位X线

L$_{1\sim2}$可见椎体骨质破坏，椎间隙变窄

（二）CT检查

CT检查能较早发现骨骼的细微改变，如椎体内早期病灶或脓肿的形成；能明确骨质破坏范围、程度、死骨形成和骨质硬化等情况。非结核分枝杆菌性脊柱炎的CT表现以多椎体多形态骨质破坏为主要特点，常表现为与脊柱结核相似的虫蚀状骨质破坏，同时较脊柱结核更容易出现成骨性骨质破坏，呈不规则或局灶性骨质硬化，形成原因可能与以下几点有关：①与骨修复作用有关，NTM引起的感染性炎症对骨质慢性刺激导致反应性骨硬化；②NTM的长期存在诱发成骨细胞增殖，引起骨质密度增高（图10-2）。而致病力强的结核分枝杆菌，发展过程较快，容易形成干酪样坏死，CT表现为骨质密度降低为主的溶骨性骨质破坏。

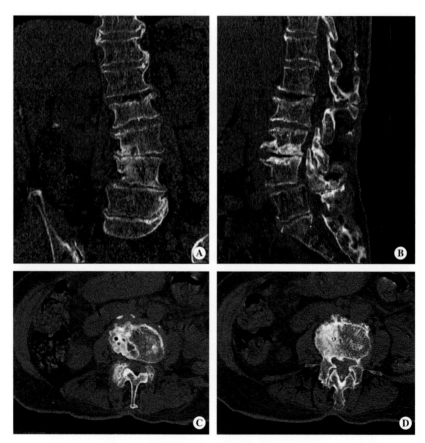

图10-2　腰椎CT：L$_{3\sim4}$非结核分枝杆菌感染

A.腰椎CT二维重建冠状位；B.腰椎CT二维重建矢状位；C、D.腰椎CT平扫横断位。可见L$_{3\sim4}$椎体成骨性骨质破坏，边缘可见不规则骨质硬化，椎间隙明显变窄

（三）MRI检查

MRI对于脊柱非结核分枝杆菌感染的早期发现具有重要意义。大部分NTM感染后椎体于T$_1$WI上表现为均匀的低信号，小部分为混杂低信号，偶见等信号与高信号；在T$_2$WI上，由于病变椎体骨髓炎性水肿，椎体内含水成分增加，表现出高信号，信号往往不均匀。增强扫描后多呈不均匀强化，小部分为均匀强化（图10-3）。随着病变的进展，MRI

可表现为椎体炎症，椎体炎症合并脓肿，椎间盘炎症、椎旁脓肿等不同类型，图像显示病变椎体除信号改变外，可见椎体破坏的轮廓、椎体塌陷后序列改变和扩大的椎旁影像等。与脊柱结核相比，非结核分枝杆菌性脊柱炎引起的机体组织反应较弱，故椎旁脓肿往往不大且很少出现脓肿流注现象。

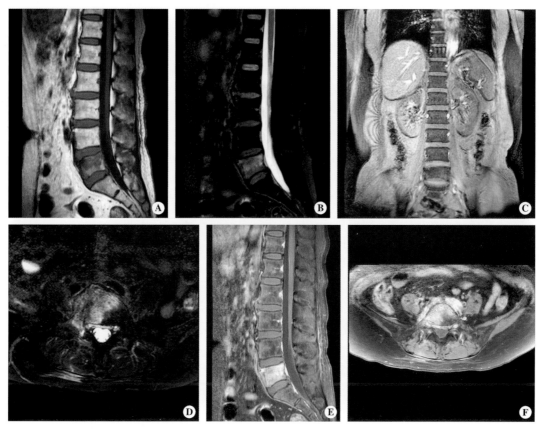

图 10-3　腰椎 MRI：L$_5$ 非结核分枝杆菌感染

A. 腰椎 MRI T$_1$ 矢状位；B. 腰椎 MRI T$_2$ 矢状位；C. 腰椎 MRI 冠状位；D. 腰椎 MRI 横断位；E. MRI 增强矢状位；F. 腰椎 MRI 增强横断位。可见 L$_5$ 椎体前上缘骨质破坏，椎体内见片状长 T$_1$ 长 T$_2$ 信号，椎旁软组织略肿胀，增强扫描呈明显强化

四、组织病理学检查

NTM 与结核分枝杆菌在菌体成分和抗原上多具共同性，但其毒力较结核分枝杆菌弱。NTM 的病理改变类似于结核杆菌，二者很难鉴别，但 NTM 引起的病变程度相对较轻，干酪样坏死较少，纤维化常见。不同部位、不同菌种以及不同宿主 NTM 病的病理变化也可能存在一定差异。

NTM 所致病理改变类似于结核杆菌，其典型病理改变是肉芽肿结节。组织标本一般可经皮穿刺活检或术中获得，因 NTM 侵及脊柱时常导致骨质破坏、脓肿形成，经皮穿刺容易取得脓肿和坏死组织。镜下可见弥漫性肉芽肿，由特征性纹状组织细胞组成，还可见部分纤维软骨组织等，仅少数表现为中央干酪样坏死，周围伴有增生的上皮样细胞和朗汉斯多核巨细胞，并伴有淋巴细胞和成纤维细胞围绕的典型肉芽肿。

五、诊断依据

病原菌的确诊是诊断的标准。临床上非结核分枝杆菌性脊柱炎的诊断通常通过临床表现、影像学表现、细菌学和病理检查结果进行综合判断。临床不能确诊者，经长期抗结核治疗无效或有反复发作，而影像学表现和脊柱结核相似者应考虑为非结核分枝杆菌性脊柱炎的可能。建议尽早行C臂机或者CT引导下椎体穿刺活检，获取病灶标本进行非结核杆菌培养、结核和非结核分枝杆菌DNA测定、宏基因组测序分析以明确诊断。

关于非结核分枝杆菌性脊柱炎诊断依据如下：

（1）有非结核分枝杆菌肺病史或存在NTM感染相关危险因素。

（2）有慢性病面容、低热、消瘦、乏力倦怠、食欲减退、夜间盗汗等全身中毒症状，病变活动期血沉增快。

（3）脊柱病变部位疼痛、压痛和叩击痛。可出现脊柱后凸、成角畸形，脊柱活动受限，拾物试验阳性，严重者可有神经功能障碍甚至截瘫。

（4）可有寒性脓肿形成，病灶位于颈椎常在咽后壁；位于胸椎多在椎旁；病变在腰椎部位会有腰大肌脓肿。如寒性脓肿破溃，可形成窦道，长期不愈。

（5）影像学检查：X线与CT显示椎体不规则骨质破坏，以成骨性骨质破坏常见，呈不规则或局灶性骨硬化，具体表现包括结节状或斑片状骨质密度增高影，或有椎体塌陷、空洞，死骨形成，椎间隙变窄或消失，椎旁有寒性脓肿阴影。MRI检查可清楚显示病变范围、椎管内病变及脊髓受压情况。

以上5条不具特异性，如需确诊，须有病原学诊断依据。

（6）在确保标本无外源性污染的前提下，病变部位穿刺物或活检组织非结核分枝杆菌培养和（或）分子生物学检测阳性。

第三节 治 疗

一、全身支持疗法

非结核分枝杆菌性脊柱炎患者多有食欲减退、身体消瘦、乏力等症状，应积极纠正贫血、低蛋白血症等情况，增强患者机体抵抗力，全身状况好坏与病灶好转或恶化有密切关系。对于截瘫或长期卧床患者应加强护理，预防褥疮，并防止肺部感染和泌尿系感染等卧床相关并发症的发生。

二、局部制动

局部制动对非结核分枝杆菌性脊柱炎患者的治疗具有重要意义。早期卧床有助于缓解疼痛，减少神经根、脊髓、马尾神经压迫及刺激的发生，避免病情恶化。同时可以使脊柱相关病灶部位得到充分休息，为病变部位的组织修复、愈合创造一个稳定的局部力学环境，是常用的术前术后辅助治疗方法。

三、全身抗感染治疗

（一）药物治疗原则

NTM病是全身性疾病，非结核分枝杆菌性脊柱炎是NTM全身感染的局部表现，抗NTM药物是治疗的关键。抗NTM药物化学治疗主要作用为迅速杀死病灶中大量繁殖的NTM，减少组织破坏，防止耐药菌产生，彻底杀灭病灶中半静止或代谢缓慢的NTM，避免疾病的复发。与结核病化疗一样，非结核分枝杆菌性脊柱炎的药物化疗也要遵循"早期、联合、适量、规律、全程"的原则。由于大多数NTM对常用的抗结核分枝杆菌药物耐药，考虑到其临床治疗效果多不确切以及治疗所需费用和药物不良反应，临床医生在决定治疗方案时应权衡利弊、综合判断。结合国内外指南及文献，推荐NTM病的治疗原则如下：

（1）确诊的NTM病需要进行抗分枝杆菌治疗。

（2）由于NTM的耐药模式因菌种不同而有所差异，所以治疗前的分枝杆菌菌种鉴定和药敏试验结果十分重要。

（3）尽管药敏试验结果与临床疗效的相关性目前尚难以确定，但对于已经明确的相关性，如大环内酯类和阿米卡星耐药与MAC病和脓肿分枝杆菌病疗效相关性、利福平耐药与堪萨斯分枝杆菌病疗效相关性，在制定NTM病化疗方案时应根据这些药物的药敏试验结果选用药物。

（4）不同NTM病的用药种类和疗程有所不同。

（5）不建议对疑似NTM病进行试验性治疗。

（6）在有效的药物治疗前提下，手术治疗可以有效清除非结核分枝杆菌性脊柱炎病灶脓肿及坏死骨，改善病灶局部血液循环，维持与重建脊柱的稳定性，解除脊髓、硬膜囊或神经根压迫，减少并发症，提高抗菌药物治疗效果，避免疾病的复发，加速康复。

（7）需对所有纳入NTM病治疗的患者积极开展药物安全性监测和管理，及时发现、处理抗NTM药物的不良反应。

（8）非结核分枝杆菌性脊柱炎的药物治疗疗程建议至少1年。

非结核分枝杆菌性脊柱炎的药物治疗除了根据鉴定的具体菌种和药敏结果选择治疗方案外，还需要考虑药物在骨组织中的浓度，结合具体的MIC值，以明确该药物能否在骨组织达到有效的治疗作用，如利福平在髂骨中的峰浓度仅能达到血药峰浓度的50%。脊柱结核患者寒性脓肿中异烟肼、利福平、氧氟沙星三种药物峰浓度均较血药峰浓度明显下降，异烟肼和氧氟沙星下降约75%和50%，提示氧氟沙星较易渗透到脓液中，但利福平脓液中峰浓度仅为血中的1/20。莫西沙星在骨皮质和骨松质中的浓度可在用药后2~5h迅速达到稳态，如细菌MIC为0.25μg/ml，骨皮质和骨松质内莫西沙星AUC/MIC均可达到55，可有效杀灭细菌。利奈唑胺在骨组织中浓度也较高，0.6g q12h应用时骨髓

中 C_{max} 达到23.6μg/ml，接近血浆中峰浓度28.1μg/ml，以细菌MIC 2μg/ml分析，得出骨骼中利奈唑胺AUC/MIC可达到105，远高于莫西沙星，提示利奈唑胺较易进入骨骼，针对分枝杆菌可有较强的抗菌作用。但利奈唑胺如为0.6g qd的剂量，而脓肿分枝杆菌的MIC达到8～16μg/ml，AUC/MIC则下降明显，抗菌作用欠佳。因此，目前抗分枝杆菌药物在骨关节疾病中药物浓度的研究仍较少，缺少大样本的群体药代动力学数据，未来仍需针对NTM对不同药物的MIC值，结合骨组织药物浓度，制定更精准有效的治疗方案以开展进一步研究。

（二）常用化疗药物及方案

不同NTM菌种感染药物治疗方案可参考《非结核分枝杆菌病诊断与治疗指南（2020年版）》，具体方案剂量详见表10-1。该方案是呼吸科的治疗方案，选用的药物可供骨科参考，但疗程需要适当延长，建议在12～18个月。

1. MAC病 近年来的研究结果表明，含大环内酯类药物的每日治疗方案和间歇治疗方案疗效良好，大环内酯类药物敏感是MAC病治疗成功的预测因子。对于大环内酯类敏感的MAC病，肺部病变较轻者可用大环内酯类、乙胺丁醇及利福平或利福布汀；如肺部有空洞，病变进展较快者，需联用阿米卡星进行3个月的强化治疗。对于大环内酯类耐药的MAC病，需联用阿米卡星3个月，同时以莫西沙星、异烟肼替代大环内酯类药物。在治疗过程中应注意大环内酯类药物与利福布汀的相互作用，大环内酯类可引起利福布汀血浆浓度增高，而利福布汀则可降低大环内酯类的血浆浓度，在治疗过程中若患者出现明显关节痛、葡萄膜炎、中性粒细胞减少及肝功能损害等表现时利福布汀应减量或停用。

2. 堪萨斯分枝杆菌（*M. kansasii*）病 堪萨斯分枝杆菌主要引起肺部病变和全身播散性病变。绝大多数堪萨斯分枝杆菌对利福平、利福布汀、大环内酯类药物、莫西沙星和利奈唑胺等敏感，对异烟肼、乙胺丁醇、环丙沙星和阿米卡星中度敏感。氯法齐明对堪萨斯分枝杆菌具有很强的抗菌活性，绝大多数菌株的MIC低于0.003μg/ml。堪萨斯分枝杆菌病临床疗效及预后良好。由于堪萨斯分枝杆菌对利福平大多敏感，且利福平是治疗堪萨斯分枝杆菌病的核心药物，推荐其治疗方案分为利福平敏感和利福平耐药两套方案。利福平敏感者采用利福平、乙胺丁醇、异烟肼或克拉霉素或阿奇霉素。利福平耐药者则可联用大环内酯类、莫西沙星、氯法齐明或利奈唑胺、乙胺丁醇。

3. 蟾分枝杆菌（*M. xenopi*）病 蟾分枝杆菌广泛存在于水、土壤、自来水系统及淋浴喷头，也是我国较为常见的NTM菌种；蟾分枝杆菌主要引起肺病，也可引起医院内脊髓、骨关节感染。多数蟾分枝杆菌对利福布汀、大环内酯类药物、莫西沙星和利奈唑胺等敏感，对异烟肼、利福平、乙胺丁醇和环丙沙星中度敏感。蟾分枝杆菌病经规范治疗可取得良好的效果。病变较轻者可采用大环内酯类、利福平或利福布汀、莫西沙星或利奈唑胺、乙胺丁醇。病变较重者需联用3个月阿米卡星针。

4. 瘰疬分枝杆菌（*M. scrofulaceum*）病 瘰疬分枝杆菌可引起儿童淋巴结病、播散性瘰疬分枝杆菌病、肺病。药敏结果显示瘰疬分枝杆菌是NTM中耐药性较高的菌种之一，仅对氯法齐明敏感，对利福平耐药。克拉霉素、环丙沙星、乙胺丁醇有一定抗菌活性。

推荐瘰疬分枝杆菌病的治疗方案为氯法齐明、克拉霉素或阿奇霉素、环丙沙星和乙胺丁醇。

5. 脓肿分枝杆菌复合群（*M. abscessus* complex，MABC）病 MABC由3个亚种组成：脓肿分枝杆菌脓肿亚种（*M. abscessus* subsp. *abscessus*）、脓肿分枝杆菌马赛亚种（*M. abscessus* subsp. *massiliense*）和脓肿分枝杆菌博莱亚种（*M. abscessus* subsp. *bolletii*），可导致肺病、皮肤病变和播散性病变。克拉霉素、阿奇霉素、阿米卡星、亚胺培南/西司他丁、头孢西丁和替加环素对MABC具有较强的抗菌活性，利奈唑胺、米诺环素和利福布汀对MABC有一定的抗菌作用，环丙沙星和莫西沙星的抗菌活性较弱。而MABC对异烟肼、利福平和乙胺丁醇天然耐药。氯法齐明与阿米卡星联用具有协同杀菌作用。对于脓肿分枝杆菌脓肿亚种及博莱亚种，功能性erm（41）基因的存在可导致大环内酯类药物诱导性耐药，而大环内酯类药物耐药会导致治疗的不良结局。因此，推荐在药敏试验时，延长培养时间至14天，以判断是否有潜在的诱导性大环内酯类耐药，也可通过erm（41）基因测序来判定。而脓肿分枝杆菌马赛亚种因为erm（41）基因缺失而对大环内酯类敏感，无诱导性耐药发生。MABC病的治疗至少要包含3种以上有效药物，推荐治疗初始阶段包含2种注射针剂维持至少1个月以上。

6. 龟分枝杆菌（*M. chelonae*）病 龟分枝杆菌常引起皮肤、软组织和骨病，对免疫功能受损患者可引起播散性龟分枝杆菌病，龟分枝杆菌肺病、淋巴结病等相对较为少见。龟分枝杆菌分离株对克拉霉素、阿奇霉素、阿米卡星、利奈唑胺、亚胺培南/西司他丁和替加环素敏感，环丙沙星、莫西沙星和氯法齐明对该菌株抗菌活性较弱。龟分枝杆菌对异烟肼、利福平和头孢西丁天然耐药，大多数菌株对多西环素、米诺环素和复方磺胺甲噁唑耐药。

7. 偶发分枝杆菌（*M. fortuitum*）病 偶发分枝杆菌属于快生长分枝杆菌，常引起皮肤、软组织和骨病，偶发分枝杆菌肺病、淋巴结病、播散性病变较为少见。偶发分枝杆菌对克拉霉素、阿米卡星、环丙沙星、亚胺培南/西司他丁、替加环素、米诺环素和复方磺胺甲噁唑敏感，对异烟肼、利福平、乙胺丁醇、头孢西丁和氯法齐明耐药。莫西沙星、利福布汀、利奈唑胺和多西环素对该菌有一定的抗菌活性，阿奇霉素对其抗菌活性较弱。

表10-1 呼吸科常见NTM病的抗菌治疗推荐方案一览表

菌种与伴随条件		抗菌治疗方案	疗程
鸟-胞内分枝杆菌复合群（MAC）病	伴肺部结节性病灶或支气管扩张不伴空洞以及不能耐受每日治疗方案的患者	阿奇霉素500～600mg/次或克拉霉素1000mg/次、乙胺丁醇25mg/（kg·d）和利福平600mg/次，每周3次	疗程持续至痰培养阴转后至少1年
	伴纤维空洞的MAC肺病或严重的结节性病灶及支气管扩张症患者	阿奇霉素250～500mg/d或克拉霉素500～1000mg/d（体重＜50kg时用500mg/d）、利福平450～600mg/d（体重＜50kg时用450mg/d）和乙胺丁醇15mg/（kg·d）；治疗开始3个月应用阿米卡星肌内注射、静脉滴注或雾化吸入	疗程持续至痰培养阴转后至少1年

续表

菌种与伴随条件		抗菌治疗方案	疗程
鸟-胞内分枝杆菌复合群（MAC）病	严重进展性病变者	阿奇霉素 250～500mg/d 或克拉霉素 500～1000mg/d（体重＜50kg 时用 500mg/d）、利福布汀 300mg/d 或利福平 450～600mg/d（体重＜50kg 时用 450mg/d）、乙胺丁醇 15mg/（kg·d）；治疗开始 3 个月应用阿米卡星肌内注射、静脉滴注或雾化吸入	疗程持续至痰培养阴转后至少 1 年
	对于大环内酯类耐药的 MAC 病患者	利福布汀 300mg/d 或利福平 450～600mg/d（体重＜50kg 时用 450mg/d）、乙胺丁醇 15mg/（kg·d）、异烟肼 300mg/d、莫西沙星 400mg/d 或环丙沙星 1000mg/d; 治疗开始 3 个月应用阿米卡星肌内注射、静脉滴注或雾化吸入	疗程持续至痰培养阴转后至少 1 年
	播散性 MAC 病患者	克拉霉素 500～1000mg/d（体重＜50kg 时用 500mg/d）、利福布汀 300mg/d、乙胺丁醇 15mg/（kg·d）；治疗开始 3 个月应用阿米卡星肌内注射、静脉滴注或雾化吸入	疗程持续至痰培养阴转后至少 1 年；对于 HIV 感染或艾滋病合并播散性 MAC 病患者，抗分枝杆菌治疗应直至其免疫功能恢复后至少 1 年甚至终生服药
	对于经过 6 个月治疗失败的患者	阿奇霉素 250～500mg/d 或克拉霉素 500～1000mg/d（体重＜50kg 时用 500mg/d）、利福布汀 300mg/d 或利福平 450～600mg/d（体重＜50kg 时用 450mg/d）和乙胺丁醇 15mg/（kg·d）；加用硫酸阿米卡星无菌水制剂 590mg/ 次，1 次 /d，雾化治疗	疗程持续至痰培养阴转后至少 1 年
堪萨斯分枝杆菌病	利福平敏感	利福平 450～600mg/d（体重＜50kg 时用 450mg/d）、乙胺丁醇 750～1000mg/（kg·d）和异烟肼 300mg/d 或克拉霉素 500～1000mg/d（体重＜50kg 时用 500mg/d）或阿奇霉素 250～500mg/d	疗程至少 1 年
	利福平耐药	克拉霉素 500～1000mg/d（体重＜50kg 时用 500mg/d）或阿奇霉素 250～500mg/d、莫西沙星 400mg/d、氯法齐明 100～200mg/d 或利奈唑胺 600mg/d 以及乙胺丁醇 15mg/（kg·d）	疗程持续至痰培养阴转后至少 1 年
蟾分枝杆菌病	轻中度蟾分枝杆菌病（涂片阴性、无空洞、病灶范围局限、临床症状较轻）	克拉霉素 500～1000mg/d（体重＜50kg 时用 500mg/d）或阿奇霉素 250～500mg/d、利福布汀 300mg/d 或利福平 450～600mg/d（体重＜50kg 时用 450mg/d）、莫西沙星 400mg/d 或利奈唑胺 600mg/d 以及乙胺丁醇 15mg/（kg·d）	疗程持续至痰培养阴转后至少 1 年
	重度蟾分枝杆菌病（涂片阳性、有空洞、病灶范围广泛、临床症状重或伴全身病变）	克拉霉素 500～1000mg/d（体重＜50kg 时用 500mg/d）或阿奇霉素 250～500mg/d、利福布汀 300mg/d 或利福平 450～600mg/d（体重＜50kg 时用 450mg/d）、莫西沙星 400mg/d 或利奈唑胺 600mg/d 以及乙胺丁醇 15mg/（kg·d）；治疗开始 3 个月应用阿米卡星肌内注射、静脉滴注或雾化吸入	疗程持续至痰培养阴转后至少 1 年

续表

菌种与伴随条件		抗菌治疗方案	疗程
瘰疬分枝杆菌病		氯法齐明 100～200mg/d、克拉霉素 500～1000mg/d（体重＜50kg 时用 500mg/d）或阿奇霉素 250～500mg/d、环丙沙星 1000mg/d 和乙胺丁醇 15mg/（kg·d）	疗程持续至痰培养阴转后至少 1 年
脓肿分枝杆菌复合群（MABC）肺病	克拉霉素敏感或诱导型大环内酯类耐药患者：初始阶段	阿米卡星 15mg/（kg·d），1 次 /d，静脉滴注；替加环素 50mg/ 次，2 次 /d，静脉滴注；亚胺培南 / 西司他丁 1g/ 次，2 次 /d，静脉滴注；克拉霉素 500mg/ 次，2 次 /d 或口服阿奇霉素 250～500mg/d[注：若以上注射类药物不能使用时，可选用头孢西丁 200mg/（kg·d），分 3 次给药，静脉滴注，最大量不超过 12g/d]	至少 1 个月以上，建议可延长至 3～6 个月
	克拉霉素敏感或诱导型大环内酯类耐药患者：延续阶段	阿米卡星雾化吸入制剂 400mg/ 次，2 次 /d，雾化；克拉霉素 500mg/ 次，2 次 /d 或口服阿奇霉素 250～500mg/d；利奈唑胺 600mg/d，口服；米诺环素 100mg/ 次，2 次 /d，口服；环丙沙星 1000mg/d 或莫西沙星 400mg/d，口服；利福布汀 300mg/d 或氯法齐明 100～200mg/d 或复方磺胺甲噁唑 960mg/ 次，2 次 /d	疗程持续至痰培养阴转后至少 1 年
	大环内酯类高度耐药患者：初始阶段	阿米卡星 15mg/（kg·d），1 次 /d，静脉滴注；替加环素 50mg/ 次，2 次 /d，静脉滴注；亚胺培南 / 西司他丁 1g/ 次，2 次 /d，静脉滴注；头孢西丁 200mg/（kg·d），分 3 次给药，静脉滴注，最大量不超过 12g/d	至少 1 个月以上，建议可延长至 3～6 个月
	大环内酯类高度耐药患者：延续阶段	阿米卡星雾化吸入制剂 400mg/ 次，2 次 /d，雾化；利奈唑胺 600mg/d，口服；米诺环素 100mg/ 次，2 次 /d，口服；环丙沙星 1000mg/d 或莫西沙星 400mg/d，口服；利福布汀 300mg/d 或氯法齐明 100～200mg/d 或复方磺胺甲噁唑 960mg/ 次，2 次 /d，口服	疗程持续至痰培养阴转后至少 1 年
MABC 皮肤、软组织、淋巴结和骨病	克拉霉素或阿奇霉素敏感	阿米卡星 15mg/（kg·d），1 次 /d，静脉滴注，或阿米卡星雾化吸入制剂 400mg/ 次，2 次 /d，雾化；亚胺培南 / 西司他丁 1g/ 次，2 次 /d，静脉滴注；头孢西丁 200mg/（kg·d），分 3 次给药，静脉滴注，最大量不超过 12g/d；克拉霉素 1000mg/d 或阿奇霉素 250mg/d，口服	疗程至少 4 个月，骨病患者的疗程至少 6 个月
	克拉霉素或阿奇霉素耐药	利奈唑胺 600mg/d 或米诺环素 100mg/ 次，2 次 /d 替代大环内酯类药物	疗程至少 4 个月，骨病患者的疗程至少 6 个月
龟分枝杆菌肺病	初始阶段	阿米卡星 15mg/（kg·d），1 次 /d，静脉滴注；替加环素 50mg/ 次，2 次 /d，静脉滴注；亚胺培南 / 西司他丁 1g/ 次，2 次 /d，静脉滴注；克拉霉素 500mg/ 次，2 次 /d 或阿奇霉素 250～500mg/d，口服	至少 1 个月以上，建议可延长至 3～6 个月

菌种与伴随条件		抗菌治疗方案	疗程
龟分枝杆菌肺病	延续阶段	阿米卡星雾化吸入制剂 400mg/ 次，2 次 /d，雾化；克拉霉素 500mg/ 次，2 次 /d 或阿奇霉素 250 ～ 500mg/d，口服；利奈唑胺 600mg/d，口服；环丙沙星 1000mg/d 或莫西沙星 400mg/d，口服；氯法齐明 100 ～ 200mg/d，口服	疗程持续至痰培养阴转后至少 1 年
龟分枝杆菌皮肤、软组织和骨病		阿米卡星 15mg/（kg·d），1 次 /d，静脉滴注，或阿米卡星雾化吸入制剂 400mg/ 次，2 次 /d，雾化；亚胺培南 / 西司他丁 1g/ 次，2 次 /d，静脉滴注；替加环素 50mg/ 次，2 次 /d，静脉滴注；克拉霉素 1000mg/d 或阿奇霉素 250mg/d，口服	疗程至少 4 个月，骨病患者的疗程至少 6 个月
	克拉霉素或阿奇霉素耐药	环丙沙星 1000mg/d 或莫西沙星 400mg/d 或氯法齐明 100 ～ 200mg/d，口服	疗程至少 4 个月，骨病患者的疗程至少 6 个月
偶发分枝杆菌肺病	初始阶段	阿米卡星 15mg/（kg·d），1 次 /d，静脉滴注；替加环素 50mg/ 次，2 次 /d，静脉滴注；亚胺培南 / 西司他丁 1g/ 次，2 次 /d，静脉滴注；克拉霉素 500mg/ 次，2 次 /d，口服	至少 1 个月以上，建议可延长至 3 ～ 6 个月
	延续阶段	阿米卡星雾化吸入制剂 400mg/ 次，2 次 /d，雾化；克拉霉素 500mg/ 次，2 次 /d，口服；环丙沙星 1000mg/d 或莫西沙星 400mg/d，口服；米诺环素 100mg/ 次，2 次 /d，口服；复方磺胺甲噁唑 960mg/ 次，2 次 /d，口服	疗程持续至痰培养阴转后至少 1 年
偶发分枝杆菌皮肤、软组织和骨病		阿米卡星 15mg/（kg·d），1 次 /d，静脉滴注或阿米卡星雾化吸入制剂 400mg/ 次，2 次 /d，雾化；亚胺培南 / 西司他丁 1g/ 次，2 次 /d，静脉滴注；替加环素 50mg/ 次，2 次 /d，静脉滴注；克拉霉素 1000mg/d，口服	疗程至少 4 个月，骨病患者的疗程至少 6 个月
	克拉霉素耐药	环丙沙星 1000mg/d，或米诺环素 100mg/ 次，2 次 /d，或复方磺胺甲噁唑 960mg/ 次，2 次 /d，替代克拉霉素	疗程至少 4 个月，骨病患者的疗程至少 6 个月

四、手术治疗

非结核分枝杆菌性脊柱炎的手术治疗可参考脊柱结核的相关治疗。手术治疗是建立在系统规范的药物治疗的基础上，抗 NTM 药物仍是治疗的关键。手术治疗的目的是尽快治愈病灶，维持与重建脊柱的稳定性，恢复脊髓神经功能，加速康复，使患者早日重返正常生活与工作。手术治疗方式包括单纯前路手术、单纯后路手术及前后路联合式等。对于手术方式与方法的选择应根据患者的病灶部位、病变严重程度、设备条件、术者的习惯等因素而定，不宜一味强调某一种术式，宜个体化选择术式。

非结核分枝杆菌性脊柱炎的手术适应证同样可以参考脊柱结核，对有下列症状之一的患者采用手术治疗：

（1）伴有难以吸收的寒性脓肿或流注脓肿，严重的后凸畸形和（或）大量死骨、窦道形成。

（2）椎体破坏严重而影响脊柱稳定性。

（3）椎管内脓肿或干酪样坏死物质压迫脊髓或神经根、马尾神经受压，出现相应的损害症状或瘫痪表现进行性加重；对于急性截瘫患者应尽早行手术治疗。

（4）药物治疗无效或经其他治疗无法缓解的腰背部顽固性疼痛。

对于术前规范抗感染治疗时间，目前尚无共识，一般选择有效抗感染治疗3周左右。抗感染治疗是否有效以患者发热、全身感染状改善，血沉、C反应蛋白等相关炎症指标出现明显下降为依据。

第四节　典型病例

｜病　例　1｜

【病史】　患者，女性，64岁，主诉"腰背部疼痛3月余"，以"化脓性脊柱炎"收入院。患者3月余前无明显诱因出现腰背部疼痛，活动后加重，当时无发热。曾至当地医院住院治疗。查腰椎间盘MRI示："$L_{2\sim3}$椎体骨质信号异常、$L_{4/5}$椎间盘突出"，予口服药物治疗（具体不详），疗效欠佳。专科查体：脊柱侧弯明显，$L_{2\sim5}$棘突压叩痛（＋），椎旁软组织压痛（＋），右直腿抬高试验60°（＋）、加强试验（＋）。个人史：1年前于当地医院行"心脏瓣膜置换术"。

【诊疗经过】

1. 入院实验室检查　白细胞计数4.5×10^9/L，血沉69mm/h，C反应蛋白31.39mg/L，T-SPOT检测（－），结核抗体（－）。

2. 入院影像学检查（图10-4～图10-6）

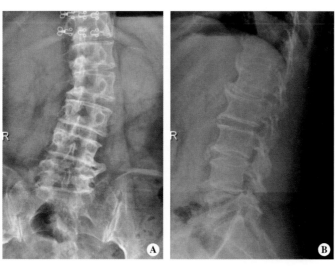

图10-4　术前腰椎正侧位X线影像

$L_{2\sim3}$可见椎体骨质破坏，边缘不规则唇样骨质增生，椎间隙变窄

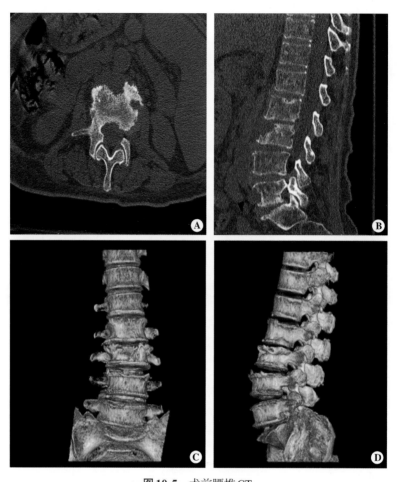

图10-5　术前腰椎CT

A. 腰椎CT平扫横断位；B. 腰椎CT二维重建矢状位；C、D. 腰椎CT三维重建。可见$L_{2\sim3}$椎体明显不规则骨质破坏，$L_{2/3}$椎间隙狭窄

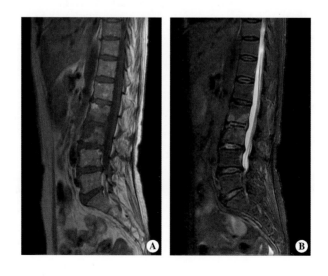

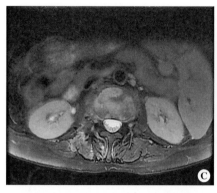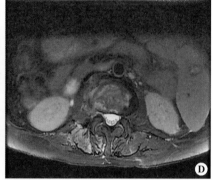

图10-6 术前腰椎MRI

A. 腰椎MRI T₁矢状位; B. 腰椎MRI T₂矢状位; C、D. 腰椎MRI横断位。可见L₂、L₃椎体呈 T_1WI 信号减低, T_2WI 不均匀高信号, 周围软组织内少量絮状长 T_2 信号, 未见脓肿

3. 穿刺活检结果

（1）病理学结果：（L₃椎体病灶）纤维软骨组织伴出血, 急慢性炎性细胞浸润, 请结合临床及相关检查。特殊染色结果：抗酸染色（-）, PAS染色（-）, PAM染色（-）, 阿利新蓝（AB）染色（-）。

（2）宏基因组二代测序：提示奇美拉分枝杆菌（属鸟-胞内分枝杆菌复合群）。

（3）细菌培养结果：非结核分枝杆菌生长。

4. 最终诊断 L₂₋₃鸟分枝杆菌感染。

5. 治疗方案

（1）药物治疗：强化期加用阿米卡星针（0.4g ivgtt qd）3个月; 阿奇霉素片（0.25g qd）、乙胺丁醇片（0.75g qd）、利福平胶囊（0.45g qd）, 疗程12个月。

（2）手术治疗：腰椎后路经皮椎弓根钉内固定术。

6. 术后影像学检查 结果见图10-7～图10-9。

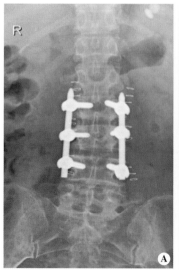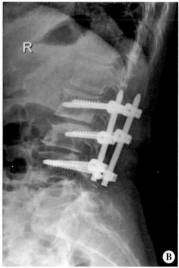

图10-7 术后1周腰椎正侧位X线

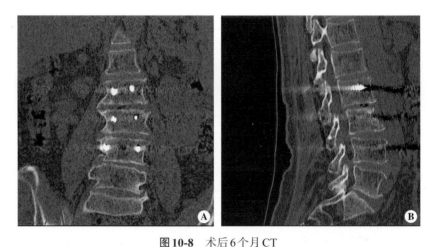

图10-8 术后6个月CT

A.腰椎CT平扫横断位；B.腰椎CT二维重建矢状位。可见椎体内金属内固定影，位置良好，椎体部分骨质缺损，较前明显好转

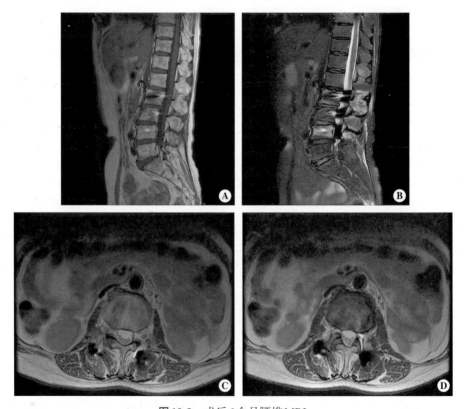

图10-9 术后6个月腰椎MRI

A.腰椎MRI T$_1$矢状位；B.腰椎MRI T$_2$矢状位；C、D.腰椎MRI横断位。可见内固定在位，椎体信号无明显异常改变，周围软组织无明显肿胀，脊髓无受压，形态及信号无殊

【讨论与分析】 由于非结核分枝杆菌性脊柱炎在临床症状、体征、影像学表现上都缺乏特异性，不易引起患者的重视，临床医生早期也不易关注，因此容易发生误诊漏诊，除了需要通过医生个人经验与相关疾病鉴别诊断以外，往往需要借助相关实验室检查来明确诊断。本例患者因反复腰背部疼痛不适3月余就诊，结合既往外院影像学检查以及专

科查体，不排除腰椎间盘突出引起的局部疼痛症状，因此入院后诊断并不明确。而本院进一步的实验室检查提示该患者CRP、血沉明显升高，CT及MRI影像学提示$L_{2,3}$椎体骨质不规则破坏，考虑感染性病变可能，但T-SPOT、结核抗体等结核实验室检测结果均提示阴性，肺部CT排除陈旧性或活动性肺结核感染史，因此临床诊断脊柱结核依据不足，考虑其他特异性感染可能。最终为明确诊断依靠穿刺活检，获取病灶标本病理组织送检宏基因组二代测序（mNGS）检测提示存在"奇美拉分枝杆菌序列"，确诊"非结核分枝杆菌"感染。同时回顾该患者既往史存在"心脏人工瓣膜置换术"这一感染奇美拉分枝杆菌的高危因素。

在明确诊断后，我们予该患者"阿奇霉素（0.25g PO qd）、乙胺丁醇（0.75g PO qd）、利福平（0.45g ivgtt qd）、阿米卡星（0.4g ivgtt qd）"的药物治疗方案，用药3周后复查血沉、CRP出现显著下降。但由于该患者为老年女性，骨质疏松严重，且存在心脏基础功能较差无法耐受大手术，其次前方椎体虽不规则破坏但脓肿较为局限，综合考虑后对该患者行"单纯腰椎后路经皮椎弓根钉内固定术"，以增加椎体稳定性，减少卧床时间，缓解症状，术后继续予上述药物治疗方案抗菌治疗，总疗程12个月。

本病例中的奇美拉分枝杆菌（*Mycobacterium chimera*）是一种普遍存在的经水传播的环境分枝杆菌，属于MAC，是一种生长缓慢、无色素、抗酸阳性的分枝杆菌，其特点是不能运动，不形成芽孢。其细胞含有高亲脂细胞壁，以及与各种外排泵和诱导耐药机制相关的低数量孔蛋白，形成了奇美拉分枝杆菌的天然耐药性。由于奇美拉分枝杆菌的生长速度较慢，培养鉴定该菌的周期长，导致很难评估奇美拉分枝杆菌感染的真实发病情况。

奇美拉分枝杆菌的低毒性往往导致感染后临床症状不典型，且潜伏期长，所以临床发现和诊断相对滞后，导致疾病预后差。因此，临床早期识别与干预尤其重要，对于具有高危因素的患者应当予以密切关注及长期随访。感染奇美拉分枝杆菌的高危因素：①患者有开胸心脏手术史、心脏移植术史或曾使用心室辅助装置；②一些不涉及开胸但可能会使用热交换水箱系统的手术（例如，经导管主动脉瓣置换术，某些肝、肺移植手术）；③冠状动脉旁路移植术（CABG）（无植入物）等也存在感染奇美拉分枝杆菌的风险。对于明确感染奇美拉分枝杆菌的患者，治疗上大环内酯类是首选，建议使用阿奇霉素（或克拉霉素）联用乙胺丁醇和利福霉素的联合治疗。

｜病　例　2｜

【病史】　患者，男性，62岁，因"腰痛伴活动受限2月余，加重2周"，以"脊柱感染"入院。患者2月余前无明显诱因下出现腰痛，行走及站立时间长时疼痛明显，无放射痛及双下肢行走不利。2周前腰痛加重，当地医院查腰椎MRI提示："$L_{2\sim3}$结核可能，L_2右侧椎弓根病理性骨折"。至本院结核科查结核分枝杆菌RNA、结核及非结核分枝杆菌DNA、痰找抗酸杆菌均显示阴性，考虑为"非结核分枝杆菌肺病"可能。专科查体：棘突居中，腰椎棘突压叩痛（＋），椎旁软组织压痛（＋），双下肢肌力5级。

个人史：患者20年前诊断为2型糖尿病，目前应用胰岛素控制血糖，血糖控制不佳。有肺结核病史10年，自诉按医嘱规律抗结核治疗，具体不详。4年前因反复咯血至当地医院住院治疗；1年前诊断胆囊恶性肿瘤伴骨、鼻咽部转移，行胆囊切除术及部分肝脏切除术，术后反复发热，多次因感染住院治疗。8个月前因右上臂皮肤肿物，在当地医院行

"右上臂皮肤肿物切除术"。

【诊疗经过】

1. 入院实验室检查　白细胞计数$5.3×10^9$/L，血沉71mm/h，C反应蛋白14.28mg/L，红细胞计数$3.97×10^{12}$/L，血红蛋白117g/L，白蛋白29.7g/L，T-SPOT检测（−），结核抗体（−）。

2. 入院影像学检查　结果见图10-10～图10-12。

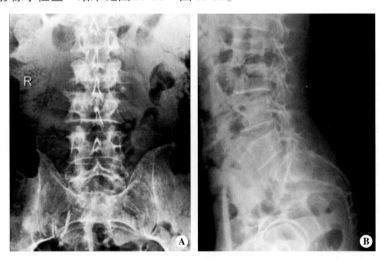

图10-10　术前腰椎正侧位X线
可见$L_{2～3}$椎体不规则骨质破坏

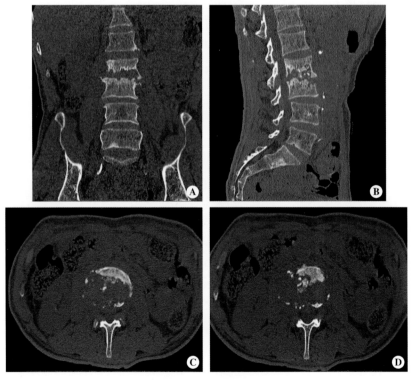

图10-11　术前腰椎CT
A. 腰椎CT冠状位二维重建；B. 腰椎CT矢状位二维重建；C、D. 腰椎CT平扫横断位。可见$L_{2～3}$椎体骨质破坏，有硬化，有碎裂样死骨，相应椎间隙破坏

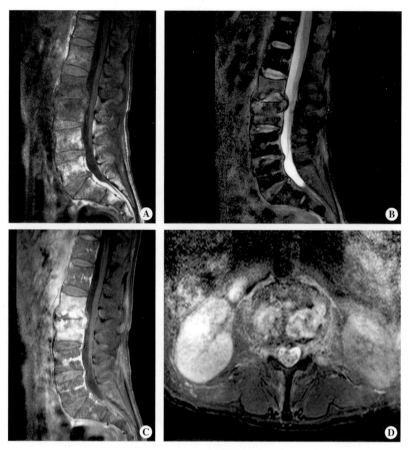

图10-12 术前腰椎MRI

A. 腰椎MRI T_1WI矢状位；B. 腰椎MRI T_2WI矢状位；C. 腰椎MRI增强矢状位；D. 腰椎MRI增强横断位。$L_{1\sim5}$椎体及附件、S_1椎体见多发斑片状异常信号影，T_1WI呈低信号、压脂T_2WI呈高信号影，以$L_{2\sim3}$椎体为主，$L_{2/3}$椎间隙变窄，硬膜囊受压明显，周围软组织稍肿胀；增强扫描椎体病灶呈明显强化

3. 穿刺活检结果

（1）病理学结果：（$L_{2\sim3}$椎体病灶）溶蚀性骨组织、纤维软骨组织，增生纤维血管组织伴淋巴、浆、单核及中性粒细胞浸润，含铁血黄素沉积。特殊染色结果：抗酸染色（－），PAS染色（－），PAM染色（－），AB染色（－）。

（2）宏基因组二代测序（mNGS）：胞内分枝杆菌（属鸟-胞内分枝杆菌复合群）。

（3）细菌培养结果：非结核分枝杆菌生长。

4. 最终诊断 $L_{2\sim3}$胞内分枝杆菌感染。

5. 治疗方案

（1）药物治疗：强化期加用阿米卡星（0.4g ivgtt qd），疗程3个月；阿奇霉素片（0.5g PO qd）、利福布汀胶囊（0.3g PO qd）、乙胺丁醇片（1.0g PO qd），疗程12个月。

（2）手术治疗：腰椎后路椎弓根内固定、椎板间植骨+前路病灶清除、取自体髂骨植骨融合术。

6. 术后影像学检查 结果见图10-13～图10-15。

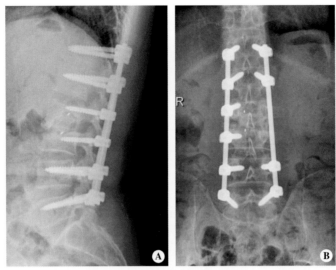

图10-13 术后腰椎正侧位X线片

内固定物和椎体间植骨块位置良好

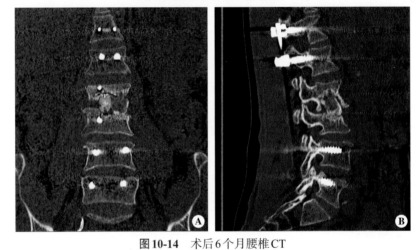

图10-14 术后6个月腰椎CT

A. 腰椎CT二维重建冠状位；B.腰椎CT二维重建矢状位。可见椎体内金属内固定在位，三面皮质髂骨及支撑体植入，位置良好，局部骨小梁模糊

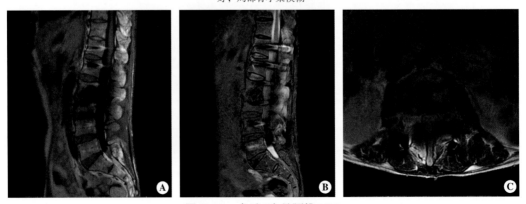

图10-15 术后6个月腰椎MRI

A. 腰椎MRI T_1WI矢状位；B. 腰椎MRI T_2WI矢状位；C. 腰椎MRI T_2WI横断位。可见内固定在位，$L_{2/3}$椎间隙高度恢复，周围软组织无明显肿胀，椎体信号无明显异常改变，脊髓无受压，其形态及信号无殊

【讨论与分析】 NTM肺病是最常见的NTM病，约占NTM感染的90%，可发生于任何年龄，但多发生于患有肺部基础性疾病，如支气管扩张症、尘肺、肺结核治愈后的老年患者。而非结核分枝杆菌性脊柱炎多继发于NTM肺病，通常认为NTM的致病能力较结核分枝杆菌弱，但如果存在易感因素，宿主局部或全身免疫功能发生障碍则可导致疾病的发生。肺部疾病、免疫受损患者、某些环境和生物相关因素等都是感染NTM的危险因素。对于存在相关危险因素的易感人群，临床上应高度重视并与相关疾病鉴别诊断。随着非结核分枝杆菌基础研究的深入开展，以及细菌学和分子生物学检测技术的发展，目前对NTM病的认识已大大提高。

非结核分枝杆菌性脊柱炎与脊柱结核在临床表现和影像学表现上都存在高度的相似性，因此在诊断时存在一定的困难。回顾本病例病史，该患者因怀疑脊柱结核至本院就诊，入院时存在发热、咳嗽咯血、胸痛，以及明显的乏力消瘦症状，全身状况较差，在结核科住院查结核RNA、结核及非结核DNA、痰找抗酸杆菌、T-SPOT均显示阴性，后经痰菌培养等相关化验室检查证实，诊断为"非结核分枝杆菌肺病"。询问患者既往有2型糖尿病、肺结核以及多次因"咯血"住院治疗经历，肺部情况较差，同时有恶性肿瘤伴转移病史并长期使用免疫抑制剂。患者存在多项非结核分枝杆菌感染的危险因素，因此首先考虑"非结核分枝杆菌性脊柱炎可能"，最终予穿刺活检后，细菌培养及mNGS检测提示"胞内分枝杆菌"，其"非结核分枝杆菌感染"诊断明确。

明确诊断后，予以抗感染治疗4周。影像学检查提示"$L_{2\sim3}$椎体骨质、椎间盘严重破坏，周围软组织肿胀，椎体旁脓肿明显"，全身基础状况改善后行"后路椎弓根内固定＋$L_{2\sim3}$椎体前路病灶清除＋植骨融合术"。一般建议术后继续抗感染治疗12个月以上，根据影像学表现、实验室炎性指标、症状和全身情况综合评估是否停药。停药后继续随访6个月以上。

胞内分枝杆菌属于鸟-胞内分枝杆菌复合群（MAC）。MAC是最常见也是临床发病率最高的非结核分枝杆菌，是一类机会致病菌，广泛存在于自然界土壤及水源中，其细胞特点为细长略带弯曲的杆状细胞，细胞壁脂质含量高，有荚膜并且抗酸染色呈阳性。MAC的细胞壁有三层：基底的肽聚糖层，借助电子显微镜观察到的中间透明层和一个亲水性药物很难穿透的外层。MAC细胞壁的不可穿透性和缓慢生长的特性使其能在极限温度、营养匮乏或低氧水平等广泛的环境条件下生存和繁殖，同时能够对大多数抗生素天然耐药。MAC包括数个密切相关的菌种，它们的形态学特征非常相似，引起的疾病症状、影像学特点及治疗结果等均难以区分。

对于MAC感染的脊柱炎，其化疗方案中仍是以大环内酯类药物（如阿奇霉素、克拉霉素）为核心，此类药物在MAC感染的治疗中具有无可替代的地位，再联合乙胺丁醇、利福霉素类等抗结核药物，并根据病情严重程度酌情使用氨基糖苷类药物。MAC复杂的细胞壁结构特点使得在临床治疗中往往会出现抗菌药物耐药情况。因此，及时根据药敏结果调整抗菌药物并采用多药联合治疗方案是有必要的。同时，对于具有手术指征的MAC感染脊柱炎患者，尽早手术治疗能够一定程度上增强抗菌药物的疗效，减少药物不良反应的发生，提高治愈率。

| 病 例 3 |

【病史】 患者，男性，47岁，主诉"腰痛1月余"。以"L$_{1\sim2}$椎体骨质破坏待查"收住入院。患者1月余前无明显诱因下出现腰背部隐痛，痛处固定，翻身活动后加重，无双下肢放射痛。至当地医院查腰椎椎体CT、MRI提示：L$_{1\sim2}$椎体骨质破坏、感染性病变可能。专科查体：脊柱无明显畸形，L$_{1/2}$椎体棘突压痛（＋），叩击痛（＋），双侧股四头肌肌力5级，四肢肌张力正常。

【诊疗经过】

1. 入院实验室检查 白细胞计数5.8×10^9/L，血沉89mm/h，C反应蛋白33.07mg/L，红细胞计数4.20×10^{12}/L，T-SPOT检测（－），结核抗体（－）。

2. 入院影像学检查 结果见图10-16～图10-18。

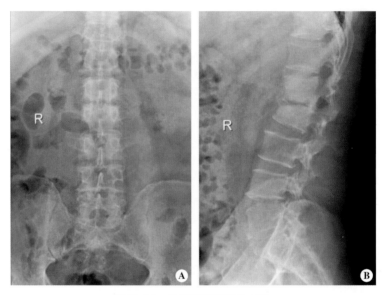

图10-16 术前腰椎正侧位X线

可见L$_{1\sim2}$椎体骨质破坏、边缘不规则骨质增生，椎间隙变窄

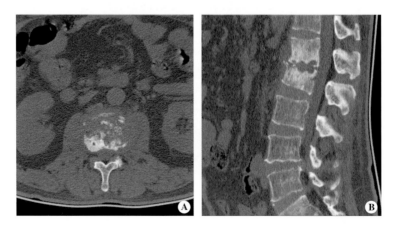

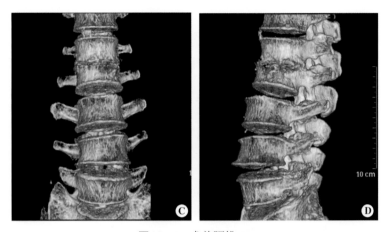

图 10-17　术前腰椎 CT

A. 腰椎 CT 平扫横断位；B. 腰椎 CT 二维重建矢状位；C、D. 腰椎 CT 三维重建。可见 $L_{1\sim2}$ 椎体明显不规则骨质破坏，
硬化，$L_{1/2}$ 椎间隙狭窄

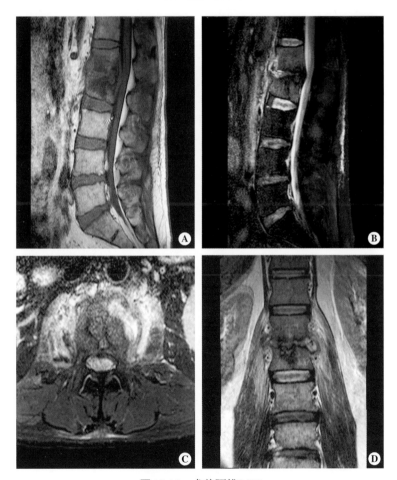

图 10-18　术前腰椎 MRI

A. 腰椎 MRI T_1WI 矢状位；B. 腰椎 MRI T_2WI 矢状位；C. 腰椎 MRI T_2WI 横断位；D. 腰椎 MRI T_2WI 冠状位。$L_{1\sim2}$ 椎体骨质破坏
伴腰大肌少量脓肿，T_1WI 呈低信号，T_2WI 为不均匀高信号，椎间隙变窄，$L_{1/2}$ 椎间盘破坏，呈不均匀长 T_2 高信号，椎旁软组
织炎性肿胀，硬膜囊受压

3. 穿刺活检结果

（1）病理学结果：（L$_{1\sim2}$椎体组织）破碎骨组织伴退变坏死，纤维组织增生伴较多炎性细胞浸润，未见典型肉芽肿性炎。特殊染色结果：抗酸染色（–），PAS染色（–），PAM染色（–），AB染色（–）。

（2）宏基因组二代测序（mNGS）：脓肿分枝杆菌。

（3）细菌培养结果：非结核分枝杆菌生长。

4. 最终诊断　L$_{1\sim2}$脓肿分枝杆菌感染。

5. 治疗方案

（1）药物治疗：强化期加用阿米卡星（0.4g ivgtt qd），疗程3个月；头孢西丁钠（2.0g ivgtt q8h），疗程1个月；阿奇霉素（0.5g PO qd）、利奈唑胺片（0.6g PO bid）、利福平（0.45g PO qd），疗程14个月。

（2）手术治疗：腰椎后路椎弓根螺钉内固定+前路病灶清除+取自体髂骨植骨融合术。

6. 术后影像学检查　X线、CT、MRI检查结果见图10-19～图10-23。

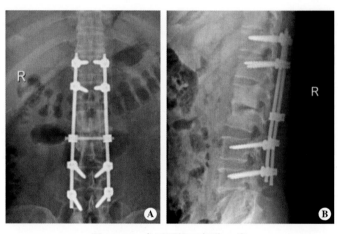

图10-19　术后腰椎正侧位X线

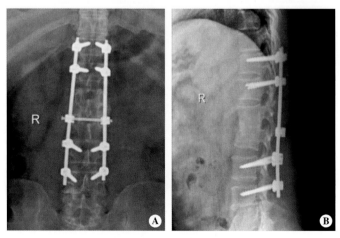

图10-20　术后6个月腰椎正侧位X线

可见金属内固定位置良好，植骨块趋于骨性融合，L$_{1/2}$椎间隙消失

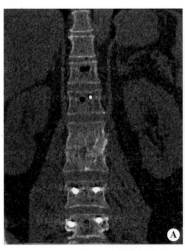
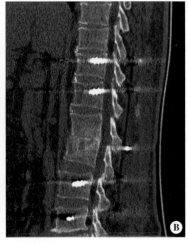

图10-21　术后6个月腰椎CT

A. 腰椎CT二维重建冠状位；B. 腰椎CT二维重建矢状位。CT见位置正常，未见松动移位。$L_{1\sim2}$椎体趋向融合，相应椎间隙消失。骨性椎管未见狭窄

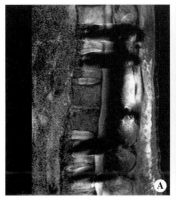
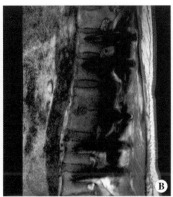
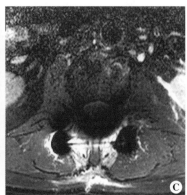

图10-22　术后6个月腰椎MRI

A. 腰椎MRI T_1WI矢状位；B. 腰椎MRI T_2WI矢状位；C. 腰椎MRI T_2WI横断位。可见内固定在位，椎体信号无明显异常改变，原腰大肌脓肿吸收，脊髓无受压，信号及形态无殊

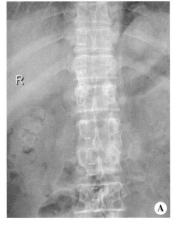
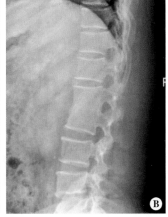

图10-23　12个月随访腰椎X线正侧位片

金属内固定已拆除，$L_{1\sim2}$椎体达完全骨性融合，$L_{1/2}$椎间隙消失

【讨论与分析】 非结核分枝杆菌性脊柱炎与脊柱结核、化脓性脊柱炎等相关疾病在临床表现、体征及影像检查上不易鉴别诊断，容易漏诊、误诊。临床医生除了需要高度警惕NTM感染的高危人群以外，早期行穿刺活检术以明确诊断是非常有必要的。对于明确脊柱NTM感染的患者，是否采取手术治疗需临床医生严格把握相关手术指征，但抗NTM药物化疗仍是治疗的关键。NTM菌种多种多样，其耐药模式因菌种不同而有所差异，因此治疗前的分枝杆菌菌种鉴定和药敏试验结果十分重要，建议根据药敏试验结果制定个体化治疗方案，不建议对疑似NTM感染患者进行试验性治疗。除此之外，预防NTM从环境传播到人，在做好预防工作的同时还需对所有纳入NTM病治疗的患者积极开展药物安全性监测和管理，及时发现、处理抗NTM药物的不良反应，以提高对NTM病的诊治水平。

本例患者病程较短，但诊断过程较为曲折，该患者因腰部疼痛不适反复发作1月余多次至当地医院就诊，予相关检查后当地医院考虑"化脓性脊柱炎"可能性大，分别予"万古霉素、美罗培南针"抗感染治疗，然而患者腰痛未见明显缓解。而患者入院时腰背部疼痛剧烈，回顾其就诊经过，患者各类广谱抗生素使用后疗效不佳，结合相关影像学检查及实验室检查提示CRP、血沉明显升高，查T-SPOT、结核抗体均阴性，同时肺CT未见明显异常，为尽快明确诊断，予穿刺活检后行mNGS，结果提示"脓肿分枝杆菌"。细菌培养结果为非结核分枝杆菌生长。诊断明确后，根据药敏结果采用抗菌药物联合治疗方案。同时，影像学提示$L_{1\sim2}$椎体存在明显的骨质破坏缺损，腰椎椎体稳定性欠佳，且存在椎旁软组织脓肿。在排除相关禁忌证后，予"腰椎后路椎弓根螺钉内固定+前路病灶清除+取自体髂骨植骨融合术"，术后继续予药物化疗。12个月随访时可见$L_{1\sim2}$椎体已达完全骨性融合，同时考虑患者年纪较轻，遂予拆除内固定装置。

脓肿分枝杆菌是临床最常见的快速生长分枝杆菌之一。该菌广泛存在于自然界，人和某些动物均可感染致病，其感染多由开放伤口，或受水、土壤污染所致。脓肿分枝杆菌脊柱炎临床较为少见，实验室检查指标及影像学检查缺乏特征性表现，病理结果可辅助诊断，需积极进行细菌培养及鉴定以明确诊断。早发现、早诊断和早治疗，减少误诊误治，对患者预后具有重要的意义。同时，脓肿分枝杆菌对临床中大多数抗结核药物存在不同程度的耐药，但对阿米卡星、克拉霉素、阿奇霉素、头孢西丁、亚胺培南、利奈唑胺等多为敏感。因此，临床治疗需要根据药敏试验决定药物治疗方案，且至少需用3种及以上对脓肿分枝杆菌敏感的抗菌药物联合治疗。

NTM病与自然环境如水、土壤、灰尘，以及医院感染等因素息息相关。一方面，要全面加强居住卫生环境整治，确保人居环境清洁卫生，特别要管理农村和城镇饮用水，严格对饮用水及其设施进行清理和消毒，防止水源性传播的发生；另一方面，要积极预防医疗卫生机构医院感染，严格执行医院感染管理控制的各项规章制度，持续改进规范消毒流程，加强对消毒液的配制、内镜及导管等的清洗、医疗器械的消毒、外科手术等操作的规范实行传染病感染控制措施，防止医院内NTM感染的发生。积极开展对NTM病的早期筛查诊断、早期干预、防治并发症，提高NTM病患者的生活质量及生存率。最后，建立NTM病的系统化、规范化预防体系，以流行病学调查为基础，严格诊断和精准治疗NTM病，全面普及NTM病防治知识，重视对 NTM 肺病患者的宣教及随访，针对不同人群制定相应的预防策略，提高全社会人群对NTM病的认识及身体健康水平。

　　NTM病是一种全身性、感染性疾病，NTM病的诊治应引起广大临床医务工作者的高度关注。目前我国NTM病的大样本流行病学资料尚为空白，基础研究能力薄弱，诊断方面尚缺乏快速、准确的检测方法，治疗方面国内外尚无统一确切的治疗方案。攻克NTM病有太多的问题有待解决，还需要大量的研究来发现更有效的诊断方法，有待发现更有效的治疗药物和制定更有效的治疗方案来提高治愈率，减少复发率。

（章　鹏　陈园园　地里下提·阿不力孜　叶捷凯）

参 考 文 献

高婧华，吴利先，2021. 细胞因子在非结核分枝杆菌（NTM）病中的作用研究进展. 中国病原生物学杂志，16（3）：368-370.

梁瑞云，李城城，罗杰棋，等，2020. 脊柱非结核分枝杆菌病的CT表现特征分析. 中国防痨杂志，42（5）：459-464.

刘盛盛，唐神结，2021.《非结核分枝杆菌病诊断与治疗指南（2020年版）》解读. 结核与肺部疾病杂志，2（2）：108-115.

中华医学会结核病学分会，非结核分枝杆菌病实验室诊断专家共识编写组，2016. 非结核分枝杆菌病实验室诊断专家共识. 中华结核和呼吸杂志，39（6）：438-443.

Abubakar I，Gupta R K，Rangaka M X，et al.，2018. Update in tuberculosis and nontuberculous mycobacteria 2017. Am J Respir Crit Care Med，197（10）：1248-1253.

Adelman M H，Addrizzo-Harris D J，2018. Management of nontuberculous mycobacterial pulmonary disease. Curr Opin Pulm Med，24（3）：212-219.

Anjos L R B D，Parreira P L，Torres P P T S，et al.，2020. Non-tuberculous mycobacterial lung disease：a brief review focusing on radiological findings. Rev Soc Bras Med Trop，53：e20200241.

Bi S，Hu F S，Yu H Y，et al.，2015. Nontuberculous mycobacterial osteomyelitis. Infect Dis（Lond），47（10）：673-685.

Dabó H，Santos V，Marinho A，et al.，2015. Nontuberculous mycobacteria in respiratory specimens：clinical significance at a tertiary care hospital in the north of Portugal. J Bras Pneumol，41（3）：292-294.

Falkinham J O，2013. Ecology of nontuberculous mycobacteria–where do human infections come from. Semin Respir Crit Care Med，34（1）：95-102.

Franco-Paredes C，Marcos L A，Henao-Martínez A F，et al.，2018. Cutaneous mycobacterial infections. Clin Microbiol Rev，32（1）：e00069-18.

Furnari M，Scalia G，Umana G E，et al.，2020. Rare spondylodiscitis due to mycobacterium mucogenicum. Surg Neurol Int，11：289.

Gopalaswamy R，Shanmugam S，Mondal R，et al.，2020. Of tuberculosis and non-tuberculous mycobacterial infections - a comparative analysis of epidemiology，diagnosis and treatment. J Biomed Sci，27（1）：74.

Griffith D E，Aksamit T，Brown-Elliott B A，et al.，2007. An official ATS/IDSA statement：diagnosis，treatment，and prevention of nontuberculous mycobacterial diseases. Am J Respir Crit Care Med，175（4）：367-416.

Haworth C S，Banks J，Capstick T，et al.，2017. British Thoracic Society guidelines for the management of non-tuberculous mycobacterial pulmonary disease（NTM-PD）. Thorax，72（Suppl 2）：ii1-ii64.

Kim C J，Kim U J，Kim H B，et al.，2016. Vertebral osteomyelitis caused by non-tuberculous mycobacteria：

predisposing conditions and clinical characteristics of six cases and a review of 63 cases in the literature. Infect Dis (Lond), 48 (7): 509-516.

Koh W J, 2017. Nontuberculous mycobacteria–overview. Microbiol Spectr, 5 (1). Doi: 10. 1128.

Muñoz-Egea M C, Carrasco-Antón N, Esteban J, 2020. State-of-the-art treatment strategies for nontuberculous mycobacteria infections. Expert Opin Pharmacother, 21 (8): 969-981.

Park J W, Kim Y S, Yoon J O, et al., 2014. Non-tuberculous mycobacterial infection of the musculoskeletal system: pattern of infection and efficacy of combined surgical/antimicrobial treatment. Bone Joint J, 96-B (11): 1561-1565.

Prasad R, Singh A, Gupta N, 2019. Adverse drug reactions in tuberculosis and management. The Indian J Tuberc, 66 (4): 520-532.

Ratnatunga C N, Lutzky V P, Kupz A, et al., 2020. The rise of non-tuberculosis mycobacterial lung disease. Front Immunol, 11: 303.

Sharma S K, Upadhyay V, 2020. Epidemiology, diagnosis & treatment of non-tuberculous mycobacterial diseases. Indian J Med Res, 152 (3): 185-226.

Tortoli E, 2009. Clinical manifestations of nontuberculous mycobacteria infections. Clin Microbiol Infect, 15 (10): 906-910.

Wassilew N, Hoffmann H, Andrejak C, et al., 2016. Pulmonary disease caused by non-tuberculous mycobacteria. Respiration, 91 (5): 386-402.

Wu U I, Holland S M, 2015. Host susceptibility to non-tuberculous mycobacterial infections. Lancet Infect Dis, 15 (8): 968-980.

第十一章

HIV/AIDS 与脊柱感染

目前，全世界人类免疫缺陷病毒（human immunodeficiency virus，HIV）感染者/获得性免疫缺陷综合征（acquired immune deficiency syndrome，AIDS）患者为3900万，国内艾滋病形势也非常严峻，截至2022年底，我国已登记艾滋病患者约130万例，艾滋病在高危人群中呈现高流行态势。近几年发展起来的高效抗逆转录病毒治疗（highly active antiretroviral therapy，HAART）能抑制病毒复制、提高机体免疫力，从而延长患者生存时间，解决了患者长期生存的问题。随着艾滋病患者年龄增加及持续HAART治疗患者寿命逐渐延长，艾滋病患者合并骨坏死、骨髓炎、关节感染，以及合并结核造成的脊柱畸形等骨关节病的也逐渐增加。

我国结核病（tuberculosis，TB）疫情严重，但TB合并HIV感染症状往往不典型，以肺外结核多见。脊柱结核在骨、关节结核中最为常见，占70%以上。随着HIV感染和耐药菌株的不断增多，脊柱结核发病率亦逐年升高。目前脊柱结核的治疗主要是在抗结核药物应用基础上行开放手术。手术可以采取前路、后路、前后路联合，一期或分期完成。对于如何合理选择手术方式治疗脊椎结核，目前仍存在争议。HIV患者免疫功能已经有不同程度的损害，手术风险相对较高。由于HIV感染的高死亡率和高传染性，对公共卫生事业危害极大，已经引起了世界各国政府和研究者的高度关注。除了结核分枝杆菌引起的特异性感染外，由细菌引起的非特异性感染化脓性脊柱炎相对罕见，在老年人或HIV感染等免疫功能下降的患者中容易出现，其临床症状及体征往往不典型，并且缺乏特异性，不利于早期诊断，若误诊漏诊，极易出现神经功能障碍、脊柱畸形、瘫痪，甚至死亡。目前，有关感染性脊柱炎的临床治疗没有统一规范。在抗感染的时间、手术适应证、手术方式及入路的选择、植骨的可靠性、一期或分期手术、内固定的使用、微创手术的开展等方面，都存在争议。

第一节 概　　述

一、流行病学

脊柱感染性疾病一直是影响人们身体健康的一个重要原因。随着影像诊断技术的发展和新一代抗生素的应用，其发病率有所下降。尽管如此，脊柱感染性疾病的处理还存在着许多缺陷。早期诊断及使用适当的抗生素、及时正确的手术仍然是治疗的关键。其易感因素包括：①糖尿病、营养不良、药物滥用、HIV感染、恶性肿瘤、长期使用类固醇类药物、肾衰竭和败血症等；②蛋白质缺乏导致血液循环内T细胞减少，从而影响细胞因子的产生也是一个重要原因；③HIV感染者由于中性粒细胞损害而易于感染结核分枝杆菌和真菌。

HIV感染严重威胁着人类健康和社会发展。截至2018年，全球每天约有5000例新发HIV感染（成人和儿童），约61%位于撒哈拉以南非洲，约500人为15岁以下的儿童，约4400人为15岁以上的成年人，其中近47%是女性，约32%是年轻人（15～24岁），约20%是年轻女性（15～24岁）。

（1）艾滋病患者合并脊柱结核：从HIV感染早期到AIDS期，结核分枝杆菌感染都是最常见的并发症及死亡原因之一。世界卫生组织（WHO）数据显示2015年35%的艾滋病相关死亡是由于结核病所致。脊柱结核中约99%发生在椎体，椎弓根结核仅占1%左右。整个脊柱中，腰椎结核发生率最高，胸椎次之，颈椎少见，骶尾椎结核罕见。随着HIV感染和耐药菌株的不断增多，脊柱结核发病率亦逐年升高。另外，HIV感染和结核分枝杆菌感染有着密切的联系，约有1/3的结核分枝杆菌感染要归因于HIV感染。2020年全球估计有990万人罹患结核病，其中8.0%的患者合并HIV感染。我国近年有报告提示各个地区HIV感染合并TB的发生率有所差异。在免疫缺陷较明显时，HIV感染合并TB的临床表现和实验室检查结果常不典型，如：结核菌素试验和痰涂片常常阴性，影像学表现无特异性，肺外结核较多见。因此，HIV阳性的患者结核病的诊断较为困难。我国结核感染的HIV检出率总体低于国际水平，可能是由于我国结核患病的人口基数以及结核的患病率远高于国外，而HIV感染率相对较低。先前研究通过对不同年龄组TB患者的HIV检出率进行统计分析发现不同年龄组之间和不同职业的TB患者HIV检出率之间差异无统计学意义，但是伴有长期吸烟史或肺部慢性疾病史的HIV/AIDS患者的TB发生率较无上述病史的HIV/AIDS患者更高。因此，长期吸烟或有肺部慢性疾病可能为HIV患者感染结核分枝杆菌的影响因素。

（2）艾滋病合并化脓性脊柱炎：化脓性脊柱炎是一种相对少见的疾病，该疾病多见于青壮年，并且老年人或HIV感染等免疫功能下降的患者容易出现，每年的发病率为每100 000人中0.4～2.0人，并且有证据表明，由于HIV感染等慢性衰弱性疾病患者的预期寿命提高，患病率正在增加。化脓性脊柱炎主要影响到人们生命的第五个十年，而年龄调整后的发病率在其后每十年增加。男性比女性更易感，比例为（1.5～3）∶1。病变部位以腰椎最为常见，其次为胸椎、颈椎、骶椎。

（3）艾滋病合并其他脊柱外科疾病：一项回顾性研究发现，40 038例艾滋病患者中有228例行脊柱手术治疗，包括因创伤、退行性疾病进行了脊柱减压、内固定、融合手术。Yoshihara等发现，2000～2009年美国行脊柱融合术的艾滋病患者共5070例，研究期间患者数又增长了3倍多。

（4）艾滋病患者合并关节外科疾病：自从1990年首例HIV感染者股骨头坏死报道以来，艾滋病相关的股骨头坏死已引起很多临床医生的关注与重视。HIV感染者1000人中约有 2.47 人发生股骨头坏死，相比正常人其股骨头坏死发病率高出 60 多倍。也有文献报道 HIV 感染者有症状的股骨头坏死年发病率为 0.08%～1.33%，其发病风险高于普通患者 10～100 倍。股骨头坏死晚期全髋关节置换仍然是治疗 HIV 感染者股骨头坏死的一种安全有效的方法。

（5）艾滋病患者合并骨折：艾滋病患者由于骨代谢紊乱常合并骨量减少、骨质疏松，加之各种外伤发生脆性骨折也逐年增加，大多数需要进行骨科手术治疗。美国约翰·霍普金斯大学一项回顾性 meta 分析表明：艾滋病患者中骨质疏松患病率为 15%，是同年龄阶段未感染 HIV 对照组的 3.7 倍。最近一项研究表明，艾滋病患者的骨折年发病率为 0.53%，艾滋病患者罹患骨折概率是性别与年龄相对应未感染 HIV 对照组的 3 倍，髋部发生骨折概率是未感染 HIV 对照组的 9 倍。美国哥伦比亚大学医学中心 Shiau 等一项关于艾滋病患者发生骨折的 meta 分析显示：HIV 感染者发生骨折的概率为未感染 HIV 对照组的 1.58 倍，发生骨质疏松、脆性骨折概率为未感染 HIV 对照组的 1.35 倍。

（6）艾滋病患者合并亚临床骨折：既往对于骨质疏松性骨折的研究多集中于病史追溯和临床表现，但是由于椎体骨折常常隐匿出现，临床无任何症状，所以有学者认为通过病史和临床表现的方式随访骨折的发病率会导致许多亚临床骨折的漏诊，从而使得数据可信度降低。脊柱退变指数（spinal deformity index，SDI）是通过脊柱侧位 X 线片评价椎体骨折程度的一种有效工具，具体方法是通过摄取患者 T_4～L_4 标准的脊柱侧位片，以半定量的方式记录每一椎体骨折程度：其中 0 级为椎体形态正常、1 级椎体压缩程度为 20%～25%、2 级为 25%～40%、3 级为 40% 及以上；SDI 指数即为所有骨折程度级别之和。亚临床椎体骨折就是通过 SDI 指数方法筛查显示存在椎体骨折而并不存在临床症状的骨折类型。该方法已被证实是筛查患者亚临床椎体骨折的发生率，同时记录其严重程度的有效方法。既往研究表明，亚临床骨折在预测有临床表现的椎体骨折以及髋部骨折后椎体骨折发生风险方面具有较高的灵敏度和特异性，是临床上简便易行的诊断手段。有报道对艾滋病患者亚临床骨折筛查的研究，通过腰椎侧位 X 线检测计算 SDI 指数表明，艾滋病患者亚临床骨折的发病率高达 23.3%，其中抗病毒药物治疗的艾滋病患者较非抗病毒药物治疗的艾滋病患者明显增加。随后另外一项的临床研究表明：在 194 例入组的艾滋病患者中，通过计算 SDI 指数的方法显示椎体骨折患者达 41 人（21.1%），在这其中仅有 2 例患者有临床症状，亚临床椎体骨折的发病率高达 20.1%，该文章进一步分析认为椎体骨折的主要危险因素为年龄和激素应用史，而抗病毒药物可能不是导致椎体骨折高发的主要因素。目前对于艾滋病患者亚临床椎体骨折高发的原因尚存争议，而进一步有关亚临床骨折发生风险与骨代谢指标相关性的研究也未见报道。

（7）艾滋病患者合并骨肿瘤疾病：艾滋病患者常见恶性肿瘤包括卡波西肉瘤和淋巴瘤，大多数不需要手术治疗。

二、发病机制

HIV 主要侵犯人体的免疫系统，包括 $CD4^+$ T 淋巴细胞、单核巨噬细胞和树突状细胞等，主要表现为 $CD4^+$ T 淋巴细胞数量不断减少，最终导致人体细胞免疫功能缺陷，因此可引起一系列并发症如结核分枝杆菌、真菌等感染所致的机会感染，以及免疫监视缺失所致的肿瘤。HIV感染导致CD4$^+$T淋巴细胞下降的主要原因包括：①病毒感染引起的CD4$^+$T淋巴细胞凋亡或细胞焦亡；②病毒复制所造成的直接杀伤作用，包括病毒出芽时引起细胞膜完整性改变等；③病毒复制所造成的间接杀伤作用，包括炎症因子的释放或免疫系统的杀伤作用；④病毒感染导致胸腺组织的萎缩和胸腺细胞的死亡等。HIV引起的免疫异常除了CD4$^+$T淋巴细胞数量减少，还包括CD4$^+$T淋巴细胞、B淋巴细胞、单核巨噬细胞、自然杀伤（natural killer，NK）细胞和树突状细胞的功能障碍和异常免疫激活。尽管每个地区的HIV感染特点有差别，但结核分枝杆菌感染始终是HIV/AIDS患者最主要的并发症之一。HIV感染者细胞免疫功能降低，易引起结核分枝杆菌感染或复燃。而且，随着CD4$^+$T淋巴细胞数量减少，结核病灶难以局限而随血液播散，故HIV/AIDS伴肺外结核，尤其是脊柱结核更多见。不管新近感染还是既往感染，HIV感染均是结核分枝杆菌发生、复燃、进展的重要因素，与此同时，结核分枝杆菌感染也是HIV感染者最主要的致死因素之一。

第二节 诊 断

一、临床表现

（一）症状

1. 脊柱感染的症状

（1）全身症状：脊柱结核成人患者一般全身反应较轻，常呈现低热、盗汗、乏力、食欲缺乏，久之则呈现苍白、贫血、消瘦等。少数可同时发现存在肺、胸膜部位的结核，儿童可出现夜啼及烦躁症状。

（2）局部症状：多为持续性腰背部疼痛，劳累时加重，咳嗽、打喷嚏、弯腰活动或持重物时疼痛可加重。超过80%的脊柱感染患者都有持续的腰背痛，而且休息后不能缓解。疼痛可能还会伴随其他一些症状，如体重减轻和食欲差等。如果出现恶病质，应该高度怀疑HIV感染。

（3）脊髓受压症状：胸椎及颈椎结核最易引起截瘫，约1/3脊柱感染患者有神经损伤症状，这种损伤与硬膜外脓肿密切相关。血流系统阻塞、静脉回流系统血栓形成、血管炎等因素则会造成脊髓局部缺血。然而神经损伤的首要原因仍然是机械性压迫，血管原因是次要的。

2. HIV感染/AIDS的症状 从初始感染HIV到终末期是一个较为漫长复杂的过程，在这一过程的不同阶段，与HIV相关的临床表现也是多种多样的。根据感染后临床表现及症状、体征，HIV感染的全过程可分为急性期、无症状期和艾滋病期，但因为影响HIV感染临床转归的主要因素有病毒、宿主免疫和遗传背景等，所以在临床上可表现为典型进展、快速进展和长期缓慢进展3种转归，出现的临床表现也不同。

（1）急性期：通常发生在初次感染 HIV 后 2～4 周。部分感染者出现 HIV 病毒血症和免疫系统急性损伤所产生的临床表现。大多数患者临床症状轻微，持续 1～3 周后缓解。临床表现以发热最为常见，可伴有咽痛、盗汗、恶心、呕吐、腹泻、皮疹、关节疼痛及淋巴结肿大，部分患者表现为神经精神症状，如记忆力减退、精神淡漠、性格改变、头痛、癫痫及痴呆等。

（2）无症状期：可从急性期进入此期，或无明显的急性期症状而直接进入此期。此期持续时间一般为 6～8 年，其时间长短与感染病毒的数量和型别、感染途径、机体免疫状况的个体差异、营养条件及生活习惯等因素有关。在无症状期，由于 HIV 在感染者体内不断复制，免疫系统受损，CD4$^+$ T 淋巴细胞计数逐渐下降，可出现淋巴结肿大等症状，但一般不易引起重视。

（3）艾滋病期：为感染 HIV 后的最终阶段。患者 CD4$^+$ T 淋巴细胞计数多 < 200 个 /μl，HIV 血浆病毒载量明显升高。此期主要临床表现为 HIV 相关症状、各种机会性感染和肿瘤。

（二）体征

1. 脊柱感染的体征

（1）"腰背僵"是脊柱结核最基本、最早的阳性体征之一，它是结核病变周围的肌肉紧张所致，是机体为减少局部活动的一种保护现象。

（2）由于椎旁肌肉痉挛，体检时会发现有触痛，脊柱活动受限。在脊柱感染活动期，特别是结核分枝杆菌感染，患者会表现出一些特殊的体征：痛性驼背或腰大肌脓肿。压痛和叩击痛为确定病变部位，进一步行影像学检查建立依据。

（3）一般局部肿胀多不明显，但常见椎旁两侧软组织不对称，多为椎旁脓肿所致。后期可出现脊柱后凸畸形，一般侧弯不严重。

（4）儿童脊柱炎和椎间盘炎症状表现不明显，所以往往延误诊断。儿童如果出现跛行症状，应高度怀疑脊柱感染。脊柱感染患者拒绝负重，脊柱弯曲，儿童患者还可能有腹痛表现，特别是在胸腰椎受累时。颈椎脊柱炎症可能向周围组织扩散，导致周围组织脓肿，从而引起吞咽困难、呼吸困难或纵隔炎。

2. HIV 感染 /AIDS 的体征

（1）急性期：主要为持续 1 个月以上的发热、盗汗、腹泻等体征；体重减轻 10% 以上。

（2）无症状期：主要为淋巴结肿大。其特点：①除腹股沟以外有两个或两个以上部位的淋巴结肿大；②淋巴结直径 ≥1cm，无压痛，无粘连；③持续 3 个月以上。

（3）艾滋病期：此期主要表现为 HIV 相关体征。

二、影像学检查

（一）X 线检查

普通 X 线片的灵敏性和特异性都很低，尤其是在疾病的早期。脊柱感染在发生 2～3

周后，才能看到椎间隙变窄。有时在平片上可以发现椎旁肌影增大增浓，提示有腰大肌脓肿形成。4～6周后，终板变得模糊不清，导致终板侵蚀破坏。化脓性感染中，椎弓根、椎板和棘突受累罕见，一旦发现，应高度怀疑结核分枝杆菌感染。结核分枝杆菌侵犯脊柱常见于椎间盘周围、椎体中央和椎体前方。其中，最常见类型是椎间盘周围型，它邻近椎体终板，会随脊柱运动扩散，沿前纵韧带传播。中央型椎体结核易误诊为肿瘤。椎体前方感染会使椎体呈扇形破坏。

（二）CT检查

CT检查能显示出早期病变椎体破坏的程度、范围，椎旁脓肿大小及脊髓神经受压的情况。

（三）MRI检查

MRI是目前最可靠的影像学诊断方法，对脊柱感染早期诊断比其他影像学检查更敏感，其灵敏性为96%，特异性为92%，总准确率为94%。X线摄片无异常或CT扫描不能分辨的早期病变，MRI即可清楚显示受累脊椎及椎旁软组织的信号改变。MRI影像有重要意义，不仅可显示受累椎体个数及病变范围，还可显示脊柱感染的病理改变。X线检查可以看到感染引起的终板侵蚀，MRI则能够在早期确诊和定位，同时发现合并的咽后壁、腰大肌和硬膜外脓肿。

（四）B超检查

B超对诊断椎旁或腰大肌脓肿有一定的特异性，其显示寒性脓肿为液性暗区，当坏死组织较多时，呈低回声区或中等回声区，死骨表现为强回声斑，后方伴弱声影。因此，我们认为对脊柱结核患者辅以B超诊断有以下优点：①可以弥补X线等诊断的不足，对于确定有无椎旁或腰大肌寒性脓肿，尤其是对病变较早期、无死骨、椎间隙狭窄不重而已有寒性脓肿病例的诊断有重要价值；②可帮助临床确定治疗方案和选择手术入路，对于X线等显示无大块死骨，仅有寒性脓肿阴影的患者，若B超探查无脓液，血沉又不快，说明患者对抗结核药物治疗敏感而脓肿已被吸收，应继续给予非手术治疗；对于需要手术治疗的患者，应选择B超显示有脓肿或脓肿大的一侧作病灶清除术或选择两侧入路、经胸入路等；③对于有手术禁忌证的患者，全身用抗结核药疗效不甚好时，可考虑用B超定位引导穿刺抽脓，置管引流局部注射抗结核药，并定期观察疗效；④具有安全、简便、快捷、无创等特点。

（五）经皮穿刺活检技术

对于无神经损伤的脊椎炎患者，做椎体针刺活检的准确率为70%。如果结果为阴性，其原因可能为所取组织量不足或取组织前使用了抗生素。若在B超、X线或CT引导下，经皮穿刺活检不能到达感染灶，且有神经损伤和进行性畸形出现，就要考虑开放活检。活检样本需要进行革兰氏染色，需氧菌（结核分枝杆菌）、厌氧菌和真菌培养。同时，建议进行mNGS等分子生物学检测。

三、实验室检查

（一）脊柱感染的检查

（1）血常规对脊柱感染早期诊断非常重要，有 17%～46% 的患者化验结果为阳性，特别是在疾病的急性期。

（2）血细胞计数并不可靠，但是血培养却是非常重要的观察指标，2/3 的脊柱感染患者早期就可以通过血培养分离到病原体。

（3）C 反应蛋白、血沉对疾病有诊断意义，并且可以作为判断治疗是否有效的一项监测指标。

（4）寻找细菌感染的潜在原因也是很重要的，静脉吸毒者应行心脏超声扫描以排除心内膜炎。

（二）HIV/AIDS 的检测

主要包括 HIV 抗体检测、HIV 核酸定性和定量检测、CD4+ T 淋巴细胞计数、HIV 耐药检测等。HIV 抗体检测是 HIV 感染诊断的金标准，HIV 核酸检测（定性和定量）也用于 HIV 感染的诊断；HIV 核酸定量（病毒载量）和 CD4+ T 淋巴细胞计数是判断疾病进展、临床用药、疗效和预后的两项重要指标；HIV 耐药检测可为 HAART 方案的选择和更换提供指导。

1. HIV 抗体检测　包括筛查试验和补充试验。HIV 抗体筛查方法包括酶联免疫吸附试验（enzyme linked immunosorbent assay，ELISA）、化学发光或免疫荧光试验、快速试验（斑点 ELISA 和斑点免疫胶体金或胶体硒、免疫层析等）、简单试验（明胶颗粒凝集试验）等。补充试验方法包括抗体确证试验（免疫印迹、条带/线性免疫试验和快速试验）和核酸试验（定性和定量）。

2. CD4+ T 淋巴细胞检测　CD4+ T 淋巴细胞是 HIV 感染最主要的靶细胞，HIV 感染人体后，可出现 CD4+ T 淋巴细胞进行性减少，CD4+/CD8+ T 淋巴细胞比值倒置，细胞免疫功能受损。目前常用的 CD4+ T 淋巴细胞亚群检测方法为流式细胞术，通过流式细胞术可以直接获得 CD4+ T 淋巴细胞数绝对值，或通过白细胞分类计数后换算为 CD4+ T 淋巴细胞绝对数。CD4+ T 淋巴细胞计数的临床意义为了解机体免疫状态和病程进展、确定疾病分期、判断治疗效果和 HIV 感染者的临床并发症。

3. HIV 核酸检测　感染 HIV 以后，病毒在体内快速复制，血浆中可检测出病毒 RNA（病毒载量），一般用血浆中每毫升 HIV-RNA 的拷贝数或每毫升国际单位（IU/ml）来表示。病毒载量检测结果低于检测下限，表示本次试验没有检测出病毒载量，见于未感染 HIV 的个体、HAART 成功的患者或自身可有效抑制病毒复制的部分 HIV 感染者。病毒载量检测结果高于检测下限，表示本次试验检测出病毒载量，可结合流行病学史、临床症状及 HIV 抗体初筛结果作出判断。测定病毒载量的常用方法有逆转录 PCR、核酸序列依赖性扩增技术和实时荧光定量 PCR 扩增技术。病毒载量测定的临床意义为预测疾病进程、评估治疗效果、指导治疗方案调整，也可作为 HIV 感染诊断的补充试验，用于急性期/窗口期诊断、晚期患者诊断、HIV感染诊断和小于18月龄的婴幼儿HIV感染诊断。

4. HIV耐药检测　HIV耐药检测结果可为艾滋病治疗方案的制订和调整提供重要参考。出现HIV耐药，表示该感染者体内病毒可能耐药，同时需要密切结合临床情况，充分考虑HIV感染者的依从性，对药物的耐受性及药物的代谢吸收等因素进行综合评判。改变抗病毒治疗方案需要在有经验的医师指导下才能进行。HIV耐药结果阴性，表示该份样本未检出耐药性，但不能确定该感染者不存在耐药情况。耐药检测包括基因型和表型检测，目前国内外多以基因型检测为主。在以下情况进行HIV基因型耐药检测：HAART后病毒载量下降不理想或抗病毒治疗失败需要改变治疗方案时；进行HAART前（如条件允许）；对于抗病毒治疗失败者，耐药检测在病毒载量＞400拷贝/ml且未停用抗病毒药物时进行，如已停药需在停药4周内进行基因型耐药检测。

第三节　围手术期处理和防护

一、围手术期处理

（一）术前风险评估与手术时机选择

（1）患者术前做好风险评估，包括：①患者基本情况；②手术复杂程度；③手术伤口种类；④患者免疫功能状况；⑤机会性感染。

（2）评估患者基本情况时，常用指标有白细胞、白蛋白和血红蛋白水平等，与健康人群手术风险评估相似，有研究指出白细胞、白蛋白和血红蛋白水平与HIV感染者围手术期并发症及伤口愈合情况相关。

（3）目前主要以HIV感染者/AIDS患者CD4$^+$T淋巴细胞计数作为免疫功能评估的主要指标，当患者CD4$^+$T淋巴细胞≥500个/μl时，围手术期处理同其他患者；当200个/μl≤CD4$^+$T淋巴细胞＜500个/μl时，需缩小手术范围，减少手术创伤，如同时合并其他并发症，则须在控制并发症基础上制定手术方案。多项研究指出，在围手术期规范化治疗前提下，CD4$^+$T淋巴细胞＜200个/μl与手术并发症无显著相关性，低CD4$^+$T淋巴细胞并非手术绝对禁忌证，但大部分来自发展中国家的研究仍显示CD4$^+$T淋巴细胞＜200个/μl时，患者术后出现感染等并发症的风险显著增加。

综上，若患者CD4$^+$T淋巴细胞＜200个/μl手术要高度谨慎，行择期手术的HIV感染者，建议将患者CD4$^+$T淋巴细胞水平提升后再进行手术，限期手术或者急诊手术应充分向患者及家属交代危险性，再决定是否手术。

（二）术前快速降低病毒载量药物方案的选择

选择合理的抗病毒药物治疗方案，降低HIV感染者病毒载量，提高CD4$^+$T淋巴细胞计数是保证手术顺利进行的必备条件。

（1）对持续抗病毒药物治疗的患者，若不存在耐药性，术前检测病毒载量控制良好，可继续应用既往抗病毒药物治疗方案。如患者术前病毒控制不佳或依从性无法保证，为尽快获得稳定的病毒学抑制并提高免疫功能，可在原有抗病毒治疗方案基础上，增加不同作用机制的抗病毒药物进行强化治疗，如蛋白酶抑制剂洛匹那韦/利托那韦（lopinavir/ritonavir，LPV/r）、整合酶抑制剂拉替拉韦（raltegravir，RAL）、多替拉韦（dolutegravir，DTG）或长效膜融合抑制剂艾博韦泰（albuvirtide，ABT）。

（2）对因外科疾病需手术治疗而发现HIV感染者，在其选择初始抗病毒治疗方案时，在一线用药基础上，可根据患者疾病类型（如患者骨折需尽早手术治疗）、手术时限（急诊手术、限期手术、择期手术）及经济条件等综合考虑，选择整合酶抑制剂多替拉韦、拉替拉韦或长效膜融合抑制剂艾博韦泰作为ART方案中的一种。

（3）对围手术期禁食禁水患者，应根据患者具体情况，可单纯服用抗病毒药物，但考虑到用药方便，同时考虑若存在肠梗阻等肠道功能受限患者的吸收问题，推荐使用注射类抗病毒药物如长效膜融合抑制剂艾博韦泰暂时代替口服用药方案，并在一周内或更早恢复联合口服抗病毒药物治疗。

（4）针对结核分枝杆菌选择四联SHRZ标准化疗：异烟肼0.3g，利福平0.45g，乙胺丁醇0.75g，每天早晨空腹口服1次；链霉素0.75g，肌内注射，每天1次，治疗时间应＞2周。参考2022年2月人类免疫缺陷病毒感染/艾滋病合并结核分枝杆菌感染诊治专家共识：合并结核病的HIV感染者均推荐接受抗病毒治疗，围手术期抗病毒治疗应慎重选择比克恩丙诺片和艾考恩丙替片，可选择对结核药物影响较小的抗病毒治疗方案如拉米夫定多替拉伟片方案。并且，密切监测药物不良反应并注意药物间相互作用，随时调整抗病毒或抗结核药物的剂量。CD4$^+$ T淋巴细胞计数＜50个/μl的患者，建议抗结核治疗2周内开始抗病毒治疗，CD4$^+$ T淋巴细胞计数≥50个/μl的患者，建议抗结核8周内开始抗病毒治疗。中枢神经系统结核病患者抗病毒治疗的最佳时间尚待研究，临床研究提示早期抗病毒治疗可能增加不良反应和病死率，早期抗病毒治疗需慎重，因此，建议此类患者适当推迟抗病毒治疗，不推荐在抗结核分枝杆菌治疗8周内启动抗病毒治疗，若较早开始抗病毒治疗，则需密切注意病情变化。

（5）抗菌药物的使用。HIV感染者因免疫功能较健康人群差，故手术治疗时，应充分考虑应用预防性抗菌药物，并且对损伤较大的手术，应适当延长抗菌药物使用时间，并提高抗菌药物级别。对具有脓毒症高危因素的患者更需预防性应用抗菌药物。当CD4$^+$ T淋巴细胞计数＜200个/μl时，可适当应用磺胺甲基异噁唑和抗真菌药物防治肺孢子菌肺炎和其他真菌感染。使用抗菌药物是治疗化脓性脊柱炎的首选治疗方法，一般先进行适当的培养后再开始抗菌药物治疗。血培养应经常进行，可用于鉴定细菌。活检主要用于血培养阴性的患者。如果尚未确定该微生物，则通常使用包含第一代头孢菌素或青霉素在内的经验性抗菌药物来覆盖常见的感染细菌，即葡萄球菌和链球菌。根据随后的细菌培养结果调整抗菌药物的选择。抗菌药物治疗的最佳时间尚不确定，有几项研究进行静脉治疗持续6～8周，而其他研究则建议仅进行4周。不到4周的抗菌药物治疗可能导致不可接受的高复发率。因此，建议使用静脉内抗菌药物治疗，直到ESR、CRP正常为止，通常需要2～4周，然后更换为口服抗菌药物，总共需要3个月。

二、手术防护

（1）手术操作严格遵循消毒隔离程序，皮肤受损的医护人员不允许参加手术。

（2）麻醉医师在麻醉插管时应尽可能使用可视电子喉镜，远离患者呼吸道，防止被呼吸道喷出物污染。

（3）手术台上的所有医护人员均应戴好防护眼镜，双层橡胶手套，一次性医疗防水手术衣和靴套。

（4）传递器械时动作要求慢、稳、准，锐器及缝针传递过程中应更加注意，防止划伤自己或他人。

（5）手术中使用的纱布和缝线应集中收集，然后在手术后进行统一处理。

（6）手术后应将术中所采集的组织标本集中收集，并做好标记，病理组织标本的收集应遵循严格的消毒和隔离程序。

（7）手术后，拔除引流管、伤口换药等换下的沾有患者血液、体液的医用敷料等应集中收集和统一处理。

三、职业暴露处理

（1）医护人员一旦发生职业暴露，应立即向医院感染管理科等主管部门报告，并及时妥善处理。

（2）对于锐器伤或针刺伤，应充分挤压将血液挤出，并用流水充分冲洗后消毒包扎，对于黏膜喷溅，应使用大量生理盐水进行冲洗。

（3）职业暴露的医护人员应根据医院感染科专家评估，制定职业暴露后的预防药物治疗方案。①发生职业暴露应在2小时内服用预防用药物。②预防用药建议：方案一，多替拉韦钠片50mg，1次/日＋恩曲他滨替诺福韦片200mg+300mg，1次/日。方案二，比克恩丙诺片（比克替拉韦50mg，恩曲他滨200mg，丙酚替诺福韦25mg）。1次/日。连续使用28天。

（4）在职业暴露后当天、1个月、3个月及6个月进行抗HIV检测，如果结果均为阴性，则认为未感染。

第四节　典型病例

| 病　例　1 |

【病史】 患者，男性，45岁，2016年无明显诱因出现腰背部疼痛，活动时加重，并有间断性发热、出汗、乏力，出汗以夜间为主，就诊于当地综合医院及结核病专科医院，考虑"腰椎结核"，给予抗结核治疗后，仍有腰痛。2017年7月，患者就诊于本院骨科门诊，考虑腰椎结核，建议患者手术治疗，于2017年9月收入院。患者既往5年前检查发现HIV感染，开始抗病毒治疗，方案为3TC+TDF+EFV，定期复查，CD4+ T淋巴细胞计数在

200～300个/μl波动，HIV-RNA（-），无发热、消瘦、咳嗽咯痰等表现。患者跛行步态，查体：$L_{1\sim3}$椎体棘突及椎旁深压痛及叩痛，不向下肢放射。双下肢皮肤感觉正常。躯体平面皮肤感觉无减退。双下肢肌张力正常，双下肢各肌群肌力5级。腰椎主动及被动活动明显受限，腰椎主动活动度：前屈（10°），后伸（20°），左侧屈（10°），右侧屈（20°），左旋转（10°），右旋转（20°）。马鞍区皮肤感觉正常，肛门括约肌收缩正常。双侧直腿抬高试验及加强试验阴性，双股神经牵拉试验阴性，双膝腱反射、跟腱反射正常存在，双巴宾斯基征阴性。自带外院腰椎X线示$L_{2/3}$椎间隙变窄，密度不均匀。入院后完善腰椎CT及增强MRI等检查，提示：$L_{2\sim3}$椎体内空洞，溶骨型骨质破坏，累及椎体大部，破坏灶内见多发不规则死骨，且椎旁脓肿大而明显（图11-1）。化验：C反应蛋白11.9mg/L，血沉38.00mm/h，$CD4^+$ T淋巴细胞计数219个/μl，白蛋白33.0g/L。经全科讨论，脊柱椎体破坏，椎旁脓肿形成，需清除结核病灶与重建脊柱稳定性。患者营养状态差，免疫力低，注意补充营养、增强免疫力、预防感染。

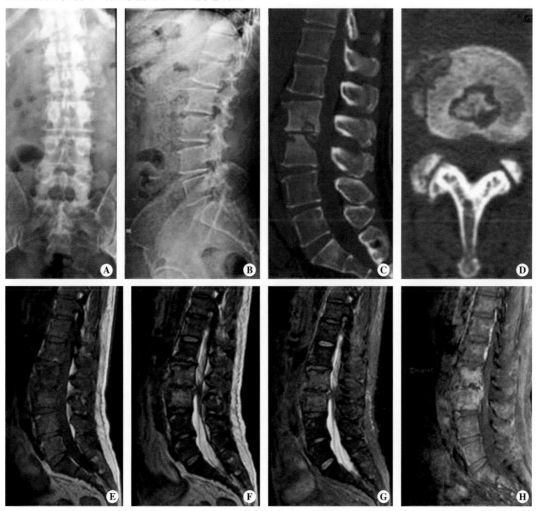

图11-1　术前腰椎X线、CT及增强MRI

A、B. 术前X线显示$L_{2/3}$椎间隙变窄，密度不均匀；C、D. 术前CT显示$L_{2\sim3}$节段椎体内空洞，溶骨型骨质破坏，累及椎体大部，破坏灶内见多发不规则死骨；E～H. 术前矢状位MRI显示椎体及椎间盘病变T_1低信号，T_2高信号，压脂像混杂高信号，增强后脓肿壁明显强化；术前MRI显示椎旁脓肿大而明显，边缘不清，压脂像混杂高信号，增强后强化

【诊疗经过】 2017年9月7日在全麻下行腰椎间盘镜辅助下腰椎病灶清除＋减压＋内固定＋植骨融合术，手术顺利，术后继续抗结核、抗病毒及预防切口感染，脱水，镇痛对症，补液，营养神经等治疗，加强雾化排痰，足踝活动，预防下肢深静脉血栓形成、褥疮、泌尿系感染等各种并发症，加强监测，密切观察病情变化。患者术中失血约1000ml，术后术区留置引流管，有隐性失血，给予输注红细胞悬液400ml、血浆800ml，输血过程顺利。9月26日出院。术后第3天复查X线显示内固定牢固，融合器位置满意（图11-2）。

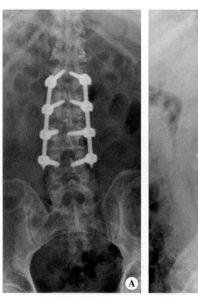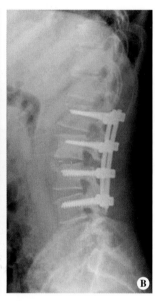

图11-2 术后3天复查腰椎X线
腰椎X线片示椎间融合器位置满意

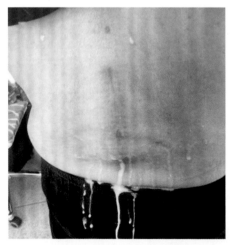

图11-3 术后4个月伤口情况
术后4个月出现切口部位肿物并破溃

术后4个月，发现切口瘢痕部位肿胀，破溃流脓（图11-3），于2018年1月再次入院治疗。查体：腰部正中可见纵行手术瘢痕长约15cm，手术瘢痕下端可见直径1mm破口，挤压周围可见黄绿色脓液流出。腰椎棘突及椎旁压痛及叩痛，不向下肢放射。复查完善腰椎CT、腰椎MRI及超声，提示双侧腰大肌脓肿形成，中心液化坏死，腰背部皮下异常软组织密度影，考虑感染性病变，局部窦道形成（图11-4）。经全科讨论，患者术后切口形成窦道，有脓性分泌物流出，可先超声引导下穿刺置管引流脓液，再给予彻底清除手术，备异烟肼注射液、过氧化氢溶液、苯扎氯铵、无水乙醇术中用。

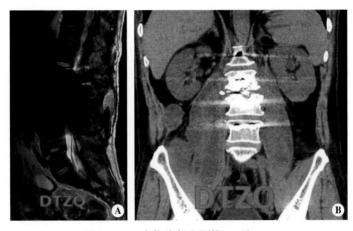

图 11-4 二次住院复查腰椎 CT 及 MRI
双侧腰大肌脓肿形成，中心液化坏死，腰背部皮下软组织内异常信号，考虑感染性病变，局部窦道形成

2018 年 1 月 30 日在局麻下行超声引导下右侧腰大肌脓肿穿刺置管引流术，术后患者病情平稳（图 11-5）。

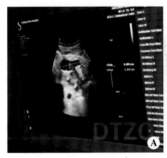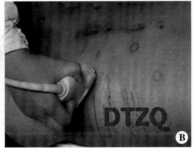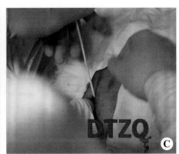

图 11-5 超声引导下穿刺置管引流
超声引导下右侧腰大肌置管引流

2018 年 1 月 31 日在全麻下行开放病灶清除 + 神经探查术，手术顺利，术中出血约 400ml，术后给予输入血浆 800ml，输血过程顺利。注意定期换药，观察切口处情况。注意观察引流量，继续利福平、阿米卡星和莫西沙星静脉滴注治疗。伤口顺利愈合，出院。

患者在当地结核病院结核耐药试验检测结果回报利福平和异烟肼耐药，建议患者改为口服利福喷丁和丙硫异烟胺，停用利福平。术后复查腰椎 MRI 示：腰椎内固定术后改变；双侧腰大肌脓肿形成，中心液化坏死，较前次 MRI 片病灶范围略变小。腰背部皮下软组织内异常信号，考虑炎性病变，局部窦道形成。腰椎 CT 示：腰椎内固定术后改变；双侧腰大肌脓肿形成，较前次 CT 有吸收。腰背部皮下异常软组织密度影，局部窦道形成。复查血化验见血白细胞和中性粒细胞百分比正常，C 反应蛋白降为正常，血沉降至 23mm/h，炎症指标趋于正常。

【讨论与分析】 营养不良是 HIV 合并脊柱结核患者较为常见的临床表现。按照临床营养不良评估标准，对进食差、营养状况差的营养不良患者常规应用复方氨基酸（15）双肽（2）注射液；应用胸腺五肽改善免疫状况；根据患者情况（Hb＜90g/L，ALB＜35g/L）给予输血或白蛋白等治疗。针对发热、消瘦、乏力采取相应治疗措施，改善患者身体状况。通常术前7天进行营养支持、免疫调节治疗。嘱患者少量多餐，选择高蛋白、高热量、易消化、富含维生素的食物。如果患者病情允许，尽量将患者的身体状况调整至最佳状态后再进行手术治疗。

脊柱结核是全身性疾病，全身抗结核药物治疗是脊柱结核治疗的根本。脊柱结核术后复发与是否正规化疗是一个非常需要重视的问题，药物治疗应始终贯穿于治疗的全过程。Kirkman等根据结核杆菌代谢情况将结核菌分为快速繁殖菌、间歇繁殖菌、慢速繁殖菌和完全休眠菌4个菌群。不同抗结核药物在细胞内外药物浓度不同，其作用机制和药物活性各不相同，目前各种抗结核药物对完全休眠菌均无效。治疗剂量条件下达到的细胞内外浓度与最低抑菌浓度的比值常用来评价抗结核药物的活性，采用顿服法可明显提高抗结核药物的血药峰值而提高疗效，同时抗结核药物应用的不同时期其作用也并非等效。鉴于结核杆菌和抗结核药物的上述特点，脊柱结核化疗应遵循早期、规律、全程、联合、适量的原则。由于脊柱结核病理的特殊性，病灶血供差且骨组织内药物浓度低，短程或超短程化疗方案并未被广泛接受。小于6个月超短程化疗目前有应用于肺结核治疗的报道，但目前我国结核病控制规划仍未采纳，主要原因为近期疗效好而远期复发率高达15%。国内多习惯采用标准化疗方案治疗初治脊柱结核即3SHRE/15HRE，但患者需每天服药且疗程长，如患者依从性差，容易发生不规律服药或疗程不足。在新型高效抗结核药物或突破性治疗手段出现之前，加强对患者教育和督导提高对疾病的认识是提高结核治愈率的关键。许建中等认为目前耐多药结核或超耐药结核杆菌的出现给我们敲响了警钟，经验性的标准治疗方案对于耐药结核并不合适，建议对脊柱结核患者进行药敏试验，根据药敏试验结果选用二线药物并制定个体化的化疗方案，尽早发现并开展有效治疗是治疗耐药结核的关键。

【经验总结】 脊柱结核术后复发因素包括术前术后未行正规化疗、术后积液未早期发现和处理、自身营养状况差、术中病灶清除不彻底、术后脊柱稳定性差。诊治复发性脊柱结核的经验强调在相对开阔视野下行病灶清除术，术中使用多种角度刮匙，加压冲洗或负压抽吸将病灶尽量清除干净；不主张为彻底清除病灶而切除大量骨质，椎体仅部分破坏可保留部分硬化骨；正规抗结核药物化疗才是贯穿脊柱结核全程治疗的主线。

（张 强 张 耀 马 睿）

参 考 文 献

甫拉提·买买提，盛伟斌，郭海龙，等，2012. 腰椎化脓性脊柱炎的手术治疗. 中国修复重建外科杂志，26（7）：786-789.

郭立新，马远征，陈兴，等，2010. 复治的脊柱结核外科治疗加短程化疗的临床研究. 中国骨伤，23（7）：491-494.

郭晓峰，李晶，李征，等，2011. HIV/AIDS 剖宫产术后切口愈合与 CD4$^+$ T 淋巴细胞计数关系分析. 罕少疾病杂志，18（2）：1-3.

刘保池，冯铁男，李垒，等，2016. HIV 感染患者手术风险评分表的设计和应用. 中华普通外科学文献（电子版），10（3）：205-208.

刘保池，刘立，杨昌明，等，2011. 艾滋病病毒感染者手术后脓毒症的救治. 中华临床医师杂志（电子版），5（9）：2742-2744.

刘姣，吕冰，颜艳，2013. 中国结核分枝杆菌/艾滋病病毒双重感染率分析. 中华流行病学杂志，34（1）：87-89.

刘立，刘保池，2011. CD4$^+$ T 淋巴细胞计数与 HIV 感染者手术风险评估. 中华全科医学，9（1）：7-8.

许建中，蒋电明，王爱民，等，2008. 脊柱结核再次手术原因分析及治疗方案选择. 中华骨科杂志，28（12）：969-991.

许建中，张泽华，万东勇，等，2009. 药敏试验指导下脊柱结核个体化药物治疗. 第三军医大学学报，31（20）：1926-1959.

杨涤，赵红心，郜桂菊，等，2014. HIV/AIDS 手术切口愈合与 CD4$^+$ T 淋巴细胞计数的关系. 中华流行病学杂志，35（12）：1333-1336.

Agrawal V，Patgaonkar P R，Nagariya S P，2010. Tuberculosis of spine. J Craniovertebr Junction Spine，1（2）：74-85.

Allison G T，Bostrom M P，Glexby M J，2003. Osteonecrosis in HIV disease：epidemiology，etiologies，and clinical management. AIDS，17：1-9.

Arima Y，Winer R L，Feng Q，et al.，2010. Development of genital warts after incident detection of human papillomavirus infection in young men. J Infect Dis，202（8）：1181-1184.

Bauer M，Thabault P，Estok D，2000. Low-dose corticosteroids and avascular necrosis of the hip and knee. Pharmacoepidemiol Drug Saf，9（3）：187-191.

Boszczyk B M，Krause P，Bolay H，et al.，2000. Spinal epidural abscess following blunt pelvic trauma. Eur Spine J，9（1）：80-84.

Brown T T，Qaqish R B，2006. Antiretroviral therapy and the prevalence of osteopenia and osteoporosis：a meta-analytic review. AIDS，20（17）：2165-2174.

Da Silva Escada R O，Velasque L，Ribeiro S R，et al.，2017. Mortality in patients with HIV-1 and tuberculosis co-infection in Rio de Janeiro，Brazil-associated factors and causes of death. BMC Infect Dis，17（1）：373.

Deneve J L，Shantha J G，Page A J，et al.，2010. CD4 count is predictive of outcome in HIV-positive patients undergoing abdominal operations. Am J Surg，200（6）：694-699.

El Sharkawi M M，Said G Z，2012. Instrumented circumferential fusion for tuberculosis of the dorso lumbar spine. A single or double stage procedure. Int Orthop，36（2）：315-324.

Ellis H，2012. Percival Pott；Pott's fracture，Pott's disease of the spine，Pott's paraplegia. J Perioper Pract，22（11）：366-367.

García-Rodríguez J F，Álvarez-Díaz H，Lorenzo-García M V，et al.，2011. Extrapulmonary tuberculosis：epidemiology and risk factors. Enferm Infecc Microbiol Clin，29（7）：502-509.

Gester J，Camus J P，Chave J P，et al.，1991. Multiple site avascular necrosis in HIV infected patients. J Rheumatol，18（2）：300-302.

Glesby M J，Hoover D R，Vaamonde C M，2001. Osteonecrosis in patients infected with human immunodeficiency virus：a case-control study. J Infect Dis，184：519-523.

Goorney B P，Lacey H，Thurairajasingam S，et al.，1990. Avascular necrosis of the hip in a man with HIV infection. Genitourin Med，66（6）：451-452.

Guild G N，Moore T J，Barnes W，et al，2012. CD4 count is associated with postoperative infection in patients with orthopaedic trauma who are HIV positive. Clin Orthop Relat Res，470（5）：1507-1512.

Jeong D K，Lee H W，Kwon Y M，2015. Clinical value of procalcitonin in patients with spinal infection. J Korean Neurosurg Soc，58（3）：271-275.

Keruly J C，Chaisson R E，Moore R D，2001. Increasing incidence of avascular necrosis of the hip in HIV-infected patients. J Acquir Immune Defic Synd，28（1）：101-102.

Kigera J W，Straetemans M，Vuhaka S K，et al.，2012. Is there an increased risk of post-operative surgical site infection after orthopaedic surgery in HIV patients：A systematic review and meta-analysis. PLoS One，7（8）：e42254.

Kirkman M A，Sridhar K，2011. Posterior listhesis of a lumbar vertebra in spinal tuberculosis . Eur Spine J，20（1）：1-5.

Komatsu A，Ikeda A，Kikuchi A，et al.，2018. Osteoporosis-related fractures in HIV-infected patients receiving long-term tenofovir disoproxil fumarate：an observational cohort study. Drug Saf，41（9）：843-848.

Mahoney C R，Glesby M J，DiCarlo E F，et al.，2005. Total hip arthroplasty in patients with human immunodeficiency virus infection：pathologic findings and surgical outcomes. Acta Orthop，76（2）：198-203.

Martin K，Lawson-Ayayi S，Miremont-Salamé G，et al.，2004. Symptomatic bone disorders in HIV-infected patients：incidence in the Aquitaine cohort（1999e2002）. HIV Med，5（6）：421-426.

Masur H，Miller KD，Jones EC，et al，2000. High prevalence of avascular necrosis（AVN）of the hip in HIV infection：magnetic resonance imaging of 339 asymptomatic patients. Clin Infect Dis，31（1）：214-214.

Morse C G，Mican J M，Jones E C，et al.，2007. The incidence and natural history of osteonecrosis in HIV-infected adults. Clin Infect Dis，44（5）：739-748.

Nagasaka S，Yazaki H，Ito H，et al.，2011. Effect of CD4[+] T-lymphocyte count on hospital outcome of elective general thoracic surgery patients with human immunodeficiency virus. Gen Thorac Cardiovasc Surg，59（11）：743-747.

Rajasekaran S，2012. Kyphotic deformity in spinal tuberculosis and its management. Int Orthop，36（2）：359-365.

Rajasekaran S，Kanna R M，Shetty A P，2015. History of spine surgery for tuberculous spondylodiscitis. Unfallchirurg，118（Suppl 1）：19-27.

Roof M A，Anoushiravani A A，Chen K K，et al.，2019. Outcomes of total knee arthroplasty in human immunodeficiency virus-oositive patients. J Knee Surg，35（8）：754-761.

Rutges J P，Kempen D H，van Dijk M，et al.，2016. Outcome of conservative and surgical treatment of pyogenic spondylodiscitis：a systematic literature review. Eur Spine J，25（4）：983-999.

Seyman D，Berk H，Sepın-Ozen N，et al.，2015. Successful use of tigecycline for treatment of culture-negative pyogenic vertebral osteomyelitis. Infect Dis（Lond），47（11）：783-788.

Sharma A，Shi Q，Hoover D R，et al.，2015. Increased fracture incidence in middle-aged HIV-infected and HIV-uninfected women：updated results from the women's interagency HIV study. J Acquir Immune Defic Syndr，70（1）：54-61.

Shiau S，Broun E C，Arpadi S M，2013. Incident fractures in HIV-infected individuals：a systematic review and meta-analysis. AIDS，27（12）：1949-1957.

Soehle M，Wallenfang T，2002. Spinal epidural abscesses：clinical manifestations，prognostic factors，and outcomes. Neurosurgery，51（1）：79-85.

Torti C，Mazziotti G，Soldini P A，et al.，2012. High prevalence of radiological vertebral fractures in HIV-infected males. Endocrine，41（3）：512-517.

Yong M K，Elliott J H，Woolley I J，et al.，2011. Low CD4 count is associated with an increased risk of fragility fracture in HIV-infected patients. J Acquir Immune Defic Syndr，57（3）：205-210.

Yoshihara H，Yoneoka D，2014. National trends and in-hospital outcomes in HIV-positive patients undergoing spinal fusion. Spine，39（20）：1694-1698.

Zhao C S，Li X，Zhang Q，et al.，2015. Early outcomes of primary total hip arthroplasty for osteonecrosis of the femoral head in patients with human immunodeficiency virus in China. Chin Med J（Engl），128（15）：2059-2064.